全国高级卫生专业技术资格考试指导

耳鼻咽喉头颈外科学

主　编　张　罗

副主编　文卫平　李晓明　吴　皓　黄志刚

人民卫生出版社

·北　京·

图书在版编目（CIP）数据

耳鼻咽喉头颈外科学/张罗主编. —北京：人民卫生出版社，2022.9
全国高级卫生专业技术资格考试指导
ISBN 978-7-117-29762-2

Ⅰ.①耳… Ⅱ.①张… Ⅲ.①耳鼻咽喉科学-外科学-资格考试-自学参考资料②头-外科学-资格考试-自学参考资料③颈-外科学-资格考试-自学参考资料
Ⅳ.①R762②R65

中国版本图书馆 CIP 数据核字(2022)第 129758 号

全国高级卫生专业技术资格考试指导 耳鼻咽喉头颈外科学
Quanguo Gaoji Weisheng Zhuanye Jishu Zige Kaoshi Zhidao
Er Bi Yanhou Toujing Waikexue

主　　编：张　罗
出版发行：人民卫生出版社（中继线 010-59780011）
地　　址：北京市朝阳区潘家园南里 19 号
邮　　编：100021
E - mail：pmph @ pmph. com
购书热线：010-59787592　010-59787584　010-65264830
印　　刷：三河市宏达印刷有限公司（胜利）
经　　销：新华书店
开　　本：889×1194　1/16　　**印张**：23　　**插页**：4
字　　数：696 千字
版　　次：2022 年 9 月第 1 版
印　　次：2022 年 10 月第 1 次印刷
标准书号：ISBN 978-7-117-29762-2
定　　价：159.00 元
打击盗版举报电话：010-59787491　E-mail：WQ @ pmph. com
质量问题联系电话：010-59787234　E-mail：zhiliang @ pmph. com
数字融合服务电话：4001118166　E-mail：zengzhi @ pmph. com

编　者

（以姓氏笔画为序）

王成硕　首都医科大学附属北京同仁医院
王德辉　复旦大学附属眼耳鼻喉科医院
文卫平　中山大学附属第六医院
孔维佳　华中科技大学同济医学院附属协和医院
叶京英　北京清华长庚医院
史剑波　中山大学附属第一医院
冯　永　中南大学湘雅医院
朱冬冬　吉林大学中日联谊医院
刘　争　华中科技大学同济医学院附属同济医院
刘　鸣　哈尔滨医科大学附属第二医院
刘　博　首都医科大学附属北京同仁医院
刘世喜　四川大学华西医院
孙　彦　青岛大学附属医院
孙建军　中国人民解放军总医院第六医学中心
李五一　中国医学科学院北京协和医院
李永新　首都医科大学附属北京同仁医院
李华伟　复旦大学附属眼耳鼻喉科医院
李华斌　复旦大学附属眼耳鼻喉科医院
李进让　中国人民解放军总医院第六医学中心
李晓明　中国人民解放军白求恩国际和平医院
李慧军　哈尔滨医科大学附属第一医院
杨仕明　中国人民解放军总医院
杨钦泰　中山大学附属第三医院
吴　皓　上海交通大学医学院附属第九人民医院
邱建华　空军军医大学西京医院
余力生　北京大学人民医院
宋西成　烟台毓璜顶医院
张　杰　首都医科大学附属北京儿童医院
张　罗　首都医科大学附属北京同仁医院
张维天　上海市第六人民医院
陈建军　华中科技大学同济医学院附属协和医院
周　兵　首都医科大学附属北京同仁医院
周成勇　中国人民解放军总医院第一附属医院
郑宏良　海军军医大学第一附属医院（上海长海医院）
房居高　首都医科大学附属北京同仁医院
赵长青　山西医科大学第二医院
赵玉林　郑州大学第一附属医院
赵守琴　首都医科大学附属北京同仁医院
胡国华　重庆医科大学附属第一医院
夏　寅　首都医科大学附属北京天坛医院
徐　文　首都医科大学附属北京同仁医院
黄志刚　首都医科大学附属北京同仁医院
黄丽辉　首都医科大学附属北京同仁医院
程　雷　江苏省人民医院
潘新良　山东大学齐鲁医院
戴　朴　中国人民解放军总医院

编写秘书

孟一帆　首都医科大学附属北京同仁医院

序　一

“国以才立，政以才治，业以才兴。”人才是最活跃的先进生产力，是支撑发展的第一资源和核心要素。党的十九大报告把人才工作作为保证党和国家事业发展的重要举措，强调“人才是实现民族振兴、赢得国际竞争主动的战略资源”。卫生健康人才是国家人才队伍的重要组成部分，是推进健康中国建设的重要保障。

我国每年有数十万卫生专业技术人员需要晋升副高级和正高级职称，这部分专业技术人员是我国卫生健康事业发展的中坚力量，肩负承上启下的重任。为进一步深化卫生专业技术职称改革工作，不断完善职称聘任制，根据国家有关文件规定，我国卫生行业工作人员的高级专业技术资格采取考试和评审结合的办法取得。高级卫生专业技术资格考试有助于促进不同地区的同专业、同职称的医务人员职称与实践能力的同质化和均衡化，有助于推动提高专业技术人员的能力和水平。

为满足卫生行业专业技术人员应试需要，同时也为加强科学、客观、公正的社会化卫生人才评价体系建设，国家卫生健康委人才交流服务中心《中国卫生人才》杂志社与人民卫生出版社共同组织国内权威专家，编写了“全国高级卫生专业技术资格考试指导用书”。本套书的内容包括了卫生行业高年资专业技术人员应掌握的知识，反映了各学科国内外现状及发展趋势，不仅能帮助巩固和提高主治医师及以上职称专业技术人员综合分析疑难案例、开展先进技术应用与临床实践的能力，还可作为职称考试的参考依据之一。

相信本套书的出版不仅能帮助广大考生做好考前复习工作，还将凭借其不断更新的权威知识成为高年资专业技术人员的案头工具书，指导并提高其临床综合服务能力，推进我国卫生健康事业蓬勃发展。

张俊华

国家卫生健康委人才交流服务中心

序　二

健康是每个国民的立身之本，也是一个国家的立国之基。人民健康是民族昌盛和国家富强的重要标志。习近平总书记在2016年全国卫生与健康大会上指出，健康是促进人的全面发展的必然要求，要把人民健康放在优先发展的战略地位，努力全方位全周期保障人民健康。健康中国建设离不开一支高素质、专业化的医药卫生人才队伍。2016年10月中共中央、国务院印发《“健康中国2030”规划纲要》，要求加强健康人力资源建设，推进健康中国建设，提高人民健康水平。

高层次卫生专业技术人才专业理论基础扎实、临床经验丰富，对医学发展和人类健康发挥了重要作用。根据《关于深化卫生事业单位人事制度改革的实施意见》《关于加强卫生专业技术职务评聘工作的通知》要求，高级专业技术资格采取考试与评审相结合的办法取得。国家卫生健康委人才交流服务中心组织开展高级卫生专业技术资格考试，全国每年考生有25万~30万人。《医药卫生中长期人才发展规划(2011—2020年)》中明确提出要改进卫生人才评价方式，对专业技术人员进行科学合理评价，使其更加符合高级卫生专业技术人才的工作特性和能力要求。

为探索建立适应行业特点的高级卫生人才评价模式，进一步推动高级卫生专业技术资格考试工作，帮助广大考生做好考前复习，国家卫生健康委人才交流服务中心《中国卫生人才》杂志社与人民卫生出版社共同组织行业权威专家编写出版了全国高级卫生专业技术资格考试指导及习题集丛书。丛书编委均为国内各学科的学术带头人、知名专家，以保证内容的权威性。考试指导的编写基于教材而又高于教材，保证本专业教材体系的连贯性、统一性和发展性；基于考试大纲而又高于考试大纲，内容既紧密结合临床工作实际，又体现专业的最新进展，保证内容的科学性和实用性；基于临床而又高于临床，凝聚了专家的临床思维和临床经验，有利于提升高级专业技术资格医师的临床诊疗水平和技能。

衷心希望本套丛书能够帮助我国广大医务工作者不断提升诊疗服务水平，增强人文素养，修炼过硬本领，进而推动我国高层次医学人才队伍建设，满足新时代、新形势下我国人民群众日益增长的健康服务需求，保障人民群众生命安全和健康权益，推进我国医药卫生事业改革与发展，为健康中国建设发挥更积极、更深远的作用。

中国工程院副院长
中国医学科学院北京协和医学院院校长
国家呼吸医学中心主任

人民卫生出版社有限公司
董事长、党委书记

出版说明

根据《关于深化卫生事业单位人事制度改革的实施意见》(人发〔2000〕31号)、《关于加强卫生专业技术职务评聘工作的通知》(人发〔2000〕114号),高级卫生专业技术资格采取考试和评审结合的办法取得,国家卫生健康委人才交流服务中心组织开展高级卫生专业技术资格考试。目前高级卫生专业技术资格考试开考专业共计114个,全国每年参加考试人数近30万,并有逐年增长的趋势。

为进一步指导高级卫生人才评价工作,满足对医学创新理念、高精技术总结的需求,国家卫生健康委人才交流服务中心《中国卫生人才》杂志社与人民卫生出版社共同组织全国的权威专家,编写出版了本套“全国高级卫生专业技术资格考试指导用书”。本套指导用书在介绍基本理论知识和常用诊疗技术的基础上更注重常见病防治新方法、疑难病例综合分析、国内外学科前沿进展,不仅能指导拟晋升高级职称的应试者进行考前复习,还可以帮助医务工作者提高临床综合服务能力。

全国高级卫生专业技术资格考试指导用书由各专业知名专家编写,确保了内容的权威性、先进性、实用性和系统性。内容密切结合临床,既满足考生备考的需求,又能指导广大医务工作者提高临床思维能力和处理疑难病症的能力,以高质量的医疗服务助力健康中国建设。

考生在使用本套指导用书时如有任何问题和建议,欢迎将反馈意见发送至邮箱 zcks@pmph.com。

全国高级卫生专业技术资格考试用书

编 委 会

主编简介

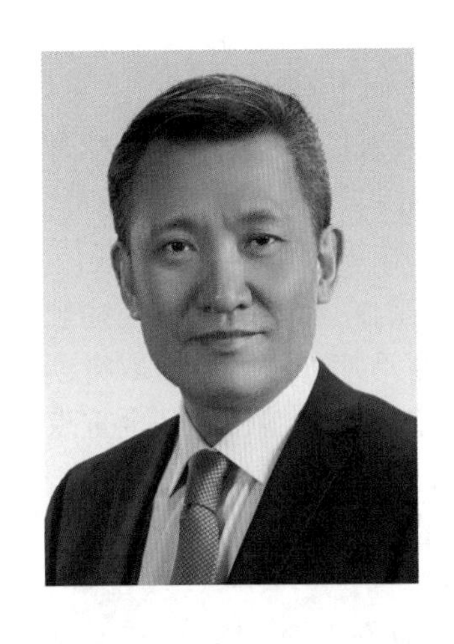

张　罗

教授，主任医师，博士生导师，首都医科大学附属北京同仁医院院长，中国医师协会耳鼻咽喉头颈外科医师分会副会长，中华医学会变态反应学分会第五届主任委员，中国医疗保健国际交流促进会过敏科学分会主任委员，教育部“长江学者”特聘教授，北京医学会过敏科学分会候任主任委员，国际过敏科学执委会（CIA）委员，国际欧亚科学院院士，亚太过敏、哮喘和临床免疫学协会（APAAACI）司库，*Allergy*（IF：14.71）副主编、《中华耳鼻咽喉头颈外科杂志》副总编辑。

主要从事以过敏性鼻炎和慢性鼻窦炎为代表的慢性鼻病发病机制和临床诊疗研究工作，在慢性鼻病的流行病学、发病机制和临床诊断治疗等方面取得多项重要创新性研究成果。主持教育部“创新团队发展计划”、国家自然科学基金重点项目、国家自然科学基金杰出青年科学基金项目和重点国际合作研究项目等21项。获国家科学技术进步奖二等奖2项，北京市科学技术奖一等奖1项、二等奖4项，华夏医学科技奖一等奖1项。获中国青年科技奖及全国优秀科技工作者、国家卫生健康突出贡献中青年专家、北京市“有突出贡献专家”等荣誉称号。入选国家“万人计划”科技创新领军人才。以（共同）通讯/第一作者发表文章607篇，其中SCI论文293篇；主编、参编中英文专著12部。

副主编简介

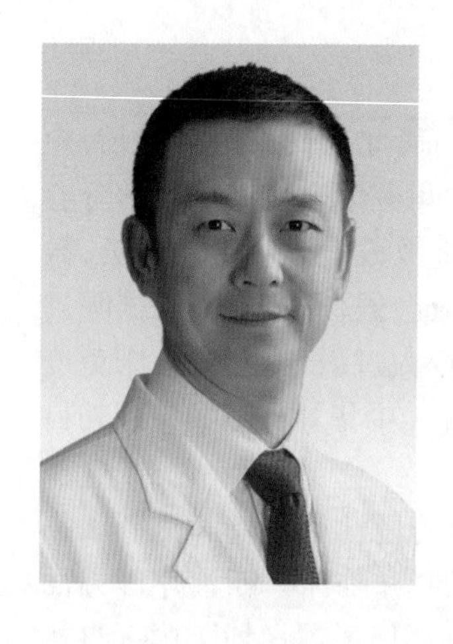

文卫平

教授，主任医师，博士生导师，中山大学附属第六医院院长，中山大学耳鼻咽喉科学研究所所长，中华医学会耳鼻咽喉头颈外科学分会副主任委员，中国医师协会耳鼻咽喉头颈外科医师分会副会长，广东省医师协会副会长。

长期致力于耳鼻咽喉头颈外科临床教学及科研工作，在上呼吸道炎症规范化治疗、鼻咽癌内镜手术标准治疗和更新头颈肿瘤治疗方法等方面取得创新性成果。承担国家级和省部级基金项目 9 项，其中国家自然科学基金重点国际合作研究项目 1 项、国家自然科学基金面上项目 4 项、广东省自然科学基金研究团队项目 1 项。获教育部科学技术进步奖一等奖 1 项、二等奖 1 项，广东省科学技术进步奖一等奖 2 项。获第三届"国之名医 · 卓越建树"荣誉称号、第十六届广东省丁颖科技奖、中国医师协会耳鼻咽喉头颈外科医师分会"名医奖"。入选"十大思想力院管专家""广东省医学领军人才"等。主编、参编多部教材和专著。

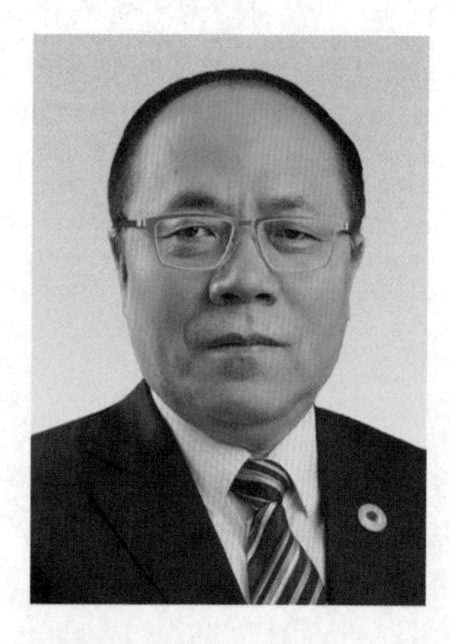

李晓明

教授，主任医师，博士生导师，专业技术少将军衔，中国人民解放军白求恩国际和平医院全军耳鼻咽喉头颈外科中心主任，中国医疗保健国际交流促进会耳鼻咽喉头颈外科分会、甲状腺疾病防治分会副主任委员，中国医师协会耳鼻咽喉头颈外科医师分会常委、头颈学组组长，中华医学会耳鼻咽喉头颈外科学分会常委、头颈外科学组前任组长，中国抗癌协会甲状腺癌专业委员会常委，全军耳鼻咽喉头颈外科专业委员会副主任委员，河北省医学会耳鼻咽喉科学分会候任主任委员，河北省医师协会耳鼻咽喉科医师分会主任委员，国内外 13 种中英文专业期刊主编、副主编和编委，30 余种 SCI 期刊的特约审稿人。

长期从事耳鼻咽喉头颈外科临床、教学及科研工作，主要研究方向为头颈肿瘤基础与临床。承担省部级及以上科研项目 30 余项。获国家科学技术进步奖二等奖 1 项，河北省科学技术进步奖一等奖 2 项，军队和省部级医疗成果奖二等奖 4 项、三等奖 4 项。发表论文 260 余篇，主编、参编专著及教材 18 部。

副主编简介

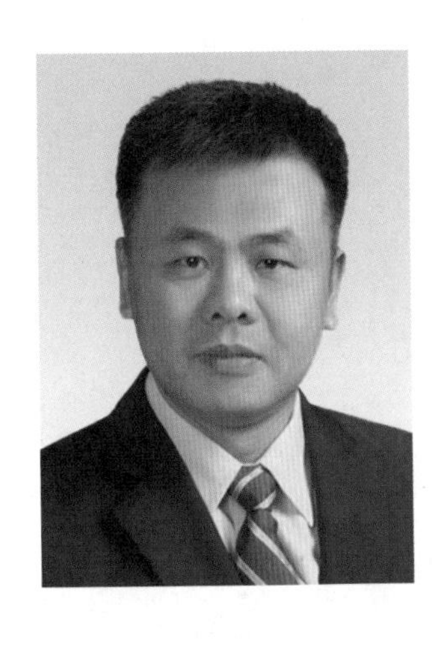

吴　皓

教授，主任医师，博士生导师，上海交通大学医学院附属第九人民医院院长、上海交通大学医学院耳科学研究所所长，中华医学会耳鼻咽喉头颈外科学分会主任委员，国家卫生健康委听力筛查专家组组长，国家卫生健康委医管中心3D打印医学应用专家委员会候任主任委员。

长期致力于耳科学、耳神经外科学及侧颅底外科学相关临床和基础研究，在人工听觉植入技术、听神经瘤治疗策略及感音神经性耳聋发病机制和防控策略方面做出了重要贡献，推动了我国耳鼻咽喉头颈外科学和听觉医学专业的发展。担任科技部重点研发项目首席科学家，牵头承担多项国家自然科学基金重点项目。获国家科学技术进步奖二等奖、教育部科学技术进步奖一等奖、上海市科技进步奖一等奖等。获第十六届上海市科技精英、国家卫生健康突出贡献中青年专家等荣誉称号。

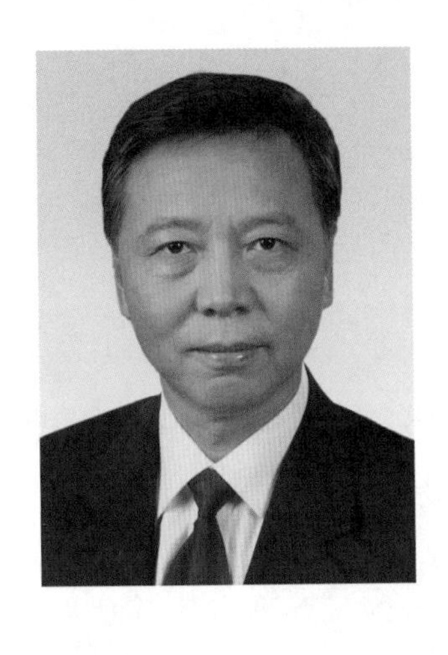

黄志刚

教授，主任医师，博士生导师，首都医科大学附属北京同仁医院副院长，中华医学会耳鼻咽喉头颈外科学分会候任主任委员，国家耳鼻咽喉疾病临床医学研究中心学术指导委员会副主任委员，中国残疾人联合会无喉专业委员会主任委员，中国抗癌协会头颈肿瘤专业委员会副秘书长，北京医学会耳鼻咽喉头颈外科学分会主任委员，《中华耳鼻咽喉头颈外科杂志》副总编辑、《中国耳鼻咽喉头颈外科》副总编辑。

主要从事头颈肿瘤的微创手术治疗及综合治疗研究，率先将喉癌激光微创治疗系统地应用于国内临床治疗，在国内创立了喉功能保全及微创激光体系，建立了全国嗓音功能中心、无喉协会及喉功能训练基地。主持科技部重点项目1项、国家自然科学基金项目4项、北京市自然科学基金项目3项、其他省部级项目5项。获北京市科学技术进步奖二等奖、三等奖。入选北京市“十、百、千社区卫生人才”、北京市经济技术开发区“新创工程(・亦麒麟)”领军人才。

前 言

我国每年晋升高级职称的卫生专业人员近 30 万，为指导需要晋升副高级和正高级职称的耳鼻咽喉头颈外科学专业人员复习备考，促进不同地区、同职称的该专业人员职称与实践能力的统一，增进医务人员对耳鼻咽喉头颈外科学国内外前沿信息的系统了解，进一步提高医疗服务质量，国家卫生健康委人才交流服务中心《中国卫生人才》杂志社与人民卫生出版社共同组织编写了《全国高级卫生专业技术资格考试指导 耳鼻咽喉头颈外科学》及配套《耳鼻咽喉头颈外科学习题集》。

本考试指导根据耳鼻咽喉头颈外科考试大纲、国内外主要学术专著以及相关诊疗指南，按照国家对耳鼻咽喉头颈外科高级卫生专业技术人员的专业素质要求编写而成，主要涵盖耳鼻咽喉头颈外科学的基础理论，临床诊治经验，学科发展的新理论、新技术、新方法，以及人工听觉、OASHS 等新内容，有利于提高专业人员复习备考的效率，同时有效提升其临床实践能力。

配套习题集根据考试大纲和考试指导命题，题量丰富、知识点覆盖全面，习题集中的案例多源于临床工作中的真实案例，贴合临床实际，有助于提高临床思维能力和综合分析能力。书末附有两套模拟试卷，有助于专业人员进行自我综合测试。

虽然本书的编写内容经多次讨论、反复修改才最后定稿，但书中难免存在不妥之处，敬请广大读者不吝赐教，以容改进，使得本书质量能够不断提高。请将反馈意见发送至邮箱 mengyifan1015@ 126. com。

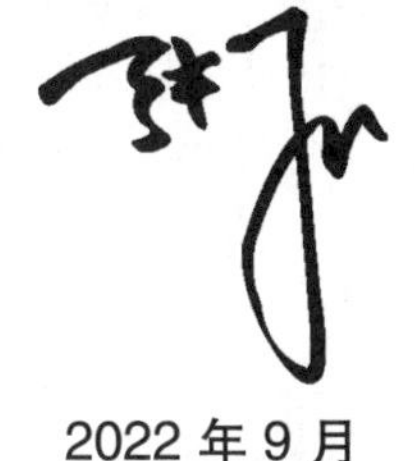

2022 年 9 月

目　录

第一篇　耳　科　学

第二篇 鼻 科 学

第三篇 咽喉科学

第四篇 头颈外科学

第五篇 气管食管科学

第一篇　耳科学

第一章　外中耳畸形

先天性外中耳畸形包括耳廓畸形、外耳道畸形和中耳畸形，这三部分畸形可独立存在，但相互之间互相影响联系密切。临床上表现为耳廓不同程度的畸形，外耳道狭窄或闭锁，传导性听力障碍，部分伴有颌骨发育畸形（半侧颜面短小畸形），大多数为散发。同时，还有综合征类的外中耳畸形。

【病因及流行病学】

先天性外中耳畸形可以单独发生，也可以是综合征的部分表现，常见综合有：Treacher Collins 综合征，Goldenhar 综合征，Nager 综合征，Miller 综合征等。先天性外中耳畸形的病因不清，综合征型先天性外中耳畸形的发病可能与遗传因素有关，而非综合征型先天性外中耳畸形以散发为主，可能与遗传因素和环境因素（例如母孕期接触到的物理、化学因素：放射线，病毒感冒，有害气体等）有关。有关先天性外中耳畸形的易感基因定位以及鉴别是目前研究的热点和难点，但迄今没有研究结果。

根据我国卫生部发布的《中国出生缺陷防治报告（2012）》，从全国出生缺陷监测系统来源的数据，先天性外中耳畸形的发生顺位基本位列前十，发生率为 2.86/万～3.60/万，单侧发病比较常见，约占 70%，其中右侧多于左侧，为双侧病变的 3～5 倍，城镇发病率高于农村，无性别差异。

【发病机制及胚胎发生学】

外中耳畸形的发病机制与其胚胎发生学相关。

耳廓发育开始于胚胎期第 4 周，从第一、二鳃弓背侧的 6 个中胚层突起发育而来。在第 4～5 周的时候，位于第一、二鳃弓之间的第一鳃沟和第一咽囊向相对的方向发育，形成耳甲腔。第 8 周的时候，第一鳃沟开始在颈部下方，随下颌骨发育而逐渐上移至头部侧方眼睛水平。耳廓大约在胚胎 18 周时定形，但出生后终生都在生长。生后耳廓的生长有两个高峰分别为 10 岁和 50 岁。

外耳、中耳畸形很少合并内耳畸形，是因为在外、中耳发育过程中，内耳已经发育完全。外耳道的形成始于胚胎第 4 周，是由第一鳃沟外胚层向第一咽囊方向凹陷形成。第 28 周，外胚层细胞内陷至最深处，形成了鼓膜的上皮层。内外胚层之间的中胚层组织则渐渐吸收形成鼓膜中间的纤维固有层。鼓膜内侧面的黏膜则源自第一咽囊的内胚层。咽鼓管、中耳腔及乳突气房来源于第一咽囊。外中耳畸形患者的乳突中耳气房与正常相比略小，但未见有文献报道其对咽鼓管功能有影响。乳突蜂房气化发生在胚胎晚期，一般从胚胎第 7、8 个月开始，直至出生以后。气化良好的乳突一般提示中耳腔及听骨链发育良好。

听骨链除镫骨足板及环韧带之外，主要由第一鳃弓的 Meckel 软骨和第二鳃弓的 Reichert 软骨发育而成。其中 Meckel 软骨形成锤骨头、砧骨体和砧骨短脚。Reichert 软骨形成砧骨长脚、锤骨柄、镫骨板上结构和足板的鼓室面。而镫骨足板及环韧带则是由耳囊和内耳原基发育而来。

第一鳃弓、第一鳃沟以及第二鳃弓的畸形可以单独发生，但多数情况下是联合发生的，并且可以伴有其他鳃弓的发育异常，如下颌骨发育不全，由于膜迷路来源于内胚层的耳囊，所以一般前庭功能和听觉的感音神经部分是正常的。而且由于镫骨足板和环韧带也是部分来源于耳囊，所以大多数外耳道闭锁畸形中，尽管镫骨上结构可以有畸形，却很少出现环韧带畸形镫骨固定。

先天性外中耳畸形患者中50%出现面神经异常，鼓室段较正常位置偏下，遮住了前庭窗的位置。胚胎第6周时的面神经位置异常会妨碍镫骨与耳囊的接触，造成镫骨不发育，面神经也会绕镫骨而分叉。面神经鼓室段骨壁缺裂的出现率为25%，已经不能算是畸形，只能称为正常解剖变异。

总体来说，在胚胎发育过程中的任何一个环节受阻，就会出现相应的畸形情况。较早期出现胚胎发育受阻，会引起更为严重的畸形。

【临床表现】

先天性外中耳畸形的主要临床表现就是耳廓畸形，外耳道畸形及传导性听力障碍，有时伴有颌面及身体其他部位畸形。

1. **耳廓畸形** 先天性外中耳畸形患者的耳廓以小耳畸形为主，是耳廓的结构异常所致。因此，先天性外中耳畸形俗称“小耳畸形”。小耳畸形的临床表现各异，可以是条索状、腊肠状、花生状、水滴状、分叶状、小杯状等，严重者可以是无耳畸形（耳颞部没有耳廓痕迹）。

小耳畸形根据其严重程度制订分级系统。最早的分级系统是由Marx在1926年提出来的，目前仍然广泛应用：

Ⅰ级：耳廓有畸形，但耳廓的各个结构仍可辨认。

Ⅱ级：耳廓有畸形，某些结构不可辨。

Ⅲ级：仅有很少量的发育残迹可辨。

Ⅳ级：无耳畸形。

2. **外耳道畸形** 外耳道畸形主要表现为外耳道闭锁或外耳道狭窄，前者以骨性外耳道闭锁为主，后者指外耳道直径小于4mm者，可以是外耳道软骨部和/或骨部狭窄。畸形严重者，外耳道直径可以小于2mm。

3. **听力下降** 先天性外中耳畸形患者，无论是外耳道骨性闭锁还是外耳道狭窄，均合并有中耳畸形，而很少合并内耳畸形。因此，大多数患者表现为传导性听力下降，少数患者是混合性或感音神经性听力下降。患者的听力下降自出生即出现，新生儿听力筛查不通过。

4. **耳流脓、耳痛及耳后破溃** 外耳道狭窄的患者，可于感冒后或者游泳进水后出现耳道流脓，但如果外耳道或外耳道口直径小于2mm，患者往往没有耳道流脓病史，直接表现为耳后疼痛、耳后红肿及破溃流脓。

5. **言语发育迟缓** 单侧耳畸形的患者言语发育基本不受影响。双侧耳畸形的患者，大多数因双侧传导性听力损失，表现为说话口齿不清晰，少数双耳畸形患者因感音神经性听力损失，不会说话。

【诊断及鉴别诊断】

先天性外中耳畸形患者的诊断，首先要对耳廓外形、外耳道状态及全身进行检查，评估耳廓畸形的程度，外耳道畸形的类别：闭锁或狭窄。如果是外耳道狭窄，则进一步了解狭窄外耳道内有无分泌物，耳后有无红肿压痛等。同时要评估颌面及全身其他畸形情况，以判断患者的外中耳畸形是否是综合征的一部分。例如Treacher Collins综合征和Nager综合征等均会有颌面骨发育不良的特殊面型；Nager综合征还会合并桡骨畸形；Klippel-Feil综合征会有以短颈为主要特征的脊柱畸形。有些综合征会提示心脏、肾脏等其他脏器的功能异常，有些会提示患者的潜在困难气道风险。耳科医生需要能够辨识这些综合征，综合制订手术治疗计划。

其次是听力学方面的评估。对于外耳道狭窄或闭锁的患者，多为传导性聋。出生足6月龄以上的婴幼儿，应该进行骨导和气导听性脑干诱发电位（ABR）检查，尤其是骨导ABR检查，了解患儿骨导听力情况，判断是否合并有内耳的畸形。如果达到可以配合进行主观听力检查的年龄，可以行纯音测听检查及言语识别能力的检查，对患儿的听力及言语情况进行详细的诊断，并且为佩戴助听设备和手术修复听力提供依据。

最后，需要借助颞骨高分辨率CT检查，观察患者的颞骨及中耳腔发育情况。既是明确诊断，也是对畸形的严重程度进行评估。对于外耳道闭锁患者，借助Jahrsdoerfer评分法（表1-1-1），制订具体手术治疗方案。对于外耳道狭窄的患者，CT 检查可以帮助判断外耳道狭窄程度及是否合并胆脂瘤形成，以及病变侵及的范围。值得一提的是，颞骨 CT 主要用于诊断和术前评估，对于 3 岁以内的患儿，如非病情需要（例如：外耳道狭窄伴胆脂瘤），不建议行颞骨 CT 检查。

表 1-1-1 Jahrsdoerfer 评分法（仅适用于外耳道骨性闭锁）

项目	得分
镫骨完整	2
锤砧复合体无严重畸形如砧骨长脚缺失或听骨游离	1
砧镫骨连接	1
前庭窗开放且垂直径<2mm（只有 1mm 不得分）	1
圆窗正常（垂直径<1mm 不得分）	1
乳突气化良好（硬化型不得分）	1
中耳腔测量从鼓岬至闭锁板的横径≥3mm	1
面神经不遮盖前庭窗	1
耳廓Ⅰ、Ⅱ级（Ⅲ、Ⅳ级不得分）	1
总分	10

先天性外中耳畸形常见诊断如下：

1. 先天性外中耳畸形，外耳道骨性闭锁。
2. 先天性外中耳畸形，外耳道狭窄。
3. 先天性外中耳畸形，外耳道狭窄伴胆脂瘤。
4. 先天性外中耳畸形，外耳道狭窄伴胆脂瘤及耳后窦道形成。

先天性外中耳畸形需要与耳廓形态畸形相鉴别，后者为耳廓大小正常或基本正常，外耳道基本正常，只表现为耳廓形态异常，如招风耳、杯状耳、隐耳等，患者听力正常。

先天性外中耳畸形需要与后天外伤性畸形相鉴别，后者因为有外伤病史，较容易鉴别。

【治疗】

先天性外中耳畸形的治疗以手术为主，手术涉及两个学科，即耳整形外科的耳廓再造术和耳显微外科的听力修复术，这两种手术既可以分别完成，也可以同期完成。如果两种手术分别完成，手术顺序很重要。

1. 佩戴骨导助听器 先天性外中耳畸形患者在未达手术年龄时，需要针对患者的听力障碍进行干预，大多数患者是传导性听力损失，而患者没有外耳道或者外耳道狭窄，所以，患者需要佩戴骨导助听器，包括软带骨导助听器或粘贴式骨导助听器。对于双侧畸形的患儿，建议尽早佩戴，以帮助言语发育。

2. 手术治疗

（1）耳廓再造术：是治疗小耳畸形的主要方法，耳廓再造的方法有多种，所需要的支架材料也有不同。

1）耳廓再造的方法：

①Nagata 法：是目前比较常用的分期耳廓再造手术方法之一。手术分两期，第一期手术切取同侧第六、第七、第八和第九肋软骨制作包括耳屏的耳廓支架，埋植于皮下，并且将耳垂移位接于支架下端。第二期手术在一期术后 6 个月左右进行，经一期取肋软骨切口处切开胸壁，取第五肋软骨制成新月形材料。在耳廓支架后 5mm 处作切口切开皮肤并掀起再造耳廓。将新月形软骨置入耳廓后表面。掀颞肌筋膜瓣，经皮下隧道翻折覆盖耳廓后表面和乳突表面。将耳后皮肤向前推送以缩小可见瘢痕，缺皮区用游离皮瓣覆盖。Nagata 法中使用头皮裂层皮瓣覆盖创面。

②一期耳再造：一期全耳再造术可以大大缩短手术时间，目前比较成熟的技术是应用颞浅筋膜瓣包裹支架，耳廓支架表面植皮一期耳廓再造法。耳廓支架的材料可以选用自体肋软骨，也可以应用多孔聚

乙烯人工材料。术前定位颞浅动脉走行,术中取出残耳软骨,再造耳屏及耳垂;在头皮下方参照颞浅动脉走行,小心游离颞浅筋膜瓣,将支架放置于筋膜下方整体包裹,在支架表面覆以游离皮片,加压包扎塑形。这种方法结合应用人工材料耳廓支架,可以做到最短历时和最小损伤完成耳廓再造,为患者减轻了负担。但是也有手术时间较长,头皮内遗留瘢痕,移植皮肤色素沉着以及早期肿胀轮廓不清的问题,需要结合患者的具体情况谨慎选择。

③皮肤扩张法:根据皮肤扩张量,又可以细分为部分扩张皮瓣加筋膜瓣耳再造法和完全扩张皮瓣覆盖耳再造法。完全皮瓣覆盖耳再造法一般分为三期进行,第一期将扩张器埋置于残耳后乳突区无毛发皮肤,术后 7 天开始逐渐注水并维持扩张。第二期取出组织扩张器,并剥离形成皮下筋膜瓣,然后取自体肋软骨制作软骨支架放置于扩张皮瓣和皮下筋膜瓣之间,类似于 Nagata 法的第一期手术,只是同期即直接立起耳廓,以扩张的皮瓣同时覆盖耳廓的正面和背面,同期成形耳后沟。第三期为针对"耳垂型"先天性外中耳畸形患者进行耳屏再造和耳甲腔加深手术。部分扩张皮瓣覆盖耳再造法与之类似,区别只是在二期手术时,扩张皮瓣仅用于覆盖耳廓支架的正面,从胸部取全厚皮片覆盖耳廓支架背面。

2) 耳廓支架材料:

①自体肋软骨:截至目前,最安全、应用最普遍的耳廓再造的支架材料仍然是自体肋软骨,其组织相容性好,特性与天然耳廓软骨最接近。但它也有缺点,首先在切取肋软骨时会在胸壁上留下明显瘢痕以及胸廓畸形,而且在术后几天内会有一定的疼痛不适。软骨一般取自第六、第七、第八肋骨和肋软骨交界处,考虑到胸廓的明显畸形和塌陷问题,应保留部分软骨膜在原位以帮助供区软骨再生。另外,自体肋软骨的缺点是支架的雕刻比较烦琐,有少部分患者软骨支架晚期会有吸收变形问题。

②Medpor 生物材料:近年来出现了产品化的医疗级高密度多孔聚乙烯(Medpor 支架),新生组织可以快速地长入其多孔结构内,形成性质稳定的复合物,在皮下的固定作用非常好,不会像肋软骨材料有吸收变形的问题。人工材料最大的优势就是取材不受患者肋骨发育条件的限制,容易塑形加工到更加逼真的形态,并且可以减少切取肋骨的痛苦。缺点是本身质硬,无弹性,受力后会分层裂解成颗粒,引起慢性炎症反应。但是随着皮瓣技术的改进,特别是结合筋膜瓣技术和植皮技术,人工材料更多开始应用于一期耳再造法,缩短了手术历时,减少了患者的痛苦,已有多家中心报道疗效随访效果非常好。对于这种材料的远期疗效观察目前还没有结束,相信可以成为一种相对安全和可靠的耳廓再造材料。

3) 耳廓再造手术时机:对于耳廓再造手术,首先要考虑外耳发育成形的年龄,以及能否获取到足够的肋软骨。目前比较公认的标准是患儿 6 周岁以上,发育良好,身高 120cm 以上,胸围(剑突平面)大于 55cm。Nagata 法选择的手术年龄是 10 岁或胸围超过 60cm。

(2) 听力修复手术:先天性外中耳畸形患者的听力修复手术包括外耳道成形鼓室成形术,人工中耳植入及骨传导(BAHA 或骨桥)植入。传统观念认为对于单侧先天性外中耳畸形对侧耳听力正常的患儿,不推荐进行听力重建手术。因为有学者观察发现听力重建术后,患儿仍然习惯于依靠健侧耳交流,无法形成真正的双侧听觉。只有自幼就拥有双侧正常听力的患儿才能发育出双侧听觉。最近的研究显示无论何种原因造成单耳听力的儿童,都会有言语发育迟缓,注意力缺陷,从而影响学习成绩。而且,听觉系统的可塑性要比此前认为的强,一些患儿即使在多年的听觉剥夺之后,仍然可以重塑部分双侧听觉。对于单侧听力缺陷的患儿,在听力重建手术或者助听器佩戴后,接受到双侧听觉刺激后,听觉发育仍然可以得到提高。因此,单侧耳畸形也应该接受听力重建。

1) 外耳道成形鼓室成形手术:外耳道成形鼓室成形术是一项极具挑战性的技术,仍然只是由少数经验丰富的耳科医师完成。常用的手术进路有直入式进路和乳突进路,国内有学者还报道有鼓窦进路。术中首先定位畸形听骨及面神经,评估听骨链发育情况。如果镫骨活动并且发育大致正常,则可以进行相应听骨链重建。如果前庭窗狭窄或闭锁,且面神经并不遮盖前庭窗,也可以进行前庭开窗术。但如果面神经遮盖前庭窗,则需要借助人工听觉植入提高听力。

对于外耳道的再造,原则上要形成宽敞可直视的术腔,以便于术后远期的维护,避免感染和再狭窄。一般再造外耳道的直径要达到普通成人外耳道直径的 1.5 倍以上。再造耳道时要避免过度开放乳突气房,可通过裂层皮片植皮等方式加快术腔上皮化。

先天性外中耳畸形外耳道骨性闭锁患者的外耳道成形鼓室成形术要严格掌握手术适应证。手术适应证选择的重要依据是听力学检查和颞骨高分辨率 CT 检查，听力学检查要确保手术患者为传导性听力损失，而非混合性或感音神经性听力损失。颞骨 CT 检查一方面除外内耳畸形，一方面评估手术效果及预后。Jahrsdoerfer 评分法是目前常用的术前评估方法（表 1-1-2），满分是 10 分，其中 9 分依据颞骨 CT 检查，1 分依据耳廓的畸形程度（参照 Marx 分级）。

表 1-1-2　Jahrsdoerfer 评分法选择先天性外中耳畸形外耳道成形鼓室成形术适应证

得分	手术适应证	得分	手术适应证
10	非常适合（excellent）	7	尚可（fair）
9	很适合（very good）	6	可以尝试（marginal）
8	适合（good）	≤5	不适合（poor）

对于外耳道狭窄的患儿，尤其是外耳道狭窄伴发胆脂瘤者，手术的目的以去除病变为主，根据中耳畸形程度决定能否同期重建听力。

有关外耳道鼓室成形手术与耳廓再造手术顺序，两者可以同期手术，如果不能同期进行，原则上应该是先行耳廓再造手术，再行外耳道成形鼓室成形术。外耳道狭窄伴胆脂瘤形成者可先行胆脂瘤切除术及外耳道成形术伴或不伴鼓室成形术。

2）振动声桥植入术：振动声桥（vibrant soundbridge，VSB）是一种部分植入式中耳助听装置，通过体外部分的听觉处理器（audio processor，AP）收集和处理声音，将声信号通过电磁感应转化为可振动的机械能，作用于中耳不同结构，引起内耳淋巴液振动，刺激听觉毛细胞产生听觉。

①VSB 结构及工作原理：VSB 是一种部分植入式人工中耳（middle ear implant，MEI），由两个部分组成，包括体外的 AP 和体内的振动听骨链重建假体（vibrant ossicular reconstructive prothesis，VORP）。AP 包括麦克风、数字信号处理器、外部线圈、发射线圈、调节器和提供整个系统能量的电池。AP 的功能就是接受和处理声音信号，然后将处理后的信号连同能量一起传递至植入体 VORP 部分。植入体 VORP 包括电磁感应接受线圈、内部磁体、调制解调器、导线和漂浮质量传感器（floating mass transducer，FMT）。

VSB 是目前应用最广泛的，也是唯一在中国通过审批并用于临床的部分植入式人工中耳。

②VSB 适应证：VSB 设计之初应用于中重度感音神经性聋，患者对助听器效果不满意，或因外耳道炎、外耳道耵聍、外耳道骨瘤等不能佩戴助听器者。随后逐渐应用于传导性聋或混合性聋，包括鼓室-听骨链重建失败者、多次中耳手术后、咽鼓管阻塞、鼓室粘连者、外耳或中耳畸形、耳硬化症等。

③手术方式：对于先天性外中耳畸形患者，根据 FMT 植入部位不同，有以下几种手术方式：

a. 圆窗振动成形术：将 FMT 植入圆窗龛，振子长轴与圆窗膜垂直。

b. 镫骨振动成形术：将 FMT 植入镫骨头或镫骨弓上，振子长轴与镫骨运动方向平行。

c. 前庭窗振动成形术：振子植入前庭窗龛，其长轴与前庭窗垂直。因为不容易固定振子，这种术式很少用。

d. 第三窗振动成形术：对于严重的中耳畸形患者，前庭窗和圆窗均处于闭锁状态时，可以于鼓岬开窗（不同于前庭窗及圆窗，故称之为第三窗），将 FMT 长轴垂直于第三窗窗膜，该手术风险高，很少应用。

3）骨锚式助听器：骨锚式助听器（bone-anchored hearing aid，BAHA）完全不同于人工中耳，是经过直接骨导方式工作的半植入式助听装置。BAHA 的研究起步于 1977 年，1996 年正式通过了美国 FDA 的认证，开始应用于传导性和混合性听力损失人群。

①BAHA 结构及工作原理：BAHA 是一种穿皮式（percutaneous）骨导植入装备，共有三个组成部分：一个钛质的植入螺钉、一个钛质连接桥基和一个可拆分的声音处理器。声音处理器拾取环境中的声音刺激，经信号转换后直接振动植入乳突内的钛质螺钉，从而引起颅骨振动，并最终刺激内耳和听神经产生听力，而不依靠外耳和中耳。

②BAHA 适应证：BAHA 是植入式骨导助听器，主要适应证是传导性和混合性听力损失患者，也可用

于单侧极重度感音神经性听力损失患者。因此,可广泛应用于先天性外中耳畸形不适合行外耳道成形及鼓室成形术的患者,或既往已经行听力重建手术效果不佳,需要进行再手术的患者。

③手术方式:BAHA 植入手术相对简单,并不涉及畸形的中耳,而是在颞骨表面掀起带蒂皮瓣,去除部分皮下组织,在颞骨表面钻孔固定钛钉及桥基。待术后骨整合完成后即可开机助听。BAHA 的穿皮钛钉系统,终生需要小心清洁。植入术后可能发生骨整合不良、局部皮肤感染、桥基周围肉芽组织过度增生甚至植入体丢失等并发症。

④新一代 BAHA:即将上市的 BAHA-attract,是跨皮式(transcutaneous)的骨导植入,因为没有穿皮的钛钉,皮肤是完整的,可避免传统 BAHA 皮肤感染等并发症。

4) 骨桥:是 2012 年上市的跨皮传导主动驱动式骨导助听设备,也是利用"钛骨整合"的工作原理,直接驱动颅骨振动,绕过中耳,通过骨传导方式将声音传入内耳。与 BAHA 不同,骨桥的体内植入体表面的皮肤保持完整,驱动震动的振子位于体内,跨皮传导的并非振动能量,而是电磁感应信号,有效避免了钛钉系统的皮肤并发症。另外,由于其振子位于体内,振动信号的传导衰减降低,有效提高了助听效果,远期听力效果稳定。骨桥植入手术不涉及中耳结构,对耳畸形患者来说,手术指征相对于传统外耳道成形、鼓室成形术得到了拓宽,即使中耳畸形程度重或 Jahrsdoerfer 评分<6 分,只要颞骨 CT 评估骨皮质厚度达 4mm 以上就可考虑骨桥植入,因此适用于中耳畸形较重的患者,特别是双侧畸形的患者。

此外,患者在术前需经过严格听力学检查,明确骨传导情况。影像学检查主要是颞骨高分辨率 CT 薄层扫描,评估患者中耳发育情况,脑膜、乙状窦、颞颌关节等的位置,并且将 CT 进行三维重建,并导入骨桥模板,定位植入位置。一般植入位置位于窦脑膜角。对于颞骨发育水平太差或者或既往已经行乳突根治、耳道成型的患者,可以将植入体放置于乙状窦后的枕骨区域。

3. 耳廓再造与听力修复手术的整合 由于先天性耳廓畸形与外耳道骨性闭锁经常是伴发的,所以患者可能需要既行听力重建又行耳廓再造的联合手术。但是,耳整形外科医师通常比较重视外观的整形,而忽略听力的重建。另一方面,耳显微外科医师通常更关注患者的听力修复,忽略了外观的问题。两方面缺乏沟通会导致很多麻烦。因此,耳整形外科与耳显微外科需要密切沟通协作,以期达到更佳手术效果。

外耳道成形鼓室成形术可以与耳廓再造术配合进行,共同确定再造外耳道口的位置,耳廓皮瓣的血供等。Brent 认为听力重建要在耳廓重建之后进行,但也有人报道将两者整合在一起。

冷同嘉等于 1986 年报道先天性小耳畸形患者的听力重建手术与耳廓再造手术可同期完成,也可分两期完成。手术采用两期法:一期手术通过直埋法将耳廓支架埋植于耳颞部皮下,并通过鼓窦进路行听力重建。6 个月后行二期立耳术。Aguilar 在 1996 年提出了由整形外科医师和耳科医师共同完成的全耳重建步骤,即手术分支架植入,耳垂成型,听力重建,耳屏成型和立耳五个阶段进行。

近年来随着人工听觉技术的发展,更多国内外学者开始致力于耳廓再造与人工听觉植入手术整合的工作流程。国内赵守琴团队与章庆国团队合作,报道了将 VSB 植入或骨桥植入手术与耳廓再造术同台进行的临床研究,认为该整合方案是安全可靠的,而且可以避免手术切口的相互影响,缩短整个手术周期。研究建议先天性外中耳畸形的患儿尽早去耳整形外科和耳显微外科就诊,以便两个学科的医生制订更适合每个患儿的个性化方案。

(赵守琴)

参考文献

[1] 赵守琴,戴海江,韩德民,等. 先天性外中耳畸形耳廓再造与听力重建手术的远期疗效观察[J]. 中华耳鼻咽喉头颈外科杂志,2005,40:327-330.

[2] 中华耳鼻咽喉头颈外科杂志编辑委员会耳科组,中华医学会耳鼻咽喉头颈外科学分会耳科学组,中华医学会整形外科学分会耳再造学组. 先天性外中耳畸形临床处理策略专家共识[J]. 中华耳鼻咽喉头颈外科杂志,2015,50(3):182-186.

[3] 庄洪兴,蒋海越,潘博,等. 先天性小耳畸形的皮肤软组织扩张器法外耳再造术[J]. 中华整形外科杂志,2006,22:286-289.

[4] 赵守琴,任冉,韩德民,等.骨桥在双侧先天性外中耳畸形中应用的初步研究[J].中华耳鼻咽喉头颈外科杂志,2017,52(7):512-516.

[5] 中华人民共和国卫生部.中国出生缺陷防治报告(2012)[R].北京:中华人民共和国卫生部,2012.

[6] 冷同嘉,宋业光,韩金城,等.先天性外中耳畸形鼓室成形术与全耳再造术[J].中华耳鼻喉科杂志,1986,21:196-198.

[7] Jahrsdoerfer RA,Yeakley JW,Aguilar EA,et al. Grading system for the selection of patients with congenital aural atresia[J]. Am J Otol,1992,13:6-12.

[8] Molony TB,de la Cruz A. Surgical approaches to congenital atresia of the external auditory canal[J]. Otolaryngol Head Neck Surg,1990,103:991-1001.

[9] Frenzel H,Hanke F,Beltrame M,et al. Application of the Vibrant Soundbridge to unilateral osseous atresia cases[J]. Laryngoscope,2009,119:67-74.

[10] Nagata S. A new method of total reconstruction of the auricle for microtia[J]. Plast Reconstr Surg,1993,92:187-201.

[11] Sprinzl G,Lenar T,Ernst A,et al. First European multicenter results with a new transcutaneous bone conduction hearing implantsystem:short-term safety and efficacy[J]. Otol Neurotol,2013,34(6):1076-1083.

[12] Wang D,Zhao S,Zhang Q,et al. Vibrant SoundBridge combined with auricle reconstruction for bilateral congenital aural atresia[J]. Int J Pediatr Otorhinolaryngol,2016,86:240-5.

[13] Wang Y,Xing W,Liu T,et al. Simultaneous auricular reconstruction combined with bone bridge implantation-optimal surgical techniques in bilateral microtia with severe hearing impairment[J]. Int J Pediatr Otorhinolaryngol,2018,113:82-87.

[14] Osborne MS,Child-Hymas A,Gill J,et al. First Pediatric Experience With a Novel,Adhesive Adapter Retained,Bone Conduction Hearing Aid System[J]. Otol Neurotol,2019,40(9):1199-1207.

[15] Hougaard DD,Boldsen SK,Jensen AM,et al. A multicenter study on objective and subjective benefits with a transcutaneous bone-anchored hearing aid device:first Nordic results[J]. Eur Arch Otorhinolaryngol,2017,274:3011-3019.

第二章　中　耳　炎

中耳炎(otitis media,OM)是指任何原因导致的中耳炎症(包括生物性、物理性与化学性),这一炎症过程可能涉及颞骨内的任何相关部位,例如中耳腔、乳突甚至岩部气房。根据疾病性质,可将中耳炎进一步分为分泌性中耳炎、化脓性中耳炎、中耳胆脂瘤以及特殊类型的中耳炎、中耳炎相关并发症与后遗症等。

本章节以中华医学会"中耳炎临床分类和手术分型指南(2012)"为基本框架,就分泌性中耳炎、化脓性中耳炎、中耳胆脂瘤以及中耳炎外科治疗等问题分别论述。

【定义与术语】

急性中耳炎(acute otitis media,AOM)指发生于中耳的急性炎症,伴相应临床症状和体征。

慢性中耳炎(chronic otitis media,COM)指鼓膜永久性不张情况下,伴有中耳系统内病变,且持续3个月以上的临床类型。

复发性急性中耳炎(recurrent acute otitis media,RAOM)一年之内,中耳炎急性发作4次或更多。

慢性化脓性中耳炎(chronic suppurative otitis media,CSOM)耳漏持续存在,鼓膜缺陷包括回缩袋形成、鼓膜内陷和继发于感染、外伤或手术的鼓膜穿孔(如鼓膜置管)。

分泌性中耳炎(otitis media with effusion,OME)指不伴有急性中耳炎症状或体征的中耳积液,曾被称为渗出性中耳炎、浆液性中耳炎、卡他性中耳炎、"胶耳"等。OME病因尚未完全阐明,咽鼓管功能障碍(原发性或继发性)、病毒感染、AOM后遗症均有可能致病。如中耳渗出持续超过3个月,则称为慢性分泌性中耳炎。

胆脂瘤(cholesteatoma)指发生在颞骨含气腔内的表皮性囊肿样结构,并非真性肿瘤。由角化的复层鳞状上皮包含的胆脂瘤"基质"形成,周围由炎性纤维组织包裹。

【中耳炎临床分类(2012)】

(中华医学会耳鼻咽喉头颈外科学分会耳科学组　中华耳鼻咽喉头颈外科杂志编辑委员会耳科组)

1. 分泌性中耳炎

2. 化脓性中耳炎

(1) 急性化脓性中耳炎

(2) 慢性化脓性中耳炎

1) 静止期

2) 活动期

3. 中耳胆脂瘤

4. 特殊类型中耳炎

(1) 结核性中耳炎

(2) AIDS中耳炎

（3）梅毒性中耳炎
（4）真菌性中耳炎
（5）坏死性中耳炎
（6）放射性中耳炎
（7）气压性中耳炎

第一节　分泌性中耳炎

分泌性中耳炎（otitis media with effusion，OME）特指不伴有急性中耳炎症状或体征的中耳积液，曾被称为渗出性中耳炎（exudative otitis media）、非化脓性中耳炎（non-suppurative otitis media）、卡他性中耳炎（catarrhal otitis media）、浆液性中耳炎（serous otitis media）、浆液-黏液性中耳炎（sero-mucous otitis media）、鼓室积液（hydrotympanum）、胶耳（glue ear）等。根据病程长短，本病可分为急性（3月以内）、慢性（3个月以上）两类。

慢性OME是由急性OME未治愈或急性OME反复发作、迁延、转化而来。本病是儿童期最常见的耳科疾病之一，学龄前儿童（2~5岁）是高发人群。其病因学与病理生理机制复杂，临床表现多样，急性期可出现耳痛、耳鸣、耳闷堵、自听过响、耳内异常声响等，慢性期还可有言语发育延迟、学习成绩下降等表现。

【流行病学】

美国耳鼻咽喉头颈外科学会（AAO）报道，每年确诊的新发OME约220万，50%1岁以内的儿童罹患过OME，2岁时发病率可达60%以上。约90%的儿童在学龄前期会至少罹患过一次OME，患病率为7%~13%。我国成都2014—2017年调查2~7岁儿童罹患率为6.99%，其中2~3岁组检出率为12.3%。此外，香港、长春多地的调查显示我国儿童OME整体发病率在5%~20%之间，与国外无明显差异。

儿童OME的发病率有随年龄增长而下降的趋势。大部分OME在3个月内会自行好转，但有40%左右的患儿会反复发作，5%~10%的病程可能持续超过1年。高危儿童中OME的发病率明显增高，例如唐氏综合征患儿在1岁和6~7岁的发病率高于60%。

【病因】

OME病因复杂，主要包括咽鼓管阻塞或功能不良、感染、免疫以及胃食管反流等。

1. 咽鼓管阻塞或功能不良　正常情况下，中耳内的空气不断地被中耳黏膜交换和吸收，但通过咽鼓管的间断开放，新的空气又不断向中耳补充，从而使中耳内外气压保持平衡。咽鼓管如果出现阻塞或功能障碍，中耳内的空气得不到相应补充，则逐渐形成负压，中耳黏膜出现静脉扩张、血管壁通透性增加，血清漏出，从而形成中耳积液。低龄儿童咽鼓管具有宽、短、平、直的解剖学特点，直到7岁左右才能逐渐发育成熟，这个阶段咽鼓管的病变更容易导致OME。

（1）咽鼓管阻塞：引起咽鼓管阻塞的原因很多，可以分为机械性和非机械性两种。机械性阻塞往往由于咽鼓管咽口被肥大的腺样体、肿瘤、息肉等病变组织压迫。鼻咽部增生的组织除了对咽鼓管咽口产生物理压迫以外，例如慢性腺样体炎、鼻窦炎等还可携带病原微生物，释放炎性介质，引起咽鼓管黏膜水肿。非机械性阻塞与小儿的腭帆张肌、腭帆提肌和咽鼓管咽肌薄弱以及收缩无力有关，加之小儿咽鼓管软骨发育不够成熟、弹性差，当咽鼓管处于负压状态时，软骨段易塌陷，导致管腔闭塞。腭裂患者的腭帆提肌、腭帆张肌发育不良，肌纤维数目减少，使咽鼓管引流、压力平衡功能减退而致OME。

（2）咽鼓管功能不良：正常咽鼓管黏膜上皮层纤毛向鼻咽部做连续单向运动，从而排出中耳内分泌物，维持其正常功能。当咽鼓管纤毛受细菌、毒素或放射线影响，其运动减少或停止，导致OME。原发性纤毛不动综合征和细菌毒素可造成纤毛运动障碍。中耳炎病史、滞留于中耳腔及咽鼓管的分泌物也将影响纤毛运动与输送功能。

2. 感染

（1）儿童免疫系统发育未完善，年平均发生5~6次上呼吸道感染，或成人抵抗力降低，而OME多继发于上呼吸道感染的急性中耳炎。

（2）儿童时期咽鼓管较短，位置近于水平，上呼吸道（如鼻腔/鼻窦、腺样体、腭扁桃体）携带的细菌可经咽鼓管逆行进入中耳，或破坏咽鼓管纤毛运动、黏膜变应性水肿等，可导致鼓室积液。

（3）OME 的分泌物中检测出的细菌有流感嗜血杆菌、肺炎链球菌、卡他莫拉菌、β-溶血性链球菌、金黄色葡萄球菌，中耳积液还可分离出单纯疱疹病毒、巨细胞病毒、水痘带状疱疹病毒、鼻病毒、腺病毒、副流感病毒以及肠道病毒等。

（4）细菌胞外分泌物如生物膜与慢性炎症有关。有学者认为即使检测到鼓室分泌物存在病原微生物，也不能证明与 OME 相关。尽管金黄色葡萄球菌胞外分泌物与慢性炎症有关，尚无证据表明细菌胞外分泌物就是儿童 OME 的初始因素。OME 渗出液中免疫球蛋白浓度与细菌含量之间无相关性。因此，病原微生物在 OME 的发病机制仍有待研究。

3. 免疫反应 变应性鼻炎、鼻息肉、支气管哮喘等变应性疾病可导致Ⅰ型变态反应，即 IgE 介导的免疫反应。临床观察及皮肤检测发现 1/3 的复发性 OME 与 IgE 介导的免疫反应有关。此类型的免疫反应可导致咽鼓管咽口黏膜水肿、阻塞。中耳黏膜亦可产生免疫应答，出现中耳积液。此外，由细菌感染引起的Ⅲ型变态反应也可导致中耳黏膜黏液分泌增多而形成 OME。

4. 胃食管反流 一项系统性回顾分析发现，约 1/3 OME 患儿中耳积液中可检测到胃蛋白酶。约 48.4% 慢性 OME 患儿合并有胃食管反流，合并咽喉反流的高达 48.6%。约 85.3% OME 患儿中耳积液可检测到胃蛋白酶/胃蛋白酶原，具有酶活性的比率达 34.2%。尽管胃蛋白酶在 OME 患儿的中耳积液中发现率较高，但仍无充分的证据表明胃食管反流是主要致病原因。当患儿有胃食管反流症状时（上腹疼痛、反复发作喉炎或鼻窦炎），强烈推荐对其进行胃食管反流评估。

【诊断】

1. 临床表现

（1）听力下降：发病前多有感冒病史，其后听力逐渐下降，可伴自听增强。少数自诉听力数小时内急剧下降，易被误诊为“突聋”。慢性患者听力常有波动，可随头位变动而变化。部分患儿可主诉听力异常，多数学龄前患儿此症状不典型，随病程延长出现言语受累、行为异常或注意力不集中等。婴幼儿表现为对周围声音反应差，抓耳，睡眠易醒，易激惹。

（2）耳痛：是常见临床表现之一，可突然发生，尤其是伴有急性感染时。可出现睡眠中断、夜间哭闹、情绪不良，部分患儿可有发热表现。慢性者多在继发感染或合并上呼吸道感染、鼻窦炎急性发作时才出现耳痛。

（3）耳闷或耳内闭塞感：为成人常见症状，部分患者按压耳屏后闭塞感可暂时减轻。

（4）耳鸣：一般不重，多为间歇性，如“劈啪”声，当头部运动或打哈欠、擤鼻时，耳内可出现气过水声；一部分患者可出现低频“嗡嗡”声耳鸣。

（5）耳溢液：见于少数患者，持续时间较短，仅数小时或一天，耳溢液前一般无耳痛。

（6）平衡障碍：少部分儿童患者可出现平衡功能异常，出现走路不稳等表现。

2. 辅助检查

（1）鼓膜光学检查：包括电耳镜、鼓气耳镜、耳内镜及显微镜检查。可发现鼓膜内陷，光锥变短、分散或消失，锤骨短突外突，锤骨柄变水平，前后皱襞变明显。鼓膜呈现油亮的粉红色或淡黄色，透过鼓膜可窥见气液平面，头位变动时此平面保持水平位，可见气泡。慢性 OME 鼓膜增厚混浊色发暗，可呈乳白色或灰蓝色。

鼓气耳镜检查是目前各国 OME 指南推荐的重要检查方法，该法可准确观察鼓膜活动。挤压或放松耳镜上的橡皮球，在密闭的外耳道提供交替的正负压，使鼓膜产生被动活动。中耳积液和/或负压明显影响鼓膜的活动度。如发现鼓膜动度减低，同时伴有鼓膜内陷、色泽呈橘黄或琥珀色，并有气液平面或气泡即可诊断积液。此外，鼓气耳镜还可发现内陷袋形成、鼓膜不张或萎缩、角化物堆积等异常。文献表明，与临床金标准相比，鼓气耳镜检查有更高的敏感度（94%）和特异度（80%），且二者高度一致。

（2）声导抗测试：声导抗测试探头放置在外耳道内，测量反射回来的声波能量，对鼓膜活动度、咽鼓管功能和中耳功能进行客观评估。是快速反映鼓室功能的检查方法。发病初始咽鼓管功能不良或堵塞，中耳气体被吸收形成负压，鼓膜内陷，鼓室压峰压点向负压侧位移，以C型曲线多见。当病变逐渐进展，鼓膜内陷明显，峰压点负值增大。鼓室出现积液时，传音结构质量增高而使声导抗增高，鼓室劲度增加，鼓膜和听骨链活动降低，声顺减弱，形成无峰的B型或C型导抗图，极少数呈As型鼓室导抗图。

当患者不耐受（或不配合）鼓气耳镜检查、外耳道狭窄无法窥视鼓膜（如唐氏综合征）、鼓气耳镜检查结果不确定、高危患儿需排除OME、术前客观确诊等情况需行声导抗检查。

与鼓膜切开的金标准对比，声导抗测试诊断OME的灵敏度与鼓气耳镜相当（90%～94%），但特异度较低（声导抗50%～70%，鼓气耳镜80%）。对于6个月以下的婴儿，226Hz探测音对中耳积液不敏感，应使用1 000Hz探测音。

（3）听力学检查：音叉及纯音测听（PTA）多为传导性聋，听力损失以低频为主。纯音测听以500、1 000、2 000、4 000Hz 4个频率平均值表示听力损失的程度，中度听力损失者听阈≥40dBHL，轻度听力损失者听阈21～39dBHL。对于不能配合主观测听或行为测听的患儿，可以采用听觉脑干诱发电位检查，其气导和骨导阈值之差可大致判断OME对听力的影响。

（4）鼓膜穿刺或切开：鼓膜穿刺或切开术是OME的证实性诊断，若有浆液样或黏液样液体流出则可证实OME。该方法是诊断OME的金标准，但属于有创检查，难以被患儿家长接受，且鼓室积液较黏稠时鼓膜穿刺也无法抽出液体。

（5）鼻咽部检查：采用电子鼻咽镜可观察鼻咽部-咽鼓管咽口以及腺样体情况，进一步明确OME的病因。

（6）颞骨CT：可发现鼓室内均匀一致的高密影、乳突气房内液平，CT值多≤40Hu。该检查对于复杂、难治性OME还可了解乳突、鼓室、咽鼓管状况。但该检查有辐射风险，不宜常规使用，尤其在低龄儿童。

【鉴别诊断】

1. **急性中耳炎**　急性中耳炎是致病微生物（细菌和/或病毒）进入中耳导致发热、耳痛，耳痛程度剧烈，有搏动性跳痛或刺痛者可向同侧头部或牙齿放射，鼓膜穿孔流脓后疼痛减轻。耳镜检查可发现鼓膜不同程度的充血，严重者鼓膜弥漫充血、肿胀、向外膨出，正常标志难以辨识。如炎症得不到及时控制，可发展为鼓膜穿孔。与OME不同的是，前者耳痛症状和鼓膜充血的体征明显，后者耳痛较轻或无，鼓膜无明显充血。

2. **鼻咽癌**　早期鼻咽癌患者可出现一侧鼻塞、鼻出血、回缩涕带血，淋巴结转移者可出现颈部固定性包块，破坏颅底、侵犯脑神经时可出现头痛、复视等症状。鼻咽癌压迫一侧咽鼓管可导致鼓室负压，出现耳闷、耳聋等症状。鼻咽镜检查可发现鼻咽部肿物，鼻咽部CT、MRI成像对于黏膜下鼻咽癌有较高的诊断价值。此外，EB病毒血清学检测亦可协助诊断。

3. **粘连性中耳炎**　为OME的转归之一，鼓膜与鼓室结构粘连，甚至与鼓岬黏膜融合、上皮化。以长期听力下降为主要症状；影像学检查可表现为鼓室空间消失，乳突鼓室可存在密度增高影。

4. **鼓室硬化**　OME后期的转归之一，主要病理：碳酸盐沉积在鼓膜纤维层、鼓岬黏膜、听骨表面黏膜层形成钙化灶。临床症状：传导性听力下降，可见鼓膜钙化斑或鼓室黏膜钙化灶，Gelle试验可阴性，CT检查鼓室、乳突腔可见高密度硬化灶。

5. **中耳胆固醇肉芽肿**　咽鼓管功能不良为主要病因，原发疾病以OME居多，有学者认为本病是一独立疾病。病理机制：中耳乳突负压使黏膜毛细血管扩张，红细胞渗出，含铁血黄素自胞内溢出并在鼓室乳突腔内积存，刺激肉芽组织增生。临床表现为传导性听力下降，耳溢液为淡黄色或血性，鼓膜多数完整，呈蓝色，CT检查鼓室、乳突腔可见高密度影，无骨质破坏。

6. **隐匿性中耳炎**　本病通常由OME或慢性化脓性中耳炎转化而来，临床无症状或仅听力下降。检查见鼓膜正常，可有气骨导间距，咽鼓管功能检查可正常。CT检查鼓室、乳突腔可见密度增高影，为主要确诊依据。

7. **脑脊液耳漏**　可有耳颞部外伤史，或有先天性耳畸形。也可发生于无任何原因的自发性耳漏。可反复发生脑膜炎，检查显示鼓室内积液，或有液体自鼻咽部漏出。漏出液生化检查可明确性质，纯音测听多为传导性耳聋，声导抗"B"型曲线，部分病例行脑脊液造影可明确漏出部位。

8. **耳硬化症** 为骨迷路局灶性吸收、海绵状新骨生成、骨质沉着硬化而形成，如病变发生在前庭窗则为耳硬化症。表现为缓慢进行性传导性听力下降，累及耳蜗可有混合性或感音性耳聋。鼓膜正常，可有Schwartze征，声导抗图为As型，Gelle试验阴性，CT检查多无明显异常。

9. **上半规管裂综合征** 为上半规管弓骨质缺损，作为卵圆窗、圆窗以外的第三窗缓冲外淋巴，导致基底膜振动减弱而出现传导性耳聋，中晚期也可出现神经性耳聋。检查见鼓膜正常，鼓室无积液，上半规管的冠状位HRCT检查可发现该部骨质缺损。

10. **听骨链畸形或中断** 先天性听骨链畸形可伴有其他耳部畸形，或单独存在。出生时即有传导性耳聋，检查可见鼓膜完整。外伤性听骨链中断有明确的耳外伤史，鼓膜完整或穿孔，CT检查行听骨链三维重建可见听骨链畸形或中断，是与其他传导性耳聋鉴别的主要依据。

【治疗】

1. **观察与随访** OME有一定自愈率，一项对3月龄婴儿OME的随访观察到，4~18个月后婴儿OME痊愈率为80.4%，而63.04%的患儿随访半年时已痊愈。由急性中耳炎所致OME 3个月自行缓解率为75%；对OME发病时间不详者，3个月缓解率为56%，而发生时间明确者，3个月缓解率为90%。随着年龄增长，儿童OME发病率也会下降，3岁以内幼儿的发病率为11.7%~20.8%，7岁时发病率降至2.68%~8.13%。因此，对于没有高危因素的儿童或成人，应每3个月复查1次，直到渗液完全消失。若OME持续存在，且听力及交往能力下降，应及时干预。

2. **药物治疗**

（1）鼻用及全身糖皮质激素：文献报道未发现糖皮质激素对缓解中耳渗出或提高听力有显著作用，因此不推荐对于没有变应性鼻炎或全身变态反应的患者使用糖皮质激素。在确有感染和/或变态反应证据时可考虑鼻用激素及口服激素治疗，相对于口服激素的副作用，更推荐鼻用激素。鼻用激素应选择10~14天的疗程，经评估后决定是否继续治疗。

（2）抗生素：考虑到抗生素的副作用及耐药性，结合OME高自愈率，抗生素不作为常规治疗选项。如明确有合并感染证据，可使用抗生素。

（3）抗组胺药物：此类药物可抑制炎性介质释放，理论上可减轻鼓室和咽鼓管黏膜水肿及渗出。但在缺少变态反应证据时，不推荐使用。

（4）黏液促排剂：可促进咽鼓管表面活性物质的合成和分泌，调节黏液毯溶胶层和凝胶层比例，加速纤毛运输，促进中耳液体排出。鼻腔及鼻咽部分泌物增多时可考虑使用。

3. **咽鼓管吹张** 研究发现，应用波氏球治疗2周~3个月可使本病症状得到改善，但部分儿童对波氏球使用困难。配合者波氏球吹张每日2~3次，7天为一疗程，一般2个疗程配合其他治疗可获得较好疗效。现有自动充气式咽鼓管吹张器，儿童适用。成人可用内镜下导管吹张法，同时泼尼松龙（prednisolone）经导管注入咽鼓管咽口，隔日一次，可减轻局部水肿和渗出。

4. **手术治疗**

（1）鼓膜置管：尽管国内外文献对于鼓膜置管评价有所不同，但大同小异，并且均建议除了听力及时间因素之外，还要综合考虑患者的言语交流能力。符合以下情况可行鼓膜置管：

1）双侧OME持续超过3个月并且听力损失≥25dBHL，或伴有交流困难、学习成绩下降。

2）急性中耳炎6个月内发作≥3次，或1年内发作≥4次。

3）单耳病程超过3个月并伴有OME出现以下表现：平衡障碍、学校表现变差、行为问题、耳部不适、生活质量下降等。

4）耳镜检查发现鼓膜明显内陷、粘连、标志不清。

（2）通气管选择：常用纽扣型管或T型管，<6岁的儿童选择T型管，无法按时复诊的可选择易自行脱落的纽扣型管。对于鼓膜内陷的OME患者，应首选短期管或中期管。鼓膜通气管应安放于鼓膜紧张部的前部或下部，后上方是不可置管的危险区。

（3）鼓膜置管并发症及处理

1）并发症：耳漏、鼓膜穿孔、鼓室硬化、鼓膜内陷、胆脂瘤形成。

2）处理原则：术后保持耳道清洁干燥，避免上呼吸道感染。出现耳漏可使用抗生素滴耳，可与类固醇滴耳液同时使用。不推荐口服抗生素，不建议耳漏时取出通气管。长期不愈的鼓膜穿孔，可7岁后行鼓膜成形术。鼓室硬化对患者影响不大，一般不需处理。应注意鼓膜置管有可能导致鼓膜内陷袋和胆脂瘤形成。建议鼓膜置管后每3个月复诊一次，观察通气管有无阻塞、脱落及听力下降。留管一时间般为8~16个月。

（4）鼓膜置管联合腺样体切除：<4岁的OME患儿不建议行腺样体切除手术。≥4岁的OME患儿有反复发作的鼻窦炎、慢性鼻炎、复发性中耳炎等可进行腺样体切除。腺样体手术禁忌证：腭裂或腭咽功能不全。

1）先天性腭咽闭合功能不全，包括腭裂、腭咽部括约肌麻痹以及肌张力减退等。

2）后天性腭咽闭合功能不全（外伤、肿瘤等造成口咽部损伤），但非绝对禁忌证。

3）某些神经系统病变，如腭麻痹、面瘫、多发性神经纤维瘤病等亦为腺样体切除术的禁忌证。

（5）鼓膜穿刺与切开

1）鼓膜穿刺抽液对OME有一定的治疗作用，但穿刺孔保留时间短，且难以无痛操作，不推荐用于儿童。

2）临床采用激光鼓膜打孔，造孔边缘创面凝固，短时内不易愈合，具有与鼓膜置管近似的效果。

3）鼓膜切开旨在引流中耳积液，并提供短期通气。有学者认为单纯鼓膜切开对OME效果不佳（切开7~10天，甚至数日鼓膜即愈合）。

（6）鼓膜再置管：鼓膜置管后OME复发或置管脱出的再手术建议参照第一次手术时的适应证。再次手术推荐使用留置时间较长的T型通气管。≥4岁儿童第二次鼓膜置管时，无论腺样体大小建议切除腺样体（腭裂或腭咽功能不全除外）。

（7）助听器：经保守治疗或鼓膜置管后病情稳定，但听力未达到实用水平，可考虑使用助听器。旨在提高声源定位能力，改善言语清晰度，避免出现迟发性听力剥夺。

（8）病情评估：OME一经诊断，应有规范的病情评估流程和内容：有高危因素的OME患儿应每2~4周评估一次鼓膜及听力情况，而非高危OME患儿可每3~6个月评估一次，以便发现问题并及时干预。评估内容：鼓膜状况（内陷不张、活动度、是否存在囊袋内陷）。听力学检查：声导抗测听、行为测听等。必要时评估腺样体及咽鼓管咽口情况。

【预防与健康教育】

儿童OME发病率高，病因多，病程长，健康教育涉及以下3个方面：

1. 病因控制 OME与变应性鼻炎、上呼吸道感染、咽喉反流、空气污染等多种因素有关，应积极治疗原发病及相关疾病，减少OME发生。

2. 随访观察 OME有一定的自愈性，多数经3个月观察期，可自行缓解，但仍有部分难以康复，需跟踪随访。对于高危患儿（包括腭裂，唐氏综合征等）需要密切随访。

3. 提供咨询 儿童双侧轻度至中度听力损失可能导致学习不佳、社交困难和行为障碍。随访时应详细记录治疗过程中有关病情缓解、听力提高或生活质量改善等情况。对于双侧OME并有听力损失儿童的家庭应提供咨询，了解对其言语功能的潜在影响。

第二节 化脓性中耳炎

化脓性中耳炎（suppurative otitis media，SOM）指细菌感染中耳乳突腔黏膜、骨膜、骨质后引起的化脓性炎性反应，是耳科临床最常见的疾病之一。临床表现主要包括耳痛、耳溢和不同程度的听力下降。根据病程长短分为急性和慢性两类，通常的界定时间为6周。文献报道，男性发病率高于女性。某些人种（美洲土著人、阿拉斯加爱斯基摩人）中耳炎发病率明显高于白人。

一、急性化脓性中耳炎

急性化脓性中耳炎（acute suppurative otitis media，ASOM）指中耳黏膜的急性化脓性炎症。病变主要位于鼓室，严重时可累及乳突等部位。成人、儿童均可发病，儿童较多见，常继发于上呼吸道感染之后。主要致病菌为肺炎链球菌，其次为流感嗜血杆菌、乙型溶血性链球菌、卡他莫拉菌以及葡萄球菌等。文献报告婴儿 ASOM 的高峰期在 6~11 个月龄，约 75% 的婴儿 1 岁前有过急性发作史。此外，与首次发病在 12 月龄后的急性中耳炎儿童相比，首次发作在此之前的儿童更易复发。

【病因学】

急性化脓性中耳炎由致病菌感染中耳所致，主要途径有 3 种：

1. 经咽鼓管 最常见，咽鼓管是连接鼓室与鼻咽的解剖通道，对维持中耳与外界的压力平衡有重要作用。但也是潜在的感染途径。如急性上呼吸道感染时，鼻咽部炎症可经此感染中耳；在污水中游泳或跳水、不适当的咽鼓管吹张、用力擤鼻等均可使鼻咽部致病菌经咽鼓管逆行感染。婴幼儿咽鼓管较成年人短、宽、平、直，这个解剖特点导致其更容易经此途径感染。

2. 经鼓膜 完整鼓膜封闭中耳与外耳，外伤或穿刺、置管等医疗操作破坏了鼓膜的完整性，使致病菌可经鼓膜感染中耳。

3. 血行感染 较罕见，见于白血病、败血症、免疫力低下或极度虚弱者。

【临床表现与病理机制】

急性期主要症状为耳痛、耳闷胀感、听力下降等局部症状和发热等全身症状。一旦鼓膜穿孔，鼓室脓液外溢，局部疼痛症状可得到缓解。根据病理过程不同，临床表现和检查结果可有所差异。一般分为四期。

1. 早期（卡他期） 此期鼓室黏膜充血水肿、血管扩张，腺体分泌增加，鼓室内有浆液性渗出。此时患者自觉耳闷、轻微耳痛伴轻度听力下降，全身症状不明显，少数患者可伴有低热。耳镜检查见：鼓膜松弛部、紧张部周边及锤骨柄表面充血。

2. 中期（化脓期） 此期炎症继续发展，鼓室黏膜充血、水肿加重，鼓室内分泌物由浆液性转为黏脓性。患者症状加重，耳痛剧烈，波动性跳痛或持续性刺痛，可放射向同侧头部，听力下降明显。此时全身症状突出，可有发热、畏寒、倦怠、食欲减退等。耳镜检查：鼓膜弥漫性充血，肿胀明显可向外膨出。

3. 晚期（穿孔期） 此期鼓室内积聚的脓液增加，鼓膜毛细血管受压，出现小静脉血栓性静脉炎，局部破溃，出现鼓膜穿孔。由于鼓膜紧张部存在纤维层，延展、抗压能力较松弛部差，故此时的穿孔多位于紧张部。鼓室脓液经穿孔引流后，局部及全身症状可缓解。耳痛明显减轻，体温下降，一般情况好转。耳镜检查可见外耳道脓液积聚，清理后见鼓膜红肿、穿孔。典型者鼓膜穿孔处可见随脉搏闪烁的亮点，鼓室内脓液自此流出，谓之"灯塔征"。

4. 恢复期（消散期） 鼓室内引流通畅后，中耳炎症逐渐消散，鼓室内黏膜恢复正常，耳流脓渐减少。小穿孔可自行愈合，多数遗留永久性穿孔。耳镜检查：外耳道分泌物减少，鼓膜肿胀消退、紧张部遗留穿孔，鼓室内洁净、黏膜潮湿。

【辅助检查】

急性期可有发热，白细胞计数及中性粒细胞百分比升高，穿孔后脓液细菌培养可发现致病菌，药敏可指导后续用药。纯音测听可见气骨导间距，声导抗多为 B 型曲线；影像学表现为鼓室、乳突高密度影。

【诊断及鉴别诊断】

根据病史和检查，不难对本病做出诊断。主要需与下列疾病鉴别：

1. 外耳道疖 外耳道软骨部皮肤的局限性急性化脓性炎症，主要症状为剧烈的跳痛性耳痛，张口、咀嚼时尤甚，常向头部放射。亦伴有全身不适感或体温升高。但其病变位于外耳道，此处无黏液腺，故分泌物较少，疖肿破溃前无脓液流出，故当分泌物为黏液脓性时，提示病变在中耳而不在外耳道，或不仅位于外耳道。尽早耳镜检查是鉴别的关键。

2. 分泌性中耳炎 因咽鼓管功能障碍导致鼓室内负压，产生渗出液。以耳闷胀或堵塞感、听力减退及耳鸣为主要症状，耳痛不明显或无耳痛，且全身症状轻。急性化脓性中耳炎者全身症状重，鼓膜穿孔前可高烧，持续耳痛，鼓膜弥漫性充血，穿孔后溢液不止。

【治疗】

本病的治疗原则为控制感染、通畅引流及病因治疗。

1. **全身治疗**

(1) 早期、足量、全程全身应用抗生素控制感染，务求彻底治愈，防止发生并发症或转为慢性。鼓膜穿孔后，可行脓液细菌培养及药敏试验，参照结果调整用药。

(2) 应用减充血剂或者鼻喷糖皮质激素，减轻鼻咽黏膜肿胀，恢复咽鼓管功能，利于中耳引流。

(3) 注意休息，清淡饮食，对于全身症状重者予支持治疗。

2. **局部治疗**

(1) 鼓膜穿孔前

1) 1%~3%苯酚甘油滴耳剂滴耳，该药早期局部应用效果好，可消炎止痛。鼓膜穿孔时禁用，以免腐蚀鼓膜及鼓室黏膜。

2) 当出现以下情况时，应作鼓膜切开术：全身及局部症状较重，鼓膜膨出明显，经保守治疗效果不明显时；鼓膜虽已穿孔，但穿孔太小，分泌物引流不畅；怀疑有并发症可能，但尚无需立即行乳突开放术者。

(2) 鼓膜穿孔后

1) 可先用3%双氧水或硼酸水彻底清洗外耳道脓液，拭干。

2) 局部应用抗生素滴耳剂，如0.3%氧氟沙星滴耳剂，注意滴耳剂应为无耳毒性药物。可以将清洁棉球塞入外耳道以防止脓液污染面部及颈部的皮肤。

3) 当脓液已减少，炎症逐渐消退时，可用甘油或酒精制剂滴耳，如3%硼酸甘油、3%硼酸乙醇等。

4) 炎症完全消退后，穿孔大多可自行愈合。流脓已停止而鼓膜穿孔长期不愈合者，可行鼓室成形术。

3. **病因治疗**　积极治疗鼻及咽部慢性疾病，如腺样体肥大、慢性鼻窦炎、扁桃体炎等。

【转归】

1. 鼓膜穿孔，迁延不愈则发展为慢性化脓性中耳炎。

2. 无典型症状但影像检查表现为鼓室、乳突密度增高，即隐匿性中耳炎。

3. 临床治愈。

二、慢性化脓性中耳炎

慢性化脓性中耳炎（chronic suppurative otitis media，CSOM）指细菌感染中耳乳突腔黏膜、骨膜、骨质后引起的化脓性炎症。病理学特征：中耳和乳突内出现不可逆性炎症改变，可分为活动期和静止期。主要致病菌为变形杆菌、金黄色葡萄球菌、铜绿假单胞菌等。

【病因学】

常见致病菌为金黄色葡萄球菌，铜绿假单胞菌，以及变形杆菌、克雷伯菌等。侵犯中耳的途径通常为：

1. 急性化脓性中耳炎未治愈，转为慢性为常见原因。

2. 鼻部或咽部的慢性病变（如腺样体肥大、慢性扁桃体炎、慢性鼻窦炎等）反复发作，细菌经咽鼓管逆行进入中耳。尤其儿童及婴幼儿，因咽鼓管短、平、直，细菌更易侵入。

3. 细菌经外伤后鼓膜穿孔途径进入中耳。

4. 细菌循骨缝隙进入中耳乳突腔。

5. 抵抗力下降，免疫力低下、急性传染病等，特别是婴幼儿，如营养不良、贫血、猩红热、麻疹、肺结核等。

【病理过程】

病理过程分为两期，静止期和活动期，每期有各自的特点。

1. **静止期**　此时中耳感染得到控制，炎症吸收消退，耳漏停止，病情相对稳定。炎症主要位于鼓室黏膜层，表现为充血、增厚，圆形细胞浸润，杯状细胞及腺体分泌活跃。上呼吸道感染或者外耳道感染时，细菌可通过咽鼓管或穿孔的鼓膜再次感染中耳,如果耳内持续间歇流脓则转入活动期。

2. **活动期** 此时中耳感染得不到有效控制,耳内持续流脓。炎症不仅限于黏膜,可达黏膜下层甚至骨膜、骨质,轻者表现为鼓室黏膜的充血、水肿,有炎性细胞浸润,并有以中性粒细胞、巨噬细胞为主的脓性分泌物;病变重者,黏膜可出现增生、肥厚,若黏骨膜破坏,病变深达骨质,听小骨、鼓窦周围、乳突甚至岩尖骨质都形成慢性骨炎,在炎性介质如白细胞介素、花生四烯酸等刺激下,局部可生长肉芽或息肉;鼓膜边缘型穿孔或中耳黏膜破坏后,病变长期不愈者,有些局部可发生鳞状上皮化生或同时有纤维组织增生,可形成后天继发性胆脂瘤、粘连或产生硬化灶。

【临床表现】

1. **耳部流脓** 间歇性或持续性,急性感染时脓液增多。脓液性质为黏液性或黏脓性,长期不清理可有臭味。炎症急性发作期或肉芽、息肉等受到外伤时可有血性分泌物。

2. **听力下降** 患耳可有不同程度的传导性或混合性听力损失。听力下降的程度和性质与鼓膜穿孔的大小、位置、听骨链的连续程度、迷路破坏与否有关。

3. **耳鸣与眩晕** 部分患者有耳鸣,与内耳受损有关。慢性中耳炎患者较少出现眩晕症状,当出现急性发作时,可发生迷路破坏,患者可出现剧烈眩晕,压迫耳屏也可诱发眩晕。

【辅助检查】

1. **耳镜检查** 鼓膜穿孔是最常见的体征,穿孔可分为中央型和边缘型两种,前者指穿孔的四周均有残余鼓膜环绕,鼓室黏膜可正常或水肿、肉芽增生。

2. **听力学检查** 表现为不同程度传导性、混合性或感音神经性听力下降,传导性聋为主。

3. **影像学检查** 常规CT水平位和冠状位即可了解中耳乳突腔的病变范围及重要结构,必要时可以增加斜侧位、多平面重组(MPR)和3D重建,了解听骨链病变状态。

【诊断及鉴别诊断】

反复间断性耳流脓、鼓膜紧张部穿孔、传导性耳聋可初步诊断为慢性化脓性中耳炎,但须与以下疾病鉴别:

1. **中耳胆脂瘤** 既往将此型称为"慢性化脓性胆脂瘤型中耳炎"。新分类称为"中耳胆脂瘤",特指后天性胆脂瘤。主要因咽鼓管功能不良导致上鼓室负压,松弛部被吸入上鼓室,上皮组织在上鼓室内堆积形成胆脂瘤,多伴细菌感染。上皮组织可经鼓膜边缘穿孔进入中耳形成胆脂瘤。检查可见松弛部肉芽、内陷、胆脂瘤痂皮,紧张部完整、内陷或与鼓岬粘连,或紧张部边缘性穿孔。纯音测听为传导性耳聋,常规CT水平位和冠状位可了解中耳乳突腔病变范围及重要结构、骨质是否破坏,多平面重组(MPR)和3D重建可了解听骨病变状态。

2. **鼓室硬化** 多由慢性化脓性中耳炎(静止期)发展而来,主要病理表现为碳酸盐沉积在鼓膜纤维层、鼓岬黏膜、听骨表面黏膜层形成钙化灶。临床症状为听力下降,可有耳流脓病史,鼓膜完整或穿孔,可见鼓膜钙化灶或鼓室黏膜钙化灶;听力学检查存在气骨导间距,Gelle试验可阴性,CT检查鼓室、乳突腔可见高密度硬化灶。

3. **隐匿性中耳炎** 本病通常由慢性化脓性中耳炎转化而来,临床无症状或听力下降。鼓膜正常或穿孔已愈合,可存在气骨导间距;CT检查鼓室、乳突腔可见密度增高影,是确诊该病的主要依据。

4. **粘连性中耳炎** 本病通常由分泌性中耳炎未经系统治疗转化而来,鼓膜与鼓室结构粘连,严重者鼓膜与鼓岬黏膜融合、上皮化。以长期听力下降为主要症状。纯音听阈检查存在气骨导间距;部分病例鼓膜内陷类似穿孔,影像学检查可表现为鼓室空间消失,乳突鼓室可存在密度增高影。

5. **特殊类型中耳炎**

(1) 特异性感染类(结核性中耳炎、AIDS中耳炎、梅毒性中耳炎、真菌性中耳炎),此类中耳炎特指在中耳乳突腔内培养出特异性致病原。

(2) 坏死性中耳炎并非原来意义上的骨疡型(或肉芽型)中耳炎,特指中耳乳突腔内出现除上述特异性或非特异性中耳炎以外的坏死性组织。

(3) 放射性中耳炎为中耳乳突经历射线照射后出现的无菌性组织坏死。

（4）气压性中耳炎特指鼓膜内外气压急剧变化，咽鼓管不能及时平衡气压引起的中耳腔负压，导致中耳结构物理性损伤，出现鼓膜充血、穿孔、鼓室积液等。

【治疗】

慢性化脓性中耳炎治疗原则为控制感染，清除病灶，恢复听力。活动期治疗应以局部及口服药物治疗为主，3%过氧化氢溶液或硼酸水清洗耳道，清洗后方可应用局部抗生素点耳，抗生素应用以口服为主；合并严重感染者可根据脓液细菌培养及药敏试验结果，选择敏感药物静脉给药。通常干耳2周后即可进行手术治疗，静止期原则上不宜应用抗生素，应以手术治疗为主（详见“中耳炎外科治疗”章节）。

【转归】

慢性化脓性中耳炎可长期存在，临床称为静止期，但最终导致中耳功能不全和结构破坏等不良结局。中耳炎临床分类和手术分型指南分类（2012）将其列为后遗疾病，包括：不张性/粘连性中耳炎、鼓室硬化、中耳胆固醇肉芽肿、隐匿性中耳炎。其他不良后果包括：耳后瘘管、迷路炎、耳道狭窄、感音神经性聋、周围性面瘫，以及术后残留。颅内和颅外并发症以中耳胆脂瘤居多（详见“中耳胆脂瘤”章节）。

第三节 中耳胆脂瘤

中耳胆脂瘤（cholesteatoma of middle ear）指发生在颞骨含气腔内的表皮性囊肿样结构。由角化的复层鳞状上皮包含胆脂瘤“基质”形成，周围由炎性纤维组织包绕。本病由Johannes Muller（1838）首先提出。本文特指后天性胆脂瘤，不包括先天性胆脂瘤。指鳞状上皮组织在中耳、乳突内增生、堆积为特征，其发病机制，并非感染而是胆脂瘤形成，称为“中耳胆脂瘤”。胆脂瘤发展过程中可伴有细菌生长，与慢性化脓性细菌感染相伴随，形成中耳炎。其生成机制、病理及转归与慢性化脓性中耳炎不同。

【病理与病理生理学】

较为公认的发病机制学说如下：

1. **囊袋内陷学说** 即经典教科书的“后天原发性胆脂瘤”。“cholesteatoma”一词最早于1829年由Cruveilhier描述，但直到1858年由Muller首先命名，囊袋内陷学说最早1908由Begole提出，近代Bluestone关于咽鼓管功能及其障碍在中耳炎过程中的病理机制的研究成就，使囊袋内陷理论成为当代崇尚的学说。主要是咽鼓管功能不良导致上鼓室负压，松弛部被吸入上鼓室，上皮组织在上鼓室内堆积形成胆脂瘤。此种胆脂瘤在形成前可不经过化脓性中耳炎阶段，故称之为后天原发性胆脂瘤。

2. **上皮移行学说** 即经典教科书的“后天继发性胆脂瘤”。外耳道或鼓膜上皮层的上皮细胞通过鼓膜穿孔边缘移行进入中耳；外伤或手术导致的鳞状上皮细胞种植于中耳腔也可形成后天继发性胆脂瘤。移行的上皮及角化物脱落于鼓室及鼓窦内，逐渐积聚成团，不断增生、无法排出，引起骨质破坏，形成胆脂瘤。

3. **基底细胞层过度增生学说** 鼓膜松弛部的上皮组织通过增殖形成上皮小柱，破坏基底膜，从而深入上皮下组织，在此基础上形成胆脂瘤。

4. **化生理论学说** 由于慢性感染的长期存在，正常立方上皮转化为角化鳞状上皮形成胆脂瘤，但化生理论只是一种假说，迄今未能得到证实。

在胆脂瘤体积不断增大的机械外力作用下，局部组织持续地释放破骨细胞激活素而持续地进行骨质破坏。如：白细胞介素1、白细胞介素6、肿瘤坏死因子α、前列腺素E_2等活化，聚集破骨细胞，并刺激酶类产生作用于骨质；碳酸酐酶和透明质酸酶等为骨质脱矿物质创造了酸性环境，胶原酶、基质金属蛋白酶和纤溶酶等相互作用，在基质降解阶段降解基质和骨胶原，从而产生骨质破坏。

【临床表现】

临床上以耳内长期流脓为特点。病史时间长，有特殊恶臭。松弛部或紧张部后上方有边缘性凹陷形成的穿孔，从穿孔处可见鼓室内有灰白色鳞屑状或豆渣样物质，恶臭味。紧张部鼓膜可完整、内陷或与鼓岬粘连。

【辅助检查】

1. **听力测试** 一般为传导性耳聋,耳聋程度与病变程度无正相关,因病变组织作为声音传导的媒介可以传导声音。如果病变波及耳蜗,耳聋呈混合性,病变侵犯迷路可出现眩晕,迷路瘘管实验可以提示是否存在迷路破坏。

2. **影像检查** 常规 HRCT 检查可显示胆脂瘤范围及骨质破坏情况,如面神经管、半规管、鼓室天盖等;现代 CT 后处理技术如多平面重组(MPR)可清晰地显示面神经管的全程,MPR 与 3D 重建技术相结合更能清晰地显示听骨链的精细结构,特别是镫骨上结构,弥补了常规 HRCT 对听骨重现的不足。如胆脂瘤引起乳突与鼓室骨质破坏,应行 MRI 检查,了解有无颅内外侵蚀,并与颞骨肿瘤相鉴别。

【诊断及鉴别诊断】

1. **慢性化脓性中耳炎** 中耳胆脂瘤应与慢性化脓性中耳炎相鉴别。①慢性化脓性中耳炎为细菌经咽鼓管、外伤等穿孔的鼓膜、急性中耳炎等途径感染鼓室、乳突的黏膜、骨膜;②炎性介质促使产生肉芽组织破坏骨质;③感染的中耳乳突腔伴上皮组织长入及黏膜化生等可形成胆脂瘤,也可产生骨质破坏;④CT 检查并不能完全区分炎症或胆脂瘤,但 MRI 检查可以鉴别两者,同时应结合临床检查,特别是鼓膜紧张部穿孔或是松弛部病变。

2. **中耳癌**

(1) 颞骨肿瘤以中耳癌和外耳道癌居多,长期慢性中耳炎病史者占 80%~85%。

(2) 早期症状多为耳道血性分泌物,向患侧头颈面侧部放射的耳颞部疼痛,早期传导性耳聋,晚期迷路受侵犯后为混合性聋,多伴耳鸣。

(3) 其他提示症状包括张口困难、同侧面神经麻痹、后组脑神经症状。

(4) 晚期颅内转移。

(5) 淋巴结转移可发生于患侧或双侧。

(6) 晚期内脏或骨骼也可能会发现转移性病灶。耳镜检查可见外耳道或中耳腔有肉芽或息肉样组织,触之较软,松脆易出血,并有血脓性分泌物,有时伴恶臭。肉芽组织去除后很快复发。影像学检查 CT、MRI 可明确肿瘤侵犯范围,组织学检查可明确病变性质。

3. **中耳结核**

(1) 由结核杆菌感染,多继发于肺结核,亦可由腺样体结核或骨关节结核、颈淋巴结结核等播散而来。

(2) 病菌感染途径可循咽鼓管侵入中耳,或经血液循环或淋巴系统传入中耳和乳突。

(3) 中耳结核起病隐袭,早期即可出现明显的传导性听力下降,侵及内耳则为混合性或感音神经性聋,鼓膜常见多发性穿孔或融合后成为大穿孔,鼓室黏膜灰白,鼓室内可有大量肉芽增生,或耳后瘘管形成。

(4) 检查应包括颞骨 CT、胸部 X 线片及结核杆菌培养。

(5) 治疗应早期规范应用抗结核药物控制感染,并结合手术治疗,手术宜行分期治疗,一期清除病灶,二期修复乳突鼓室结构并重建听力。

【治疗】

中耳胆脂瘤以外科治疗为主,基本原则为彻底清除病灶,防止并发症,保存或提高听力。保守治疗仅能对伴有感染的中耳胆脂瘤起到暂时控制的作用。故中耳胆脂瘤一经发现和诊断,应及早进行手术治疗,防止出现颅内外并发症(详见“中耳炎外科治疗”章节)。

【预后与并发症】

中耳胆脂瘤,若获得及时和正确的诊断和治疗,多可治愈。但有时,由于病变的类型,致病菌的毒力,患者抵抗力下降或局部引流不畅,可以诱发一系列的耳源性颅内、颅外并发症。

1. **常见的耳源性颅内并发症包括** ①硬膜外脓肿;②硬膜下脓肿;③耳源性脑膜炎;④乙状窦血栓性静脉炎;⑤耳源性脑脓肿;⑥脑积水。

2. **颅外并发症包括** ①耳周骨膜下脓肿;②Bezold 脓肿;③Mouret 脓肿(乳突感染后脓液从乳突尖内

侧扩散引起咽旁间隙感染)。

3. **颞骨内并发症包括**　①周围性面神经麻痹;②迷路炎;③岩部炎。

第四节　中耳炎外科治疗

现代中耳炎外科治疗已由传统的病灶清除发展到听觉功能重建阶段。《中耳炎临床分类和手术分型指南(2012)》吸收经典的中耳乳突手术理念,适应日益细化的临床实践需求。本节按照该指南内容论述,包括:

1. 鼓室成形术,指鼓膜和中耳传音结构重建。
2. 中耳病变切除术,指中耳病变切除但不伴听力重建。
3. 中耳病变切除+鼓室成形术,指清除中耳乳突病变的基础上的中耳传音结构重建。
4. 其他中耳炎相关手术,指上述三类手术的配套手术。

【中耳炎手术分型(2012)】

(中华医学会耳鼻咽喉头颈外科学分会耳科学组　中华耳鼻咽喉头颈外科杂志编辑委员会耳科组)

1. **鼓室成形术**　Ⅰ型:单纯鼓膜成形,不需要重建听骨链。Ⅱ型:底板活动,镫骨上结构存在。Ⅲ型:底板活动,镫骨上结构缺如。

2. **中耳病变切除术**

(1) 乳突切开术

(2) 乳突根治术

(3) 改良乳突根治术(Bondy 手术)

3. **中耳病变切除+鼓室成形术**

(1) 完壁式乳突切开+鼓室成形术

(2) 开放式乳突切开+鼓室成形术

(3) 完桥式乳突切开+鼓室成形术

(4) 上鼓室切开+鼓室成形术

4. **其他中耳炎相关手术**

(1) 鼓室探查术

(2) 耳甲腔成形术

(3) 外耳道成形术

(4) 外耳道后壁重建术

(5) 乳突缩窄术

(6) 中耳封闭术

【基本术式】

1. **鼓室成形术**　通常适用于鼓膜紧张部穿孔,鼓室、鼓窦及乳突正常者,手术不开放乳突,在清理鼓室病变的基础上行听觉功能重建。

现代意义上的鼓室成形应包含鼓膜成形、听骨链重建、鼓室腔及耳道重建、骨性外耳道成形、耳甲腔成形等概念,本分类将鼓膜成形术列为鼓室成形术Ⅰ型,包含听骨链重建则列为Ⅱ和Ⅲ型,鼓室探查、外耳道成形、耳甲腔成形等相关手术,可与Ⅰ~Ⅲ型同时存在。

Ⅰ型:指单纯鼓膜成形术,手术修补鼓膜缺损,不涉及听骨链重建。适应证为鼓膜紧张部穿孔,听骨链正常,乳突、鼓窦、上鼓室正常或 CT 检查存在密度增高影但术中探查为渗出液或黏性分泌物,中上鼓室无阻塞,无需开放乳突。手术方法有外植法、内植法、夹层法等,修补材料以筋膜、软骨膜为主。

Ⅱ型:镫骨底板活动,镫骨上结构存在或部分存在,鼓膜紧张部穿孔或完整。手术在鼓膜和镫骨之间建立有效的声音传导结构,如自体或异体听骨、软骨及各种类型的部分听骨赝复物-PORP(钛合金、羟基磷灰石、高分子塑料等)。

Ⅲ型:镫骨底板活动,镫骨上结构完全缺如,鼓膜紧张部穿孔或完整。在鼓膜、鼓膜移植物或残存锤砧骨与活动的镫骨底板之间放置传声媒介,如自体或异体听骨、皮质骨、软骨及各种类型的全听骨赝复物-TORP(钛合金、羟基磷灰石、高分子塑料等)。

2. **中耳病变切除术** 以清除中耳乳突病变为主要目的,不考虑鼓膜与听骨链重建。

(1) 乳突切开术:适用于急性融合性乳突炎、乳突蓄脓者,鼓室结构未受侵犯或急性炎症经乳突切开引流可好转者。该手术以耳后切口为主,切开乳突皮质骨,保留外耳道后壁及鼓窦、上鼓室侧壁,仅做病变清除,不处理听骨链。

(2) 乳突根治术:该手术不保留听力,主要用于中耳黏膜广泛严重病变且咽鼓管完全闭锁不适合成形手术的病例。可行耳内或耳后切口,切除外耳道后壁及鼓窦、上鼓室外侧壁,清除残余锤砧骨、残余鼓膜,封闭咽鼓管鼓室口,形成乳突、鼓窦、鼓室、外耳道四位一体术腔向外耳道口开放。

(3) 改良乳突根治术:新版手术分类所说"改良乳突根治术"特指 Bondy 改良乳突根治术。适用于胆脂瘤病变局限于上鼓室并向鼓窦乳突发展而中鼓室良好、听骨链完整无需重建的病例。该手术切除外耳道后壁及鼓窦、上鼓室外侧壁,清除病变后保持听骨链的完整性,鼓膜通常完整(也可表现为菲薄、内陷、钙化,必要时可行鼓膜修补),中鼓室独立成腔并经咽鼓管与外界通气引流,乳突、鼓窦、外耳道三位一体向外耳道口开放。

3. **中耳病变切除+鼓室成形术** 指在彻底清理乳突鼓窦病变的基础上,同期或分期行鼓室成形术。以外耳道及鼓窦上鼓室侧壁的处理方式为基本点,分为以下四型。

(1) 完壁式乳突切开+鼓室成形术:即经典的"闭合式技术"或"联合进路手术",适用于气化较好的中耳乳突病变。通常采用耳后切口,切开乳突、鼓窦、上鼓室,保留外耳道后壁和上鼓室外侧壁。于面神经隐窝进入后鼓室清除病灶,变通的方式可切除砧骨托后直接向上鼓室方向开放面神经隐窝。手术同时行听骨链重建和鼓膜修复,保留咽鼓管-鼓室-鼓窦-乳突通气引流系统和听骨链有效活动的骨性结构,乳突鼓窦腔不予填塞。

(2) 开放式乳突切开+鼓室成形术:该手术切开乳突、鼓窦、上鼓室,同时切除外耳道后壁和鼓窦上鼓室外侧壁。与改良乳突根治术不同,该手术可同时行听骨链重建和鼓膜再造。术后中鼓室独立成腔,形成咽鼓管-鼓室通气引流系统,构建鼓室、鼓窦、乳突腔三位一体向外耳道口开放的术腔。

(3) 完桥式乳突切开+鼓室成形术:该手术切开乳突、鼓窦、上鼓室,切除外耳道后壁,但保留上鼓室鼓窦外侧壁一部分即"骨桥"。"骨桥"并非解剖结构,而是在术中人为雕刻形成的条形骨质,类似一"桥"。面神经隐窝可在切除砧骨托后直接向上鼓室开放或切除骨性鼓环后上骨质(鼓索神经附着骨质)向中鼓室开放。手术同时行听骨链重建和鼓膜修复,中鼓室独立成腔,建立鼓室-咽鼓管通气引流系统,鼓窦、面神经隐窝予以填塞封闭。

(4) 上鼓室切开+鼓室成形术:适用于鼓膜松弛部病变及胆脂瘤病变仅局限于上鼓室的病例。手术无需广泛切开乳突或切除外耳道后壁及鼓窦侧壁。上鼓室外侧壁切开清理病变后需以软骨或骨组织重建外侧壁,以防鼓膜外耳道皮瓣内陷形成胆脂瘤回缩袋。同时行听骨链重建和鼓膜修复,即鼓室成形术。手术保留咽鼓管-鼓室-鼓窦-乳突通气引流系统。

4. **其他中耳炎相关手术** 为上述三类手术的相关配套或辅助手术,并非独立一类。

(1) 鼓室探查术:此技术是一种诊断和治疗手段,目的是确定中耳的病变范围,探寻听力下降的原因。

1) 探查范围:包括咽鼓管口、听骨链、鼓室黏膜、前庭窗、圆窗龛、面神经水平段、鼓索神经、鼓膜张肌、镫骨肌、面神经隐窝、上鼓室、中鼓室、下鼓室及鼓窦。

2) 探查内容:听骨链病变,包括粘连、固定、纤维组织增生、钙化、肉芽包裹、砧骨长脚缺如等,鼓室黏膜病变如黏膜肉芽增生、上皮组织存留、钙化斑、水肿等。如果探查发现鼓窦、乳突腔内存在病变,应改变手术计划行乳突切开。

(2) 耳甲腔成形术:适用于经耳内或耳后切口中耳乳突病变切除者,旨在防止外耳道口狭窄及引流方便、增加耳道通气量,利于耳道自我清洁功能的恢复。手术结束时根据外耳道口的大小行此手术,该手术是完成中耳乳突手术的环节之一。

(3) 外耳道成形术:中耳乳突手术时无论是耳内或耳后切口,凡存在骨性外耳道凸起,影响显露者,均可行外耳道的扩大成形,一是更好地暴露术野,二是术后防止耳道狭窄,利于术后的引流和耳道自我清洁功能恢复。

(4) 外耳道后壁重建术:有两种适用背景:

1) 完壁式手术:乳突开放,完整切除外耳道后壁及上鼓室外侧壁,清理完病变后再将后壁骨板复位。重建的材料尚有自体骨皮质板、软骨片、人工材料(羟基磷灰石或钛板)。重建时机可在中耳乳突手术结束时或分期手术一期结束时,该术式优点在于切除耳道后壁术腔暴露良好,利于清理病变,同时重建外耳道后壁又保留了外耳道的完整性。

2) 填塞乳突腔:材料有自体骨粉、软骨、人工材料(羟基磷灰石)。目的是防止上鼓室-乳突腔负压的形成,造成上皮组织内陷形成胆脂瘤。

(5) 乳突缩窄术:与外耳道后壁重建术不同,该手术主要针对无外耳道后壁、陈旧性宽大乳突术腔处理(乳突根治术、开放式乳突切开鼓室成形术的二次修正手术)。目的是消灭宽大的术腔,恢复外耳道解剖结构和自我清洁功能,避免代谢产物的堆积和外耳道胆脂瘤的形成。填塞材料可为乳突皮质骨粉、耳周带血管蒂肌筋膜软组织、人工材料(如羟基磷灰石)。填塞的范围包括乳突腔、鼓窦、上鼓室,尤其适用于硬化型乳突,术中应注意保证彻底清除病变组织,重要部位如暴露的硬脑膜、乙状窦、面神经、迷路瘘管等应以自体组织覆盖。

(6) 中耳封闭术:作为中耳乳突手术的必要补充,指手术封闭乳突、鼓窦、上鼓室、中耳腔及部分或全部外耳道。适应证:经反复治疗仍不能干耳者、重度感音神经性聋清除中耳乳突病灶后、外耳或中耳恶性肿瘤、颈静脉球体瘤颞骨次全切除术者。须保证彻底切除病变及上皮组织,根据病情可保留外耳道及口部,封闭材料可为游离脂肪、耳周带蒂肌肉筋膜组织。

(7) 分期鼓室成形术:分期手术并非一种独立术式,而是在涉及以提高听力为目的各种乳突鼓室手术框架下进行有目的、有计划的延迟性听力重建手术。一期手术清除中耳乳突病灶,对于不适合同时行听力重建者,鼓室内放置硅胶膜,促进鼓室黏膜修复,建立由正常黏膜衬里的含气中耳腔,防止粘连及回缩袋形成;二期手术在6~12个月后,待鼓室解剖与生理功能修复后行听力重建,二期手术一方面探查鼓室乳突腔有无胆脂瘤复发和残留病变,另一方面取出鼓室硅胶膜,实施听骨链重建术。是否行分期手术应在术中决定,主要依据包括:①黏膜病变程度。②脂瘤清除是否彻底。③听骨链状态。特别是胆脂瘤型中耳炎听骨受胆脂瘤侵蚀,基质已侵入到骨质内,一期即以自体听小骨重建听骨链安全性减低,可考虑分期手术。

(孙建军)

参考文献

[1] 陈敏,张雪溪,刘薇,等. 低龄儿童分泌性中耳炎诊疗进展[J]. 中国耳鼻咽喉头颈外科,2016,23(8):448-453.

[2] 唐红燕,胡瑞丹,李庆,等. 成都市2-7岁儿童分泌性中耳炎患病现状调查[J]. 听力学及言语疾病杂志,2019,27(1):83-84.

[3] 刘娅,杨军,张杰,等. 临床实践指南:OME(更新版)[J]. 听力学及言语疾病杂志,2016,24(5):499-519.

[4] 刘云亮,李燕芳,张沁铭,等. 15 602例3-6岁学龄前儿童听力筛查结果分析[J]. 听力学及言语疾病杂志,2018,26(5):1006-7299.

[5] 王智楠,陈平,徐忠强,等. 武汉市部分幼儿园儿童分泌性中耳炎患病率调查[J]. 临床耳鼻咽喉头颈外科杂志,2009,23(22):1036-1037,1043.

[6] 张鹏,王延飞,蒲章杰,等. 山东省滨州市儿童分泌性中耳炎流行病学调查[J]. 中华耳科学杂志,2009,7(4):367-370.

[7] 中华医学会耳鼻咽喉头颈外科学分会耳科学组,中华耳鼻咽喉头颈外科杂志编辑委员会耳科组. 中耳炎的临床分类和手术分型(2012)[J]. 中华耳鼻咽喉头颈外科杂志,2013,48(1):5-5.

[8] 易自翔. 中耳乳突胆脂瘤临床和基础究的若干问题[J]. 中华耳鼻咽喉科杂志,2001,36(6):401-403.

[9] 刘阳,孙建军,林勇生,等. 中耳乳突外科中的自体骨粉乳突填充与外耳道成形[J]. 中国耳鼻咽喉头颈外科杂志,2006,

13(7):475-477.

[10] 葛贤锡,葛能泓,邵维如.耳科显微手术[M].北京:人民卫生出版社,2010.

[11] 中华医学会耳鼻咽喉科学分会,中华耳鼻咽喉头颈外科杂志编辑委员会.中耳炎的分类和分型(2004,西安)[J].中华耳鼻咽喉头颈外科杂志,2005,40(1):5-5.

[12] 迟放鲁.中耳炎和胆脂瘤的分型及处理原则[J].中华耳鼻咽喉头颈外科杂志,2007,42(7):544-545.

[13] 刘阳,孙建军.乳突与鼓室成形手术分类[J].听力学及言语疾病杂志,2005,13(4):288-290.

[14] 孙建军,倪道凤.提高中耳乳突炎的诊断与外科治疗水平[J].中华耳鼻咽喉科杂志,2007,42(7):481-482.

[15] James B. Snow Jr. P. Ashley Wackym. Ballenger 耳鼻咽喉头颈外科学[M]. 17 版.李大庆,译.北京:人民卫生出版社,2012.

[16] 迟放鲁,王正敏,吴俐雯.上鼓室封闭和外侧壁重建技术在鼓室成形术中的应用[J].中华医学杂志,2002,82(23):1617-1618.

[17] 刘阳,孙建军,林勇生.保留骨桥的乳突鼓室成形术(IBM)远期疗效与相关技术再探讨[J].中华耳科学杂志,2007,5(2):148-151.

[18] 孙建军,李厚恩,刘阳,等.胆脂瘤型骨疡型中耳乳突炎外科治疗的合理选择[J].中华耳鼻咽喉科杂志,2001,36(6):415-417.

[19] 王正敏,陆书昌.现代耳鼻咽喉科学[M].北京:人民军医出版社,2001.

[20] 孙建军,刘阳,郭勇,等.2D、3D 影像重建对听骨链病变诊疗的评估价值[J].中华耳科学杂志,2011,9(2):117-123.

[21] 刘阳,孙建军,赵晶,等.中耳术后感染对羟基磷灰石人工听骨的影响[J].中华耳科学杂志,2010,8(3):268-271.

[22] 孙建军,刘阳.中耳炎的临床分类和手术分型(2012)解读[J].中华耳鼻咽喉头颈外科杂志,2013,48(2):6-10.

[23] Mandel EM, Doyle WJ, Winther B, et al. The incidence, prevalence and burden of OM in unselected children aged 1-8 years followed by weekly otoscopy through the "common cold" season[J]. Int J Pediatr Otorhinolaryngol, 2008, 72:491-499.

[24] Austeng ME, Akre H, Øverland B, et al. Otitis media with effusion in children with in Down syndrome[J]. Int J Pediatr Otorhinolaryngol, 2013, 77(8):1329-1332.

[25] Heidsieck DS, Smarius BJ, Oomen KP, et al. The role of the tensor veli palatini muscle in the development of cleft palate-associated middle ear problems[J]. Clin Oral Investig, 2016, 20(7):1389-1401.

[26] Davcheva-Chakar M, Kaftandzhieva A, Zafirovska B. Adenoid Vegetations-Reservoir of Bacteria for Chronic Otitis Media with Effusion and Chronic Rhinosinusitis[J]. Prilozi, 2015, 36(3):71-76.

[27] Demir D, Karabay O, Güven M, et al. Do Staphylococcus aureus superantigens play a role in the pathogenesis of otitis media with effusion in children? [J]. Int J Pediatr Otorhinolaryngol, 2016, 84:71-74.

[28] Yeo SG, Park DC, Lee SK, et al. Relationship between effusion bacteria and concentrations of immunoglobulin in serum and effusion fluid in otitis media with effusion patients[J]. Int J Pediatr Otorhinolaryngol, 2008, 72:337-342.

[29] Zernotti ME, Pawankar R, Ansotegui I, et al. Otitis media with effusion and atopy: is there a causal relationship? [J]. World Allergy Organ J, 2017, 10(1):1-9.

[30] Miura MS, Mascaro M, Rosenfeld RM. Association between otitis media and gastroesophageal reflux: a systematic review[J]. Otolaryngol Head Neck Surg, 2012, 146:345-352.

[31] Formánek M, Zeleník K, Komínek P, et al. Diagnosis of extraesophageal reflux in children with chronic otitis media with effusion using Peptest[J]. Int J Pediatr Otorhinolaryngol, 2015, 79(5):677-679.

[32] Lee HJ, Park SK, Choi KY, et al. Korean Clinical Practice Guidelines: Otitis Media in Children[J]. Korean Med Sci, 2012, 27(8):835-848.

[33] Mohamed A, Mosaad A, Ahmad N, et al. A comparative study of the efficacy of topical nasal steroids versus systemic steroids in the treatment of otitis media with effusion in children[J]. The Egyptian Journal of Otolaryngology, 2015, 31:208-212.

[34] Aino R, Miia K, Laine, et al. Effect of Antimicrobial Treatment on the Resolution of Middle-Ear Effusion After Acute Otitis Media[J]. Journal of the Pediatric Infectious Diseases Society, 2018, 7(1):64-70.

[35] Rosenfeld RM, Shin JJ, Schwartz SR, et al. Clinical Practice Guideline: Otitis Media with Effusion (Update)[J]. Otolaryngology-Head and Neck Surgery, 2016, 154(1S):S1-S41.

[36] Hellstrom S, Groth A, Jorgensen F, et al. Ventilation tube treatment: a systematic review of the literature [J]. Otolaryngol Head Neck Surg, 2011, 145(3):383-395.

[37] Cober MP, Johnson CE. Otitis media: review of the 2004 treatment guidelines[J]. Ann Pharmacother, 2005, 39(11):

1879-1887.

[38] Bluestone CD, Gates GA, Klein JO, et al. Recent advances in otitis media. 1. Definitions, terminology, and classification of otitis media[J]. Ann Otol Rhinol Laryngol Suppl, 2002, 111(3): 8-18.

[39] The Read Codes. Version 3 and 3.1(S/CD)[M]. Loughborough: NHS Centre for Coding and Classification, 1995.

[40] Bahmad FJr, Merchant SN. Histopathology of ossicular grafts and implants in chronic otitis media[J]. Otol Rhinol Laryngol, 2007, 116(3): 181-191.

[41] Liu Y, Sun JJ. Infection associated with Hydroxyapatite prosthesis and related factor[J]. Journal of otology, 2010, 5(1): 24-29.

[42] Zhang LC, Sha Y, Wang ZM, et al. 3D image of the middle ear ossicles: three protocols of post-processing based on multislice computed tomography[J]. Eur Arch Otorhinolaryngol, 2011, 268(5): 677-683.

[43] Dalchow, CV, Grün D, Stupp HF. Reconstruction of the ossicular chain with titanium implants[J]. Otolaryngol Head Neck Surg, 2001, 125(6): 628-630.

[44] Arriaga MA. Mastoidectomy-canal wall down procedure[J]. Otologic Surgery, 3rd ed. Philadelphia: Saunders, 2010: 209-220.

[45] Bakhos D, Trijolet JP, Morinière S, et al. Conservative management of acute mastoiditis in children[J]. Arch Otolaryngol Head Neck Surg, 2011, 137(4): 346-350.

[46] Khanna R, Lakhanpaul M, Bull PD. Surgical management of otitis media with effusion in children: summary of NICE guidelines[J]. Clin Otolaryngology, 2008, 33(6): 600-605.

[47] Liu Y, Sun JJ, Zhao DH, et al. Epitympanoplasty with cartilage bliteration in the preservation of posterior canal wall: a technique for surgical treatment of attic cholesteatoma[J]. Eur Arch Otorhinolaryngol, 2014, 271(5): 939-946.

[48] Lieberthal AS, Carroll AE, Chonmaitree T, et al. The Diagnosis and Management of Acute Otitis Media[J]. Pediatrics, 2013, 131(3): e964-999.

[49] Sheehy JL, Shelton C, Sheehy JL, et al. Tympanoplasty-staging and use of plastic[M]//Otologic surgery. 3rd ed. London: W. B. SaundersCo, 2010: 221-225.

第三章 耳源性颅内并发症

耳源性颅内并发症，主要是因急、慢性中耳炎扩散侵入颅内所引起的并发症，包括硬脑膜外脓肿、耳源性脑膜炎、耳源性脑脓肿、乙状窦血栓性静脉炎、脑脓肿、硬脑膜下脓肿等。近年来，由于抗生素的使用及诊断技术和水平的提高，耳源性颅内并发症的发病率明显下降，预后也大为改善。但耳源性颅内并发症仍时有发生，轻者遗留不良后遗症，重者危及生命，是耳鼻咽喉头颈外科的危急重症之一。

【病因】

1. **中耳炎类型** 无论是急性化脓性中耳炎、慢性化脓性中耳炎、中耳胆脂瘤或岩部胆脂瘤均可引起颅内并发症，其中以中耳胆脂瘤最多见。结核性中耳炎及中耳癌引起者罕见。

2. **脓液引流不畅** 如鼓膜穿孔被胆脂瘤上皮、肉芽、息肉或脓痂堵塞，或急性化脓性中耳炎时鼓膜穿孔太小，均可导致中耳脓液引流不畅，炎症向邻近组织、器官扩展。

3. **机体抵抗力差** 年幼体弱，营养不良，机体抵抗力下降，严重的全身慢性疾病（如糖尿病、白血病、结核病）等，中耳感染易扩散而出现并发症。

4. **致病菌毒力强** 致病菌对常用抗生素不敏感或已产生抗药性，是化脓性中耳炎发生各种并发症的原因之一。致病菌主要为绿脓杆菌、金黄色葡萄球菌，其他有变形杆菌、大肠杆菌、副大肠杆菌、产气杆菌、溶血性链球菌以及肺炎球菌等。

【感染扩散途径】

1. **通过被破坏或缺损的骨壁最常见** 当鼓室盖、鼓窦盖或乳突天盖、乙状窦板等处被胆脂瘤、骨炎或外伤所破坏，中耳便与颅中窝或颅后窝相通，如炎症急性发作，中耳脓液引流不畅，感染便可向颅中窝或颅后窝扩散。岩锥炎时，如病变穿破岩部前面或后面的骨壁，亦可引起颅中窝或颅后窝的硬脑膜外脓肿。

2. **血行途径** 中耳黏膜内的小血管、乳突导血管及骨小管中的小静脉与脑膜、脑组织表面的血管相交通，感染可由此蔓延至颅内。感染传入的方式各有不同，或通过血流直接运载感染物；或先形成静脉炎、静脉周围炎，产生血栓；或先产生败血症、脓毒血症，以后再感染颅内。由这种方式引起的感染，中耳的骨壁可能完整无缺或甚为坚实，而颅内感染却已广泛进展。

3. **经解剖通道或未闭骨缝** 感染物和毒素可经小儿尚未闭合的骨缝（如岩鳞缝）向颅内扩散。感染经前庭窗、蜗窗可侵犯内耳。化脓性迷路炎亦可循蜗水管、前庭水管、内听道等正常解剖途径向颅内播散。胚胎发育畸形与遗迹，也可提供进入颅内的通道。

【诊断】

耳源性颅内并发症的诊断，主要是通过详细的病史询问，仔细的耳部检查，并配合影像学诊断技术，作出诊断。其中主要是全身的状况及中耳炎的类型（特别是中耳胆脂瘤）、引流状况、慢性化脓性中耳炎最近有无急性发作等。另一方面，应根据患者的临床表现，配合必要的常规及特殊检查，对并发症种类作出初步诊断。

1. **颞骨和颅脑的影像学检查** 颞骨 CT 扫描可发现中耳骨质破坏性病变，如上鼓室外侧骨壁、鼓窦、乳突腔以及乙状窦骨板，外半规管骨壁等。如骨质虽无明显破坏，但中耳乳突腔内可见密度不均匀的软组织影时，亦表明可能存在肉芽组织或胆脂瘤，不可忽视。颅脑 CT 扫描或 MRI 对颅内病变具有重要的诊断价值，如脑脓肿、硬膜外脓肿、硬膜下脓肿和脑积水等。

2. **眼底检查** 有助于了解颅内高压及其严重程度。

3. **其他** 如耳内脓液培养及药敏试验、血液分析、脑脊液实验室检查及细菌学检查等。

4. **注意事项**

（1）化脓性中耳炎既可引起各种颅内、外并发症，也可以和其他非耳源性疾病（包括颅内疾病）同时存在，如流行性脑膜炎，其他原因引起的脑脓肿或颅内占位性疾病等。因此，当一些非耳源性疾病的症状和耳源性颅内、外并发症的部分症状相同或相似时，应注意正确鉴别耳源性及非耳源性疾病。以下几点可供参考：

1）凡发病前化脓性中耳炎有急性发作症状，如耳内疼痛、流脓增多、耳后脓肿等，均应引起特别注意；尤其是耳流脓突然减少或停止者，说明引流不畅，引起并发症的可能性更大。

2）耳科局部检查中发现：①耳内有恶臭；②残余鼓膜和/或鼓室黏膜充血；③鼓室或外耳道内有肉芽、息肉或胆脂瘤；④鼓膜松弛部或紧张部后上方边缘性穿孔，骨性外耳道后上壁塌陷；⑤鼓膜虽完整，但松弛部明显充血、膨出；⑥乳突有明显压痛等。如存在以上情况之一、二者，应考虑与耳病有关。

3）颅内和颅外并发症同时或先后出现，如在化脓性脑膜炎发生前或与之同时出现耳后脓肿、迷路炎或同侧周围性面瘫等，应考虑为耳源性。

（2）临床上常见多种耳源性颅内并发症同时或先后发生于同一病例，以致症状相互掩盖，容易发生误诊和漏诊。虽然随着高分辨率 CT 扫描和 MRI 的临床应用，使颅内病变的诊断有了明显的进步，但仍须警惕。

（3）由于抗生素及抗菌药物的广泛应用，可使许多疾病的症状变得很不典型，致使诊断发生一定的困难。如乙状窦血栓性静脉炎可缺乏典型的畏寒、寒战、高热症状，而仅表现为低热。在隐性中耳炎中，鼓膜虽然可无穿孔或仅存在紧张部中央性小穿孔，却可引起严重的颅内并发症。若仅根据鼓膜表现来判断是否为耳源性并发症，则会发生漏诊。因此，在诊断中须结合病史及各项检查结果分析判断，而不仅仅凭借某一项结果肯定或否定诊断。

【治疗原则】

1. **扩大乳突开放术** 耳源性颅内并发症一经诊断，除患者一般情况极差，或已处于脑疝前期，须先暂时予以支持疗法；或诊为脑脓肿、颅内压增高者，需立即降低颅压并行脑脓肿穿刺抽脓外，均应尽早施行扩大乳突开放术。术中不论天盖及乙状窦是否有病变，必须暴露至正常范围。

2. **抗感染治疗** 注意参考细菌学检查结果选用敏感的抗生素，细菌学结果明确以前，可根据常见致病菌菌种择用 1~2 种广谱抗生素。对重症颅内感染，宜采用 2 种抗生素联合用药，以静脉给药为主，并注意药物对血脑屏障的通透性。

3. **脓肿处理** 穿刺、冲洗、引流或脓肿切除等。

4. **对症治疗** 如颅内高压者予以脱水疗法，并注意水和电解质平衡等。

5. **支持疗法** 如适当补液，输注鲜血、血浆等。

第一节 硬脑膜外脓肿

硬脑膜外脓肿（extradural abscess）系发生于颅骨骨板与硬脑膜之间的化脓性炎症和脓液蓄积，是最常见的耳源性颅内并发症，部分可无症状。颞叶硬脑膜外脓肿位于鼓室盖、鼓窦盖与硬脑膜之间。颅后窝的硬脑膜外脓肿主要为乙状窦与乙状窦骨板之间的脓肿，又称乙状窦周围脓肿。

【感染途径】

急、慢性化脓性中耳炎引起骨壁的缺损，炎症循骨缺损区侵入颅内，在硬脑膜与骨板之间形成脓肿。

岩锥炎及化脓性迷路炎扩散亦可导致硬脑膜外脓肿。

【临床表现】

取决于脓肿的大小和发展速度，小脓肿多无特殊的症状和体征。当脓肿较大和发展较快时，可有病侧头痛，多为局限性和持续性剧烈跳痛，体温多不超过38℃。若脓肿大、范围广，刺激局部脑膜、引起颅内压增高或压迫局部脑实质者，则可出现全头痛，但仍以病侧为著，并出现相应的脑膜刺激征或局灶性神经定位体征；若脓肿位于岩尖，可有岩尖综合征和轻度面瘫。

【治疗】

一经确诊，应立即行乳突探查术，清除中耳乳突病变组织并详细检查鼓室盖、鼓窦盖、乳突盖及乙状窦骨板；循骨质破坏区向周围扩大暴露硬脑膜，排尽脓液，通常引流。对硬脑膜增厚、表面有肉芽者，应扩大暴露范围，直至到达外观正常的硬脑膜。用双极电凝处理炎症肉芽后，再从脑膜及乙状窦壁上剥离切除。

第二节 耳源性脑膜炎

耳源性脑膜炎（otogenic meningitis）是指中耳炎症并发的弥漫性蛛网膜、软脑膜的急性化脓性炎症。局限性脑膜炎系指局部蛛网膜与软脑膜之间的化脓性病变，又称硬膜下脓肿。

【感染途径】

中耳感染既可通过概述中所提及的各种途径直接侵犯软脑膜和蛛网膜，亦可通过化脓性迷路炎、岩锥炎、硬脑膜外脓肿、乙状窦血栓性静脉炎、脑脓肿等其他耳源性并发症，间接引起软脑膜炎。

【临床表现】

1. **全身中毒症状** 高热、头痛、喷射状呕吐为主要症状，起病时可有寒战、发热，体温可高达39～40℃，脉搏频速，与体温一致。血白细胞增多，多形核白细胞增加。

2. **颅内压增高征** 剧烈头痛，部位不定，可为弥漫性全头痛，以后枕部为重。喷射状呕吐，与饮食无关。小儿可有腹泻、惊厥。可伴有精神及神经症状如易激动，全身感觉过敏，烦躁不安，抽搐；重者嗜睡、谵妄、昏迷。发生脑疝时可出现相关的脑神经麻痹，晚期可出现潮式呼吸（Cheyne-Stokes respiration），大小便失禁。可因脑疝导致呼吸循环衰竭而死亡。

3. **脑膜刺激征** 颈有抵抗或颈项强直，甚至角弓反张。抬腿试验（Kernig sign）及划跖试验（Brudzinski sign）阳性。如锥体束受累可出现锥体束征，如浅反射（腹壁反射、提睾反射等）减弱，深反射（膝反射、跟腱反射等）亢进，并出现病理反射。

4. **脑脊液改变** 压力增高，混浊，细胞数增多，以多形核白细胞为主，蛋白含量增高，糖含量降低，氯化物减少。脑脊液细菌培养可为阳性，致病菌种类与耳内脓液细菌培养相同。

【治疗】

1. **抗感染** 足量广谱抗生素控制感染，酌情应用糖皮质激素。

2. **原发灶处理** 在全身情况允许的前提下，急诊行乳突切开术，清除病灶，通畅引流。

3. **支持疗法** 保持水和电解质平衡，颅压高时应降颅压，控制液体输入量，必要时用高渗脱水药。

第三节 耳源性脑脓肿

耳源性脑脓肿（otogenic brain abscess）是化脓性中耳炎并发脑白质内局限性积脓。耳源性脑脓肿占各种脑脓肿的80%，小脑脓肿几乎全为耳源性。脓肿多位于大脑颞叶，小脑次之，亦可两者同时存在。常为单发性，可为多房性。致病菌以杆菌（如变形杆菌、铜绿假单胞菌等）为主，可出现金黄色葡萄球菌、溶血性链球菌感染，亦有混合感染者。

【感染途径】

可通过概述中3种途径由中耳炎播散而来，其中以通过被破坏、缺损的骨壁最多见。感染扩散至颅内后，大多先形成硬脑膜外脓肿、硬膜下脓肿或乙状窦周围脓肿、乙状窦脓肿等，以后进一步侵及脑组织。此外，由化脓性迷路炎经内淋巴管、内淋巴囊或内耳道向颅内发展者，大多引起小脑脓肿。乙状窦感染合并颞叶脑脓肿者也不少见，切不可因发现了乙状窦病变就轻易地排除颞叶脑脓肿存在的可能性。

【临床表现】

典型病例临床表现可分为4期。

1. **初期（起病期）**　历时数天，数天后进入潜伏期。有轻度脑膜刺激征。脑脊液中细胞数及蛋白量轻度或中度增加。血常规：中性粒细胞增多，核左移。此期可被误诊为慢性化脓性中耳炎急性发作，突然发生寒战、高热、头痛、恶心呕吐及轻微颈强直。

2. **潜伏期（隐匿期）**　历时10天至数周，相当于病理过程的化脓局限阶段。此期症状不定，可有轻度不规则的头痛、乏力、反应迟钝、食欲减退、不规则低热、精神抑郁、少语、嗜睡或易兴奋等。

3. **显症期**　此期为脑脓肿扩大期，颅内压随之增高，可出现下列各种症状：

（1）一般症状：常以表情淡漠、反应迟钝、精神萎靡，甚至嗜睡为首发症状。可有午后低热或高热，部分患者有食欲减退或亢进、便秘。

（2）颅内高压症状

1）头痛多始于病侧，可扩展到全头，前额或后枕部显著。头痛多为持续性，常于夜间加剧而惨叫不止。

2）呕吐为喷射状，与饮食无关。

3）不同程度的意识障碍。

4）脉搏迟缓，与体温不一致。

5）可出现视盘水肿。

6）其他：如频频打呵欠，频繁的无意识动作（挖鼻、触弄睾丸等），性格与行为改变等。

（3）局灶性症状：出现可早可晚，亦可不明显。

1）大脑颞叶脓肿：惯用右手者言语感觉中枢在左侧大脑颞叶后部，如被侵及可发生命名性失语症（有时可说出物品的用途而不能正确说出其名称）。脓肿侵及脑皮质运动区可引起对侧下2/3面部和上、下肢体瘫痪。累及视辐射时可出现同侧偏盲，动眼神经受累可出现瞳孔散大等改变。

2）小脑脓肿：占位性体征主要为同侧肌张力减弱，共济失调，站立不稳，行走时步态蹒跚易向病侧倾倒。轮替试验失常，快速指鼻试验不能准确进行，眩晕与眼球震颤两者强弱不协调。中枢性眼震，程度多因脓肿增大而加重，眼震呈多样性，可为不规则眼震，方向多变，也可呈外周性眼震表现。可有颅内压增高征及视盘水肿等。

4. **终末期**　患者常突然或逐渐陷入深度昏迷，可出现呼吸及心跳停止而死亡。脑脓肿可破入蛛网膜下腔，引起弥漫性脑膜炎，或破入脑室，导致暴发性脑膜炎、脑室炎；大脑颞叶脓肿可引起小脑幕切迹疝，小脑脓肿可发生枕骨大孔疝，两者均可损害脑干生命中枢，使昏迷加深、血压升高、脉搏减弱、对侧肢体偏瘫、瞳孔散大。

【治疗】

1. **早期应用足量广谱抗生素**　采用抗革兰氏阴性菌及厌氧菌的药物联合静脉滴注，待细菌学检查结果明确后，参照检查结果选用相应的抗生素。

2. **手术治疗**

（1）乳突探查术及脓肿穿刺术：术中若发现鼓窦盖、鼓室盖或乙状窦板有破坏，应扩大暴露至正常界限。天盖完整时磨开骨壁探查，暴露颞叶或小脑硬脑膜。硬脑膜充血、增厚、肉芽形成，张力大，脑搏动消失等是脑脓肿的可疑征象。颅内高压，病情重，有脑疝危象者，可与神经外科合作，先钻颅穿刺抽脓，或作侧脑室引流术，待颅内压降低后再做乳突手术。若患者情况允许也可一次性行乳突手术。

（2）脓肿处理

1）穿刺抽脓：可在严格消毒后经乳突术腔穿刺抽脓。为便于术后引流，彻底排脓，穿刺点应定在脓肿的下部或底壁，穿刺时，针体一旦刺入颅内，针头不能再改变方向，如需改变针头方向，必须退出针体重新穿刺。

2）切开引流：适用于脓肿表浅，已形成硬脑膜脓瘘者。

3）脓肿摘除：脓肿包膜较厚，经反复穿刺抽脓无效，或多房性脓肿、多发性脓肿等，均应开颅予以摘除。

3. **支持疗法及水和电解质平衡**　患者因频繁呕吐、长期静脉输入葡萄糖以及脱水疗法等，常可出现水和电解质紊乱。应根据病情及血电解质检查结果，及时补充液体，纠正酸中毒或碱中毒，预防低钾或低钠综合征。

4. **处理颅内压增高**　可用脱水疗法以降低颅内压，如用50%葡萄糖与20%甘露醇，静脉交替注射；糖皮质激素可减轻脑水肿，酌情适量静脉注射。

5. **处理脑疝**　出现脑疝或脑疝前期症状时，立即静脉推注20%甘露醇等脱水剂，气管插管，给氧，人工呼吸，并紧急作脑脓肿穿刺术，抽出脓液，必要时可先行侧脑室引流以降低颅内压，然后再做脓肿穿刺抽脓。

第四节　乙状窦血栓性静脉炎

乙状窦血栓性静脉炎（thrombophlebitis of the sigmoid sinus）为伴有血栓形成的乙状窦静脉炎，是常见的耳源性颅内并发症。

【感染途径】

中耳乳突的化脓性病变，通过直接或间接途径，侵入乙状窦周围，累及窦壁，出现乙状窦血栓性静脉炎。

【临床表现】

1. **全身症状**　典型病例出现明显的脓毒血症，表现为寒战后高热（体温可达40~41℃）、剧烈头痛、恶心和全身不适，2~3小时后大汗淋漓，体温骤退，每天可发生1~2次，形似疟疾；少数患者发热持续在38~39℃，甚至低热或不发热，但头痛普遍存在，如果颅内静脉回流障碍，可有颅内高压症。

2. **局部症状及体征**　出现病侧耳痛与剧烈头痛、枕后及颈部疼痛。感染波及乳突导血管、颈内静脉及其周围淋巴结时，乳突后方轻度水肿，同侧颈部可触及条索状物，压痛明显。

3. **实验室检查**　血白细胞明显增多，多形核白细胞增加；红细胞及血红蛋白减少。寒战及高热时抽血，可培养出致病菌。脑脊液常规检查多正常。

4. **Tobey-Ayer 试验**　腰椎穿刺，测脑脊液压力。先压迫健侧颈内静脉，此时脑脊液压力迅速上升，可超出原来压力的1~2倍。然后压迫病侧颈内静脉，若乙状窦内有闭塞性血栓，则脑脊液压力不升或仅升高0.1~0.2kPa，此现象称Tobey-Ayer试验阳性。阴性者不能排除本病，因此时窦内血流径路可发生改变。

5. **眼底检查**　可出现病侧视盘水肿，视网膜静脉扩张。压迫颈内静脉观察眼底静脉的变化，若压迫颈内静脉时眼底静脉无变化，表明颈内静脉有闭塞性血栓，此法称Growe试验。

【治疗】

以手术治疗为主，辅以足量抗生素及支持疗法。

1. 应尽早行乳突切开术，探查乙状窦，如乙状窦壁有周围脓肿和坏死穿刺无回血，应切开乙状窦壁，吸除感染血栓，通畅引流。

2. 对贫血患者，予以输血等支持疗法。

（邱建华）

参考文献

[1] Palchun VT, Guseva AL, Derbeneva ML, et al. Otogenic and rhinogenic intracranial complications: meningitis and brain abscess in adults[J]. Vestnik otorinolaringologii, 2019, 84(6): 61-68.

[2] Konar S, Gohil D, Shukla D, et al. Predictors of outcome of subdural empyema in children[J]. Neurosurgical Focus, 2019, 47(2):E17.

[3] Mameli C, Genoni T, Madia C, et al. Brain abscess in pediatric age: a review[J]. Child's nervous system: ChNS: official journal of the International Society for Pediatric Neurosurgery, 2019, 35(7):1117-1128.

[4] Gendeh HS, Abdullah AB, Goh BS, et al. Intracranial complications of chronic otitis media: why does it still occur? [J]. Ear, Nose & Throat Journal, 2019, 98(7):416-419.

[5] Wang X, Zhang Y, Song XC. A case report of epidural abscess caused by acute frontal sinusitis[J]. Journal of Clinical Otorhinolaryngology Head and Neck Surgery, 2019, 33(2):181-182.

[6] Chai L, Hu J, Mao YJ, et al. Retrospective clinical analyses of otogenic intracranial infections[J]. Chinese Journal of Otorhinolaryngology Head and Neck Surgery, 2018, 53(10):770-775.

第四章 听神经瘤

听神经瘤是主要起源于内听道前庭神经鞘膜施旺细胞的良性肿瘤，又称前庭神经鞘膜瘤。占颅内肿瘤的6%~9%，占桥小脑角肿瘤的80%~90%。多见于成年人，高峰在30~60岁，20岁以下者少见。多为单侧发病，双侧发病者多见于神经纤维瘤病2型。

【病理】

听神经瘤为良性肿瘤，通常发生于第Ⅷ脑神经内耳道段，亦可发自内耳道口神经鞘膜起始处或内耳道底。听神经瘤多来自前庭上神经，其次为前庭下神经，极少发源于耳蜗神经。

【临床表现】

听神经瘤在瘤体增大过程中逐渐压迫周围重要结构，包括听神经、面神经、三叉神经、外展神经、后组脑神经、小脑、脑干等，从而产生相应症状。

1. **听力下降** 听神经瘤最常见的临床表现，约占95%，为蜗神经受压损伤或耳蜗供血受累所致，主要表现为单侧或非对称性渐进性听力下降，多先累及高频，但也可表现为突发性听力下降，其原因可能为肿瘤累及内耳滋养血管。

2. **耳鸣** 听神经瘤第二常见症状，约占70%，以高频为主，少数可先于听力下降出现，顽固性耳鸣在听力丧失后仍可存在。

3. **眩晕** 可反复发作，大多为非真性旋转性眩晕，而以行走不稳和平衡失调为主。多出现在听神经瘤早期，为前庭神经或迷路血供受累所致，症状可随前庭功能代偿而逐渐减轻或消失。

4. **面部疼痛或感觉减退** 为肿瘤生长压迫三叉神经所致，体检时可发现角膜反射减弱或消失，面部痛触觉减退。

5. **面神经麻痹** 听神经瘤患者较少出现面神经麻痹，特殊情况下因肿瘤推移、压迫面神经而出现不同程度的周围性面神经麻痹及同侧舌前2/3味觉减退或消失；少数听神经瘤患者由于内听道口相对狭窄，可在早期出现面神经麻痹；偶伴面肌痉挛。

6. **步态不稳、共济失调、辨距不良** 为小脑脚及小脑半球受压所致，通常出现在较大听神经瘤患者。

7. **颅内压增高** 肿瘤生长可导致脑脊液循环通路闭塞，引起脑室系统扩张，产生头痛、恶心呕吐、视盘水肿等颅内压增高症状。

8. **声音嘶哑、吞咽困难、饮水呛咳** 为后组脑神经受累所致，可出现在肿瘤晚期，体检可发现同侧舌后1/3味觉减退或消失、软腭麻痹、同侧咽反射消失及声带麻痹。

9. **偏瘫、躯体感觉减退** 不常见。若肿瘤增大向内侧直接挤压脑干，可引起脑干内传导束功能障碍，出现对侧肢体不同程度的偏瘫、浅感觉减退；若肿瘤推挤脑干使之受压于对侧天幕裂孔边缘，则可出现患侧或双侧偏瘫、感觉减退。

典型的听神经瘤具有上述渐进性加重的临床表现，借助影像学及神经功能检查多可明确诊断。

【诊断和鉴别诊断】

听神经瘤的治疗效果与肿瘤大小密切相关，随着影像学的进步，听神经瘤的早期诊断、早期治疗已成为现实。早期诊断是达到肿瘤全切、保存功能的关键。因此，遇到单侧听力下降、耳鸣和/或有前庭症状的患者应提高警惕，进行全面、详细的神经系统、耳科和影像学检查。

1. **听力学检查**　目前临床常用的听力测试方法包括纯音测听、言语测试、声反射阈和声反射衰减试验。

（1）纯音测听：表现为感音神经听力下降，通常高频下降最明显，可为缓慢下降型或陡降型；但有5%的听神经瘤患者听力正常。

（2）言语测试：典型表现为与纯音听阈不成比例的言语分辨率的下降，即当纯音听阈仅有轻度下降时言语分辨率即可有较明显的下降。

（3）声反射阈和声反射衰减试验：声反射阈可升高或丧失；若声反射阈仍存在，可行声反射衰减试验，即给予一个阈上10dB的纯音，持续10s，若镫骨肌张力不能维持至少一半的强度，则声反射出现衰减，为蜗后病变的阳性发现；声反射阈消失或明显升高、音衰试验阳性对蜗后病变的敏感度为85%。

2. **电生理测试**　包括听觉脑干反应（ABR）和耳声发射（OAE）。

（1）ABR：目前检测听神经瘤最敏感的方法。ABR检查时通常出现5个波形，其中以Ⅰ、Ⅲ、Ⅴ波最明显，而Ⅴ波最重要。正常Ⅴ波潜伏期为5.4ms，两耳Ⅴ波潜伏期差在0.2~0.4ms。听神经瘤患者Ⅴ波潜伏期明显延长，超过6ms，两耳Ⅴ波潜伏期差>0.4ms以上。在部分高频听力<60dB以内的听神经瘤患者，亦可出现波形分化差或分辨不出。10%~20%的听神经瘤患者可表现为Ⅰ波存在而其他波均消失。大听神经瘤可引起对侧ABR的Ⅲ~Ⅴ间期延长。10%~15%听神经瘤患者可有正常ABR，因此ABR的敏感度为85%~90%。以前研究认为其敏感度可达95%，但目前由于影像学的进步使得更多的小听神经瘤被发现，ABR的敏感性价值亦随之下降，现仅将之列为低度怀疑对象的筛选指标。

（2）耳声发射（OAE）：近来研究证实小听神经瘤的畸变产物耳声发射（DPOAE）基本正常，但纯音测听显示听力损失多在30~60dBHL，这种不平行现象对听神经瘤筛选及早期诊断具有重要价值。

3. **前庭功能检查**　听神经瘤多起源于听神经的前庭部分，早期采用冷热水试验几乎都能发现病侧前庭神经功能损害现象，反应完全消失或部分消失，这是诊断听神经瘤的常用方法。但由于从前庭核发出的纤维经脑桥交叉至对侧时位于较浅部，容易受大型桥小脑角肿瘤的压迫，健侧的前庭功能也有10%左右的患者会受损。

4. **影像学检查**

（1）CT检查：能显示骨质密度结构，由此可显示内听道是否有增宽和侵蚀，注射造影剂后可使肿瘤明显增强；但对内听道内或进入桥小脑角不超过5mm的肿瘤，即使增强CT亦常常漏诊。

（2）MRI：目前诊断听神经瘤最敏感、最有效的方法，使用增强MRI能检出直径1mm以上的内听道内肿瘤。听神经瘤MRI的典型表现为：①肿瘤在T_1WI显示为略低信号或等信号，T_2WI上为高信号，当肿瘤内有囊变时在T_1WI上为更低信号，T_2WI上信号更高；②肿瘤呈类圆形或半月形，以内听道为中心，与岩骨背面成锐角，紧贴内听道处可见肿瘤呈漏斗状伸出，尖端指向内听道底；③注射Gd-DTPA后肿瘤呈均匀、不均匀或环状强化，视肿瘤内部实质成分与囊性成分的比例及分布而异。

鉴别诊断应注意与面神经瘤、脑膜瘤、先天性胆脂瘤、蛛网膜囊肿、桥小脑角胶质瘤、前庭神经炎、突发性聋、梅尼埃病等鉴别。

【治疗】

1. **治疗目标**　经过耳科和神经外科的不懈努力，听神经瘤手术成功率已大为提高，手术目标从早期的追求降低死亡率到现代的追求面、听神经功能保存。现代听神经瘤手术应能达到下列要求。

（1）安全地全切除肿瘤：全切率>99%，死亡率<1%。

（2）无严重神经系统后遗症：如术后昏迷、偏瘫、颅内出血、颅内感染、脑脊液漏等。

（3）面神经功能保存率：小听神经瘤>95%、大听神经瘤>60%。

（4）对有实用听力者争取保存听力：1995 年美国耳鼻咽喉头颈外科学会（AAO-HNS）发表了听神经瘤的听力分级标准（表 1-4-1），目前被广泛应用于听神经瘤术前和术后听力的评判。通常认为实用听力是指纯音听阈≤50dB、言语识别率≥50%，即 A 级+B 级。

表 1-4-1 AAO-HNs 听力评估分级

听力分级	听力情况	评估指标
A 级	听力良好	PTA≤30dB，SDS≥70%
B 级	有实用听力	PTA≤50dB，SDS≥50%
C 级	有可测听力	PTA>50dB，SDS≥50%
D 级	无可测听力	SDS<50%

注：PTA：纯音平均听阈；SDS：言语识别率。

2. 治疗策略 包括随访观察、手术切除和立体定向放射治疗 3 种方式。

（1）随访观察：适用于年龄大于 60 岁的小听神经瘤，且有条件接受定期 MRI 检查者，观察的第一年需每半年进行 1 次 MRI 检查，以后可改为每年 1 次，若肿瘤有明显增长，则应行手术治疗。

（2）手术切除：目前公认的主要治疗方法。听神经瘤的手术径路主要有迷路径路、耳囊径路、乙状窦后径路、颅中窝径路等。各种径路的选择主要根据肿瘤位置、大小、术前听力情况、术者的经验等。

1）经迷路径路：指在面神经垂直段后方、乙状窦前方、颅中窝硬脑膜下方、颈静脉球上方范围内通过充分磨除颞骨骨质到达内听道及桥小脑角，暴露肿瘤，进行肿瘤摘除。经迷路径路适用于任何大小、不考虑保存听力的肿瘤，手术创伤小、安全性高、面神经容易保留，对术中发生面神经中断者进行面神经吻合非常方便。有实用听力者应考虑其他径路。

2）耳囊径路：是迷路径路向前的扩展，切除范围除迷路径路的范围外，还包括外耳道、鼓室内容物及耳蜗，面神经以骨桥形式保留在原位，能充分暴露岩尖及桥小脑角前部，适用于大听神经瘤，尤其是侵犯耳蜗、岩尖及向桥小脑角前方扩展较多的肿瘤。

3）经乙状窦后径路：此径路的优点是有可能保存听力，适用于术前有实用听力、肿瘤未达内听道外侧 1/3 部分者。

4）经颅中窝径路：此径路的优点是有可能保存听力，适用于术前有实用听力、肿瘤主要局限在内听道内或在桥小脑角中伸展不超过 1cm 的肿瘤。

（3）立体定向放射治疗：适用于有外科手术禁忌证，并且肿瘤小于 2cm 者。

（夏 寅）

参考文献

[1] 中国颅底外科多学科协作组. 听神经瘤多学科协作诊疗中国专家共识[J]. 中华医学杂志，2016，96(9)：676-680.

第五章　颈静脉球体瘤

【定义】

颈静脉球体瘤是一种起源于颈静脉球化学感受器的血管性肿瘤，又称非嗜铬性副神经节瘤、化学感受器瘤等。

Guild 于 1941 年在颈静脉球顶和中耳鼓岬发现一种血管性结构，并命名为血管球体（glomus body）。1945 年由 Rossenwasser 最早报道该病，当时命名为颈动脉体样瘤，以后又陆续有许多类似报道，但命名不统一，有鼓室瘤、非嗜铬性副神经节瘤、化学感受器瘤以及血管球细胞瘤等。后来 Winship 将之改名为颈静脉球体瘤，使这一名称被普遍接受。现在研究证实该肿瘤为副神经节发生的肿瘤，故应命名为副神经节瘤（paraganglioma），但由于习惯，颈静脉球体瘤这一名称仍在普遍使用。

【流行病学】

颈静脉球体瘤发病率较低，约为 1/30 000。女性多见，男女之比约为 1∶6，可见于从婴儿到老年的任何时期，但高发年龄在 50~60 岁之间。然而，在家族性发病中，男性更为常见，且所有家族性发病患者中，其发病年龄明显年轻化。

【病理与病理生理学】

颈静脉球仅约 0. 5mm×0. 5mm×0. 25mm 大小，类似颈动脉体的腺结构，由非嗜铬染色细胞巢和血管性管道组成，位于颈静脉球外膜，沿 Jacobson 神经（舌咽神经鼓支）、鼓丛或 Arnold 神经（迷走神经耳支）分布。血管球体是神经内分泌系统的一部分，在全身有广泛分布，组织学上与颈动脉体一致，由主细胞和支持细胞陷于小血管网中。由于它们在血管活性中起神经调节和监督的作用，现认为这种结构应是副神经节。主细胞通常有神经分泌颗粒，含有去甲肾上腺素和多巴胺，释放后调节心血管等功能。与颈动脉体和肾上腺髓质等神经内分泌系统不同，颞骨的副神经节在组织学染色上缺乏对铬盐的亲和性，在神经内分泌系统中没有确切的作用，因此也被称为非嗜铬性副神经节。成人颞骨通常仅有 2~3 个副神经节，但有时也会有更多。多数颞骨副神经节位于颈静脉窝的前外侧区和中耳内，起源于中耳内者称为鼓室球体瘤，起源于颈静脉窝者称为颈静脉球体瘤。

组织病理学检查显示，颈静脉球体瘤由大量薄壁和窦状毛细血管周围绕小球状或小泡状的瘤细胞巢组成。少数病例血管丰富，酷似血管瘤，每个肿瘤细胞巢包含 5~20 个上皮样细胞。这些细胞的细胞质清楚，有嗜酸性颗粒，细胞核圆形。肿瘤细胞巢之间有胶原纤维带分隔。电子显微镜下细胞质中有典型的嗜锇性板层小体。

肿瘤外观与血管性肉芽组织相似，一般无明显包膜，色深红，血管丰富，质脆，易出血。瘤体主要经解剖通道向邻近组织扩展，侵及颈静脉孔、外耳道和咽鼓管等，破坏骨质向颅中窝、颅后窝蔓延，压迫组织和神经引起相应的临床症状，对生长迅速者应怀疑恶变。

【临床表现】

颈静脉球体瘤的临床表现与肿瘤范围以及血管化程度密切有关。肿瘤通常生长缓慢,从出现首发症状到最后确诊可达十余年。鼓室球体瘤起源于鼓岬表面,肿瘤沿低阻力方向生长,首先充满中耳腔并包绕听骨链,出现传导性听力下降和搏动性耳鸣。肿瘤早期可见鼓膜完整,但透过鼓膜可见红色或暗红色肿物,且鼓膜逐渐向外隆起(图 1-5-1,彩图见文末彩插)。以鼓气耳镜向外耳道加压使鼓膜与肿瘤相贴,可见肿物搏动,与脉搏跳动一致。进一步加压,肿瘤受压颜色转白而停止搏动,即 Brown 征。肿瘤可穿破鼓膜而突入外耳道,出现血性或脓血性分泌物,耳道内检查可见出血性新生物,触之易出血。肿瘤继续生长可进入面隐窝、面神经后气房以及通过鼓窦入口进入乳突,此时因面神经骨管受侵犯而出现周围性面瘫。肿瘤向前生长可进入咽鼓管,向下生长进入下鼓室,侵入颈静脉球窝,此时与原发于颈静脉球窝的颈静脉球体瘤难以鉴别,并可出现后组脑神经症状。肿瘤也可通过前庭窗或圆窗进入内耳,出现感音神经性听力下降,但这种情况较少见。

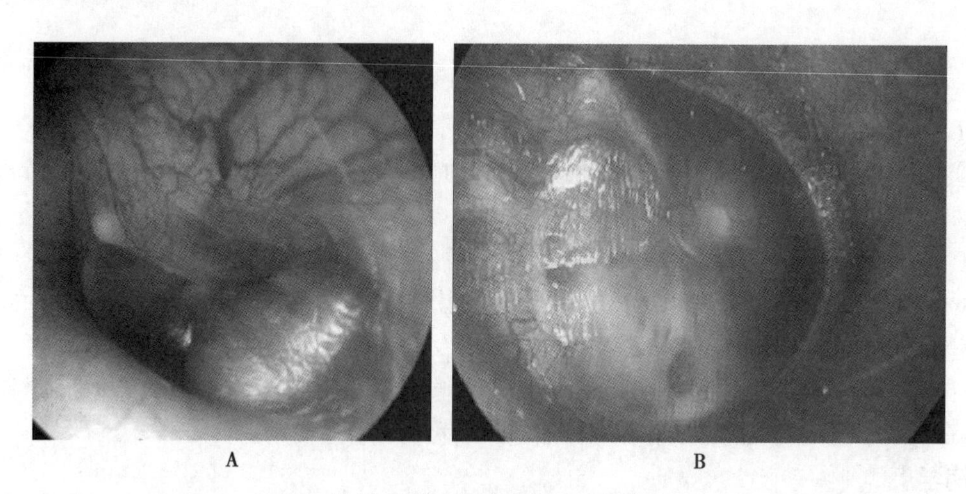

A　　　　B

图 1-5-1 颈静脉球体瘤典型耳内镜表现

A:鼓膜后红色肿物,来源于下鼓室;B:鼓膜膨隆,暗红色肿物充满整个中耳腔。

原发于颈静脉球窝的颈静脉球体瘤因位置深在,因而该区域的肿瘤在早期引发的临床症状不具特征性,常被患者忽视并导致误诊。通常在出现症状时肿瘤已相当大。肿瘤压迫颈静脉球窝的神经血管结构并沿颅底扩展,侵犯舌咽神经、迷走神经、副神经和舌下神经等后组脑神经后,则可出现软腭麻痹、吞咽呛咳、声音嘶哑、耸肩功能障碍等神经受损表现。肿瘤向上、向前破坏颈静脉球窝可暴露颈内动脉管并进入中耳,产生传导性听力下降和搏动性耳鸣,面神经受累时则可出现不同程度周围性面瘫。肿瘤侵入咽鼓管并沿管周气房或颈内动脉管生长可进入岩尖、海绵窦和颅中窝,出现面部麻木等症状。肿瘤沿颅底或迷路下气房生长可进入颅后窝,压迫小脑和脑干,可出现共济失调和走路不稳。晚期肿瘤可广泛侵入颅内,表现出颅内压增高症状,甚至脑疝而死亡。

另外,极少部分肿瘤具有分泌血管活性物质的可能性,此时可表现出相应症状,如恶性高血压、面部潮红、易出汗等,特别是有搏动性耳鸣合并上述症状时,需要考虑具有分泌功能的颈静脉球体瘤。这种类型的肿瘤手术风险增大,尤其注意术中肿瘤切除时血管活性物质大量释放引起的血压异常升高,因而需要在术前、术中和术后做好更加详细的规划。

【分型】

1962 年 Alford 和 Guild 首次将颈静脉球体瘤分为两型,起源并局限于中耳的称鼓室球体瘤,累及中耳和颈静脉球两处的称为颈静脉球体瘤。随着医学影像学和颅底手术技术的发展,对颈静脉球体瘤有了进一步的认识,Fisch 于 1978 年(表 1-5-1),Glasscock 和 Jackson 于 1981 年提出各自的分型法(表 1-5-2)。这两种分型法描述了肿瘤的范围及颞骨、颞下窝、颅内的侵犯程度,目前被广泛采用。

表 1-5-1 颈静脉球体瘤 Fisch 分型法

分型	范围
A 型	肿瘤局限于中耳腔（鼓室球体瘤）
B 型	肿瘤局限于鼓室乳突区域，无迷路下骨破坏
C 型	肿瘤侵犯迷路下，扩展到岩尖部，并破坏该处骨质
C1 型	肿瘤累及颈内动脉外口
C2 型	肿瘤侵犯颈内动脉垂直段
C3 型	肿瘤侵犯颈内动脉水平段
C4 型	肿瘤到达破裂孔
D 型	此型仅界定肿瘤在颅内的侵犯情况，描述此型时应同时指出肿瘤的 C 型状态。De，硬膜外；Di，硬膜内
De1 型	肿瘤侵犯硬脑膜但未突破硬脑膜，硬脑膜移位<2cm
De2 型	肿瘤侵犯硬脑膜但未突破硬脑膜，硬脑膜移位>2cm
Di1 型	肿瘤突破硬脑膜达颅内，突破硬脑膜<2cm
Di2 型	肿瘤突破硬脑膜达颅内，突破硬脑膜>2cm
Di3 型	肿瘤突破硬脑膜颅内广泛侵犯，肿瘤不可切除

表 1-5-2 颈静脉球体瘤 Glasscock-Jackson 分型法

分型		范围
鼓室体瘤	Ⅰ型	肿瘤局限于鼓岬表面
	Ⅱ型	肿瘤完全充满中耳腔
	Ⅲ型	肿瘤充满中耳腔，扩展至乳突
	Ⅳ型	肿瘤充满中耳腔，扩展至乳突或穿透鼓膜至外耳道，或向前发展累及颈内动脉
颈静脉球体瘤	Ⅰ型	肿瘤小，限于颈静脉球、中耳和乳突
	Ⅱ型	肿瘤侵犯至内听道下方，可有颅内侵犯
	Ⅲ型	肿瘤侵犯岩尖部，可有颅内侵犯
	Ⅳ型	肿瘤超出岩尖至斜坡或颞下窝，可有颅内侵犯

【辅助检查】

辅助检查主要包括影像学、听力学与耳神经学检查：

1. **高分辨率颞骨 CT 及 MRI** 可对该类肿瘤的发生部位，扩展范围，颅内侵犯以及对重要神经、血管的侵及情况（如面神经后组脑神经及颅内动脉等）进行较为准确的评估。同时应做强化检查。典型的颈静脉球体瘤颞骨高分辨率计算机断层扫描（high-resolution computed tomography，HRCT）表现为骨质破坏，边界不清，虫蚀样改变（图 1-5-2）。MRI 表现为 T_1 加权像呈中等信号，可见血管流空征，T_2 加权像呈高信号，呈现明显的“胡椒盐征”（pepper and salt sign），即肿瘤内血液流动缓慢的区域呈亮的高信号，而在肿瘤内高速流动的大血管区域出现流空现象而呈暗的低信号，就像白盐的表面撒上了胡椒。增强后有明显强化（图 1-5-3）。轴位和冠状位图像通常用于评估病变，而矢状位图像可以评估肿瘤的整体延伸情况。

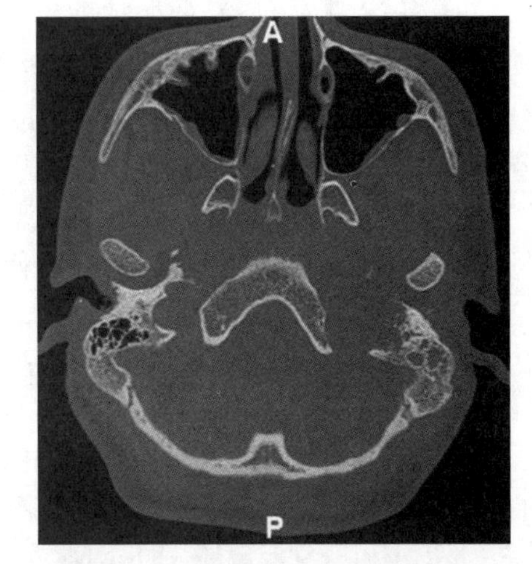

图 1-5-2 颈静脉球体瘤典型颞骨 HRCT 表现
颈静脉孔区骨质破坏，边界不清，呈虫蚀样改变。

2. **数字减影血管造影**（digital subtraction angiography，DSA） DSA 对大型肿瘤的治疗策略起着关键的作用，但在诊断颈静脉球体瘤时通常不必要进行此检查。颈静脉球体瘤的特征性表现为肿瘤高度充盈和快速静脉扩散。CT 和 MRI 检查后

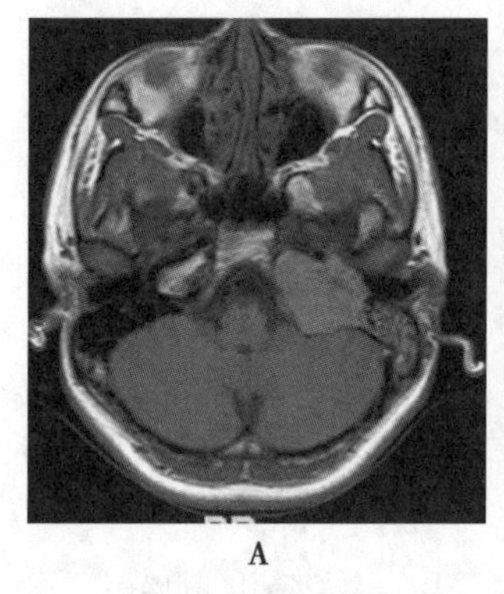

A

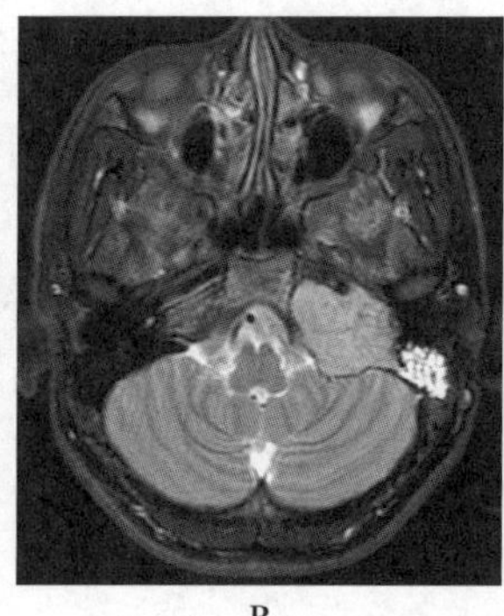

B

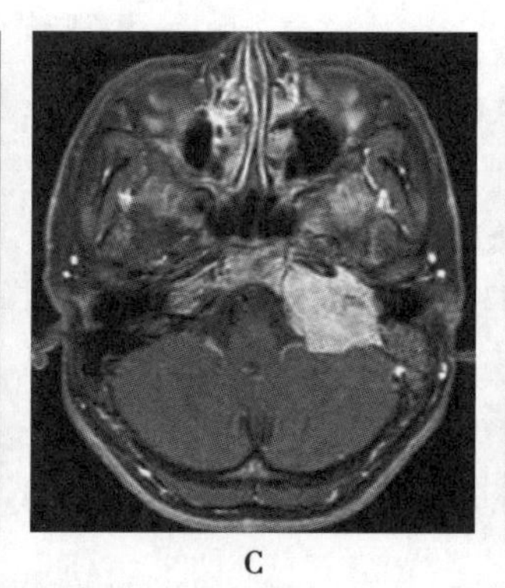

C

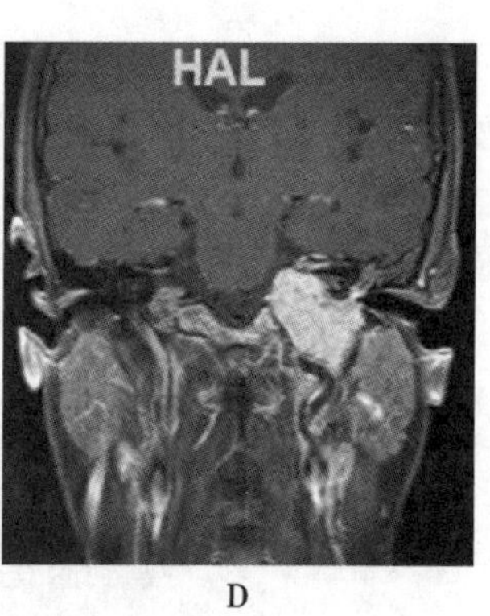

D

图 1-5-3 颈静脉球体瘤典型 MRI 表现

A. T_1 加权像：低到中等信号；B. T_2 加权像：高信号，瘤体内可见血管流空影，呈现为“胡椒盐征”，同时合并乳突积液；C. 增强+脂肪抑制像：增强后明显强化；D. 增强+脂肪抑制像（冠状位）：增强后明显强化。

病变仍然模棱两可的情况下这种特点可作为有效的鉴别诊断。同样重要的是，血管造影对于手术治疗策略的制订具有重要的作用，它可显示详细的肿瘤血管供应情况，并可施行血管栓塞，有效地减少肿瘤切除时的出血量，为全切肿瘤减少术中损伤重要神经血管提供了重要保证。对健侧的静脉回流系统需要特别注意，如果健侧乙状窦未发育，结扎患侧乙状窦，有导致严重脑水肿，危及生命的风险。同时可以评估颈内动脉受累情况，此时需要做球囊栓塞实验，了解大脑基底动脉环的情况，对侧动脉回流是否充分，以便明确必要时能否牺牲颈内动脉。肿瘤供血血管栓塞后应尽快手术，最好在 48 小时内，时间过长，血管再通或侧支循环重新建立，则效果不佳。

3. **听力学检查** 包括纯音测听、声导抗、听觉脑干诱发电位等，术前有听力损失者，均应明确耳聋的程度与性质。

4. **面神经电图和肌电图** 对于面神经受累患者，常规需要做面神经电图和肌电图，确定神经受损程度。

5. 对于拟诊为颈静脉球体瘤的患者，不建议做局部活检，可能导致严重出血。

【诊断及鉴别诊断】

颈静脉球体瘤患者早期无特异的临床症状，且发病率较低，诊断有时颇为困难，常被误诊漏诊。随病情进展，凡出现与脉搏一致的搏动性耳鸣、传导性听力下降和耳部闷胀感的临床症状，鼓膜呈深红色或蓝色，或通过鼓膜见搏动性暗红色肿物，或伴有耳内出血，尤其是外耳道内有触之易出血的息肉样或肉芽样组织，均应考虑该病。除临床表现外，均需进行颞骨 HRCT、增强 MRI 等检查，难以鉴别时可考虑行 DSA 检查，以确定肿瘤的部位、大小、血供等情况，其中特征性的 MRI 表现为“胡椒盐征”。鉴别诊断如下：

1. **高位颈静脉球** 这是一种解剖发育变异，部分患者颈静脉球可以突入到下鼓室，有时骨质缺损，颈静脉球直接和听骨链毗邻，部分患者可以出现搏动性耳鸣，传导性聋，查体透过鼓膜可见下鼓室有淡蓝色新生物。颞骨 HRCT 可见颈静脉球高位，周围骨质光滑，无骨质破坏。

2. **颈静脉孔区脑膜瘤** 影像学表现为骨质破坏，虫蚀样，肿瘤有钙化，颈静脉孔扩大，可能伴随颅底骨质侵犯；MRI 为 T_1 低或等信号，T_2 高信号，强化明显，最显著的表现为增强扫描有脑膜尾征。

3. **颈静脉孔区神经鞘瘤** 根据肿瘤起源的神经不同，临床表现不同。迷走神经和舌下神经来源多见，首发症状多为声嘶、饮水呛咳和伸舌歪斜、舌肌萎缩等。影像学检查见颈静脉孔扩大，骨质吸收变薄，边缘清晰锐利，邻近血管结构受压移位，增强扫描时肿瘤明显强化，其内可有囊性变，无“胡椒盐征”。

4. **中耳癌** 大多有慢性化脓性中耳炎病史，临床表现为耳痛、耳流脓血性分泌物以及周围结构破坏的表现，晚期可以有头痛、面瘫等表现，查体外耳道或中耳有新生物，无搏动感，影像学检查提示中耳浸润性肿物，周围可有骨质破坏，活检病理可以确诊。

5. **胆固醇肉芽肿、特发性血鼓室** 主要表现为听力减退，耳闷感，查体鼓膜为青蓝色，一般无搏动。CT 提示颞骨气房广泛的软组织密度增高影，无骨质破坏。

除上述特别需要重点鉴别的疾病外，还需与先天性鼓室底壁缺损、鼻咽癌、转移性肿瘤、脊索瘤、颞骨的巨细胞瘤、母细胞瘤、横纹肌肉瘤等相鉴别。

【手术治疗方案】

本病以外科手术切除治疗为主。根据肿瘤的部位，侵犯范围，参照 Fisch 临床分期，可采取不同的手术方法。

A 型肿瘤：对于局限于鼓岬的肿瘤，可经耳道入路的方法安全地切除肿瘤，因为它可以对整个鼓膜进行很好的显露。对于肿瘤扩展到鼓岬以外，耳内镜检查未见肿瘤边缘时，可采用经耳后耳道入路手术径路的方案，可充分暴露下鼓室和中鼓室，从而将肿瘤切除。

B 型肿瘤：根据肿瘤侵犯的范围大小，可采取完壁式乳突切除联合后鼓室切开、乳突根治术和岩骨次全切除的不同方案，目标是能完整显露肿瘤、保护面神经及颈内动脉等重要结构。

C 型和 D 型肿瘤：颞下窝 A 型入路切除肿瘤。1977 年，Fisch 提出颞下窝入路，通过向前永久性移位面神经，移位之后可以使得迷路下区、颈静脉孔区以及颈内动脉垂直段区域得到充分暴露，从而使上述结构在手术操作中得到最佳的术中控制，为切除该区域肿瘤提供了较为合理的途径。

1. 手术时机 C 型和 D 型肿瘤位于复杂而独特的解剖位置中，因而具有如下特点：

（1）后组脑神经损伤可能性大。

（2）面神经紧邻颈静脉球，并位于颈静脉球中央上部，与颈静脉球解剖密切相关。肿瘤可沿不同方向生长蔓延，形成 5 个不同的“分隔”部分：向内侵犯硬脑膜并突破硬脑膜，侵入颅内；沿颈内动脉向前侵犯岩骨；沿后组脑神经向下侵犯至颈部；向后侵犯乙状窦；向后下侵犯枕髁和椎动脉。出现迷走神经损伤的年轻患者应手术治疗。当然，术后后组脑神经进一步损伤的可能性大。大多数脑神经功能正常的年轻患者也应手术治疗。影像学显示颈静脉球乙状窦系统开放良好和/或无硬膜内浸润，这是后组脑神经功能保留良好的两个重要预后因素，因为两者都表明颈静脉球内侧没有受浸润。对肿瘤浸润的评估并不总是直观的，但是硬膜内肿瘤的存在实际上意味着肿瘤已经跨越了保护后组脑神经的屏障，如果要行肿瘤全切除，则必然牺牲后组脑神经。

另一种治疗方案的选择是先不行手术治疗，尤其是对于保留神经功能概率极低的患者，待其神经功能逐渐出现功能障碍时再考虑手术，这样可以尽量延长正常神经功能的时间。神经功能出现障碍后，此时再手术，则术前已经出现神经功能代偿，且根治性切除时无需考虑神经保留问题。值得注意是，即使在术前神经功能障碍得到很好的代偿情况下，术中牺牲神经后也有可能会使术后神经功能障碍进一步恶化，这可能是由于部分残余的神经纤维仍具有一定的功能，而这部分神经纤维术后也将失去功能。急性复合性后组脑神经麻痹后的代偿对老年患者尤其困难，正常的后组脑神经功能应被视为 60 岁以上患者的相对禁忌证。对于存在呼吸问题的患者也是如此。目前通常采用根治性肿瘤切除的方案，但对于高龄或身体基础状况较差的患者，根治性肿瘤切除相对较少采用。在这些患者中，影像学随访观察通常是最好的方案，而放射治疗只适用于肿瘤随访时有显著增长的患者。

2. 手术方法 随着颞下窝入路手术技术的不断改进，为暴露及切除肿瘤提供了较好的视野。手术要点如下：

（1）平卧侧头位，常规多导神经监测仪监护面神经、舌咽神经、迷走神经和舌下神经。

（2）全身麻醉，术前术中勿用肌松药，以免神经监护无反应。术中控制性降压并采用自体血回收系统，以减少出血和输血。

（3）耳后大 C 形切口并向颈部延伸。暴露二腹肌、胸锁乳突肌，显露颈部重要血管及后组脑神经，结扎颈外动脉、颈内静脉及其分支。

（4）封闭外耳道。

（5）切除乳突，充分显露乙状窦前后硬脑膜。

（6）面神经骨管轮廓化，根据肿瘤侵犯情况分别选用保留面神经骨桥（Bridge 技术），永久性向前移位，面神经离断或切除后若神经两断端能移位后相连，完全没有张力的情况下则端端吻合，缺损过长不能相连，则可取腓肠神经、耳大神经等行神经移植。此外，还可以选择面神经跨接，最常用的是面神经-舌下神经吻合。

(7) 在乙状窦近横窦处,应用管内填塞的方法封闭乙状窦,填塞时应压迫乙状窦的远心端,减少填塞时的出血。切除乙状窦外侧壁,至颈静脉球处,保留颈静脉球的内侧壁,保留进入颈静脉孔的后组脑神经,填塞岩下窦,此处虽极易出血,但不可盲目加压填塞。

(8) 颈内动脉的处理:大多数肿瘤仅对颈内动脉管形成压迫,很少侵犯到动脉壁,仔细操作下可将肿瘤与动脉分离开来,对包裹性病变可采用锐性切除方法切除肿瘤。

(9) 封闭咽鼓管。

(10) 取腹部脂肪填塞术腔。

(11) 将颞肌瓣与胸锁乳突肌的上端缝合,防止脑脊液漏。

3. **手术期及术中处理** 通过加强围手术期及术中处理,即术前栓塞肿瘤供血血管,术中控制性低血压及采用自体血回收系统,术中神经监测及手术操作技术的提高,为最大可能完整切除肿瘤提供了条件。根据数据统计,手术全切率在85%以上。

(1) 处理该区域肿瘤的要点,包括:

1) 根据肿瘤术前评估情况,选择正确的手术入路。

2) 所有C型及D型肿瘤均常规行术前DSA及肿瘤供血血管栓塞,栓塞后48小时内进行手术,可以有效减少术中出血。

3) 强调手术技巧与经验在切除肿瘤中的作用。具体做法是切除肿瘤前应充分显露颈部血管,结扎颈外动脉的肿瘤供血血管。结扎颈内静脉并将其向上提起,切断所有相连的静脉,向上分离至颈静脉球部。将乙状窦充分轮廓化至横窦水平,管内填塞乙状窦,填塞时应压迫乙状窦的远心端。切开乙状窦壁,沿乙状窦内壁将肿瘤分离至颈静脉球。由颈部和乳突两个方向上下结合将肿瘤连同颈静脉球一并切除。对于颈静脉孔区的出血,使用Surgicel止血纱布填塞,尽可能准确地填塞岩下窦开口,不可盲目加压填塞,不能过度使用电凝,以免损伤后组脑神经。以上这些措施可明显减少切除肿瘤时的出血,防止后组脑神经损伤,提高肿瘤全切率,并可大大缩短手术时间。

(2) 面神经的处理:颞下窝入路的关键步骤是永久性前移面神经,这为切除肿瘤提供了更好的显露。一般来讲,对术前面神经功能正常者前移神经会造成术后HB分级Ⅱ~Ⅲ级的面瘫。处理面神经的另一种方式是将面神经垂直段轮廓化,保留面神经骨桥,即面神经骨桥技术。从而在面神经下方切除肿瘤。大多数病例可采用这一方法而达到肿瘤全切除,且术后面神经功能保全率大大增加。目前应优先选择面神经Bridge技术,但如果术前评估及术中发现这一路径不能满足切除肿瘤的要求,则应改为面神经向前移位的方法。

若因肿瘤侵及神经而无法保留,或术中面神经离断,重建面神经功能一般采取的先后顺序为(神经吻合须完全没有张力),面神经端端吻合,神经移植,面神经跨接(如面神经-舌下神经吻合等)。其效果为面神经端端吻合最好,神经移植次之,面神经跨接相对较差。另外,后两者术后面神经功能恢复的时间较长,一般在术后半年左右开始出现恢复迹象,1~1.5年后达稳定水平。

(3) 颈内动脉的处理:颈内动脉是颈静脉孔区肿瘤切除的最大风险因素。特别是肿瘤侵及并包裹颈内动脉的病例。颈动脉管骨膜对肿瘤的侵犯具有屏障作用,许多术前评估肿瘤侵及颈内动脉的病例,其实在肿瘤与颈内动脉之间仍存在界面。通常都能将肿瘤与血管分离开来。对侵犯到锁内动脉管的病例,在充分控制颈内动脉近心端的前提下,应用锐性切除方法将肿瘤从血管上剥离下来。对包裹颈内动脉的病变,术前均应进行规范的颈内动脉球囊栓塞试验,了解大脑侧支循环情况,如果大脑已建立侧支循环,可以考虑将颈内动脉与肿瘤一并切除。但对不能耐受颈内动脉栓塞的病例,不必强行全切肿瘤,以防发生严重并发症,对于这类病例,次全切除是能够接受的选择。应特别强调CTA及MRI下的血管重建不能替代血管造影及球囊栓塞试验。

4. **颞下窝A型入路切除肿瘤手术并发症**

(1) 后组脑神经损伤:是颈静脉孔区肿瘤切除最常见的并发症,发生率约为10%,特别是因后组脑神经麻痹导致的吸入性肺炎,是该类手术致死的最常见原因。关于预防后组脑神经损伤的问题是:

1) 尽可能减少切除瘤体时出血,保持干净的解剖层面。

2）由于第Ⅸ和Ⅹ对脑神经位于颈静脉球内侧岩下窦口周围，因此在行经静脉球填塞时不可用力过度，并避免使用电凝。

3）脑膜瘤多将后组脑神经包裹于肿瘤内，术后神经损伤的概率较大，切除肿瘤时应倍加注意。

4）对突破颈静脉孔进入颅内的肿瘤，沿肿瘤向外剥离，一般不会损伤神经。

（2）感染：术后感染是非常难以处理的严重并发症，因为术区毗邻脑组织，术腔需填塞腹部脂肪修复组织缺损，一旦发生感染，形成脓肿，需要及时开放术腔，清创引流，长期反复换药。且感染很容易累及中枢神经系统，发生脑膜炎。一旦患者出现高热、呕吐、意识障碍等表现，需行腰椎穿刺，进行脑脊液常规、生化及培养等检查明确诊断，并放置椎管引流，根据细菌培养结果，选用敏感抗生素，进行规范抗生素治疗。

（3）脑脊液漏：术中有脑膜缺损的患者，术后有发生脑脊液漏的风险。为预防脑脊液漏，硬脑膜开口用肌肉填塞封闭。将固定缝合线由一侧硬脑膜边缘穿入，穿过填塞的肌肉，从另一侧硬脑膜边缘穿出，然后打结，即水密性缝合硬脑膜。若硬脑膜缺损较大，也可以采用人工脑膜等进行修复，术后局部加压包扎，头高位常规卧床 4~5 天，止咳、润肠，忌用力，应用甘露醇降颅压的方法，脑脊液漏的发生率大大降低。采取上述方案后仍有轻-中度的脑脊液漏，可腰穿行蛛网膜下腔置管持续脑脊液引流，同时局部加压包扎，大部分病例可治愈。若上述方案观察 3 天后难以奏效，或者一开始脑脊液漏较多，则需要进行二次手术修补。

（4）腹部血肿：腹部脂肪供区，需要仔细止血，必要时放置负压引流，术后患者剧烈咳嗽，有高血压病史，血压控制不良等是诱发因素，一旦发生，需要再次打开术区止血。

【非手术治疗方案】

非手术治疗方案包括立体定向放射治疗和随访观察。立体定向放射治疗已从传统的分次体外 X 线放射治疗转化为精确的立体定向放射治疗；非手术治疗的首选方案不推荐传统的体外照射放疗。研究表明放射治疗对颈静脉球体瘤并无杀伤作用，只能使神经血管纤维化，有望减慢甚至阻止病变生长。放射治疗既不能减缓肿瘤向周围血管、神经的侵犯，也不能减轻脑神经麻痹。放射治疗后手术并发症更多。因此大多数学者主张对颈静脉球体瘤积极手术切除，尤其是年轻患者；对年老且肿瘤未危及重要神经功能者，可采取观察并定期行 MRI 检查，或采取姑息性立体定向放射治疗。

【预后】

颈静脉球体瘤为良性肿瘤，多数生长缓慢，有病例报道患者带瘤生存 50 年，但临床也有少数恶性球体瘤存在。A 期及 B 期肿瘤的手术疗效满意，但数年后也有复发的可能。而来源于颈静脉孔区的球体瘤因早期缺乏特异性表现，就诊时大多数为 C 期和 D 期病变，虽经广泛切除，但复发的可能性较 A 期和 B 期肿瘤大，复发多发生在术后 2 年内。复发部位多位于颈内动脉周围，或来源于受肿瘤侵犯的脑膜。因此，术后的长期随访非常重要，建议随访时行增强 MRI 检查。

（吴 皓）

参考文献

[1] Gunawardane PTK, Grossman A. Phaeochromocytoma and paraganglioma[J]. Advances in Experimental Medicine and Biology, 2017, 956:239-259.

[2] Fishbein L. Pheochromocytoma and paraganglioma: genetics, diagnosis, and treatment[J]. Hematology/Oncology Clinics of North America, 2016, 30(1):135-150.

[3] Jochmanova I, Pacak K. Genomic Landscape of pheochromocytoma and paraganglioma[J]. Trends in Cancer, 2018, 4(1):6-9.

[4] Kantorovich V, Pacak K. New insights on the pathogenesis of paraganglioma and pheochromocytoma[J]. F1000Research, 2018, 7:1500.

第六章 颞骨恶性肿瘤

颞骨恶性肿瘤发病率约为6/100万，常原发于外耳道或中耳，亦可由腮腺、鼻咽部、颅底等处侵犯而来。由于肿瘤位于密质骨内，部位深在，发病隐匿，易被误诊为慢性外耳道炎或慢性中耳乳突炎等，从而延误诊治。

颞骨邻近诸多重要解剖结构，肿瘤组织生长可以侵犯周围骨质，累及大血管、神经、硬脑膜等，引起严重并发症，甚至导致死亡。以往颞骨恶性肿瘤预后极差，随着诊断水平的提高以及外科技术的发展，其预后有了显著改善。目前认为，手术联合放疗是治疗颞骨恶性肿瘤的首选治疗方案。近年来，联合化疗的作用也越来越受到重视。

【病因】

慢性炎症刺激是重要病因，特别是对于颞骨鳞状细胞癌：中耳炎症反复刺激可以引起鼓室黏膜上皮血液循环障碍，使鼓室黏膜上皮分化为复层鳞状上皮；但不同于上呼吸道及上消化道的鳞状细胞癌，吸烟及饮酒与颞骨鳞状细胞癌发病无关。紫外线的过量接触与基底细胞癌的发病有关；毒化工品以及外用消毒剂的职业暴露与颞骨恶性肿瘤的发病有关。

【病理类型】

颞骨恶性肿瘤最常见为鳞状细胞癌，其次为基底细胞癌、腺样囊性癌、腺癌等（表1-6-1）。间质来源肿瘤极少见，主要为横纹肌肉瘤。

表1-6-1 颞骨恶性肿瘤

外耳道	中耳	外耳道	中耳
鳞状细胞癌	鳞状细胞癌	血管肉瘤	淋巴瘤
基底细胞癌	腺癌	耵聍腺癌及腺样囊性癌	多发性骨髓瘤
恶性黑色素瘤	内淋巴囊肿瘤	淋巴瘤	浆细胞瘤
Merkel 细胞瘤	横纹肌肉瘤		

【临床表现】

由于颞骨位置深在，一般颞骨恶性肿瘤发病隐匿，缺乏特异性症状。

1. **听力下降** 早期多为传导性听力下降，因肿瘤压迫听骨链或破坏鼓膜造成。晚期可为混合性听力下降，系肿瘤累及内耳所致。此时常伴有神经性耳鸣。

2. **外耳道肿物** 外耳道肿瘤或中耳肿瘤破坏鼓膜突入外耳道内，外观多呈菜花状，伴有表面破溃及出血。可伴有患侧耳闷堵感，合并感染时可出现耳漏。

3. **耳痛** 部分晚期癌肿患者可出现剧烈耳痛，其特点为持续性耳深部胀痛、刺痛或跳痛，并可向颞部和枕部放射。

4. **眩晕**　颞骨肿瘤早期较少累及内耳，晚期可因迷路受累出现眩晕。

5. **搏动性耳鸣**　鼓室内富含血管的肿瘤可表现为患侧搏动性耳鸣，压迫同侧颈内动脉时耳鸣可明显减轻。

6. **周围性面神经麻痹**　肿瘤压迫或侵犯面神经可造成患侧面神经麻痹。

7. **张口受限**　可因炎症、疼痛反射性引起颞下颌关节僵硬；恶性肿瘤晚期可累及颞下颌关节、颞肌、三叉神经造成张口困难。

8. **颈淋巴结肿大**　检查颈部以明确有无淋巴结转移：恶性肿瘤发生局部淋巴结转移时可出现颈部包块，对侧颈部淋巴结亦可发生转移。

9. **脑神经受累症状**　颞骨肿瘤可累及第Ⅴ、Ⅵ、Ⅸ、Ⅹ、Ⅺ、Ⅻ对脑神经，可出现复视、吞咽困难、声音嘶哑、软腭麻痹、抬肩无力、伸舌偏斜等症状。

10. **大脑受累症状**　肿瘤侵犯脑实质（多为颞叶）可出现记忆丢失、言语困难、患侧幻视、偏瘫、嗅幻觉等。

11. **小脑受累症状**　肿瘤侵犯小脑可出现眼辨距障碍、躯干性共济失调、轮替运动障碍等。

12. **远处转移**　恶性肿瘤晚期出现远处转移时，受累器官或骨骼可出现相应症状。

【辅助检查】

影像学可明确病变性质及范围，听力检查等功能性检查不可或缺，对于任何颈动、静脉可能受累的病例都应行血管造影，确定病变性质最终有赖于组织活检。

1. **颞骨 CT 薄层扫描**　有助于判断骨质受累情况：恶性肿瘤常出现局部坏死，呈低密度，多伴有骨质侵蚀，以虫蚀样改变较多见；增强扫描有助于寻找肿瘤生发中心；同时需观察听小骨、迷路、面神经等重要结构是否受累；对于侵犯岩锥的病变，还应注意肿瘤与周围神经血管的关系。

2. **MRI**　软组织区分度高，有助于判断肿瘤边界、是否侵及颅内以及与周围血管神经的关系；增强 MRI 检查肿瘤组织通常可见明显强化。

3. **听力学检查**　明确听力情况：如出现感音神经性听力下降，需考虑是否存在内耳受累。检查手段包括纯音测听、声导抗、ABR、DPOAE、40Hz 听觉相关电位等。

4. **面神经功能检查（面肌电图）**　术前评估面神经功能，结合 CT 可明确面神经是否受累。

5. **前庭功能检查**　内耳前庭受累患者可出现患侧前庭功能减退。

6. **颈部 B 超**　对于怀疑恶性肿瘤者需常规检查颈部 B 超以明确有无淋巴结转移。

7. **DSA 及 CTA**　颈内动脉被包绕的病变或者术中需解剖颞骨段颈内动脉的病变需术前行血管造影；CT 及 CTA 中颈内动脉管壁受压或边界欠清晰往往提示肿瘤已侵犯血管；球囊阻断试验有助于评估脑血流状态以及侧支循环。

8. **组织活检**　组织活检是诊断金标准：对于任何深部取材或涉及中耳内的病变，应在活检前行影像学检查以避免损伤血管及面神经；由于恶性肿瘤往往位置较深，表面取材可仅表现为慢性炎症，因此对于可疑病例应于手术室再次深入取材以确诊。

9. **PET/CT**　对于怀疑恶性肿瘤远处转移患者需行全身检查：对于出现远处转移者一般不建议手术；对于已行手术的区域，PET/CT 有助于区分肿瘤是否复发，并指导治疗方案。

【临床 TNM 分期】

结合外耳道鳞状细胞癌的临床表现与 CT 特点，Arriage 于 1990 年提出了相应的 TNM 分期。Mody 提出肿瘤沿面神经间隙、外耳道扩散、侵犯面神经水平段提示预后不佳。具体分期如下：

1. **T 分期**

T1：病变局限于外耳道，无骨质破坏、软组织受累。

T2：外耳道骨质局限性破坏（非全层侵蚀），软组织受累在 5mm 以内。

T3：外耳道骨质全层受侵、软组织受累在 5mm 以内或中耳乳突受侵或面神经麻痹。

T4：肿瘤侵犯耳蜗、岩尖、鼓室内侧壁、颈内动脉管、颈静脉孔、硬脑膜或软组织受累超过 5mm。

2. N 分期

N0:淋巴结未受累。

N1:淋巴结已受累。

淋巴结受累提示预后不良,患者属于晚期。

3. M 分期

M0:未出现远处转移。

M1:已出现远处转移。

出现远处转移意味预后不良,属于Ⅳ期。

【治疗方案】

由于颞骨恶性肿瘤发病率低、病例数少,尚缺乏标准的诊疗规范,目前手术加放疗被认为是颞骨恶性肿瘤的标准治疗方案。手术以完整、彻底切除肿瘤为原则。术前影像学检查(如 CT、MRI)有助于判断肿瘤性质及边界以决定手术方式。有条件者可于术前取活检以明确肿物性质。

1. 手术方式

(1) 外侧颞骨切除术(lateral temporal bone resection,LTBR):适用于病变累及外耳道者。切除范围包括外耳道、鼓膜、锤骨、砧骨等。面神经、镫骨及鼓岬为手术内侧界。

(2) 颞骨次全切术(subtotal temporal bone resection,STBR):适应于肿瘤局限于颞骨内,未累及内听道,未侵及颅内及周围组织,未发生远处转移者;除面瘫外,无其他脑神经受累;颈部淋巴结未出现广泛粘连固定,全身情况可耐受。切除范围:外耳道、部分颞下颌关节、乳突、颞骨鳞部及岩骨外 2/3,仅保留内听道、颈内动脉骨管及其内侧岩骨。手术要点:

1) 颞区-耳后-颈部切口。

2) 切除受累面神经。

3) 广泛暴露颞骨。

4) 暴露颅中窝、颅后窝。

5) 暴露颈内动脉管颞骨段。

6) 截断岩锥。

7) 面神经移植。

8) 填充术腔并缝合。

注意事项:术中操作应精确细致,避免损伤硬脑膜,如有损伤应修补;尽量减少压迫大脑颞叶,以免术后发生脑水肿;处理岩尖部时应避免造成骨折,以免损伤颈内动脉管;注意保护乙状窦、颈静脉球、颈内静脉等大血管和第Ⅸ、Ⅹ、Ⅺ对脑神经。

(3) 颞骨全切术(total temporal bone resec-tion,TTBR):适用于肿瘤侵犯岩尖,但范围未超过蝶岩缝,颈内动脉骨管未破坏,未出现颅内受累,除面瘫外无其他脑神经受累者。

(4) 腮腺切除术:适用于肿瘤侵犯腮腺或腮腺本身为原发部位者。此时应以彻底完整切除肿瘤为原则,必要时需牺牲面神经、听力及前庭功能。当病变累及面神经、腮腺深叶或颞下颌关节时,切除范围要相应扩大。

(5) 颈淋巴清扫术:对于恶性肿瘤出现颈淋巴结转移者,需常规行颈淋巴清扫术,术后需进一步放疗或化疗。

2. 并发症处理

(1) 出血:应充分掌握乙状窦、颈静脉球、岩上窦、岩下窦出血的控制技术。乙状窦出血可用明胶海绵或棉片压迫止血;颈静脉孔区出血控制后应移除大部分填塞材料,以免压力过大造成后组脑神经功能障碍;颈内动脉出血可通过直接压迫或暂时性行损伤处远、近端结扎来控制,损伤处可行血管缝合。

(2) 面瘫:肿瘤累及面神经需切除者,可取同侧耳大神经或腓肠神经进行神经移植。据美国 House 耳科研究所报道,成功的神经移植可以使面神经功能恢复至Ⅲ级,但通常需 12~18 个月。在此期间可通过移植金粒、弹簧片或眼睑闭合等手段缓解眼部并发症。

（3）脑脊液漏：术中发现硬脑膜缺损或切除部分硬脑膜后需立即修补，可利用颞肌筋膜修补硬脑膜缺损处，并用腹部脂肪填塞术腔来避免术后脑脊液漏；对于术后脑脊液漏，如果硬脑膜暴露面积较小，通常采取保守治疗（包括卧床休息、通便及腰穿）；较大范围的硬脑膜暴露或缺损可能导致持续的脑脊液耳漏、传导性听力下降或反复发作的脑膜炎，如果保守治疗失败或出现感染，需行手术修补缺损；高分辨率CT及MRI有助于寻找骨质缺损部位。

（4）后组脑神经（Ⅸ、Ⅹ）功能障碍：肿瘤侵犯颈静脉孔或术中过度压迫颈静脉孔区可导致术后出现呼吸及进食障碍；视患者症状及神经受损程度选择暂时性或永久性气管切开术，并留置胃管；对于声门上感觉障碍、声带运动障碍患者需行声带内移术以改善误吸；重症患者需行喉全切除术。

（5）前庭损伤：前庭损伤可能来自术中直接损伤或者术后感染，出现术后急性眩晕发作。术前即存在眩晕症状患者术后可能加重。眩晕症状一般持续数天后通过中枢代偿可逐渐缓解，严重者可持续数周。遗留有平衡不稳或阵发性位置性眩晕患者可行前庭康复训练。

3. **放射治疗**　应在术后6周内进行，常规剂量为5 000~6 000cGy，放射野应包括原发灶及淋巴结转移区域。

4. **化学治疗**　目前认为化疗的作用尚不明确。有研究表明，颞骨鳞状细胞癌对以顺铂为代表的化疗方案有较好反应，但仍需联合其他治疗方式。目前化疗仅作为有远处转移时姑息治疗的手段。

【随访及预后】

颞骨恶性肿瘤患者术后第一年需每个月进行随访，前6个月每个月均需复查CT及MRI，以期及早发现肿瘤复发及转移，及早处理。此后可每年复查一次CT及MRI。T1期患者经局限性颞骨切除术后5年生存率可达95%以上；T2和T3期患者经颞骨切除术加全程放疗后5年生存率达85%；T4期患者5年生存率在50%以下。对于病变局限于外耳道者，LTBR的5年生存率（48.6%）与STBR无明显差异（50%）。对于病变累及中耳者，LTBR的5年生存率（28.6%）显著低于STBR（41.7%）。

颞骨恶性肿瘤的成功治疗有赖于及早发现、准确评估、正确分级、彻底切除。颞骨切除术的顺利完成需要深入了解极其复杂的颞骨及周围结构的解剖关系。实施这种手术之前严格的颞骨解剖训练必不可少，详细的影像学检查（了解病变累及范围）和颈内动脉实验是必要的术前准备。大部分的患者需要在STBR的基础上辅以放疗，对于肿瘤累及岩尖者，TTBR有望彻底切除肿瘤、可能延长患者寿命。与其他耳科常见疾病的处理原则不同，恶性肿瘤治疗优先考虑的是确保完整、彻底切除肿瘤，至于听力、前庭功能、面神经功能的保留均在其次。对于单侧听力丧失患者需注意保护健侧听力，如出现健侧听力下降可选配助听器。前庭功能不全代偿者术后可进行前庭康复训练。

（夏　寅）

参考文献

[1] Marioni G, Mazzoni A, Zanoletti E. Histopathology-related pitfalls in temporal bone malignancy prognostics[J]. Auris Nasus Larynx, 2019, 46(6): 958-959.

[2] Chovanec M, Fik Z. Tumors of the temporal bone[J]. Casopis Lekaru Ceskych, 2019, 158(6): 248-252.

[3] Gluth M B. Rhabdomyosarcoma and other pediatric temporal bone malignancies[J]. Otolaryngologic Clinics of North America, 2015, 48(2): 375-390.

第七章 耳外伤

耳外伤包括外耳外伤、中耳外伤及内耳外伤。较常见的代表性疾病包括:耳廓外伤、鼓膜外伤及颞骨骨折等。颞骨骨折时,因周围解剖关系复杂,除会引起外、中、内耳损伤外,还可伴有全身症状包括颅内损伤等表现。

第一节 外耳外伤

一、耳廓外伤

【病因】

因为耳廓暴露于头颅两侧,易遭各种外力撞击。耳廓外伤可单独发生,也可伴发邻近组织的创伤,如累及外耳道可引起外耳道狭窄或闭锁。

因耳廓独特的组织结构和解剖形态,受伤后产生的症状和后果也有一定的特点。耳廓是由较薄的皮肤覆盖在凹凸不平的软骨上组成,耳廓前面皮肤较薄与软骨紧密相贴;耳廓后面皮肤较厚,与软骨粘贴较松。耳廓软骨薄而富有弹性,是整个耳廓的支架,耳廓软骨如因外伤后感染,可发生缺损或变形从而造成耳廓的畸形,影响外耳的功能和外观,且此种畸形的修复较困难,故对耳廓的外伤处理要给予重视。

【临床表现】

耳廓外伤早期有血肿、出血、耳廓撕裂,破损处感染;后期多为缺损或畸形。耳廓外伤后大出血常见于耳廓前面的颞浅动脉和耳廓后面的耳后动脉。血肿常见于挫伤时,面积视外力大小不同。因耳廓皮下组织少加之血液循环差,血肿不易吸收,处理不及时可形成机化致耳廓增厚。大面积血肿可导致感染、软骨坏死、耳廓畸形。

【治疗原则】

治疗上应及时清创止血,控制感染,预防畸形。耳廓局部裂伤可最小限度切除挫灭创缘,皮肤和软骨膜对位缝合;耳廓完全离断如试行缝合存活希望不大时,可仅将耳廓软骨剥离并埋于皮下以备日后成型之用。当耳廓形成血肿时,应早期行抽吸治疗,大面积血肿应尽早手术切开清除积血,以免继发感染。多见绿脓假单胞菌和金黄色葡萄球菌感染,需选用敏感的抗生素,避免感染造成软骨坏死液化,愈合后瘢痕挛缩出现耳廓畸形,再行手术矫正很难达到理想的成形。

二、外耳道外伤

外耳外伤后如伤及外耳道,外耳道易发生肿胀及上皮糜烂。如合并感染,则可能形成肉芽组织增生,痊愈后常后遗外耳道瘢痕性狭窄。

外耳道外伤治疗首要为预防感染，局部严格进行消毒，严禁做外耳道冲洗。可用抽吸的方法或用小刮匙及细棉签清除外耳道泥土、耵聍及脱落破碎组织。尽量保持外耳道干燥，不宜涂擦有色消毒液（如甲紫液），以免妨碍观察。必要时可用消毒卷棉子轻拭后，以消毒的抗生素软膏纱条、或碘仿纱条填塞外耳道，防止感染及形成狭窄。如肉芽生长过多，不易控制，且有狭窄的趋势者，可在感染控制后，彻底刮除肉芽组织，并将外耳道骨部凿去一部分，加以植皮，以扩大外耳道。

第二节　中耳外伤

一、鼓膜外伤

【病因】

鼓膜外伤（injury of tympanic membrane）常因直接外力或间接外力作用所致，如用各种棒状物挖耳、火星溅入、小虫飞入、烧伤、掌击、颞骨骨折、气压伤等。

【临床表现】

1. 耳痛、耳道出血、耳闷、听力减退、耳鸣。气压伤时，还常因气压作用使听骨强烈震动而致内耳受损，出现眩晕、恶心、混合性听力损失。

2. 耳镜检查常见鼓膜呈裂隙状穿孔，穿孔边缘及耳道内有血迹或血痂。颞骨骨折伴脑脊液漏时，可见清水样液渗出。听力检查为传导性或混合性听力损失。

3. 鼓膜外伤有时可伴有听骨链中断，听力检查可表现为明显的传导性听力损失（如气导听力损失达40dB）。

【治疗】

应用抗生素预防感染，外耳道酒精擦拭消毒，耳道口放置消毒棉球，保持耳道内清洁干燥。预防上呼吸道感染，嘱患者勿用力擤鼻涕。如无继发感染，局部禁止滴入任何滴耳液。小的穿孔如无感染一般可自行愈合；较大穿孔可在显微镜下无菌操作将翻入鼓室内的鼓膜残缘复位，表面贴无菌纸片可促进鼓膜愈合。穿孔不愈合者可择期行鼓膜修补术。

二、乳突外伤

乳突外伤常伴有中耳外伤或颞骨外伤。轻者只限于乳突（如骨折），重者可波及外耳道、鼓室及内耳。也可伴发面神经麻痹及颅脑外伤。治疗根据外伤的范围和轻重程度而定。单纯乳突外伤者，只需除尽污物、碎屑、已坏死或化脓的乳突气房即可，不必施行乳突根治术，以期保持听力。如出现上述并发症，则宜行乳突根治术。术中可同时探查面神经，或日后再行面神经减压或修补术。

第三节　颞骨骨折

【病因】

主要因头部外伤所致，常见于交通肇事、坠落及各种头部撞击力作用于颈枕部时引起的颅底骨折。颞骨骨折可累及中耳、内耳及面神经。

【分类】

颞骨骨折分为纵行、横行和混合型骨折。纵行骨折骨折线起自颞骨鳞部，通过外耳道后上壁、中耳顶部，沿颈动脉管，至颅中窝底的棘孔或破裂孔附近。横行骨折其骨折线常起自颅后窝的枕骨大孔，横过岩锥到颅中窝。有的经过舌下神经孔及岩部的管孔（如颈静脉孔），个别可经过内耳道和迷路到破裂孔或棘孔附近。混合型骨折则可同时有纵行及横行骨折表现。

【临床表现】

1. **全身症状**　颞骨骨折常是颅底骨折的一部分，多首诊于神经外科。此时全身症状明显，如外伤后头痛、昏迷、休克等。如因听力下降、耳闷就诊,应注意患者有无全身症状,应以抢救生命为主。

2. **出血** 颞骨纵行骨折波及中耳、外耳道可出现鼓膜破裂,血自外耳道溢出或自咽鼓管经鼻、咽溢出,据报道纵行骨折占颞骨骨折的70%~80%。

3. **脑脊液漏** 三种类型骨折均可引起脑脊液漏,因纵行骨折同时可伴硬脑膜撕裂伤,脑脊液可经鼓室、鼓膜损伤处流出,形成耳漏、鼻漏。横行骨折时,脑桥侧和颅后窝蛛网膜下腔的脑脊液经骨折缝流入鼓室亦可形成耳漏、鼻漏。

4. **听力下降及耳鸣** 纵行骨折主要伤及中耳,故出现传导性听力损失和低频耳鸣。横行骨折易伤及内耳故多为感音神经性听力损失,耳鸣多为高频性。如同时伤及中耳和内耳可出现混合性聋。

5. **眩晕** 横行骨折伤及迷路前庭,故常发生眩晕,自发性眼震症状持续时间视病情轻重而定。

6. **面瘫** 纵行骨折时面瘫的发生率为20%,多为面神经受压、水肿、血肿压迫面神经所致,预后较好;横行骨折中发生率为50%,多损伤面神经颅内段至内听道段,预后差,较难恢复。

7. **影像学检查** 横行或纵行骨折要通过影像学检查获取信息,高分辨率CT扫描可反映出骨折线的走行轴向及颅内积血、积气等症状。

【治疗原则】

预防控制感染,一般禁止外耳道内填塞。首先治疗全身症状,再处理耳科情况,严重出血者请神经外科会诊共同抢救患者。有脑脊液漏者,严格按颅脑外伤处理。待病情稳定后可行手术探查。感音神经性聋及眩晕患者行相应治疗。若出现面瘫,经2~6周保守治疗无效,全身情况允许可行面神经减压术。

第四节 脑脊液耳漏

脑脊液由外耳流出或积于中耳内为脑脊液耳漏。主要原因包括外伤性、先天性及医源性等。

【临床症状】

外伤性脑脊液耳漏多发生于颞骨骨折,鼓膜同时破裂时可出现液体由耳内流出。如果鼓膜完整则可引起鼓室积液,经由咽鼓管流出形成水样"鼻漏"。当咳嗽、低头、打喷嚏时耳内流水可增多。

【诊断】

临床通过病史及客观检查可以确定诊断。

1. **耳镜检查** 外伤性脑脊液耳漏可见鼓膜穿孔及血性或水性分泌物。

2. **听力学检查** 外伤性脑脊液耳漏可伴有重度感音神经性聋或传导性听力下降。

3. **影像学检查** 可见颞骨骨折、鼓室积液等改变。

4. **脑脊液定性检查** 耳漏液或经咽鼓管流出的"鼻漏液"的糖含量>0.3g/L。

【治疗】

因多伴有头部外伤,故先以全身症状治疗为主。如无感音神经性听力下降,可先行保守治疗、观察。予抬高头位,必要时降颅压、预防感染等治疗。一般颅底骨折均可自愈。严重脑脊液耳漏保守治疗无效则需手术探查并修补裂孔。

(孔维佳)

参考文献

[1] Liao YH, Young YH. Inner Ear Damage by Firecracker Trauma[J]. Audiology & Neuro-otology, 2018, 23(2): 116-121.

[2] Rozycki SW, Brown MJ, Camacho M. Inner ear barotrauma in divers: an evidence-based tool for evaluation and treatment[J]. Diving and Hyperbaric Medicine, 2018, 48(3): 186-193.

[3] Parekh J, Kokotos F. Ear Piercing[J]. Pediatrics in Review, 2019, 40(1): 49-50.

[4] Henry M, Hern HG. Traumatic Injuries of the Ear, Nose and Throat[J]. Emergency Medicine Clinics of North America, 2019, 37(1): 131-136.

[5] Marchac A. Secondary surgery of the external ear[J]. Annales De Chirurgie Plastique Et Esthetique, 2019, 64(5-6): 459-469.

第八章　感音神经性聋

人听觉系统中的传音、感音或者听觉中枢部位的任何结构或功能障碍，都可表现为不同程度的听力损失。由于耳蜗毛细胞、听神经、听觉传导路径或各级神经元受损害，导致声音的感受与神经冲动传递障碍以及皮层功能缺如者，称感音性、神经性或中枢性聋。临床上用常规测听法无法将其区分时可统称感音神经性聋。

依据耳聋出现的时间、病理生理及临床表现等方面将感音神经性聋进行分类。

1. 先天性聋

（1）遗传性聋（hereditary deafness）

（2）非遗传性聋（non-hereditary deafness）

2. 后天性聋

（1）老年性聋（presbycusis/age-related deafness）

（2）耳毒性聋（ototoxic deafness）

（3）感染性聋（deafness due to infective disease）

（4）特发性突聋（idiopathic sudden deafness）

（5）噪声性聋（noise induced deafness）

（6）自身免疫性聋（autoimmune deafness）

（7）创伤性聋（traumatic deafness）

（8）全身系统性疾病引起的耳聋

（9）其他

第一节　先 天 性 聋

【定义】

先天性聋（congenital deafness）系出生时就已存在的听力障碍。依其病因可分为遗传性聋（hereditary deafness）和非遗传性聋（non-hereditary deafness）两大类。遗传性聋：指由于基因和/或染色体异常所致的耳聋，可由亲代的遗传物质发生了改变传给后代，或新发生的基因物质改变所导致的听觉器官发育异常，或代谢障碍，以致出现听功能不良，其中感音神经性聋在遗传性耳聋中所占比例最高。非遗传性聋：指胎儿在胚胎发育期、围产期或分娩时受到母体的炎症、感染、中毒或外伤等病理因素的影响而引起的耳聋。这种耳聋在出生时即已存在。

【流行病学】

国外2000年的统计数据表明新生儿中先天性耳聋的发病率约为1‰~3‰，其中至少50%是由遗传因素引起的。随着医疗卫生事业的发展,非遗传性聋在先天性聋中所占的比例逐渐降低。我国每年新增耳聋新生儿中,60%以上与遗传因素有关,遗传性聋分为综合征型聋(syndromic deafness)及非综合征型聋(nonsyndromic deafness)两大类。前者指除了耳聋以外,可同时存在眼、骨、肾、皮肤等身体其他器官系统的病变,这类耳聋占遗传性聋的30%;后者仅出现耳聋的症状,在遗传性聋中约占70%。非综合征型聋已知的致聋基因已超过80个,在我国人群中耳聋基因变异携带率约为6.3%,其中70%的变异来自GJB2、SLC26A4、线粒体DNA 12S rRNA和GJB3等4个热点基因。

【诊断】

1. 遗传性聋的诊断

(1)听力学评价:1993年美国国立卫生研究院(NIH)建议所有婴儿在其出生后3个月内都要进行听力筛查,推荐将耳声发射(oioacoustic emissions,OAE)和自动听性脑干反应(automated auditory brainstem response,AABR)作为筛查方法。新生儿出生3~5天做TEOAE初步筛查。初筛可疑或者没通过者42天时行DPOAE复筛,听力异常时行AABR检查做出诊断。年龄较大的儿童或成人行主观听力检测和客观听力检测。主观听力检测技术主要包括用于成人的纯音听阈测试和言语测试及用于儿童的小儿行为测试。客观检测技术主要包括声导抗测试、听性脑干反应(auditory brainstem response,ABR)、耳声发射(OAE)、耳蜗电图、40Hz听觉事件相关电位及听觉稳态诱发电位(auditory steady-state response,ASSR)等。

(2)影像学检查:目前普遍采用的是高分辨颞骨薄层CT和MRI影像学的方法,高分辨率颞骨CT可了解内耳骨性结构,评估骨性解剖异常或畸形所致的听力障碍,如大前庭水管综合征、Mondini畸形、X连锁畸形、共同腔畸形等。MRI可以反映听神经的发育情况,排除听神经发育不良(cochlear nerve deficiency,CND)、颅内病变所致听力障碍。

(3)排除引起耳聋的其他病因:如先天性非遗传性聋、耳毒性聋、感染性聋等。

(4)家族病史调查:仔细询问家族中至少3代人的耳聋病史,以及是否近亲结婚等,根据病史画出系谱图,有助于判断遗传方式。

(5)基因诊断:又称DNA诊断或DNA探针技术。其基本原理是利用现代分子生物学和分子遗传学的方法,检查耳聋相关基因的结构及其表达功能,明确患者是否有耳聋基因突变。

2. 非遗传性聋的诊断 需排除遗传性聋的诊断,仔细询问病史,明确妊娠早期母亲患风疹、腮腺炎或流感等病毒感染性疾患,或梅毒、克汀病等全身疾病,或大量应用耳毒性药物史,或分娩时产程过长、难产、产伤致胎儿缺氧窒息等致聋因素存在。

【治疗】

1. 药物治疗 对于听力稳定的先天性聋目前尚无有效的药物治疗方法。先天性聋患者如果出现波动性、进行性的听力下降应酌情尽早联合使用扩张内耳血管、营养神经的药物及糖皮质激素类药物,尽量保存残余的听力。听力下降程度较重,药物治疗无效时应尽早考虑人工听觉治疗。

2. 基因治疗 基因治疗是利用分子生物学技术将目的基因导入体内进行治疗相关疾病的方法。目前还处于起步性的、动物实验的探索阶段,离临床应用仍很遥远。

3. 助听器(hearing aid,HA) 助听器是一种帮助听力障碍患者听取声音的扩音装置。中度到重度感音神经性聋患者是理想的选配对象。选配的原则是根据纯音听力(0.5~4.0kHz)平均损失程度而定,听力损失愈重时,所需的增益亦愈大。语频平均听力损失35~80dBHL者均可使用,一般而言,中度听力损失者使用助听器获益最大。

4. 外科治疗 人工耳蜗植入(cochlear implantation,CI)是目前临床应用最为成功的神经生物医学工程技术,它将声信号转换为电信号,通过在耳蜗内植入的电极,越过受损的毛细胞,直接电刺激耳蜗螺旋神经节细胞,产生的神经冲动沿听觉通路传至各级听觉中枢,最后在大脑皮质引起听觉,从而使重度或极重度感音神经性聋患者获得听觉。内耳畸形曾是人工耳蜗植入的禁忌,近年来随着对内耳畸形的逐步了解,人工耳蜗产品的成熟、植入技术的进步以及经验的积累,许多曾被认为不适合进行手术的内耳畸形,如Mondini畸形、X连锁畸形、共同腔畸形、听神经发育不良等已不再是人工耳蜗植入手术的禁忌,已使更多的耳聋患者从中受益。

5. **听觉和言语训练**（auditory and speech training） 听觉训练是借助听器或植入人工耳蜗提高或获得听力，通过长期有计划的声音刺激，逐步培养患者聆听习惯，提高听觉察觉、听觉注意、听觉定位及识别等方面的能力，使患者逐渐适应日常各种声音，步入有声社会。言语训练是依据听觉、视觉与触觉等与之互补功能，借助适应的仪器，以科学的教学法训练患者发声、读唇，进而理解并积累词汇、掌握语法规则，灵活准确表达思想感情。研究表明，接受人工耳蜗植入的患者需要相当一段时间才能获得最大限度听觉言语康复。适当的听觉言语训练促使患者达到最佳的康复效果。

【预防】

1. 广泛宣传杜绝近亲结婚，开展遗传学咨询活动，积极防治妊娠期疾病，减少产伤。

2. 在完善基因诊断的基础上，开展遗传性聋的产前诊断。

3. 大力推广新生儿听力筛查，努力做到早期发现婴幼儿耳聋，尽早干预，在人工耳蜗植入前尽早佩戴助听器，做听觉言语训练。

第二节 后天性耳聋

【定义】

后天性耳聋（acquired deafness）是相对于先天性聋而言的，指出生后、生长发育过程中听觉系统受各种病变因素影响所引起的耳聋。部分后天性聋亦有遗传因素参与，本节主要介绍后天性非遗传性感音神经性聋。

【分类及特点】

1. **老年性聋** 是指60岁以上老年人因年龄增长、耳科疾病、遗传因素、噪声损伤、耳毒性药物、代谢性疾病以及不良生活习惯等因素导致的听觉功能下降的总称。其中最具代表性的为因年龄增长因素导致的听力损失，临床特点表现为随着年龄增长出现双耳对称性、缓慢进展的、以高频首先受累为主的听力下降和言语识别能力下降。因听觉系统老化而引起的耳聋，是一种衰老（aging）现象，是人体老化过程在听觉器官中的表现。听觉器官的老年性退行性改变涉及听觉系统的所有部分，以内耳最明显。老年性聋的病理变化比较复杂，Schuknecht（1993年）根据老年性聋的病理变化将本病分为感觉型、神经型、血管纹型（代谢型）、耳蜗传导型（机械型）、混合型、未确定型6种。临床上所见老年性聋的发病机制不仅包括听觉系统衰老的生理和病理过程，还与一些老年性疾病（高血压、糖尿病、冠心病等）、遗传因素、环境因素等相关。老年性聋会影响患者的言语交流能力、情感和社会交流能力、认知能力、避险能力等，需积极早期干预。治疗和干预首先强调对原发疾病的治疗，同时按照听力损失程度选择适宜的干预方法。早期以药物和聆听训练为主，效果不佳时酌情验配助听器或植入人工耳蜗。

2. **耳毒性聋**（ototoxic deafness） 指误用某些药物或长期接触某些化学制品所致的耳聋。已知有耳毒性的药物近百种。常用者有氨基糖苷类抗生素，如链霉素、卡那霉素、庆大霉素等；水杨酸类止痛药；奎宁、氯喹等抗疟药；某些抗肿瘤药，如长春新碱、氮芥、顺铂、卡铂等；呋塞米等利尿药；抗肝素化制剂保兰勃林；铊化物制剂反应停等。另外铜、磷、砷、苯、一氧化碳、二硫化碳、四氯化碳、酒精、烟草等中毒也可致耳聋。这些药物与化学制品无论全身或局部以任何方式应用或接触，均有可能经血液循环、脑脊液或窗膜等途径直接或间接进入内耳损害听器官。

药物对内耳的损害机制尚未完全明确；除取决于药物本身的毒性、剂量、疗程外，与个体敏感性关系颇大，后者部分有家族遗传性。许多耳毒性药物同时具有肾毒性。肾功能不全者，药物因排泄不良而致血浆浓度升高，进入内耳者也相应增多。药物进入内耳首先损害血管纹，血-迷路屏障遭到破坏，使药物更容易进入内耳。进入内耳的药物还能使内淋巴囊受损，致其吸收与排出减少。药物在内耳高浓度长时间聚集，终将使听和前庭诸感觉上皮的毛细胞、神经末梢、神经纤维、神经元细胞等发生退行性变。临床上耳聋、耳鸣与眩晕、平衡紊乱共存。耳聋呈双侧对称性感音神经性，多由高频向中、低频发展。前庭受累程度两侧可有差异，与耳聋的程度亦不平行。症状多在用药中始发，更多在用药后出现，停药并不一定能制止其进行。前庭症状多可逐渐被代偿而缓解。耳聋与耳鸣除少数早发现早治疗者外，多难完全恢复。

化学物质中毒致聋的机制也不详，受损的部位多在蜗后，常同时累及前庭功能。临床上均有耳鸣、耳聋与眩晕，一般为暂时性，少数为永久性。

3. **感染性聋**（deafness due to infective disease） 是指致病微生物（如病毒、细菌、真菌、螺旋体、衣原体、支原体等）感染，直接或间接地引起内耳病损，导致单耳或双耳不同程度的感音神经性聋，可伴有前庭功能障碍。其多由急、慢性中耳炎及其并发症引起，亦可由全身或邻近感染如腮腺炎、脑膜炎等引起。导致感染性聋的两大主要途径包括：①中耳局部的病原体或其毒素经前庭窗、蜗窗进入内耳；②其他部位的病原体或毒素经血液循环到达内耳。中耳急性炎症期，圆窗膜和前庭窗膜渗透性增大，局部的毒素和炎症介质易由此进入内耳，致病微生物以病毒和细菌感染较常见。继发于细菌性脑膜炎的感染性聋，易造成内耳不可逆的纤维化和骨化，至今仍为感音神经性聋的主要原因之一。随着社会的进步，经济、卫生条件的改善，许多感染性疾病已被消灭，或基本得到控制，由此而引起的感染性聋已大为减少。其临床特点表现为单侧或双侧进行性聋，伴或不伴前庭受累症状。此种耳聋患者回顾病史一般于耳聋前有明确的感染病史。有的耳聋程度轻，或只累及高频，或被所患传染病的主要症状掩蔽而不自觉，待到传染病痊愈后方被发现，届时与传染病之间的因果关系常被忽视。

4. **特发性突聋**（idiopathic sudden deafness） 指尽管进行了适当检查，但仍无法明确确切病因的感音神经性突聋。目前认为本病的发生与内耳供血障碍或病毒感染有关。少数颞骨病理学研究显示：患耳螺旋器和血管纹有不同程度萎缩，螺旋神经纤维与前庭诸感觉上皮细胞减少，与病毒性迷路炎的病理改变相似。临床上以单侧发病多见，偶有双侧同时或先后受累者。患者多能准确叙述发病时间及情形，耳聋于数小时或数日内迅速达到高峰。一般在耳聋前先有高调耳鸣，约半数患者有眩晕、恶心、呕吐及耳周围沉重、麻木感。听力损害多较严重，曲线呈高频陡降型或水平型，可有听力曲线中断。前庭功能正常或减低。有自愈倾向，但多数病例不能获得完全恢复。特发性突聋目前定义为72小时内突然发生的、原因不明的感音神经性听力损失，至少在相邻的两个频率听力下降≥20dBHL，相关诊断和治疗指南可详见2015年版指南。

5. **噪声性聋**（noise induced deafness） 是由于长期遭受噪声刺激所引起的一种缓慢进行的感音神经性聋。主要表现为耳鸣、耳聋，纯音测听多表现为4kHz谷形切迹或高频衰减型，亦可伴随出现头痛、失眠、易烦躁和记忆力减退等症状。其耳聋程度主要与噪声强度、暴露时间有关，其次与噪声频谱、个体敏感性亦有一定关系，有人发现2~4kHz的噪声最易导致耳蜗损害。其早期典型的听力曲线为4kHz处呈V形下降，随着病情加重，周围频率逐渐受累，在3~6kHz或2~8kHz之间的听力亦下降，听力曲线呈U形，晚期出现全频率下降，但高频区仍甚于低频区，听力曲线呈下降型。

6. **自身免疫性聋**（autoimmune deafness） 是侵犯耳蜗及蜗后，导致听力下降的自身免疫性疾病。此类患者机体产生了抗内耳组织抗体或内耳组织的抗原发生了改变，机体免疫系统对内耳组织产生异常免疫反应造成耳蜗感觉及神经结构的变化，导致感音神经性聋。既可表现为器官特异性（无其他器官受累）的原发性内耳损伤，又可以是伴随某些系统性自身免疫病而出现的内耳受累症状。多发于青壮年，主要为进行性、波动性听力减退，可以是蜗性，也可以是蜗后性，可双耳发病亦可单耳发病，双耳可同时或先后发病，一半以上伴有耳鸣，少数可出现面神经麻痹，可伴有眩晕，病程可持续数周、数月或数年。抗内耳组织特异性抗体试验、白细胞移动抑制试验、淋巴细胞转化试验及其亚群分析等有助于诊断。患者常合并有其他自身免疫性疾病，环磷酰胺、泼尼松等免疫抑制药疗效较好，但停药后可复发，再次用药仍有效。

7. **创伤性聋**（traumatic deafness） 头颅闭合性创伤，若发生于头部固定时，压力波传至颅底，因听骨惯性引起镫骨足板相对动度过大，导致迷路震荡、内耳出血、内耳毛细胞和螺旋神经节细胞受损。若创伤发生于头部加速或减速运动时，因脑与颅骨相对运动引起脑挫伤或听神经的牵拉、压挤和撕裂伤。临床表现多为双侧重度高频神经性聋或混合性聋，伴高调耳鸣及眩晕、平衡紊乱。症状多能在数月后缓解，但难以完全恢复。颞骨横行骨折时，骨折线常跨越骨迷路或内听道使其内含的诸结构受伤害，发生重度感音神经性聋以及眩晕、眼震、面瘫和脑脊液耳漏等。潜水人员由于上升出水时减压过快，耳蜗微循环障碍、代谢紊乱，继之累及听和前庭感觉上皮，导致耳聋。爆炸时强大的空气冲击波引起中耳和内耳各种组织结构的损伤，引起眩晕、耳鸣与耳聋（爆震性聋）。

8. **全身系统性疾病引起的耳聋**　某些全身及其他系统与器官的慢性疾病可以引起感音神经性聋。高血压、动脉硬化及糖尿病最为常见。其致聋机制尚不完全清楚，可能与内耳供血障碍、血液黏滞性升高、内耳脂质代谢紊乱等有关。病理改变以血管纹萎缩、毛细胞散在性缺失、螺旋神经节细胞减少为主。临床表现为双侧对称性高频感音性聋伴持续性高调耳鸣。糖尿病引起耳聋的发病机制有内耳的血管病变学说和听神经的神经炎两种学说。耳聋多为两侧对称性感音神经性聋，可为蜗性，亦可为蜗后性，或两者兼有。以高频听力下降为主，可缓慢进行性的、也可以突聋的形式出现。除此之外，慢性肾病、甲状腺功能低下、白血病、红细胞增多症、镰状细胞贫血、巨球蛋白血症、结节病、组织细胞病、多发性结节性动脉炎等多种疾病都可能导致感音神经性聋。

9. **其他**　能引起感音神经性聋的疾病尚有很多，较常见者如梅尼埃病、耳硬化症、桥小脑角区占位性疾病（如听神经瘤）、多发性硬化症等。

【诊断及鉴别诊断】

全面系统地收集病史，详尽的耳鼻部检查，严格的听功能、前庭功能和咽鼓管功能检测，必要的影像学和全身检查等是诊断和鉴别诊断的基础。客观的综合分析则是其前提。

【治疗】

感音神经性聋的治疗原则是恢复或部分恢复已丧失的听力，尽量保存并利用残余的听力。

1. **药物治疗**　因致聋原因很多，发病机制和病理改变复杂，且不尽相同，故迄今尚无简单有效且适用于任何情况的药物治疗方法。目前多在治疗原发疾病的同时，尽早联合使用扩张内耳血管的药物、溶栓药物、营养神经的药物及糖皮质激素等。

2. **助听器（hearing aid）和人工耳蜗植入（cochlear implantation）**　对于药物治疗无效或者治疗后仍未达到实用听力者，视情况可考虑佩戴助听器或行人工耳蜗植入。

【预防】

1. 提高生活水平，防治传染病，锻炼身体，保证身心健康，减慢老化过程。

2. 严格掌握应用耳毒性药物的适应证，尽可能减少用量及疗程，用药期间要随时了解并检查听力，发现有中毒征兆者尽快停药治疗。

3. 避免颅脑损伤，尽量减少与强噪声等有害物理因素及化学物质接触，戒除烟酒嗜好，加强个体防护观念及措施。

（李永新）

参考文献

[1]《遗传性耳聋基因变异筛查技术专家共识》专家组，国家卫生健康委员会临床检验中心产前筛查与诊断实验室室间质评专家委员会，国家卫生健康委员会临床检验中心新生儿遗传代谢病筛查实验室室间质评专家委员会. 遗传性耳聋基因变异筛查技术专家共识[J]. 中华医学遗传学杂志，2019，36(3)：195-198.

[2] 全国防聋治聋技术指导组，中华医学会耳鼻咽喉头颈外科学分会，中华耳鼻咽喉头颈外科杂志编辑委员会，等. 老年听力损失诊断与干预专家共识(2019)[J]. 中华耳鼻咽喉头颈外科杂志，2019，54(3)：166-173.

[3] 中华耳鼻咽喉头颈外科杂志编辑委员会，中华医学会耳鼻咽喉头颈外科学分会. 突发性聋诊断和治疗指南(2015)[J]. 中华耳鼻咽喉头颈外科杂志，2015，50(6)：443-447.

[4] Stachler，RJ，Chandrasekhar，SS，Archer，SM. Clinical Practice Guideline：Sudden Hearing Loss[J]. Otolaryngology-Head and Neck Surgery，146(3)：S1-S35.

[5] Tu NC，Friedman RA. Age-related hearing loss：Unraveling the pieces：Age-Related Hearing Loss[J]. Laryngoscope Investigative Otolaryngology，2018，3(2)：68-72.

[6] Vinceneux P，Couloigner V，Pouchot J，et al. Autoimmune deafness[J]. La Presse Médicale，1999，28(34)：1904-1910.

第九章 耳硬化症

【定义】

耳硬化症是原发于内耳骨迷路包囊病理性骨重塑的进展性疾病。在活动期骨迷路包囊内由一个或数个局限性的、富于血管的海绵状新骨代替原有的正常骨质，而在非活动期此新骨可再度骨化变硬。本病由意大利解剖学家、外科医生 Antonio Maria Valsalva 于 1735 年最先报道。1912 年，Siebenmann 发现该病的病理基础为骨海绵样改变，并将其命名为耳海绵化症（otospongiosis）。对身体其他部位骨骼的病理研究显示本病只发生在颞骨，故称之为"耳硬化症"，该病变进一步发展可引起传导性、混合性或感音神经性聋。

不引起临床症状的纯骨迷路组织学病变，称为组织学耳硬化症（histological otosclerosis），若病变扩展，侵及环韧带，使镫骨活动受限或固定，出现进行性传导听力损失者，称为临床耳硬化症（clinical otosclerosis），也称镫骨性耳硬化症（stapedial otosclerosis）。临床耳硬化症在一般人群中不超过 0.5%，而组织学耳硬化症却普遍存在。在白种人中的大规模无选择性尸检研究表明，无临床表现的组织学耳硬化症检出率为 8%～11%。若病变发展，侵及耳蜗甚至内听道，引起耳蜗损害或听神经变性，出现感音神经性聋，则称耳蜗性耳硬化症（cochlear otosclerosis）。镫骨性耳硬化症和耳蜗性耳硬化症可同时存在而呈现混合性聋。

【流行病学】

本病在高加索人种中最常见，有着高达 12% 的组织学发生率和 0.3%～0.4% 的临床发病率，而非洲人、亚洲人及美洲土著人的发病率较低（0.03%～0.1%）。耳硬化症的发病年龄主要集中在 30 多岁，其中有 70%～80% 为双侧发病。该病的发生具有明显的家族聚集性，60% 的患者可追踪到家族病史。另外，女性发病率明显高于男性，女性与男性发病率比为（1.5～2.1）∶1。

【病因】

尽管过去几十年对耳硬化症进行了集中研究，但其发病机制依然不甚明了。各国学者推测器官易感性、病毒感染、遗传学、炎症反应、自体免疫、环境、激素等因素与耳硬化症发生发展都有一定的相关性。

1. **激素变化** 女性患病的概率是男性的 2 倍左右，提示性激素可能参与了本病的发生。雌激素和黄体酮分泌增加可能在耳硬化症的发生和进展中起到一定作用；雌激素降低了破骨细胞对细胞核因子 KB 受体活化因子配基（receptor activator of nuclear factor kappa B ligand，RANKL）的反应性，并下调了破骨细胞的细胞凋亡；在生理和病理状态下的高催乳素血症表现为骨密度降低；雌激素诱发的高催乳素血症可以通过封闭骨骼保护因子（osteoprotegerin，OPG）保护系统而对抗雌激素的保护作用，因此，口服避孕药疗法和激素替代疗法可能增加耳硬化症和前庭疾患的风险，也提示妊娠及哺乳相关的高催乳素血症可能是多次妊娠增加耳硬化症发病风险的基础。妊娠一直被认为是导致耳硬化症发生和进展的一个因素，Liao 发现孕妇血清中胎盘生长激素变异体（GH-V）和胰岛素样生长因子 1（IGF-1）的浓度明显升高，可能与妊娠期耳硬化症的发生有关；然而，Lippy 对 128 名女性的回顾性研究并未发现妊娠与听力减退有关；Vessey 的研究发现尽管雌激素参与了成骨细胞功能，但含雌激素的口服避孕药并不会增加女性人群患耳硬化症的风险。因此，关于耳硬化症与妊娠的关系，还不能得出明确的结论。

2. **遗传因素** 耳硬化症在不同种族(家系)中的发病率存在明显差异，故认为其发病与遗传有关。在高加索人群中，一半以上的耳硬化症患者存在家族史。近年来，许多学者认为耳硬化症是常染色体显性遗传，通过对家系进行流行病学调查研究，发现本病常染色体显性遗传不全外显率为40%~45%，但也不排除其他遗传方式。耳硬化症的责任基因尚未找到，提示此病由多基因致病的可能性较大，耳硬化症更多被认为是一种复杂的骨重塑性疾病。尽管耳硬化症与骨发育不良存在流行病学相关性，但没有证据表明二者存在相同的遗传背景。进一步明确这些基因的特征可能有助于更好地理解耳硬化症的发病机制和遗传特征，Helena 利用镫骨切除术时获得的外淋巴液 miRNA 谱与人工耳蜗对照组进行对比来识别差异表达基因，成功鉴定了耳硬化症基因的表达通路。

3. **病毒感染** 大量研究证明麻疹病毒感染可能是导致耳硬化症的病因之一。研究者先后在耳硬化症患者镫骨尸检中明确发现了麻疹病毒基质蛋白及核蛋白，在破骨细胞、成纤维细胞、胚性软骨细胞和增殖的内皮细胞上发现了大量麻疹病毒衍生蛋白，在耳硬化症外淋巴液中发现了麻疹病毒特异性抗体 IgG。与健康人群相比，耳硬化症患者血清中抗麻疹病毒 IgG 水平较低。参照 Arnold 及 Niedermeyer 的研究，抗麻疹病毒疫苗似乎不但减少了镫骨手术的数量，同时推迟了耳硬化症患者需要接受手术的时间。总之，大量的证据表明耳硬化症是一种与麻疹病毒持续性感染有关的炎性疾病。

4. **结缔组织病** 耳硬化症的免疫组织化学反应在19世纪80年代就引起了人们的注意。有数项报道明确表示耳硬化症与炎症反应、胶原表达紊乱以及受累区域出现病毒受体、抗原等有关。Niedermeyer 等研究了耳硬化症组织中不同类型胶原的表达模式，相比于其他骨性病变(如骨发育不全)，耳硬化症过度表达Ⅰ型胶原蛋白，Ⅳ型、Ⅴ型胶原蛋白亦表达增强。而之前被认为与耳硬化症相关的Ⅱ型胶原蛋白，在耳硬化症患者与健康对照者之间却没有明显的差异。其他研究小组通过免疫组织化学方法，检测了活跃的耳硬化症病灶中破骨细胞表面的 $CD3^+$、$CD4^+$、$CD8^+$ T 细胞，C3a、C5a 补体和 β_2 微球蛋白，确定了慢性炎性反应及持续骨破坏在耳硬化症发病机制中的作用。

【病理】

耳硬化症的主要病理改变为骨迷路内形成的海绵状新骨替代了正常骨质。在活动期耳硬化症病灶中，成骨细胞和破骨细胞同时存在，可以观察到成骨细胞介导的骨形成及破骨细胞引起的骨分解，同时出现的还有血管增生。

耳硬化症最初表现为血管周围的薄层骨质吸收，形成血管周围间隙，该区域可见巨大、多核的破骨细胞聚集，在水解酶和溶骨酶的共同作用下对骨质形成破坏，随着病程进展，由黏多糖骨样沉积产生的不成熟的、疏松的海绵状新骨，此时破骨细胞与成骨细胞共存。病变由中层向四周扩展并侵及骨质全层，病灶中血管腔隙变小，周围有大量纤维组织逐渐钙化，成骨活动增强，由网状新骨变成不规则的板状新骨，病变进入相对稳定期，成为与周围正常骨质有明显边界的、不活动的硬化灶。活动期耳硬化症的判断标准：①出现细胞质增多的非骨质区域；②观察到骨吸收或新骨形成；③血供增加，黏膜层的纤维组织增生；④嗜酸染色阳性。

耳硬化症卵圆窗前缘受累最早，也是最常见的受累位置，96%的耳硬化症颞骨标本都显示病灶富集在此区域。由于形成的新骨体积通常大于被吸收的骨质，卵圆窗前缘的病灶往往先表现为镫骨底板阻塞(jamming)，而非真正的镫骨底板固定。Cherukupally 等发现真正的镫骨固定所致的气骨导差通常大于30dB，而镫骨底板阻塞所致的气骨导差则小于30dB，为了避免镫骨切除术中出现镫骨浮动，应选择气骨导差大于30dB、镫骨底板固定的患者进行手术。在对颞骨样本的研究发现，49%~60%的耳硬化症病灶为多发。镫骨底板固定通常始于环韧带钙化，随之卵圆窗与镫骨底板融合，镫骨活动受限甚至消失。圆窗龛、耳蜗顶转和中转等部位亦可受累，其他受累部位还包括：卵圆窗后缘、内听道后壁及前壁、耳蜗导水管周围骨质、半规管周围骨质以及镫骨底板等，其中圆窗龛受累占30%，镫骨底板受累的概率为12%~15%。

镫骨底板固定导致传导性聋，气骨导差是由环韧带的狭窄及缺失程度决定的。Guild 提出约1/3的耳硬化症患者是由于病变累及内耳引起感音神经性聋或混合性聋。单纯的感音神经性聋在耳硬化症患者中罕见。Gussen 报道耳硬化症病灶中可见到螺旋韧带毛细血管及毛细血管周围间隙缺失、耳蜗囊性骨侵蚀、被增宽的骨内膜分隔的螺旋韧带与深部骨面，从而导致螺旋韧带玻璃样变性、萎缩、纤维化、增厚。耳蜗骨内膜的受累程度及螺旋韧带的玻璃样变性与感音神经性聋直接相关。另外有研究显示耳硬化症患者周围感觉神经元退行性变的模式与老年性聋相似。Ishai 等发现镫骨切除术后患者发生内淋巴水肿的概率增加至 11.8%，而对照组为 3.5%，内淋巴囊水肿增加了再次手术引起神经性聋的风险。

【临床表现】

临床表现以听力下降最常见，其次为耳鸣，个别患者伴有眩晕。

1. 听力下降 缓慢渐进的传导性或混合性听力下降。起病隐袭，过程缓慢，因而患者常不能准确描述起病时间。听力下降多起自 20~30 岁左右，也有极少数始于 45 岁以后，儿童期发病罕见。听力下降多为双侧同时起病或先后发病，两侧听力损失程度可以相同或不对称。单侧耳硬化症患者较少见，为 10%~15%。从感觉听话稍有不便到较严重地影响交流，患者常历经数年或十余年，部分患者存在阶段性稳定期，但可因妊娠、分娩、全身情况变化而加重。

临床上，耳硬化症患者多表现为典型的传导性聋，当镫骨完全固定时，听力不再下降，如病变进一步侵及耳蜗、内听道影响感音功能，则听力损失可进一步发展为混合性聋。耳蜗性耳硬化症则表现为感音性聋。

2. 耳鸣 是患者主诉的第二常见症状，发生率为 25%~80%。耳鸣与听力下降同时发生者占多数，少数患者耳鸣可出现于听力下降之前或之后。耳鸣一般以低调性耳鸣为主，高调耳鸣常提示耳蜗受侵。耳鸣可为持续性或间歇性。

3. 韦氏误听（Willis 误听） 亦称闹境反聪，指患者在嘈杂环境中的听觉反较安静环境中为佳，其原因是对话方在噪声环境说话时需提高声音以超过本底噪音，而耳硬化症患者由于听阈提高，恰好将噪声滤过，故产生噪声环境下听力提高的感觉。耳硬化症者韦氏误听出现率为 20%~80%。一旦耳蜗明显受累，韦氏误听现象即消失。

4. 眩晕 若病灶侵犯前庭神经或因病灶刺激前庭的神经上皮即可发生眩晕。发作类似良性阵发性位置性眩晕，发生率较低，前庭功能检查可正常。

【辅助检查】

1. 耳部检查 可见外耳道宽大、清洁，外耳道皮肤菲薄，鼓膜完整、标志清楚，可稍显菲薄。少数患者在鼓膜后部隐现淡红色，为鼓岬黏膜血管增生、扩张、充血的表现，称 Schwartz 征，多见于年轻人及伴有硬化灶侵及耳蜗的患者。

2. 听力检查

（1）音叉检查：呈 Bezold 三征：气导缩短；Rinne 试验强阴性（骨导明显长于气导）；骨导延长。Gelle 试验常被用于试验镫骨是否固定：镫骨活动时呈阳性；若镫骨固定则呈阴性，但鼓膜活动不良、听骨链中断及砧镫关节或锤骨固定亦可出现阴性。临床常用 256Hz 或 512Hz 音叉进行检查。

（2）纯音听阈：检查结果和镫骨固定程度及有无耳蜗受累有关，病变早期镫骨尚未完全固定，则气导曲线呈上升型，以低频气导下降为主；若镫骨完全固定但未合并耳蜗病变，则所有频率的气导听力降至 60dB，气骨导差大于 45dB，呈平坦型曲线。超过半数的患者骨导曲线可出现卡哈切迹（Carhart notch），即骨导曲线在 0.5~4kHz 间常呈 V 型下降，以 2kHz 下降最多，可达 15dB，系由镫骨固定所致。如病变累及耳蜗，则表现为混合性聋，气导听力下降可超过 60dB，骨导损失以高频为主，曲线由平坦型变为下降型。

（3）声导抗测试：鼓室导抗图早期为 A 型，随着镫骨固定程度加重，鼓膜活动受到一定的限制后，可出现低峰的 As 型曲线，镫骨肌反射消失。

3. 影像学检查 耳硬化症早期颞骨 CT 常无明显变化，高分辨率 CT 可见卵圆窗异常。耳蜗硬化患者晚期可出现典型的指环或双环征（图 1-9-1），同时可伴有基底转鼓阶狭窄。

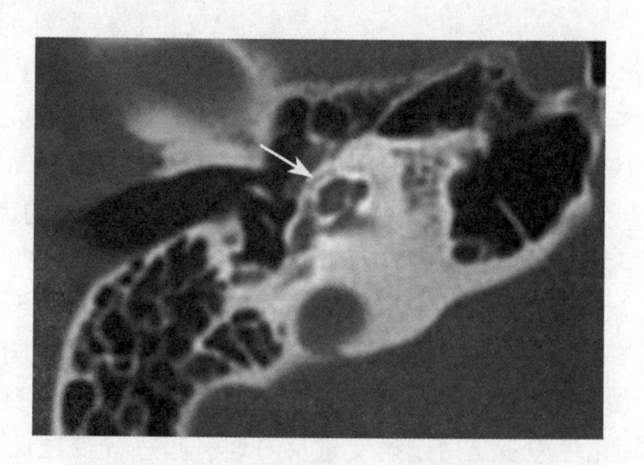

图 1-9-1 耳蜗性耳硬化症的双环征（箭头）

【诊断及鉴别诊断】

根据病史、家族史、症状及客观检查，诊断典型的耳硬化症不难。凡双侧非对称性进行性传导性聋、鼓膜正常或 Schwartz 征阳性、咽鼓管功能良好、Gelle 试验阴性、鼓室导抗图 As 型、镫骨肌反消失者，可作出临床耳硬化症初步诊断。

需与本病鉴别的疾病主要有：先天性中耳畸形（听骨畸形或固定、前庭窗闭锁）、粘连性中耳炎、分泌性中耳炎、鼓室硬化、Paget 病和 Van der Hoeve 综合征（耳聋-蓝巩膜-脆骨综合征）等。主要依据病史、鼓膜像、听力学与高分辨率颞骨薄层 CT 影像进行鉴别。

先天性单纯性中耳畸形：按照 Teunissen（1993）分类法，单纯性中耳畸形可归纳为 4 类：第 1 类：先天性镫骨固定；第 2 类：先天性镫骨固定伴听骨链畸形；第 3 类：先天性听骨链畸形但镫骨底板活动；第 4 类：先天性圆窗或前庭窗发育不全或重度发育异常。先天性单纯性中耳畸形通常有正常的耳廓、外耳道及鼓膜存在，内耳发育正常，病变主要为听骨链发育畸形，临床上多表现为自幼或青少年时期发现的单侧或双侧传导性听力障碍，骨导基本正常。部分患者颞骨 CT 检查可发现听骨链发育异常。耳硬化症多为青中年渐进缓慢发病，多伴有不同程度骨导听力下降，混合性聋较多，颞骨 CT 检查基本正常。先天性中耳畸形尤其是伴有前庭窗闭锁的患者，近 70% 同时伴有面神经走形和位置的变异，需要在术前充分评估，术中予以高度重视。

值得注意的是伴有中耳病变的耳硬化症（如慢性化脓性中耳炎、粘连性中耳炎、鼓室硬化等），常被其原发病症状掩盖，诊断较为困难，此时可根据缓慢进行性传导性聋病史作出疑似诊断，并在手术探查后确诊。

鉴别耳蜗性耳硬化症比较困难，本型耳硬化症的特点是与年龄不成比例且无其他原因可以解释的感音神经性聋。对无明显原因的中、青年的感音性聋患者，如有耳硬化症家族史、Schwartz 征阳性、鼓室导抗图 As 型、言语识别率降低者应行高分辨率颞骨 CT 检查，如 CT 片显示迷路或内听道骨壁上有硬化灶者，可考虑为耳蜗性耳硬化症，并在术中进一步求证。

【治疗】

对耳硬化症的传统治疗策略是以镫骨手术为主的综合干预。近年来，助听器及人工听觉植入技术的创新发展，是镫骨手术的良好补充和加强。

1. **保守治疗** 在耳硬化症的早期阶段，药物治疗可延缓病情进展、预防恶化和减少听力损失，但确切疗效及治疗方案仍需深入研究加以证实。基于自体免疫-炎症特征以及骨代谢等发病机制，目前治疗药物可大致分为调节骨代谢药物、抗炎药物及靶向治疗三类，因长期应用存有明显副作用，或疗效不确切，或仍处于研究阶段，而在临床工作中少有应用。

氟化钠和其他氟化衍生物是潜在的病理性骨重塑的拮抗药，可通过分子途径降低破骨细胞活性和连续的骨质溶解，对活动性耳硬化灶有稳定作用。但由于氟化钠剂量要>60mg/d 才能获益，长期应用可能导致肾衰、肝衰、心衰、黄斑病、椎管狭窄等严重副作用，因而限制其临床应用。仅在下列情况可考虑应用：①耳蜗性耳硬化症；②患者拒绝做或不宜做镫骨手术的临床耳硬化症；③骨导听力很差的混合性聋，病变广泛，发展迅速，且有 Schwartz 征的恶性耳硬化症。

双磷酸盐是骨形态发生蛋白（BMP）的潜在合成抑制药，能够特异性抑制破骨细胞的活性，从而阻止活动性耳硬化症进一步发展，稳定听阈。但其疗效并不优于氟化钠，可作为患者不耐受氟化物治疗时的替代治疗。此外，降钙素、维生素 D、生物类黄酮、硫酸软骨素等都可能使耳硬化症患者受益。

此外，早期耳硬化症可能与麻疹病毒感染相关的溶骨性炎症和针对耳囊的自身免疫反应有关，为糖皮质激素及非甾体抗炎药等抗炎药物的使用提供了理论依据，但因为耳硬化症持续、缓慢的进程，这两类药物的实际临床应用前景有限。由于 TNF-α 等促炎细胞因子在耳硬化灶中大量表达，局部或全身应用抗 TNF 生物制剂可能成为治疗伴感音神经性聋的耳硬化症的一种选择。

2. **镫骨手术** 迄今，耳硬化症的治疗仍以镫骨手术为主，其目的是重建中耳传声结构，恢复其能量传递功能以提高听力。无论采取何种镫骨手术，其前提必须满足 3 个解剖要求：①使固定的镫骨足板活动，或去除部分足板；②砧骨长脚与前庭窗之间需安装新的连接物，以重建完整中耳传声结构；③确保外淋巴完全密封，避免中、内耳相通。早、中期患者手术效果良好，晚期因多伴有明显中高频感音神经性聋，效果较差。

适应证：凡镫骨性耳硬化症气导听力损失 30dB 以上，气骨导差 15dB 以上，言语识别率大于 60% 的 13~80 岁患者均可行手术治疗。对于年龄较大者（超过 55 岁），应充分告知随着年龄增高的手术风险。双侧耳硬化症且骨导相等时选气导较差侧先行手术；双耳气导损失相等时选择骨导较好侧手术；双侧气、骨导损失均相等，则选择耳鸣较重、半规管功能低下侧先行手术；若患者位、听功能均相等，则选惯用耳的对侧手术。第一耳术后听力明显改善，多需观察半年以上无听力下降者，可考虑对侧耳手术。

禁忌证：①听力损失未超过 30dB，或气骨导差小于 15dB；②病灶活动期，耳聋发展迅速者；③听力波动并伴有眩晕或其他迷路积水症状者；④妊娠期或月经期妇女；⑤对侧耳听力全丧失者；⑥活动性外耳道炎、中耳炎或鼓膜穿孔；⑦鼻腔及鼻咽部急性炎症；⑧咽鼓管功能不良者；⑨有神经、精神疾病及其他较重的全身慢性病患者；⑩气压剧变条件下的工作人员、舞蹈演员、体操运动员等。

早在 19 世纪，Kessel 就开展了镫骨活动术，此后陆续出现了镫骨撼动术和镫骨切除术、人工镫骨植入术等。手术方法大多通过矫正固定的镫骨足板，重建砧骨与卵圆窗膜的连接通路，进而达到改善听力目的。20 世纪后期发展的底板小窗镫骨技术，即在镫骨足板中央造孔以容纳活塞，因其内耳损伤小、术后人工镫骨移位风险低并显著提高高频听力等优势，逐步取代了传统镫骨足板完全或部分切除术并成为目前主要治疗方法，而后者现已很少采用。但在小窗镫骨技术中，对底板未完全固定或底板较厚者，用三棱针或微型钻在镫骨底板上钻孔开窗是一件颇具挑战的操作，有可能出现底板浮动、骨折甚至部分脱落至前庭池，或对内耳扰动过大，术后出现严重感音性聋、耳鸣或眩晕等并发症。

1980 年，Perkins 首次将氩激光（argon laser）应用于镫骨手术，开创了激光用于镫骨手术的先河。随后，KTP 激光、CO_2 激光、Er：YAG 激光及半导体激光也成功应用于镫骨手术。因激光的定位精确，对内耳影响轻微，镫骨手术难度及风险显著降低。目前，临床常用 CO_2 或半导体激光完成底板打孔活塞植入术，即在底板中后 1/3 处采用 One-shot 技术打孔，孔直径（0.6~0.8mm）应略大于小柱直径，采用钛质或 Teflon 人工镫骨（直径范围 0.3~0.8mm），其小柱深入底板前庭内部分不应超过 0.5mm，术后疗效好且几乎无听力下降、耳鸣、眩晕等不良反应。对底板未完全固定的患者，激光手术亦有很大的优势，可以保证在不扰动镫骨底板位置的情况下顺利完成底板开窗。尽管激光具有诸多优势，但需注意选择合适的激光功率和操作角度，避免对内耳及面神经等产生不可逆的热损伤。镫骨手术失败通常因植入的镫骨位置不正确、移位或长度不合适所致。

近年来，耳内镜已应用于包括镫骨手术在内的中耳手术。对于外耳道无明显狭窄、迂曲者，内镜下镫骨手术更符合微创理念，具有一定临床推广价值。

3. 人工听觉 随着人工听觉技术的快速发展，耳硬化症的听力康复手段及策略得到进一步丰富完善。由于耳硬化病灶可累及耳蜗侧壁继而累及 Corti 氏器，10% 耳硬化症患者可发生感音神经性聋。伴有中重度混合性聋的耳硬化症患者因从镫骨手术中获益有限，往往需要术后辅助助听器作为补偿。对于不适应助听器者，可考虑行中耳植入振动声桥。2007 年，Dumon 等首次完成 Piston 联合砧骨振动声桥植入术，为此类患者的治疗开辟了新的思路。因后者需要活动的听骨链，通常在人工镫骨植入手术后完成，但由此可能会带来内耳损伤风险。随后该术式得以改进，通过在砧骨振动声桥植入后同期完成 Piston 植入手术，可获得很好听力补偿的同时，大大减少手术中内耳损伤的发生风险。

Redfors 等研究了 30 年的镫骨切除术数据，发现 66% 患者因感音神经性聋的进展而表现出中度到极重度聋。Lenarz 等发现，伴有中到重度混合性聋的耳硬化症患者可以从人工耳蜗植入中获益。对于伴有重度或极重度感音神经性聋或混合性聋，且佩戴助听器效果不佳的耳硬化症患者，可考虑人工耳蜗植入。耳硬化症人工耳蜗植入具有一定挑战性，不仅存在耳蜗术后骨化风险而降低植入体功能、需反复调试以外，据报道，其面肌抽搐的发生率可高达 75%，需通过关闭部分电极通道加以控制。此外，耳蜗性耳硬化症可能出现耳蜗电极植入困难，术前应通过影像学检查仔细评估其耳蜗管腔情况，术中可能需磨开鼓岬暴露基底转管腔。尽管人工耳蜗使某些患者受益，但由于镫骨手术结合助听器的治疗策略可为重度混合性聋患者带来很好的疗效，且考虑耳蜗植入手术的永久性及其昂贵成本，仍不建议将其作为一线治疗方案。

4. 助听器 患有耳硬化症或其他类型的镫骨固定者，如不愿意或不适合行镫骨手术或术后听力恢复疗效不佳者,可以从合适的助听设备中获益。近些年助听器技术进步很大,例如可根据患者听力图定制仅放大所需频率的助听器,还可以很好地与手机兼容。佩戴助听器后,随着耳硬化症病情的进展,需要定期调试助听器。

(戴 朴)

参考文献

[1] 黄选兆,汪吉宝,孔维佳. 实用耳鼻咽喉科学[M]. 2版. 北京:人民卫生出版社,2008.

[2] 王正敏. 王正敏耳显微外科学[M]. 上海:上海科技教育出版社,2004.

[3] Ealy M,Smith RJH. Otosclerosis[J]. Adv Otorhinolaryngol,2011. 70:122-129.

[4] Gordon MA. The genetics of otosclerosis:a review[J]. Am J Otol,1989,10(6):426-438.

[5] Menger DJ,Tange RA. The aetiology of otosclerosis:a review of the literature[J]. Clin Otolaryngol Allied Sci,2003,28(2):112-120.

[6] Rudic M,Keogh I,Wagner R,et al. The pathophysiology of otosclerosis:Review of current research[J]. Hear Res,2015,330(Pt A):51-56.

[7] Liao S,Lu S,Li G,et al. Increased maternal serum placental growth hormone variant in pregnancies complicated by otosclerosis[J]. Clin Otolaryngol,2019,44(5):757-761.

[8] Lippy WH,Berenholz LP, Schuring AG, et al. Does pregnancy affect otosclerosis? [J]. Laryngoscope, 2005, 115(10):1833-1836.

[9] Sabitha R,Ramalingam R,Ramalingam K,et al. Genetics of otosclerosis[J]. J Laryngol Otol,1997,111(2):109-112.

[10] Wichova H. , M. Shew, H. Staecker. Utility of Perilymph microRNA Sampling for Identification of Active Gene Expression Pathways in Otosclerosis[J]. Otol Neurotol,2019,40(6):710-719.

[11] Ishai R,Halpin CF,Mckenna MJ,et al. How Often Does Stapedectomy for Otosclerosis Result in Endolymphatic Hydrops? [J]. Otology & Neurotology,2016,37(7):984-990.

[12] Su Y,Yuan H,Song Y,et al. Congenital middle ear abnormalities with absence of the oval window:diagnosis,surgery,and audiometric outcomes[J]. Otol Neurotol,2014,35(7):1191-1195.

[13] Eshraghi AA,Lla K,Ocak E,et al. Advanced Otosclerosis:Stapes Surgery or Cochlear Implantation? [J]. Otolaryngol Clin North Am,2018,51(2):429-440.

[14] Liktor B,Szekanecz Z,Batta T,et al. Perspectives of pharmacological treatment in otosclerosis[J]. Eur Arch Otorhinolaryngol,2013,270(3):793-804.

[15] Bloch S. L. , M. S. Sorensen. Otosclerosis:a perilabyrinthine threshold phenomenon[J]. Acta Otolaryngol,2012,132(4):344-348.

[16] Rompaey V,Claes G,Potvin J,et al. Systematic review of the literature on nitinol prostheses in surgery for otosclerosis:assessment of the adequacy of statistical power[J]. Otol Neurotol,2011,32(3):357-366.

[17] Thomas J. P. , A. Minovi, S. Dazert. Current aspects of etiology,diagnosis and therapy of otosclerosis[J]. Otolaryngol Pol,2011,65(3):162-170.

[18] Laske RD,Röösli C,Chatzimichdis MV,et al. The influence of prosthesis diameter in stapes surgery:a meta-analysis and systematic review of the literature[J]. Otol Neurotol,2011,32(4):520-528.

[19] Schrauwen I. ,G. Van Camp. The etiology of otosclerosis:a combination of genes and environment[J]. Laryngoscope,2010,120(6):1195-1202.

[20] Karosi T. ,I. Sziklai. Etiopathogenesis of otosclerosis[J]. Eur Arch Otorhinolaryngol,2010,267(9):1337-1349.

[21] Ealy M. ,R. J. Smith. The genetics of otosclerosis[J]. Hear Res,2010,266(1-2):70-74.

[22] Cruise A. S. ,A. Singh,R. E. Quiney. Sodium fluoride in otosclerosis treatment:review[J]. J Laryngol Otol,2010,124(6):583-586.

[23] Markou K,Goudakos J. An overview of the etiology of otosclerosis[J]. Eur Arch Otorhinolaryngol,2009,266(1):25-35.

[24] Lescanne E,Bakhos D,Metais JP,et al. Otosclerosis in children and adolescents:a clinical and CT-scan survey with review of the literature[J]. Int J Pediatr Otorhinolaryngol,2008,72(2):147-152.

[25] Cureoglu S,Schachem PA,Ferlito A,et al. Otosclerosis:etiopathogenesis and histopathology[J]. Am J Otolaryngol,2006,27(5):334-340.

第十章　周围性面瘫

第一节　概　　述

面瘫(facial paralysis)分为中枢性和周围性,病变位于面神经核以上者导致的面瘫称为中枢性面瘫(central facial paralysis),病变在面神经核或面神经核以下者导致的面瘫称为周围性面瘫(peripheral facial paralysis)。本章节描述周围性面瘫。

【面神经损伤的病理分级】

1. Sunderland 根据面神经损伤病理改变将损伤程度分为 5 个等级(表 1-10-1),即神经失用、轴突中断、神经内膜中断、神经束膜中断及神经完全中断。

表 1-10-1　面神经损伤 Sunderland 病理分级

	分级	面神经病理损伤程度
Ⅰ级	神经失用	神经生理性阻断,髓鞘变性,无轴突变性,无神经纤维的中断,但神经传导功能丧失
Ⅱ级	轴突中断	面神经损伤处远端的轴突髓鞘变性,但神经内膜小管尚且完整
Ⅲ级	神经内膜中断	轴突、神经内膜损伤,但神经束膜仍保持完整,此时再生轴突有可能错向生长入远侧的其他神经内膜管内,神经的错向生长及支配会造成联动、鳄鱼泪
Ⅳ级	神经束膜中断	仅仅神经外膜保持连续性,但外膜内结构已严重损坏,神经束膜已经中断,此时很少轴突能成功地功能性再生
Ⅴ级	神经完全中断	神经完全中断,失去连续性

2. **Fisch 评分指标**

评分指标 100 分:静态 20 分,抬眉 10 分,闭眼 30 分,笑或者露齿 30 分,鼓腮 10 分。每项分为 4 档进行评定:0=完全麻痹,30%=相比之下面部运动功能更接近于完全麻痹,70%=相比之下面部运动功能更接近于正常,100%=面部运动功能正常,得分相加为评分得分。

【临床表现】

1. **症状**

(1) 面部不对称,有口角歪斜、闭眼障碍。

(2) 泪腺功能障碍:溢泪、无泪(膝状神经节及以上部位损伤导致岩浅大神经受累所致)和鳄鱼泪(神经的错向生长及支配会造成鳄鱼泪)。

(3) 味觉异常:鼓索神经受累致患侧舌部前侧味觉异常。

(4) 听觉过敏:面神经镫骨肌支功能障碍,使对强声刺激具有保护作用的镫骨肌反射消失,因而可导致患者对强声刺激难以耐受，称为听觉过敏。

2. **体征**

（1）静态：患侧额纹消失，鼻唇沟浅或者消失，睑裂变大。

（2）动态：患侧眉毛不能上抬；患侧眼睑不能闭合，当患者闭眼时，眼球不自主向外上方运动，巩膜外露，称为贝尔现象（Bell phenomenon）；笑、露齿时，口角向健侧移动；鼓腮漏气。部分患者可出现联动：当患侧面神经某分支支配面肌产生运动时，其他分支所支配的面肌会出现被动运动，称为联动。

3. **面神经损害部位的判断**

（1）影像学检查：大部分情况下，CT 可以显示颞骨骨折线，可以了解面神经骨管损伤的部位；MRI 可以观察面神经水肿、变性的情况，并有利于排除面神经占位。

（2）Schirmer 泪液分泌试验：宽 0.5cm，长 5cm 滤纸两条，距离顶端 5mm 处折叠。将折叠好的滤纸置入结膜下穹隆吸泪液 5 分钟，对比双侧滤纸泪液浸湿的长度，相差一倍即异常，提示膝状神经节以上面神经受损。

（3）味觉试验：比较两侧舌前 2/3 的味觉反应。如味觉消失表示面神经损伤在鼓索支的水平或更上。

（4）镫骨肌声反射：反射消失说明损伤部位在面神经镫骨肌支处或以上。

4. **面神经损害程度的判断**

（1）神经电兴奋试验（neural excitability，NET）：本试验应在面瘫 3 天后进行，这是因为受损的神经纤维变性需要 1~3 天，因此 3 天内检查不准确。双侧差值大于 2mA 为神经变性，小于 3.5mA 提示面神经功能可以恢复，大于 3.5mA 提示严重的神经变性，面神经功能自然恢复的可能性很小。10mA 刺激无反应为失神经支配。

（2）肌电图（electromyography，EMG）及面神经电图（electroneurography，EnoG）：肌电图记录不到面肌电活动，表示面神经完全性麻痹。面神经电图的振幅相当于面神经兴奋程度。面神经变性的程度是以健侧面神经电图的振幅与患侧面神经电图的振幅的比例表示。

【面瘫程度的评估】

常用 House-Brackmann 分级标准对面瘫的程度进行评价（表 1-10-2）。House-Brackmann 在 Sunderland 病理分级的基础上，结合面神经损伤的临床表现及预后将面神经功能分为 6 级。

表 1-10-2　House-Brackmann 面神经评级系统

分级	评级标准
Ⅰ	面部功能正常
Ⅱ	静态：双侧基本对称 动态：抬眉中度以下减弱；轻微用力可闭眼；口角轻度不对称
Ⅲ	静态：双侧基本对称 动态：抬眉可轻、中度运动；用力可闭眼；口角运动时患侧肌力轻度减弱
Ⅳ	静态：双侧基本对称 动态：不能抬眉；用力仍眼睑闭合不全；口角用力时患侧明显肌力减弱，两侧明显不对称，有明显联动现象
Ⅴ	静态：明显不对称 动态：不能抬眉；用力仍眼睑闭合不全；仅存轻度的口角运动
Ⅵ	静态：明显不对称 动态：患侧面肌无运动

第二节 贝尔面瘫

【定义】

贝尔面瘫(Bell palsy)是以面部表情肌群麻痹为主要特征的一种疾病,表现为不伴有其他体征或症状的单纯性周围性面瘫。

【发病率】

2013年国外报道发病率在(11.5~53.3)/10万(2016年,中华神经科杂志中国特发性面神经麻痹诊治指南引用的国外参考数据)。

【病因】

贝尔面瘫确切病因不明确,可能与病毒感染、炎性反应等有关,也有学者认为与自体免疫反应有关。多数学者认为贝尔面瘫的发生与单纯疱疹病毒(herpes simplex virus)感染有关。贝尔面瘫发病风险因素包括:怀孕,严重先兆子痫,糖尿病,上呼吸道感染,高血压以及肥胖。

【病理及发病机制】

贝尔面瘫的病理改变为各种致病因素导致的面神经水肿,由于面神经管腔容积有一定的局限性,管内压力增高导致面神经兴奋性传导障碍,出现面瘫;长时间的水肿压迫面神经,可以导致神经缺血、变性,严重者出现神经坏死。另外,病毒性脱髓鞘病变,也将出现长期或永久性面瘫症状。

【临床表现】

急性起病,多数在3天左右临床表现明显,表现为单侧周围性面瘫,所有检查排除其他继发因素。

1. 症状

(1) 口角歪斜和闭眼障碍。

(2) 泪腺分泌异常:溢泪、无泪或鳄鱼泪。

(3) 味觉异常:患侧鼓索神经受累致舌部味觉异常。

(4) 听觉过敏:镫骨肌受累可致患者对强声刺激难以耐受,称为听觉过敏。

2. 体征

(1) 静态:患侧额纹消失,鼻唇沟浅或者消失,睑裂变大。

(2) 动态:患侧眉毛不能上抬;患侧眼睑不能闭合,当患者闭眼时,眼球不自主向外上方运动,巩膜外露,称为贝尔现象(Bell phenomenon);笑、露齿时,口角向健侧移动。多数患者3周内出现面神经功能恢复的迹象,几乎所有的患者6个月时有不同程度的功能恢复。

【诊断及鉴别诊断】

诊断主要基于病史和体格检查,面神经电图和肌电图检查对判断贝尔面瘫患者预后、手术时机的选择有很重要的价值。需要进行CT、MRI检查排除面神经及内听道肿瘤、中耳炎或中耳乳突胆脂瘤等原因造成的周围性面瘫。

【治疗】

贝尔面瘫的治疗主张综合性治疗原则,包括使用糖皮质激素治疗,或糖皮质激素联合使用抗病毒药物。对于是否外科手术治疗,具有一定争议。

1. 药物治疗

(1) 首先做好眼部保护,眼睑不能闭合,夜间角膜暴露,容易角膜溃疡,建议选用滴眼液或涂用眼药膏,可合理使用眼罩保护。

(2) 糖皮质激素应用:口服泼尼松[1mg/(kg·d)]连续5天,然后递减。

(3) 抗病毒药物:在使用糖皮质激素的同时,可以联合使用抗病毒药物,如阿昔洛韦,更昔洛韦或伐昔洛韦等。不主张单独使用抗病毒药物。

(4) 营养神经及扩血管药物。

(5) 早期可适当使用20%甘露醇、甘油果糖等,对减轻面神经水肿可能有一定的帮助。

2. **外科治疗**　面神经减压术。外科手术治疗贝尔面瘫的适应证，如何选择手术时机，以及疗效仍一直存在争议。由于缺乏大样本随机双盲对照临床研究资料，关于外科手术行面神经减压的效果尚有争议，2013 年，美国耳鼻咽喉科学院临床实践指导委员会对于面神经减压贝尔面瘫的治疗既没有推荐也没有反对。

3. **神经康复治疗**　对于急性期面瘫，国外文献不主张早期康复治疗，对于面瘫持续存在，治疗效果欠佳的患者，可以开展面部肌肉康复治疗，但不赞成电刺激神经治疗。

4. **综合性治疗的建议**　尽早应用糖皮质激素治疗，可以加用抗病毒药物，如果治疗 1 周面瘫无改善，或者逐渐发展为面神经全瘫者，及时进行面神经电图检查，如果在发病后 2 周，面神经的变性超过 90%，或在 3 周时面神经变性已经超过 95%，可将国内外治疗现状及病情告知患者及家属，如果患者同意，可以考虑实施面神经减压手术。

第三节　Hunt 综合征

【定义】

Ramsay Hunt 于 1907 年首先描述了此病，因此称为 Hunt 综合征（Ramsay-Hunt syndrome），表现为耳痛、耳部疱疹及周围性面瘫。

【发病率】

Hunt 综合征引起的面瘫占非创伤性面瘫的第 2 位，2012 年国外文献报道发病率为 5/100 000（近年来，国际上公认的参考数据）。

【病因】

由带状疱疹病毒（herpes zoster virus）感染所致，此病感染面神经的部位主要发生在膝状神经节。

【病理及发病机制】

带状疱疹病毒感染导致面神经水肿、变性等，病毒性脱髓鞘病变导致面神经兴奋性传导障碍，如果面神经变性坏死则出现永久性面神经功能障碍。

【临床表现】

1. **口角歪斜和闭眼障碍，泪腺分泌异常**　静态：患侧额纹消失，鼻唇沟浅或者消失，睑裂变大。动态：患侧眉毛不能上抬；患侧眼睑不能闭合；笑、露齿时，口角向健侧移动。

2. **耳痛**　发病初期时有剧烈耳痛。

3. **耳部疱疹**　耳甲腔、外耳道出现水疱疹，也可能波及耳周、面部、鼓膜。初期面瘫常为非完全性麻痹，渐加重至完全性面瘫。也有患者发病初期即为完全性面瘫。有些患者出现眩晕、恶心、呕吐、甚至耳聋等症状；另外尚有少数病例伴有第Ⅵ、Ⅸ、Ⅺ和Ⅻ脑神经麻痹。

【诊断及鉴别诊断】

主要基于病史和体征，需要注意的是此病早期易误诊，尤其对于不伴耳部疱疹的患者。Hunt 综合征患者水痘带状疱疹病毒抗体增高至 4 倍；在患者皮肤、中耳液体、血单核细胞中可检测出水痘带状疱疹病毒 DNA。

不典型的病例需要进行 CT、MRI 检查排除面神经及内听道肿瘤、中耳炎或中耳乳突胆脂瘤等原因造成的周围性面瘫。

面神经电图和肌电图检查对判断面瘫的程度有帮助。

【治疗】

带状疱疹引起的面瘫程度严重，多数患者表现为不可逆的面瘫，很少完全自愈。

1. **药物治疗**　联合使用类固醇激素及抗病毒药物。在发病 3 天内使用抗病毒药物，联合使用泼尼松可以显著提高疗效。经典药物使用方法：阿昔洛韦 800mg 口服，5 次/d，口服 7~10 天。也可以使用更昔洛韦或伐昔洛韦等。排除激素禁忌证后，可连续口服泼尼松[1mg/(kg·d)]5 天，此后递减。耳疱疹外用阿昔洛韦或伐昔洛韦软膏。

Hunt 综合征发生完全性面瘫时，注意预防和处理眼部并发症，使用人工泪液，晚上使用眼膏保护角膜,以避免暴露性角膜炎及角膜溃疡。

2. **面神经减压术** Hunt综合征面神经的麻痹程度更为严重。对于Hunt综合征是否实施面神经减压术,争议很大,一般认为面神经减压术效果不明显,但缺少循证医学的依据。也有不少专家认为面神经管减压可以减轻面神经水肿造成的进一步损伤。

第四节 面神经外科治疗

周围性面瘫的外科治疗包括面神经减压术和面神经修复手术。May等将面神经外科历史分为五个阶段:1829年Charles Bell最早报道了3例面神经外伤导致的面肌瘫痪,发现面神经支配面部表情肌,此为面神经外科的初期阶段(第一阶段);面神经外科第二阶段(1873~1960年)的特点是面神经的修复手术,包括面神经移植和面神经改道端-端吻合术;第三阶段(1908~1969年)的主要贡献是面神经减压手术,面神经减压术是该阶段面神经外科争论的焦点;第四阶段(1970~2000年)的代表是Fisch提出"meatal foramen"是面神经的最狭窄部,面神经减压部位是面神经内听道和迷路段的交界处;第五阶段为至今内镜技术及机器人辅助技术阶段。

【外科手术类型】

治疗周围性面瘫的常用外科手术包括面神经减压术、面神经修复手术及面瘫后期的矫治手术。面神经瘤及侧颅底肿瘤侵犯面神经的外科手术及面神经修复手术参见相关章节。

1. **面神经减压术** 其前提条件是面神经延续性保持完整,神经断伤小于面神经主干的1/3。减压术的目的是开放面神经骨管,切开面神经鞘膜,减轻面神经水肿对神经纤维压迫造成的直接损伤,同时减压手术后面神经局部因压力降低血液循环得到改善,避免因面神经局部水肿对远端神经纤维的损伤。临床上根据病变位置选择不同的手术路径实施减压术。对于颞骨等占位性病变导致的面瘫,去除占位后的面神经减压不在此处讨论。

2. **面神经修复手术** 包括面神经端-端吻合术和神经移植术,用于面神经断离伤,当损伤后面神经干缺损较短时实施端-端吻合术,不能直接实施端-端吻合术时可以实施面神经改道端-端吻合术;神经干缺损较长时实施神经移植术,常用的移植神经为耳大神经或腓肠神经。

3. **面瘫矫治手术** 这是一类面瘫晚期矫治手术,包括动力性和非动力性矫治手术。

(1)动力性矫治手术包括:神经转接术(面神经-舌下神经吻合术及面神经-副神经吻合术)、跨面神经移植术、带蒂肌瓣及带血管神经肌肉(股薄肌等)移植术。面神经-咬肌神经吻合术是近来逐渐用于临床的面神经修复手术,咬肌神经是三叉神经的咬肌分支,咬肌神经只是一部分分支用于和面神经残端吻合,不影响咬肌功能(存在咬肌萎缩的问题,术后需要进行咬肌带动微笑),而且术后恢复较快,一般术后4个月即可观察到面部功能改善,术后1年基本稳定。

(2)非动力性矫治手术包括:皮肤悬吊和筋膜悬吊等美容手术。

【手术径路及方法】

1. **乳突径路**(transmastoid approach)

适应证:适用于面神经乳突段及鼓室段病变未累及膝状神经节并且听力正常患者。如果鼓室段面神经病变累及膝状神经节而听力正常则采用乳突-颅中窝联合径路。

手术关键步骤:行完壁式(canal wall up)乳突轮廓化,手术方法同乳突完壁式鼓室成形术(closed tympanoplasty)的手术步骤。要求轮廓乙状窦、颅中窝脑板、二腹肌嵴、外侧半规管及后半规管,以外侧半规管与二腹肌嵴之间的连线轮廓面神经。然后开放后鼓室。砧骨短突、外侧半规管、后半规管及二腹肌嵴是定位面神经鼓室段的标志,该径路可以暴露面神经乳突段及鼓室段病变。

有的患者需要分离砧镫关节后取出砧骨,剪断锤骨头,可将手术范围延伸至膝状神经节。面神经手术后用自体砧骨做PORP行镫骨与锤骨柄搭桥重建听骨链。

2. **颅中窝径路**(middle cranial fossa approach,MCF)

适应证:适用于贝尔面瘫面神经减压术及面神经膝状神经节或迷路段病变而听力正常的患者。当面神经膝状神经节病变累及面神经鼓室段，患者听力保存较好时，则采用乳突-颅中窝联合径路。

手术关键步骤：采用倒问号手术切口，切口起自耳屏前方，垂直向上至耳轮水平时向后上弯曲，然后向前上弯曲形成倒问号切口。在颞肌表面分离皮瓣，然后 C 形切开颞肌，颞肌瓣蒂留在前下方，暴露颞骨及颞线。在颞线上方行颞骨开窗术，骨窗大小为前后径×上下径约 4cm×5cm。安置颅中窝牵开器（self-retaining retractor），置牵开器前用尖刀点状切开硬脑膜使脑脊液溢出，降低颅内压便于暴露颅中窝解剖结构，手术应当充分暴露面神经迷路段、膝状神经节和面神经鼓室段的一部分。

颅中窝径路由于手术视野相对小，手术中迷路段面神经及内听道定位非常重要。面神经迷路段约 4mm 长，与面神经内听道呈 120°钝角，沿耳蜗底圈至膝状神经节，在膝状神经节处呈 75°向后转为面神经鼓室段。

3. 迷路径路（translabyrinthine approach）

适应证：迷路段、内听道段或桥小脑角（CPA）面神经病变并且患者听力损失较重者。如果患侧耳是唯一有听力耳，不能采用此径路。

手术关键步骤：采用耳后切口，行完壁式乳突轮廓化，轮廓面神经骨管后切除外侧半规管、后半规管、上半规管及前庭腔外侧骨壁，保留部分上半规管壶腹嵴内侧骨壁作为上前庭神经起始的标志，该径路可以充分暴露鼓室段、迷路段及内听道段面神经，轮廓内听道，磨除内听道周围 2/3 以上骨质，充分暴露内听道后切开脑膜，暴露内听道及桥小脑角处面神经。处理面神经病变后硬脑膜缺损用大块的颞肌筋膜修补，并封闭鼓窦入口，腹壁脂肪及颞肌瓣填塞乳突腔。完壁式乳突切除后，切除迷路及前庭，显示面神经鼓室段和迷路段。垂直嵴是识别面神经和上前庭神经的重要标志。当病损涉及耳蜗、前庭、半规管等，且没有听力的患者，需要切除耳蜗及前庭、半规管等迷路后方可充分地暴露面神经各段，并彻底切除病损。

4. 乳突-颅中窝联合径路（combined transmastoid-MCF approach）

适应证：膝状神经节病变累及鼓室段面神经或鼓室段面神经病变累及膝状神经节而听力正常的患者。

手术关键步骤：采用 S 形切口，同乳突径路方法暴露面神经鼓室段及乳突段；以颅中窝径路方法暴露膝状神经节、迷路段及部分鼓室段面神经。在锤骨头水平的颅中窝钻一个孔，可以窥视双侧的结构，方便处理膝状神经节周围的病变，及定位膝状神经节部位。脑板处面神经病变处理后用颅骨开窗骨片重建鼓室天盖。

【手术应用】

我们在外伤性面瘫、医源性面瘫和各疾病中分别讨论面神经外科手术的应用，贝尔面瘫、Hunt 综合征、中耳炎所致面瘫及面瘫晚期矫治手术参见相关章节。

1. 外伤性面瘫

（1）颞骨骨折及面神经损伤评估：颞骨骨折分为纵行骨折（longitudinal fracture）、横行骨折（transverse fracture）和混合性骨折（mixed fracture）。

纵行骨折的骨折线与颞骨岩部长轴方向平行，横行骨折的骨折线与颞骨岩部长轴垂直。约 10%～20% 颞骨纵行骨折的患者发生面瘫。Fisch 报道颞骨纵行骨折发生面瘫的患者中，64% 的患者损伤部位是面神经迷路段，颞骨纵行骨折导致的面瘫多数为迟发性面瘫（delayed paralysis），这类患者不需要外科干预即可获得较好的面神经功能恢复。颞骨横行骨折的骨折线与颞骨长轴垂直，约 50% 的患者发生面瘫，多数为急性、完全性面瘫，面神经损伤部位以面神经迷路段和内听道段常见，迷路段面神经损伤约占 90%，内听道段面神经损伤占 10%。

CT 影像可以帮助了解颞骨骨折的类型、听骨链及骨迷路损伤情况，同时可以提供颅脑损伤及颞下颌关节损伤情况。

颞骨骨折导致的面瘫分为急性面瘫（immediate paralysis）和迟发性面瘫。一般情况下，迟发性面瘫较急性面瘫的预后好。Sanna 提出颞骨骨折导致的面瘫程度分三级，一级：外伤导致面神经水肿、面神经骨管周围血肿压迫面神经或面神经滋养血管破裂出血压迫面神经，使面神经传导阻滞，这些患者表现为迟发性面瘫，大多数患者经过内科治疗面神经功能可以恢复到正常或接近正常（House-Brackmann 分级Ⅰ或Ⅱ级）；二级：面神经骨管骨折，骨折片压迫或刺入面神经，使神经传导阻断，神经轴浆运转中断，导致远端面神经水肿，这类患者多表现为急性面瘫；三级：颞骨骨折导致面神经断裂，表现为急性完全性面瘫。Fisch 主张颞骨骨折面瘫后及时进行面神经功能检查，如果损伤后第 6 天面神经电图显示 90% 及以上面神经变性或 2 周时神经变性超过 95%，提示预后较差，需要实施面神经探查术。

（2）治疗原则和手术径路选择：治疗方法的选择根据颞骨骨折情况及其导致的面瘫程度决定。如果颞骨骨折患者出现面瘫，颞骨 CT 显示骨折线横跨面神经骨管或有明显的骨折片压迫面神经，则立即行面神经探查，实施面神经减压术或面神经移植术；如果骨折线与面神经骨管平行，没有与面神经骨管连接，则进行面神经电图检查。如果面神经变性>90%，实施手术探查；面神经变性<90%，内科治疗并观察，如果 6 个月后面神经功能没有恢复，则实施手术探查。

手术时间的选择：对有手术适应证的颞骨骨折导致的面瘫患者，在全身状况允许的情况下尽快实施手术，清除骨折碎片并清理血肿，切开面神经鞘膜进行减压，早期手术的目的是尽快对损伤的面神经实施减压，避免水肿或血肿压迫引起继发面神经损伤。另外，面神经再生的基础研究结果显示，面神经损伤后 21 天内是面神经修复和再生的关键时期，超过 3 周实施手术对神经再生和修复不利。

手术径路的选择：取决于骨折的部位和患者听力损伤程度。多数颞骨骨折面神经损伤部位是迷路段及内听道段。如果患者伴有严重的感音神经性聋，则选用耳蜗径路或迷路径路，以上两种手术径路可以充分暴露颞骨骨折部位，迷路径路手术创伤较小，手术中仔细清除骨折碎片，如果需要实施面神经移植，这两种径路具有足够的空间实施神经移植；如果患者听力无严重损伤，选用颅中窝或颅中窝-乳突联合径路；骨折线位于面神经鼓室段或乳突段则选用乳突径路。如果患者存在传导性聋，实施面神经减压术或移植术后可以一期实施听骨链重建手术。

（3）手术注意事项

1）如果患者听力无明显损失，手术中尽量保留听骨链完整，避免电钻接触听骨链导致传导性或感音神经性聋。

2）如果骨折片刺入面神经，手术中取出骨片后应检查面神经的延续性，如果面神经断裂，实施神经改道端-端吻合或神经移植手术；如果面神经延续性完好，常规切开神经鞘膜进行减压。

3）如果面神经断离，条件允许时尽量实施面神经改道并进行端-端神经吻合，注意吻合时神经不能有张力，反之则实施面神经移植手术。

4）实施面神经移植时，移植神经长度应比断离的神经长，避免移植神经回缩影响手术效果。

5）手术中发现脑脊液漏应及时修补，如果术后发生脑脊液漏再次手术时可能影响移植神经的再生修复。

2. 医源性面瘫（iatrogenic facial nerve paralysis） 在桥小脑角区及侧颅底手术发生医源性面瘫的概率相对较高；中耳乳突手术较低，常规中耳手术一旦发生医源性面瘫属于严重并发症。

（1）医源性面瘫常见部位：医源性面瘫的发生率根据不同的手术类型差异非常大，桥小脑角区手术发生率最高；侧颅底手术次之；中耳乳突手术最低。

（2）处理原则和注意事项

1）颞骨内面神经损伤处理：如果手术中发现明显的面神经局部损伤，手术中轮廓面神经损伤部位两端的面神经骨管，暴露未受损伤的正常面神经，沿正常的面神经鞘膜探查面神经的损伤情况，如果发现面神经受到损伤，应及时切开面神经鞘膜，检查神经纤维的损伤情况，根据面神经损伤程度实施面神经减压术、面神经改道端-端吻合术或面神经移植术，取耳大神经或腓长神经移植修复桥接舌下神经主干-面神经断端或舌下神经干部分神经束-面神经断端桥接术，面神经-舌下神经干直接吻合术或面神经-舌下神经主干部分吻合术，或舌下神经分支-面神经分支吻合术。对于电钻擦伤、牵拉伤及挫伤等引起的面神经水肿实施面神经鞘膜切开，进行面神经减压，预防术后面神经水肿导致的迟发性面瘫的发生；如果发现面神经断伤超过神经主干的 1/3 则剪断损伤的面神经，根据具体情况实施面神经改道端-端吻合术或面神经移植术。

2）颞骨外面神经损伤的处理：面神经主干或重要分支受到损伤时，必须实施面神经修复手术。面神经牵拉伤手术后可以自行恢复，术中不需要特殊处理；面神经断伤需要术中立即处理，腮腺手术中发现面神经严重损伤时应立即实施面神经端-端吻合术或移植术等。

对于手术后发现面神经损伤的处理应依据面神经损伤的程度而定。术后面神经不完全损伤多是由于手术中牵拉面神经所致，多数患者术后可以自行恢复；术后发现面神经完全损伤，处理方法依据手术医师对术中面神经损伤程度的判断而定，如果手术医师怀疑面神经断伤的可能性比较大时，应及时实施面神经探查，发现面神经断伤后即刻进行面神经修复手术；如果手术医师确认手术中保持了面神经的完整性，予以观察，手术后 6 个月面神经功能不恢复或恢复差者（House-Brackmann 分级Ⅴ或Ⅵ级）实施面神经探查，依据损伤程度实施面神经端-端吻合或面神经移植术。值得提出的是面神经总干断离伤实施端-端吻合术或移植手术后，面神经功能最佳恢复程度为 House-Brackmann 分级Ⅲ级，一般仅对术后 6 个月面神经功能没有恢复者（House-Brackmann 分级Ⅴ或Ⅵ级）实施面神经修复手术。

3）面瘫矫治手术：主要针对面瘫晚期而进行的手术，包括动力性和非动力性矫治手术。动力性矫治手术包括神经转接术、跨面神经移植手术、带蒂肌瓣及带血管神经肌肉的移植手术；面神经-咬肌神经吻合术是近来逐渐用于临床的面神经修复手术，咬肌神经是三叉神经的咬肌分支，咬肌神经只是一部分分支用于和面神经残端吻合，不影响咬肌功能，而且术后恢复较快，一般术后 4 个月即可观察到面部功能改善，术后 1 年基本稳定。非动力性矫治手术主要有皮肤悬吊和筋膜悬吊等美容手术。

【几种常见手术的临床操作技能】

1. 面神经减压术

（1）原理：面神经减压术的目的是开放面神经骨管，切开面神经鞘膜，减轻面神经水肿对神经纤维压迫造成的直接损伤，同时减压手术后面神经局部因压力降低血液循环得到改善，避免因面神经局部水肿对远端神经纤维的损伤。

（2）适应证：不同的手术径路具有不同的适应证，见前面描述。

（3）禁忌证：如果患侧耳是唯一有听力耳，不能采用迷路径路手术。除全身情况不适宜手术外，无其他绝对禁忌。

（4）操作前准备

1）完善术前检查。

2）进行充分的沟通，签知情同意书，告知手术预期效果及各种可能出现的并发症，简单描述手术过程及目的。

3）全麻后，术侧常规消毒铺巾。

（5）操作步骤（手术关键步骤见前描述）

1）乳突径路（transmastoid approach）

2）颅中窝径路（middle cranial fossa approach，MCF）

3）迷路径路（translabyrinthine approach）

4）乳突-颅中窝联合径路（combined transmastoid-MCF approach）

（6）注意事项：避免造成面神经新的损伤；避免内耳迷路；避免不必要地损伤听小骨；避免损伤脑膜、乙状窦、颈静脉球等。术后预防感染。

2. 面神经移植术

（1）原理：切取一段腓长神经、耳大神经等神经移植到面神经缺损部位，连接缺损面神经的远心端和近心端，构成神经突触再生后的桥接通道，使面神经重新修复连接起来，具有支配功能。

（2）适应证：各种原因造成的面神经缺损，如外伤、肿瘤切除术后、医源性面瘫等。面神经断端可以找到，面部肌肉无变性萎缩。

（3）禁忌证：除全身情况不适宜手术外，无绝对禁忌。

（4）操作前准备

1）完善术前检查。

2）进行充分的沟通，签知情同意书，告知手术预期效果及各种可能出现的并发症，简单描述手术过程及目的。

3）全麻后，术侧常规消毒铺巾。

（5）操作步骤

1）根据缺损的原因及部位，可能选取以下各种手术径路：乳突径路（transmastoid approach）、颅中窝径路（middle cranial fossa approach，MCF）、迷路径路（translabyrinthine approach）、乳突-颅中窝联合径路（combined transmastoid-MCF approach）。手术关键步骤见前描述。

2）切取供区神经：腓长神经、耳大神经。

3）将切取的神经修剪成斜面，去除两端的部分神经外膜，用9-0无损伤尼龙线吻合神经。

4）压薄的筋膜包绕神经吻合口，预防周围组织长入吻合口端内，影响术后效果。

（6）注意事项：神经移植不能具有张力；避免损伤内耳迷路；避免不必要地损伤听小骨；避免损伤脑膜、乙状窦、颈静脉球等。术后预防感染。

3. 面神经-舌下神经吻合术

（1）原理：舌下神经和面神经同样都具有运动神经功能，舌下神经与面神经吻合后，中枢会逐渐形成对吻合后神经纤维功能支配的重塑，使吻合的神经具有支配面部运动的功能。

（2）适应证：各种原因造成的近中枢端面神经缺损，病因包括外伤、肿瘤切除术等原因，内听道内或桥小脑角段面神经损伤缺损，移植的神经无法与面神经近中枢端吻合或者吻合后面神经功能没有改善，手术失败。面神经远中枢端可以找到，面部肌肉无变性萎缩。

（3）禁忌证：除全身情况不适宜手术外，无绝对禁忌。但对于对舌运动功能要求较高的职业，如歌唱家等，不能行此手术方式。

（4）操作前准备

1）完善术前检查。

2）进行充分的沟通，签知情同意书，告知手术预期效果及各种可能出现的并发症，简单描述手术过程及目的。

3）全麻后，术侧常规消毒铺巾。

（5）操作步骤

1）切口：耳后弧形切口，从耳后乳突尖上方向前下延伸至颈部胸锁乳突肌前缘。

2）暴露胸锁乳突肌、二腹肌后腹，掀起腮腺后叶。找出茎乳孔的面神经。

3）暴露颈动脉，利用二腹肌肌腱参考找出舌下神经。部分患者可以游离面神经垂直段，反转出茎乳孔，增加了面神经长度，可以减少吻合后神经张力。

4）分离暴露舌下神经，分离舌下神经至足够长度，全部剪断舌下神经，或剪断神经粗细的一半，将舌下神经劈开，一半纤维用于和面神经吻合，另外一半纤维可支配舌的运动。筋膜垫于舌下神经与面神经吻合处下方。将舌下神经面神经吻合，筋膜包绕舌下神经与面神经吻合处。

5）对于神经缺损较多，无法将面神经和舌下神经直接吻合时，可以取一段耳大或者腓长神经桥接面神经及舌下神经断端。切取腓长神经后，腓长神经一端与面神经断端吻合，腓长神经另外一端与舌下神经断端吻合。

（6）注意事项：神经移植不能具有张力；避免损伤内耳迷路；避免不必要地损伤听小骨；避免损伤脑膜、乙状窦、颈静脉球等。术后预防感染。

（李华伟）

参考文献

[1] 王正敏. 王正敏耳显微外科学[M]. 上海：上海科技教育出版社，2004.

[2] 韩东一. 神经耳科及侧颅底外科学[M]. 北京：科学出版社，2008.

[3] 孔维佳，周梁. 耳鼻咽喉头颈外科学[M]. 3版. 北京：人民卫生出版社，2015.

[4] 孙红,张罗.耳鼻咽喉头颈外科学[M].9版.北京:人民卫生出版社,2018.

[5] 中华医学会神经病学分会,中华医学会神经病学分会神经肌肉病学组,中华医学会神经病学分会肌电图与临床神经电生理学组.中国特发性面神经麻痹诊治指南[J].中华神经科杂志,2016,49(2):84-86.

[6] Reginald F. Baugh, Gregory J. Basura, Lisa E. Ishii, et al. Clinical Practice Guideline: Bell's Palsy[J]. Otolaryngology-Head and Neck Surgery, 2013, 149(3S)S1-S27.

[7] John R. de Almeida, Gordon H. Guyatt, Sachin Sud, et al. Management of Bell palsy: clinical practice guideline[J]. CMAJ, 2014, 186(12):917-922.

[8] Kavita Vakharia, Kalpesh Vakharia. Bell's Palsy[J]. Facial Plast Surg Clin N Am, 2016, 24:1-10.

[9] Donald H. Gilden, M. D. Bell's Palsy[J]. N Engl J Med, 2004, 351:1323-1331.

[10] Ficsh U, Douglas Mattox. Microsurgery of the Skull Base[M]. New York: Thieme Medical Publishers, 1988.

[11] Mark May, Barry M. Schaitkin. History of Facial Nerve Surgery[J]. Facial Plast Surg, 2000, 16:301-307.

[12] Nadol JB, Mckenna MJ. Surgery of the ear and temporal bone[M]. Philadelphia: Lippincott Williams and Wilkins Publisher, 2005.

[13] Mario, Sanna, Tarek Khrais, Maurizio, Falcioni, Alessandra Russo, Abdelkader, Taibah. The Temporal Bone: A Manual for Dissection and Surgical Approaches[M]. New York: Thieme Medical Publishers, 2006.

[14] Sanna M, Mancini T, Russo A and Taibah A. The facial nerve in temporal bone and lateral skull base microsurgery[M]. New York: Thieme Medical Publishers, 2006.

[15] Alexander W. Murphey, MD; William B. Clinkscales, BAS; Samuel L. Oyer, MD. Masseteric Nerve Transfer for Facial Nerve Paralysis: A Systematic Review and Meta-analysis[J]. JAMA Facial Plast Surg, 2018, 20(2):104-110.

[16] Monsanto RD, Bittencourt AG, BobatoNeto NJ, et al. Treatment and Prognosis of Facial Palsy on Ramsay Hunt Syndrome: Results Based on aReview of the Literature[J]. Int Arch Otorhinolaryngol, 2016, 20(4):394-400.

[17] Jeon Y, Lee H. Ramsay Hunt syndrome[J]. J Dent Anesth Pain Med, 2018, 18(6):333-337.

第十一章　梅尼埃病

梅尼埃病(Ménière's disease,MD)是一种发病原因不明、以内淋巴积水为主要病理学特征的内耳病变,主要临床表现为发作性眩晕、波动性听力下降、耳鸣和/或患耳闷胀感。

【流行病学】

梅尼埃病是常见的耳源性眩晕疾病之一,目前有关梅尼埃病发病率和患病率的文献报道在不同国家、地区和人种之间均存在较大差异。我国2017年版梅尼埃病诊断和治疗指南指出其总体发病率为(10~157)/10万,患病率为(16~513)/10万。其中,英国为0.27%;美国18岁以下人群发病率为9/10万,65岁以上的人群发病率为440/10万。发病可开始于任何年龄,40~60岁高发。其总体发病率与年龄呈正相关,即随着年龄的增加而逐渐升高,约10%的患者首次发病年龄≥65岁,女性略高于男性(约1.3∶1)。儿童梅尼埃病的发病率较少,占所有患病人群的0.4%~7.0%。曾有文献报道,有2%~78%的梅尼埃病患者表现为双侧性,且随着病程的延长双侧受累比例呈逐渐升高之趋势。Meta研究结果显示,梅尼埃病患者发病10年内进展为双耳病变的比例可达35%;20年内约占47%;部分存在家族聚集倾向(5%~15%)。

2018年欧洲梅尼埃病协会进行2次大规模流行病学研究,将梅尼埃病分为5种亚型:①单侧梅尼埃病(约占53%):无家族病史、偏头痛病史、或自身免疫性疾病等;②延迟型梅尼埃病(约占8%):突发性听力下降早于眩晕发作;③家族遗传学梅尼埃病(约占13%);④伴有偏头痛的梅尼埃病(约占15%);⑤并发的自身免疫性疾病的梅尼埃病(约占11%)。

【病因和发病机制】

梅尼埃病的病因和发病机制受多种因素的影响,尚无一种权威性理论。目前的研究主要基于内淋巴循环的纵流和辐流学说,即内淋巴液由耳蜗血管纹及前庭暗细胞产生,经内淋巴管向内淋巴囊流动,最终在内淋巴囊被吸收,其容量和成分的稳定性尤为重要。认为梅尼埃病的直接病因可能与内淋巴产生和吸收失衡等因素有关。Parella用lake-river-pond来解释内淋巴吸收不良导致的积水。

梅尼埃病有十余种病因学假说,包括内淋巴机械阻塞与内淋巴吸收障碍学说、解剖因素学说、免疫反应和变态反应学说、膜迷路破裂学说、钙离子超载学说、自主神经功能紊乱及内耳微循环障碍学说、炎症和感染学说等。此外,遗传基因也可能是梅尼埃病的重要病因之一。这些学说从不同角度阐述梅尼埃病发病的病理学特征,即内淋巴积水的形成机制。然而,通过对颞骨解剖和临床症状的研究发现,内淋巴积水可能并非梅尼埃病症状的直接原因,而是其组织学标志。梅尼埃病缺乏单一的病因理论,可能反映了潜在的临床和遗传异质性。

【临床表现】

典型的梅尼埃病有如下症状:

1. **发作性眩晕**　多为突然发作的旋转性眩晕。患者无意识丧失。患者常感周围物体围绕自身沿一定的方向旋转，闭目时症状可减轻。头部的任何运动都可以使眩晕加重。眩晕持续时间多为数十分钟或数小时，最长者不超过 24 小时。眩晕发作后可转入间歇期，无明显眩晕发作，但可有平衡功能障碍，间歇期长短因人而异，数日到数年不等。眩晕可反复发作，同一患者每次发作的持续时间和严重程度不尽相同，不同患者之间亦不相同。且眩晕发作次数越多，每次发作持续时间越长，间歇期越短。

2. **波动性听力下降**　一般为单侧，早期多为低频下降的感音神经性聋，可为波动性，发作期听力下降，而间歇期可部分或完全恢复。随着病情发展，听力损失可逐渐加重，逐渐出现高频或全频听力下降。本病还可出现一种特殊的听力改变现象：复听现象，即患耳与健耳对同一纯音可听成两个不同的音调和音色的声音。此外，部分患者会出现听觉重振现象。

3. **耳鸣**　耳鸣可能是本病最早的症状，初期可表现为持续性的低调吹风样或流水声，晚期可出现多种音调的嘈杂声，如蝉鸣声、铃声、风吹声等。耳鸣可在眩晕发作前突然出现或加重。间歇期耳鸣减轻或消失，随着病情的发展，部分耳鸣可持续存在。少数患者可有双侧耳鸣。

4. **耳闷胀感**　眩晕发作期，患耳可出现耳内胀满感、压迫感、沉重感。少数患者诉患耳轻度疼痛，耳痒感。

5. **其他伴随症状**　眩晕发作期常伴有恶心呕吐、面色苍白、发冷汗、血压下降、脉搏缓慢的等自主神经症状。

梅尼埃病的特殊临床表现形式还包括 Tumarkin 耳石危象和 Lermoyez 发作。Tumarkin 耳石危象是 1936 年由 Tumarkin 所叙述并提出的以突然跌倒发作，不伴有意识丧失等植物神经体征的一种少见的现象，其原因可能与耳石器功能障碍有关，多发生在晚期梅尼埃病患者。Lermoyez 发作又名耳鸣-耳聋-眩晕综合征，是非典型梅尼埃病发作。它具有耳鸣、耳聋、眩晕三个主要特征，且眩晕发作出现在耳蜗症状之后，耳鸣、耳聋常继眩晕发作而减轻。Lermoyez 发作是梅尼埃病的一种异型，可能为内听动脉血管痉挛所致，也可能与变态反应有关。

【辅助检查】

1. **基本检查**　包括耳镜检查和声导抗，基本无异常。

2. **听力学检查**　包括纯音测听、耳蜗电图、耳声发射（OAE）、听性脑干反应（ABR）等，可检测听觉功能的变化，协助对眩晕的定位和定性诊断。

（1）纯音测听可了解听力是否下降，听力下降的程度和性质。早期多为低频感音神经性聋，听力曲线呈轻度上升型。多次发作后，高频听力下降，听力曲线可呈平坦型或下降型。纯音测听还可以动态观察患者听力连续改变的情况。

（2）耳蜗电图（EchoG）可客观了解膜迷路中是否存在积水。耳蜗电图检查结果中的-SP/AP 比值的变化被认为是基底膜机械不对称性的结果。研究发现，听力损失程度反映了梅尼埃病的不同阶段，-SP/AP 振幅比随着听力损失程度加重而增大，其比值和一定范围内听阈水平呈正相关。另外，研究也发现，1kHz 和 2kHz 短纯音的耳蜗电图对内淋巴积水的诊断最敏感。一般认为，-SP/AP 振幅比值>0.4 具有诊断意义，可间接表明存在膜迷路积水。但是耳蜗电图检查有一定的假阳性率，检查结果的敏感性依赖于疾病的严重程度和长期性。

（3）耳声发射可敏感反映早期梅尼埃病患者的耳蜗功能状况，早期纯音测听未发现异常时，瞬态耳声发射可减弱或引不出。

3. **前庭功能检查**　包括自发性眼震、凝视眼震、视动、平稳跟踪、扫视、位置试验、冷热试验、旋转试验、摇头试验、头脉冲试验、前庭自旋转试验、前庭诱发肌源性电位（VEMP）、主观垂直视觉/主观水平视觉试验等。

（1）眼震电图：发作期可见自发性眼震，可观察到或用眼震电图记录到节律整齐、强度不同、初向患侧继而转向健侧的水平性自发眼震和位置性眼震，在恢复期眼震转向健侧。间歇期自发性眼震及各种诱发试验结果可能正常。

（2）冷热试验：早期患侧冷热试验结果可正常或患侧反应轻度减退，多次发作后可出现偏向健侧的优势偏向，晚期出现半规管轻瘫或功能完全丧失。

（3）前庭诱发肌源性电位：可出现振幅、阈值异常。研究报道了梅尼埃病患者 VEMP 的频率调谐变化，oVEMP 和 cVEMP 均呈现出频率调谐曲线向高频迁移的特点，其中 oVEMP 的频率调谐变化更著，但这种变化仅在确定型梅尼埃病中观察到。

（4）Hennebert 征：镫骨足板与膨胀的球囊粘连时，增减外耳道气压时可诱发眩晕与眼震。梅尼埃病患者 Henenbert 征可出现阳性。

4. **甘油实验** 主要通过减少异常增加的内淋巴从而判断是否有膜迷路积水。因甘油渗透压高，且分子直径小于细胞质浆膜小孔直径，可弥散到内耳边缘细胞，增加了细胞内渗透压，使内淋巴液中的水分经细胞通路进入血管纹的血管中，达到减压作用。发作期检测常为阳性，但间歇期或治疗期可为阴性。

5. **平衡功能检查** 包括静态或动态姿势描记、感觉统合试验（sensory organization test，SOT）、步态评价等。

6. **耳鸣检查** 2017 年梅尼埃病诊断指南提出了梅尼埃病可以进行耳鸣检查，包括耳鸣声调及强度匹配检查。

7. **影像学检查** 颞骨 CT 检查可显示前庭水管狭窄。特殊钆造影下的内耳膜迷路 MRI 可显示部分患者内淋巴管变细。2007 年，Nakashima 等首次通过经鼓室内耳钆造影 MRI 技术，在梅尼埃病患者的耳蜗或/和前庭见膜迷路积水。到目前为止，对于通过内耳钆造影 MRI 技术诊断内淋巴积水，国际上尚没有统一的评价标准。Nakashima 等在 2009 年提出了膜迷路积水的分度标准，即计算前庭中内淋巴间隙面积与同侧耳前庭总面积的比值 R，R 值小于 1/3 为无积水，R 值在 1/3 到 1/2 之间为轻度积水，R 大于 1/2 为显著积水。2017 年梅尼埃病诊断指南首次将内耳钆造影 MRI 纳入梅尼埃病诊断的检查手段中，提示内耳钆造影 MRI 技术已受到公众认可，是梅尼埃病很好的辅助诊断技术。

8. **病因学检查** 包括免疫学检查、变应原检查、遗传学检查、内分泌功能检查等。部分患者有 HSP70 抗体和 68kD 抗原抗体。

【诊断】

目前梅尼埃病的诊断主要以 2015 年国际 Barany 学会（CCBS）颁布的新版梅尼埃病诊断为标准。该学会将梅尼埃病简化为确定型梅尼埃病和可能型梅尼埃病两大类，具体如下，确定型梅尼埃病：①前庭症状：2 次以上自发性、发作性眩晕，每次发作的持续时间 20 分钟至 12 小时；②患耳在眩晕发作期间或之后出现中低频感音神经性听力下降；③患侧耳伴有波动性听觉症状，包括听力损失、耳鸣和耳闷胀感；④排除其他前庭疾病。可能型梅尼埃病：①前庭症状：2 次以上自发性、发作性眩晕或头昏，每次发作持续 20 分钟至 24 小时；②患侧耳伴有波动性听觉症状，包括听力损失、耳鸣和耳闷胀感；③排除其他前庭疾病。梅尼埃病的听力标准规定如下：单耳梅尼埃病病变时，与对侧相比，患耳 500Hz、1kHz、2kHz 听力损失平均听阈在 30dB；双耳梅尼埃病病变时，患耳 500Hz、1kHz、2kHz 平均听阈在 35dBHL。

2017 年的梅尼埃病诊断和治疗指南根据患者最近 6 个月内间歇期听力最差时 500Hz、1kHz、2kHz 的平均听阈提出了梅尼埃病的分期，具体包括：①一期：平均听阈 ≤25dBHL；②二期：平均听阈为 26～40dBHL；③三期：平均听阈为 41～70dBHL；④四期：平均听阈>70dBHL。其中对于双侧梅尼埃病，我们需分别确定双侧的临床分期。

【鉴别诊断】

1. **前庭性偏头痛** 前庭性偏头痛一般以头痛为主要表现，女性多见，伴有眩晕，一般不伴有听力下降。梅尼埃病和前庭性偏头痛临床表现最大的区别在于病程的发展和转归，梅尼埃病所致的内耳功能损伤是不可逆的，而前庭性偏头痛一般不会造成内耳永久性功能下降。

2. **良性阵发性位置性眩晕** 系特定头位诱发的短暂（数秒钟）阵发性眩晕，伴眼震，不具耳蜗症状，易与梅尼埃病相鉴别。

3. **前庭神经元炎** 多因病毒感染所致，临床上以突发性眩晕，向健侧的自发性眼震，恶心、呕吐为特征。前庭功能减弱而无耳鸣和耳聋症状。数天后症状逐渐缓解，但可转变为持续数周、数月的位置性眩晕，痊愈后极少复发。前庭神经元炎无耳蜗症状是与梅尼埃病的主要鉴别点。

4. **药物中毒性眩晕** 有明显的耳毒性药物使用病史，眩晕起病慢，程度轻，持续时间长，呈非发作性，可因逐渐被代偿而症状缓解，伴耳聋和耳鸣。

5. **突发性耳聋** 部分突发性耳聋患者伴眩晕，但极少反复发作，听力损失快而严重，以高频听力损失为主，无波动性。

6. **大前庭水管综合征** 为缓慢进行性、波动性听力减退，部分伴眩晕和平衡失调，头部外伤和剧烈运动常为发病诱因。多在儿童期发病，双耳同时发病多见。颞骨 CT 检查显示前庭导水管扩大。

7. **迟发性膜迷路积水** 先出现单耳或双耳听力下降，数年后出现发作性眩晕。听力下降和眩晕的时间顺序是与梅尼埃病的主要鉴别点。

8. **其他** 包括听神经瘤、多发性硬化、动脉瘤、小脑或脑干肿瘤、颈性眩晕、Amolk-Chiat 畸形、一过性发作性脑缺血、脑血管意外、脑血管供血不足、精神相关疾病等中枢性疾病；Hunt 综合征、耳硬化症、自身免疫性内耳病、外淋巴瘘等外周性疾病；糖尿病、甲状腺功能亢进或减退、Cogan 综合征、血液病、全身自身免疫病等代谢性疾病；心脏病、原发性高血压等系统性疾病。

【治疗】

1. **一般治疗** 主要是患者的教育和生活方式的调整，让患者充分认识梅尼埃病的发病过程和自然转归，限制对听力和平衡有影响的饮食和环境因素。鼓励所有梅尼埃病患者减少盐分摄入，每日的最大摄入量为 2g，如能耐受则为每日 1.5g。避免咖啡因制品，减少巧克力摄入，尽可能避免烟草和酒精类制品。一些患者可能对某些食物过敏，故需要了解相应的变应原，并进行治疗或尽可能避免；部分患者存在季节性变态反应，应避免或减少与花粉等变应原的接触。大部分梅尼埃病患者通过生活方式调整可以减少眩晕发作频率和严重程度。

2. **药物治疗** 治疗梅尼埃病的药物种类较多，但迄今为止没有一个被广泛接受的药物治疗方案或标准。

（1）前庭神经抑制剂：主要包括地西泮（安定）、盐酸地芬尼多（diphenidol）、利多卡因、苯海拉明（theohydramine）等。

（2）胆碱能受体阻滞剂：使乙酰胆碱不能与受体结合，能缓解平滑肌痉挛，扩张血管，改善内耳微循环，抑制腺体分泌，适用于自主神经反应严重，胃肠症状较重的患者。包括氢溴东莨菪碱、山莨菪碱（654-2）和硫酸阿托品等。

（3）血管扩张剂：内耳微循环障碍可能是本病病因之一，故改善微循环药物，对控制眩晕、耳聋和耳鸣有一定疗效。包括氟桂嗪（flunarizine）、倍他司汀（beta-histine）、脑益嗪（cinnarizine）、尼莫地平（nimodipine）等。血管扩张剂在梅尼埃病中的应用属于经验性，部分学者认为，目前尚无足够证据表明此类药物疗效，而且，尚未能证实膜迷路积水的发生与血管有关。James 和 Burton（2001 年）和 Nauta（2014 年）分别进行了倍他司汀治疗梅尼埃病的系统评价和 Meta 分析，结果均支持倍他司汀可减轻梅尼埃病的眩晕症状。新近一项长期、多中心、双盲、随机、安慰剂对照研究表明，倍他司汀与安慰剂相比，并不能减少梅尼埃病的眩晕发作；新近系统评价发现，有低质量的证据表明，在减少不同原因导致的眩晕发作方面，倍他司汀具有正面作用。总之，尽管有系统分析认为文献不符合高质量研究方法，但大部分研究支持倍他司汀可减轻梅尼埃病的眩晕症状。

（4）利尿剂：研究已证实梅尼埃病的病理表现为膜迷路积水，故可采用利尿脱水剂治疗，常用的有氯噻酮（chlorthalidone）、70% 二硝酸异山梨醇（isosorbid dinitrate）等。Cochrane 系统评价研究认为，没有足够的证据表明利尿剂可以有效缓解临床诊断梅尼埃病患者的眩晕、听力下降、耳鸣和耳闷胀感。但新近系统综述分析显示，多个低证据级别的研究报道，口服利尿剂在梅尼埃病的药物治疗中可能是有益的，可以改善眩晕发作的频率，但缺乏改善听力的可信证据。

（5）全身应用糖皮质激素：目前认为，自身免疫或变态反应因素可能与梅尼埃病的发病机制有关，因此，近年来糖皮质激素较为广泛地被应用于梅尼埃病治疗。糖皮质激素的给药方法有全身应用和局部应用。由于全身应用糖皮质激素的诸多不良反应，目前仅在梅尼埃病的急性期，可有选择的全身应用。

（6）鼓室注射糖皮质激素：由于全身应用糖皮质激素存在诸多禁忌证和不良反应，中耳给药治疗成为近年来应用较为广泛的梅尼埃病治疗方法之一。循证医学证据（Cochrane 系统评价）结果表明，鼓室注射地塞米松可有效治疗梅尼埃病，给药后 24 个月，眩晕发作频率和严重程度均可显著改善。在一项纳入 22 例梅尼埃病患者的随机对照试验中，地塞米松鼓室内给药组［4mg/（ml·d），连续 5 天］比安慰剂组患者症状和功能评分均有改善。因此，对于药物保守治疗无效的梅尼埃病患者，鼓室注射或重复注射糖皮质激素可以达到较好的眩晕控制率。该治疗可以同时保存耳蜗功能和前庭功能。

3. **鼓室注射氨基糖苷类抗生素** 大量研究表明，鼓室注射氨基糖苷类抗生素可有效控制大部分梅尼埃病患者的眩晕症状，该方法治疗顽固性单侧梅尼埃病，眩晕控制率达 90%，听力损失发生率约为 10%～30%。基于已有的证据，氨基糖苷类抗生素鼓室注射是控制梅尼埃病眩晕症状的有效方法，但可能存在听力下降的风险。

4. **低压脉冲治疗** 经外耳道给予脉冲式正压是一种较新的梅尼埃病治疗方法，其机制不清，可能与压力促进内淋巴吸收有关，主要设备为 Meniett 仪。研究表明，应用低压脉冲治疗可有效控制梅尼埃病患者的眩晕发作，减轻耳鸣和耳闷胀感；但也有研究表明低压脉冲治疗长期疗效差。有随机、安慰剂对照、双盲临床研究表明，低压脉冲治疗可改善患者眩晕，但对听力和前庭功能改善不明显，推荐该技术作为单侧梅尼埃病的二线治疗选择。

5. **手术治疗** 目前常见的手术包括内淋巴囊手术；前庭神经切断术和迷路切除术等。

（1）内淋巴囊手术：该术式的目的旨在减轻内淋巴囊积水，改善内淋巴的引流。1927 年，Portmann 首先提出内淋巴囊手术。理论上而言，内淋巴囊手术的基本类型有 2 种：①内淋巴囊减压术：这要靠切除乳突部的颅后窝骨板来实现；②内淋巴囊引流术：使内淋巴囊腔与乳突气房或与颅后窝脑脊液系统相通。一项病例回顾研究发现，75%～80% 患者的眩晕可被控制。一项双盲、安慰剂对照（假手术）研究共纳入 30 例患者，结果表明内淋巴囊引流术与乳突切除术具有同等疗效，该结论目前仍有争议。基于两项共 59 例患者的 RCT 研究，2013 年 Cochrane 系统评价结果示内淋巴囊手术对于治疗梅尼埃病无明显受益。尽管长期以来被质疑并被认为是安慰手术，2018 年的梅尼埃病治疗的国际共识对于有实用听力、年轻的梅尼埃病患者，药物保守治疗失败后首选推荐内淋巴囊手术。

（2）前庭神经切断术：该术式切断前庭神经可中断或消除异常动作电位向前庭中枢的传递，而切除前庭神经节则可防止神经再生，能够缓解 90%～95% 患者的眩晕。术式按手术径路可分为：颅中窝径路前庭神经截断/切断术、经乳突及迷路径路前庭神经截断术、经耳蜗径路前庭神经截断术、迷路后径路前庭神经切断术、乙状窦后径路前庭神经切断术等。1902 年，Parry RH 首次报道颅中窝第Ⅷ脑神经切断术；20 世纪 60 年代初，House 等在显微神经外科基础上进行内听道减压和前庭上神经切断术，有效地缓解患者眩晕。该手术较内淋巴囊手术有更高的眩晕控制率，术后前庭功能完全丧失。但要警惕的是 10%～20% 的患者会出现感音神经性聋。

（3）迷路切除术：该手术是所有梅尼埃病治疗方法中最具破坏性的，其眩晕缓解率几乎为 100%。手术原则是完全清除病变侧 5 个前庭外周感觉器官的感觉上皮，以及支配这 5 个前庭外周感觉器官的外周神经纤维，从而消除从病变侧的前庭外周向脑干传入的神经冲动信号；再通过中枢的代偿作用而获最大程度地定位，达到消除眩晕症状的目的。目前普遍采用的迷路切除术式有经鼓室和经乳突两种径路。1943 年 Cawthorne 经乳突迷路切除术，去除患耳所有神经上皮组织的骨迷路和膜迷路功能，能够有效缓解眩晕，但会造成不可逆的听力损失，目前仅适用于经内科治疗无效且患侧听力已较差或完全丧失的顽固性眩晕患者。

6. **前庭康复治疗** 近年来，随着对梅尼埃病研究和治疗方法的深入，以及前庭康复治疗概念的深化，前庭康复也开始用于梅尼埃病的治疗。前庭康复治疗的具体方法较多，有一般性前庭康复、个体化前庭康复等。具体操作主要体现在以下 2 个方面：①对于间歇期的梅尼埃病患者，前庭康复治疗可使患者的姿势稳定性提高,提高其生活质量;②对于已经进行了外科手术治疗或化学性迷路切除(如梅尼埃病的中耳给药治疗)治疗的梅尼埃病患者,尤其是前庭功能破坏性手术的患者适合进行前庭康复治疗。手术破坏单侧迷路导致一侧的前庭功能低下,使得来自双侧前庭终器的感觉信息不对称,通过前庭康复治疗可促进中枢代偿的建立,消除由于不对称前庭外周信息输入而产生的不平衡感。总之,前庭康复也在梅尼埃病治疗中占有重要作用。

综上,在梅尼埃病的治疗中,应根据疾病的不同时期进行治疗方案的优化。2018 年欧洲梅尼埃病国际共识提出了梅尼埃病的阶梯治疗的五个阶段:第一阶段主要是饮食和药物控制;第二阶段是激素治疗;第三阶段是内淋巴囊手术;第四阶段是化学性迷路切除(氨基糖苷类抗生素鼓室注射);第五阶段是迷路切除术和前庭神经切断术等。由于梅尼埃病是渐进性疾病,随着病程的发展,眩晕发作次数逐渐增加,病变程度逐渐加剧,眩晕发作也随之频繁,患者的听力下降及耳鸣症状也逐渐加重。因此,在疾病的不同阶段,治疗策略并不相同。梅尼埃病早期的治疗主要是控制眩晕,并尽可能地保存听力;如果疾病发展到一定阶段,患者的听力有较重的损伤,可进行氨基糖苷类抗生素鼓室注射或保存听力的手术治疗等;对于听力已经有严重损伤的难治性眩晕患者,可选择不保存听力的手术治疗。另外,随着人工前庭技术的迅速发展,它将会是包括梅尼埃病在内的外周前庭功能丧失眩晕患者治疗的新选择。

(李华伟)

参考文献

[1] 中华耳鼻咽喉头颈外科杂志编辑委员会,中华医学会耳鼻咽喉科学分会. 梅尼埃病的诊断依据和疗效评估(2006 年,贵阳)[J]. 中华耳鼻咽喉头颈外科杂志,2007,42(3):163.

[2] 中华耳鼻咽喉头颈外科杂志编辑委员会,中华医学会耳鼻咽喉科学分会. 梅尼埃病诊断和治疗指南(2017)[J]. 中华耳鼻咽喉头颈外科杂志,2017,52(3):167-172.

[3] Alexander TH, Harris JP. Current Epidemiology of Meniere's Syndrome[J]. Otolaryngologic Clinics of North America, 2010, 43(5):965-970.

[4] Yardley L DB, Osborne G. Factors associated with quality of life in Meniere's disease[J]. Clin Otolaryngol Allied Sci, 2003, 28:436-441.

[5] Carey J. Intratympanic gentamicin for the treatment of Meniere's disease and other forms of peripheral vertigo[J]. Otolaryngol Clin North Am, 2004, 37(5):1075-1090.

[6] Pullens B, van Benthem PP. Intratympanic gentamicin for Meniere's disease or syndrome[J]. Cochrane Database Syst Rev, 2011, (3):CD008234.

[7] Phillips JS, Westerberg B. Intratympanic steroids for Meniere's disease or syndrome[J]. Cochrane Database Syst Rev, 2011, (7):CD008514.

[8] Crossley J, Hussaini AS, Kim HJ, et al. Ménière's disease clinical subtypes in a population from the USA[J]. J Laryngol Otol, 2020, 134(1):24-28.

[9] Magnan J, Özgirgin ON, et al. European Position Statement on Diagnosis, and Treatment of Meniere's Disease[J]. J Int Adv Otol, 2018, 14(2):317-321.

[10] Patel M, Agarwal K, Arshad Q, et al. Intratympanic methylprednisolone versus gentamicin in patients with unilateral Ménière's disease: a randomised, double-blind, comparative effectiveness trial[J]. The Lancet, 2016, 388(10061):2753-2762.

[11] Casani AP, Piaggi P, Cerchiai N, et al. Intratympanic treatment of intractable unilateral Meniere disease: gentamicin or dexamethasone? A randomized controlled trial[J]. Otolaryngol Head Neck Surg, 2012, 146(3):430-437.

[12] Committee on Hearing and Equilibrium guidelines for the diagnosis and evaluation of therapy in Meniere's disease[J]. Otolaryngol-Head and Neck Surg, 1995, 113(3):181-185.

[13] Goebel JA. 2015 Equilibrium Committee Amendment to the 1995 AAO-HNS Guidelines for the Definition of Meniere's Disease[J]. Otolaryngol Head Neck Surg, 2016, 154(3):403-404.

[14] Sarafraz M, Saki N, Nikakhlagh S, Mashali L, et al. Comparison the Efficacy of Intratympanic Injections of Methylprednisolone and Gentamicin to Control Vertigo in Unilateral Meniere's Disease[J]. Biomedical and Pharmacology Journal, 2015, 8(october Spl Edition):705-709.

[15] Stokroos R, Kingma H. Selective vestibular ablation by intratympanic gentamicin in patients with unilateral active ménière's disease: a prospective, double-blind, placebo-controlled, randomized clinical trial[J]. Acta Oto-Laryngologica, 2009, 124(2): 172-175.

[16] Yasser Fawzi ElBeltagy AGS, Ahmed Maher Mahmoud, Nagwa Mohammed Hazaa. Intratympanic injection in Meniere's disease; symptomatic and audiovestibular; comparative, prospective randomized 1-year control study[J]. The Egyptian Journal of Otolaryngology, 2012, (28): 171-183.

第十二章　突发性聋

【定义】

1926年Citelli首先提出特发性突发性聋(sudden idiopathic sensorineural hearing loss,SISHL)的概念,目前统称为突发性聋,简称突聋,为72小时内突然发生的,原因不明的感音神经性听力损失。美国2012年突聋指南中,将听力下降的程度界定为3个连续频率下降超过30dBHL,在中国2015版突聋指南中则界定为2个连续频率下降超过20dBHL。

【流行病学】

美国每10万人中有5至20人患有突发性聋,同时,每年约有4 000余例新发病例。Teranishi等统计了日本30年的突发性聋患病率分别为:3.9/10万(1972年)、14.2/10万(1987年)、19.4/10万(1993年)、27.5/10万(2001年),可以看出发病率逐年上升。2004年德国突聋指南中,报道奥地利和德国突发性聋的发病率达到20/10万,2011年指南有明显不同,认为德国目前的发病率为160~400/10万,高发年龄为50岁,男女比例基本一致,儿童罕见。从全世界来看,发病率在5~20/10万。我国还没有这方面的统计数字,但是随着工作和生活节奏的日渐加快,我国的突聋发病率有上升的趋势,而且发病年龄有年轻化的趋势,我国多中心研究,发病年龄中位数为41岁。

【病因与诱因】

虽然医学有了很大发展,但是目前只有大约10%的突发性聋能找到病因,不能发现病因的突聋,称为特发性突聋(idiopathic sudden deafness),特发性突聋病因不明,紧张、劳累、情绪波动、睡眠障碍、气温变化等为其主要诱因,目前看来,突聋应该是多种高危因素共同作用累积的结果,常见的病因包括:血管性疾病、病毒感染、自身免疫性疾病、传染性疾病、肿瘤等,也有病理研究显示突聋并不支持由内耳血管阻塞、膜性迷路破裂或是免疫机制,神经炎症反应导致的内部细胞压力反应(cellular stress response)。突聋发生的易感因素包括药物因素、病毒感染、高血压、高血糖或高血脂这些可能影响微循环的因素、头痛尤其偏头痛、遗传因素以及其他未知因素。近期几项大数据研究都显示了突聋和偏头痛的密切关系,发现偏头痛组出现突发性聋的概率是对照组的1.8倍、1.22倍、1.34倍。2018年,耳蜗型偏头痛的提出,为突发性聋和偏头痛的关系做了明确的解读,也提供了一个研究方向。

双侧突聋发病率低,占突聋患者的1.7%~4.9%。中国突发性聋多中心临床研究结果显示,双侧发病比例为2.3%。双侧突发性聋需考虑全身因素,如免疫性疾病、内分泌疾病等。

【分型】

关于突发性聋是否应根据听力曲线进行分型,各国观点并不统一。直到2015年,我国突发性聋诊断和治疗指南才进行了分型。越来越多的学者认为突聋需要分型,因为不同的类型发病机制可能不一样,不能采用一种固定的模式治疗所有的突聋。日本将突聋分为四型:低频下降型、高频下降型、平坦型和全聋型。德国将突聋分为五型:低频下降型、中频下降型、高频下降型、平坦型和全聋型。本章按照中国突聋指南，将患者分为低频、平坦、高频、全聋4种类型并根据分型提出不同的机制及治疗：

1. **低频下降型** 1 000Hz（含）以下频率听力下降，至少250Hz、500Hz处听力损失≥20dBHL。可能的发病机制是膜迷路积水，建议采用激素+脱水治疗/改善血液流变学治疗。此型预后最好。

2. **高频下降型** 2 000Hz（含）以上频率听力下降，至少4 000、8 000Hz处听力损失≥20dBHL。高频下降型多为毛细胞损伤，耳蜗基底回高频区域毛细胞的离子通道明显多于顶回低频区域，因此建议使用离子通道阻滞剂（如利多卡因）+激素治疗。此型预后较差。

3. **平坦下降型** 所有频率听力均下降≥20dBHL，250～8 000Hz（250Hz、500Hz、1 000Hz、2 000Hz、4 000Hz、8 000Hz）平均听阈≤80dBHL。可能是迷路血管痉挛所致，建议使用降低纤维蛋白原的药物+激素治疗。此型预后较好。

4. **全聋型** 所有频率听力均下降≥20dBHL，250～8 000Hz（250Hz、500Hz、1 000Hz、2 000Hz、4 000Hz、8 000Hz）平均听阈≥81dBHL。可能是内耳血管栓塞或血栓形成有关。此型常伴有眩晕。治疗原则同平坦型，此型预后最差。

中频下降型我国罕见。研究结果显示，各型之间的结果差异很大。低频下降型疗效最好，平坦型次之，高频下降型和全聋型疗效不佳。对于突发性聋临床研究报道，如果不进行听力分型，很难比较疗效。所以在今后的临床工作中必须按照听力曲线进行分型，并采用不同的治疗原则。

【临床表现】

除突然发生的听力下降外，最常伴发的症状是耳鸣，其次是耳闷胀感、头晕（或眩晕）、耳周皮肤感觉异常等。我国多中心研究显示，全聋型眩晕伴发率最高。

【辅助检查】

必须进行的检查：耳镜检查；听力检查（音叉、纯音测听）；声导抗。

根据具体情况可能需要追加的检查：前庭功能检查；耳声发射；ABR；言语分辨率检查；MRI；实验室检查（血常规、血生化）等。

【鉴别诊断】

有很多疾病都可以引起突发性聋。鉴别诊断须考虑：①病毒感染（如腺病毒、带状疱疹病毒、流行性腮腺炎病毒、HIV）；②弥散性脑炎（多发性硬化）；③自身免疫性脉管炎（如Cogan氏综合征）；④耳毒性药物；⑤肾功能不全造成透析能力下降；⑥肿瘤（如听神经瘤、脑干、岩骨肿瘤）；⑦外淋巴漏（内、外）；⑧压力伤（气压、声压、颅脑外伤）；⑨迷路炎（如中耳炎、梅毒、疏螺旋体等）；⑩脑膜炎；⑪遗传性综合征（如Usher-综合征、Pendred-综合征等）；⑫血流动力学方面的疾病（如红细胞增多症、白血病、脱水症、镰状细胞贫血等）；⑬心脏-血液循环疾病（如相对低血压、心脏手术等）；⑭精神心理性听力障碍。

【治疗】

治疗原则：突发性聋只是一种症状，需要除外可能危及生命的疾病，如颅内、外肿瘤，如果常规检查未发现致命性疾病，则需要对症治疗。目前较为公认的是：糖皮质激素和改善内耳微循环治疗对各型突聋均有效，合理的联合用药比单一用药效果好。

1. **一般治疗**

（1）健康教育：紧张、劳累、情绪波动、睡眠障碍是已知诱因，需尽量避免。此外，还应尽量减少喝茶或咖啡等。

（2）突发听力下降1周以内，需回避噪声，包括各种带有噪声的检查如MRI，除非必须，尽量在发病1周后进行。

2. **针对突发性聋发病机制的药物治疗**

（1）糖皮质激素：各种内耳疾病如突聋、自身免疫性内耳病、梅尼埃病、耳鸣、噪声性聋等，不管其发病机制如何，都可使用糖皮质激素。Lamm等1999年总结了糖皮质激素对耳蜗-前庭系统的作用。动物实验及临床研究也证实糖皮质激素治疗内耳病变取得良好疗效。德国指南建议口服3天泼尼松，总剂量为250mg，晨起顿服。如有效，延长使用2天，如无效则停药。突发性聋诊断和治疗指南（2015）中建议激素有2种给药方式：口服给药：泼尼松每天1mg/kg（最大剂量建议为60mg），晨起顿服；连用3天，如有效，可再用 2 天后停药，不必逐渐减量，如无效可以直接停药。静脉注射给药：按照泼尼松剂量类比推算，甲泼尼龙 40mg 或地塞米松 10mg，疗程同口服激素。

（2）改善内耳微循环：治疗内耳病变改善微循环的目的是改善血液的流动情况。常用药物有：银杏叶制剂、低分子右旋糖酐、复方丹参、己酮可可碱、羟乙基淀粉（HES，扩容剂）、萘呋胺酯、丁各地尔等。需要注意的是不能使用血管扩张药物，使用这种药物可以造成血管的"盗血"现象甚至减少内耳的动脉血供。2004 年德国突发性聋诊疗指南已经明确将扩张血管药物治疗突发性聋列为已经废弃的方法。

（3）离子通道阻滞剂：代表性药物如利多卡因。可能机制是：

1）抑制 Na^+通道。

2）影响 Ca^{2+}-Mg^{2+}-ATP 酶以及神经突触的 Ca^{2+}/Na^+交换。

3）对 K^+离子通道的影响：谷氨酸盐过度释放造成相应的兴奋毒性反应时，原则上可考虑使用钙离子阻滞剂。但是内毛细胞的钙通道对已知的通常剂量的 L 型钙离子通道阻滞剂（尼莫地平、心痛定、戊脉安等）不敏感，由于目前尚无选择性的 D 型钙离子阻滞剂，故临床上无特别有效的钙离子阻滞剂。

（4）降低内淋巴积水：急性低频听力下降提示膜迷路积水，原则上用脱水的治疗方法比改善内耳微循环的疗效好。Vollrath 认为脱水治疗的基本方法是甘露醇。同时口服碳酸酐酶抑制剂乙酰唑胺。必须注意可能出现的不良反应，特别是低钾血症和酸碱平衡紊乱（代谢性酸中毒）。此外还需注意，使用脱水药物有引起永久性听力损失的风险。

（5）抗氧化剂：噪声性损伤、低氧/贫血、耳毒性药物和化学制剂等不同的原因都可通过反应性氧-氮的生成与内源性抗氧化系统的平衡失调引起氧化应激状态造成耳蜗损伤。目前已进入临床应用的抗氧化剂是 α-硫辛酸。一项多中心临床随机研究（1 258 例）证明，大剂量 α-硫辛酸对糖尿病性神经病变有治疗作用。在急性内耳损伤如突聋、噪声性损伤的治疗作用还有待于进一步的临床研究证明。

（6）降低纤维蛋白原的药物治疗：降低血浆黏稠度和纤维蛋白原浓度可改善血液流动特性。去纤维蛋白原的药物如巴曲酶，可作为蛋白酶分解纤维蛋白原中的纤维蛋白肽 A。严重突聋，可能是迷路动脉微血栓形成造成的假说，支持用纤溶剂治疗突聋。除溶栓外还可通过降低纤维蛋白原的水平降低血液黏稠度。

（7）高压氧治疗：Lamm 等（1988 年）总结分析了数以千计的病例，疗效并不确定。需进一步研究。美国 2012 年突聋指南中将之列为激素治疗无效时的补救性治疗方法。

（8）抗病毒治疗：多种病毒感染可造成听力下降。但是抗病毒治疗并未取得更好疗效。

（9）局部用药：现在很多人局部使用糖皮质激素治疗突聋、梅尼埃病和耳鸣。也尝试使用其他的药物如局麻药物、神经递质（拮抗剂）。现在正在研究各种药物如生长因子、神经递质、神经递质拮抗剂、抗氧化剂、细胞凋亡抑制剂和抗过敏药物等。许多动物实验获得很好的结果，特别是耳保护作用。局部用药可避免长期全身系统用药的不良反应和并发症。如因全身病变原因，不能全身系统用药，或受到很大的限制时，可局部用药。常用药物有甲强龙、地塞米松等。耳后给药也发现取得一定疗效。

3. **非药物治疗方法** 用体外电泳法降低纤维蛋白原：体外电泳法，可清除病理性的蛋白质、与蛋白相关的病理物质或血液中的病变细胞。是用血浆过滤器分离患者的血浆（初次过滤），然后通过电泳法通过沉淀去除可疑的病原后，把清洁后的血浆重新输给病人。由此能减少大分子血浆蛋白，改善血液的流动性。Suckfüll 等证明电泳法的疗效至少与持续 10 天的激素+改善内耳微循环治疗是等效的，而且电泳法只需要大约 2 小时。

【疗效评定标准】

听力提高的疗效标准，各国不统一。部分以纯音测听恢复超过 10dB 或纯音听阈恢复达到 15% 或 20% 作为治疗成功的界定标准。也有以纯音测听恢复超过 30dB 或纯音听阈恢复达到 50% 作为治疗成功的标准。由于各频率听力损失的程度不同，这种听阈的平均改变不能说明有效的听力改善程度。我国 2015 年突聋指南制订的疗效分级标准是：

1. **痊愈** 受损频率听阈恢复至正常，或达健耳水平，或达此次患病前水平。
2. **显效** 受损频率平均听力提高 30dB。

3. **有效** 受损频率平均听力提高15~30dB。

4. **无效** 受损频率平均听力改善不足15dB。

【预后】

Mattox等报道不进行任何治疗，36%的患者完全自愈(10/28)，57%的患者痊愈或明显改善(16/28)。Wilson等对没有就诊，未进行任何治疗的突聋患者行纯音测听和言语识别率检查发现52例患者中29例完全自愈(56%)。作者发现，中频下降者几乎都能完全自愈。但如果只观察高频下降型和低频下降型(不包括严重的听力下降，即纯音测听平均听阈≥90dBHL)，35例患者中只有17例自愈(49%)。Chen等观察52例患者使用不同的听力标准以及不同的有效标准，自愈率为32%~55%。低频下降型突聋的自愈率显著高于其他类型。从全国多中心研究结果来看，总计1 024例单侧突发性聋患者中，低频下降型的痊愈率为77.07%，平坦型为34.58%，高频下降型为29.08%，全聋型只有14.49%，总的痊愈率为36.91%。各型之间的痊愈率差别很大。虽有文献报道，部分突聋患者在患病6个月时复查听力，还可能有一定的听力提高，但总体影响不大。而此研究的随访复查时间为1个月，可能少部分显效的患者仍有可能达到自愈，但由于研究需患者住院治疗，所以入组研究的患者中，程度重的、难治的偏多。多种因素影响下，总的自愈率应为30%~40%。

德国2011年突发性聋指南中对预后的观点是：

1. 单独发生在低频或者中频区域的突聋，不管有没有眩晕和耳鸣，预后一般较好。
2. 听力损失的程度越重，预后越差。
3. 发病一开始就全聋，或者接近全聋的预后差。
4. 复发主要见于低频和中频，可以在对侧出现。

我国突发性聋多中心研究结果显示：低频下降型突聋预后最好，平坦型次之，高频下降型和全聋型效果较差。全聋型的痊愈率最低。伴发眩晕症状的预后差。

(余力生)

参考文献

[1] 中华耳鼻咽喉头颈外科杂志编辑委员会，中华医学会耳鼻咽喉头颈外科学分会. 突发性聋的诊断和治疗指南(2015年)[J]. 中华耳鼻咽喉头颈外科杂志，2015，50(6)：443-445.

[2] 余力生，杨仕明. 中国突发性聋分型治疗的多中心临床研究[J]. 中华耳鼻咽喉头颈外科杂志，2013，48(5)：355-361.

[3] 杨晓琦，余力生，马鑫. 耳后注射复方倍他米松治疗顽固性低频下降型感音神经性聋[J]. 中华耳鼻咽喉头颈外科杂志，2007，42(11)：814-816.

[4] 余力生，杨仕明. 突发性聋诊疗进展[J]. 中华耳鼻咽喉头颈外科杂志，2013，48(5)：432-435.

[5] American Academy of Otolaryngology-Head and Neck Surgery. Clinical Practice Guideline：Sudden Hearing Loss[J]. Otolaryngology-Head and Neck Surgery，2012，146(1S)：S1-S35.

[6] Teranishi M，Katayama N，Uchida Y，et al. Thirty-year trends in sudden deafness from four nationwide epidemiological surveys in Japan[J]. Acm Otohryngol，2007，127(12)：1259-1265.

[7] Ganzer U，Albegger KW，Arnold W，et al. Leitlinie"Hörsturz". Konsensusbericht im Auftrag des Präsidium der Deutschen Gesellschaft für Hals-nasen-Ohren-Heilkunde，Kopf-und Hals-Chirurgie[J]. HNO Information，2004，4：302-308.

[8] Michel O，Deutsche Gesellschaft für Hals-Nasen-Ohren-Heilkunde，Kopf-und Hals-Chirurgie. The revised version of the German guidelines "sudden idiopathic sensorineural hearing loss"[J]. Laryngorhinootologie，2011，90(5)：290-293.

[9] Lamm K，Arnold W. How useful is corticosteroid treatment in cochlear disorders? [J]. Otorhinolaryngol Nova，1999，9：203-216.

[10] Plontke S. Therapy of Hearing Disorders：Conservative Procedures//Beleites E.，Gudziol H. Restoring Methods of fuctional defects in head and neck. Current topics in Otorhinolaryngology Head and neck Surgery，Vol. IV[M]. Koln：Scientias Ltd，2005.

[11] Gilgun-Sherki Y，Rosenbaum Z，Melamed E，et al. Antioxidant therapy in acute central nervous system injury：current state 17[J]. Pharmacol Rev，2002，54(2)：271-284.

[12] Suzuki F. et al. Defibrinogenation therapy for idiopathic sudden sensorineural hearing loss in comparison with high-dose steroid therapy[J]. Acta Otolaryngol，2003，123(1)：46-50.

[13] Mattox DE, Simmons FB. Natural History of Sudden Sensorineural Hearing Loss[J]. Ann Otol Rhinol Laryngol, 1977, 86(4 Pt 1):463-80.

[14] Wilson WR, Byl FM, Laird N. The efficacy of steroids in the treatment of idiopathic sudden hearing loss. A double-blind clinical study[J]. Arch Otolaryngol, 1980, 106(12):772-776.

[15] Chen CY, Halpin C, Rauch SD. Oral steroid treatment of sudden sensorineural hearing loss: a ten year retrospective analysis [J]. Otol Neurotol, 2003, 24(5):728-733.

[16] Hwang JH, Tsai SJ, Liu TC, et al. Association of Tinnitus and Other Cochlear Disorders With a History of Migraines[J]. JAMA Otolaryngol Head Neck Surg, 2018, 144(8):712-717.

[17] Lai JT, Liu TC. Proposal for a new diagnosis for cochlear migraine[J]. JAMA Otolaryngol Head Neck Surg, 2018, 144(3):185-186.

第十三章 听神经病

【定义与命名】

听神经病(auditory neuropathy,AN)是一种表现为听性脑干反应(auditory brainstem response,ABR)在高强度声刺激下缺失或严重异常,耳声发射(otoacoustic emission,OAE)和/或耳蜗微音器电位(cochlear microphonic,CM)可引出的特殊听力障碍。患者言语感知障碍与听力下降不成比例,噪声下言语理解更差,与一般的感音神经性聋有明显差异。近年来,听神经病逐渐为人们所认识,一般认为是由内毛细胞、突触、螺旋神经节细胞和/或听神经本身功能不良所导致。外毛细胞功能一般表现为正常,最后也可以出现异常。

听神经病的命名,1996 年首先由 Starr 等提出,同年,日本学者 Kaga 等也报道了“听神经疾病(auditory nerve disease)”。1999 年,Hood 认为该病不能确定其具体的病变部位是否在听神经,建议改名为听神经病症候群(auditory neuropathies)。2003 年 Berlin 等依据 OAE 正常而反映听神经同步性的 ABR 异常,将其定义为听同步不良(auditory dys-synchrony,AD)。2008 年 6 月在意大利科莫召开的国际新生儿听力筛查会议上,专家们一致认为,ABR 缺失或严重异常而 CM 和/或 OAE 正常的听力障碍,并不能确定其病变部位在听神经,进而将听神经病更名为听神经病谱系障碍(auditory neuropathy spectrum disorder,ANSD),ANSD 这一名称渐渐为大家所接受和应用。但是,之后有学者指出,由于与听神经病有类似表现的蜗神经发育不良等属于器质性病变,且干预效果欠佳,不应列入听神经病的范畴,认为 ANSD 这一名称不再适用。2015 年,Starr 和 Rance 建议使用原来听神经病(AN)的名称更为合适。我国学者在《中国听神经病临床实践指南(2022 版)》中,对于应用“听神经病”这一诊断名词达成了共识。

【流行病学】

1996 年 Starr 等提出听神经病这一名称后,医学界逐渐关注到听神经病主要以婴幼儿及青少年期发病为主,且在新生儿中也有发现。目前的研究认为,听神经病可占儿童永久性听力损失约 10%,在具有听力损失高危因素的人群中其患病率为 0.2%~4%,在重度/极重度感音神经性听力损失人群中为 8%~40%。

随着新生儿听力筛查的普及以及听力检测技术的提高,越来越多的听神经病婴幼儿被早期发现,低体重、早产等高危新生儿成活率的提高,使听神经病在婴幼儿中的患病率有所增加。各国具有代表性的关于听神经病患病的流行病学情况归纳为表 1-13-1,由于文献所涉及的研究人群和地区不同,其患病率的差异也较大。

【解剖学】

听神经病的病变部位尚未完全清晰。实验建立的动物模型,表现为耳蜗内毛细胞受累而外毛细胞基本不受累的特性,ABR 反应阈值不成比例地高于纯音阈值,这与听神经病患者纯音听阈与 ABR 反应阈值不相吻合相类似,但该模型毕竟引出了 ABR 波形,与听神经病不完全相符。尽管如此,说明仅仅有内毛细胞的损伤并不足以解释听神经病的所有表现。目前认为，根据听神经病患者 ABR 不能引出反应，推测病变部位主要位于内毛细胞、突触、螺旋神经节细胞和/或听神经本身，但要确认听神经病的具体病变部位，目前仍有一定的困难。

表 1-13-1 听神经病在听障人群中的发生率

国家	发表年份	作者	研究对象	发生率
澳大利亚	1999	Rance G 等	具有听力损失高危因素的婴幼儿和青少年 5 199 例，109 例 ABR 异常，其中 ABR 缺失而 OAE 正常 12 例为听神经病	11.01%
中国	2004	Tang TP 等	聋校 123 例听障儿童，听神经病 5 例	2.44%
土耳其	2008	Kirkim G 等	新生儿听力筛查 23 786 例，听力损失（除外传导性聋）共 65 例，其中 SNHL 55 例，听神经病 10 例	15.38%
埃及	2009	Sanyelbhaa Talaat H 等	婴幼儿及儿童重度至极重度听力损失 112 例，听神经病 15 例	13.39%
波兰	2012	Bielecki I 等	352 例听障儿童（不含传导性），听神经病 18 例	5.11%
印度	2012	Mittal R 等	487 例听障儿童，重度至极重度听力损失儿童 183 例，听神经病 26 例	5.34%（占重度至极重度听力损失儿童的 14.21%）
巴西	2013	Penido RC 等	2 292 例听障儿童，听神经病 27 例	1.2%
日本	2019	Iwasa YI 等	2 265 例感音神经性聋患者，听神经病 11 例	0.48%
合计	—	—	124/5 805	2.14%

【分子生物学】

遗传因素可能是 AN 很关键的致病因素，有报道认为超过 40% 的听神经病与遗传因素相关。该病可表现为非综合征型听神经病和综合征型听神经病。遗传方式包括 4 种主要遗传途径，即常染色体显性遗传、常染色体隐性遗传、X-连锁遗传和线粒体突变母系遗传。目前已经克隆多个 AN 相关致病基因，其中包括常染色体显性遗传的 *AUNA1*、*PCDH9*；常染色体隐性遗传的 *OTOF/DFNB9*、*Pejvakin/DFNB59*；X-连锁遗传的 AUNX1。*AUNA1* 突变患者，其听觉功能障碍的位置很可能在听神经远端，即树突、内毛细胞或突触，而不是近端（螺旋神经节细胞或轴突）。*OTOF*（otoferlin gene）的突变，常导致耳蜗病变，尤其是内毛细胞，一定程度上还包括外毛细胞，研究预示该位置的病理变化将会导致 OAE 消失。因此有学者认为 *OTOF* 基因突变患者更适合人工耳蜗植入术而不是助听器，目前的临床数据表明，*OTOF* 基因突变患者接受人工耳蜗植入术后，可以获得较好的听觉效果。*DFNB59* 基因编码 Pejvakin 蛋白，表达于 Corti 器、螺旋神经节、传入听觉通路的耳蜗核神经细胞体、上橄榄复合体和下丘，*DFNB59* 基因突变后不能编码正常的 Pejvakin 蛋白，导致听觉通路神经信号被干扰，而这些患者一般耳蜗功能完好。AN 可以合并遗传性综合征，比如 Charcot-Marie-Tooth（CMT）等。有研究认为，AN 还可能与线粒体 DNA（mDNA）非遗传性突变导致的缺陷有关，*12S rRNA*（ribosomal RNA）参与线粒体蛋白合成，该区域突变的患者也可表现出 AN 特征。

研究显示，AN 患者中，不同类型的基因突变可引起听觉系统不同的病理改变，这些结果显示了该疾病的异质性。目前，可以通过致病基因分析来进行听神经病的分型，一般认为 *SLC17A8* 主要为突触前型（内毛细胞型）相关基因；*OTOF* 为突触型相关基因；*ATP1A3*、*DIAPH3*、*OPA1*、*ROR1* 等为突触后型中的螺旋神经节型相关基因；*AIFM1*、*MPZ*、*NARS2*、*PJVK*、*PMP22*、*TIMM8A* 等为突触后型中的听神经型。明确基因突变，就能够通过基因筛查帮助早期发现这类疾病，通过遗传咨询来避免和/或降低其发生率，并可帮助患者选择最佳的干预方案，如助听器、人工耳蜗植入以及听觉康复方案。由于目前的听力测试技术尚不能完全提供准确的病变部位，如不能完全区分是听觉突触病变还是听神经本身的改变，因此，AN 基因和分子水平的精准诊断,为选择合适和有效的干预方法提供了保障。

【病因与病理】

听神经病属于功能性诊断,是一类听觉信息处理障碍性疾病,迄今尚未完全确定其病因。由于听神经病多于婴幼儿和青少年期起病,故患者新生儿期及婴幼儿期曾出现的疾病应引起高度重视。目前认为可能的病因:遗传性疾病如Charcot-Marie-Tooth综合征和弗里德赖希共济失调(Friedreich ataxia,FRDA)、新生儿高胆红素血症、新生儿缺氧或窒息、感染、药物等。其中以新生儿高胆红素血症尤为引人注目,Rance等调查的12例听神经病患儿中,有6例曾出现新生儿高胆红素血症,血清胆红素浓度超过350μmol/L。高胆红素血症患儿的ABR既可以表现为反应阈值的升高,也可以表现为Ⅰ~Ⅴ波潜伏期延长,提示胆红素可以同时影响外周和中枢听觉系统。由于缺乏相应部位的病理活检,故对听神经病的病理改变知之甚少。目前认为听神经纤维发生不均匀脱髓鞘的可能性较大,其依据有:听神经纤维不均匀脱髓鞘可以解释ABR引不出,以及言语测听不成比例地低于纯音测听;患者伴有外周神经病表现,且都以脱髓鞘为病理基础;某些以脱髓鞘为主要病理表现的外周神经病,累及听神经时可出现听神经病的表现。Starr等报道的10例成人病例中,有8例在听力损伤若干年后出现了不同程度的外周神经受累的表现,其中3例是Charcot-Marie-Tooth综合征,另5例仅有外周神经传导速度和腱反射异常。Charcot-Marie-Tooth综合征的病理变化以神经脱髓鞘为主要表现,神经传导速度下降及腱反射减弱也是神经脱髓鞘的表现。

Ⅰ型螺旋神经节细胞与内毛细胞连接的解剖结构特点,有利于神经元同步化放电;连接两者之间的突触发生病变,从理论上分析,同样可以产生听神经病的表现。此外,根据听神经病的临床表现,存在明显个体差异的特点,不排除同时存在两处或两处以上病变的可能性。有些部位的病变为所有听神经病患者所共有,而另一些部位的病变则为不同的患者所特有。

【临床表现】

听神经病的主要临床表现为听力下降(可听到声音,但常常听不清语意)、言语分辨率下降。听力学检查的特点为:纯音测听为以低频为主的轻到重度的感音神经性听力下降,鼓室声导抗图正常,镫骨肌反射消失,OAE多数可正常引出,ABR缺失或严重异常,言语识别率与纯音听阈不相符,颞骨CT或内耳MRI显示正常。ABR缺失而OAE正常引出,言语分辨力差与纯音听阈不成比例,镫骨肌声反射及OAE交叉抑制异常,纯音听力图多呈上升型听力损失,这些是听神经病听功能的重要特征(表1-13-2)。

1. **病史** 大多数患者主诉双耳听不清说话声,不同程度的言语交流障碍,噪声环境下交流尤为困难,少数患者伴有耳鸣等,且多自幼年起病。可无耳毒性及噪声接触史,有的可有耳聋家族史或新生儿高胆红素血症病史等。

2. **纯音测听** 听神经病患者的纯音听阈呈轻、中度或重度感音神经性聋,并呈现明显的个体差异。听力图多为低频听力损失为主的上升型曲线,也可以是高频听力损失为主的下降型曲线,还可以为平坦型听力曲线。听力损失多数表现为双侧,少数可为单侧。

3. **言语测听** 患者言语识别率常不成比例地低于纯音听阈,是听神经病的一个重要特点,尤其是噪声下言语识别率更差。多表现为听电话或听麦克风时不能分辨说话的内容。

4. **听性脑干反应(ABR)** ABR引不出反应或严重异常是听神经病最重要的特征之一。听神经病患者纯音测听显示有一定的听力,说明有一定的神经冲动可以传入;而ABR的记录需基于神经同步化达到一定程度才可以引出反应,而听神经同步不良则导致ABR不能引出反应。有髓神经纤维非同步化放电最常见的原因是脱髓鞘。一般认为,脱髓鞘可能是听神经同步化障碍,导致ABR不能引出反应的最主要原因。

5. **耳蜗微音电位(CM)** 一般而言,听神经病患者均能记录到具有重复性的CM,与耳声发射相比,CM不易受到其他病理状态的影响,因此,CM在婴幼儿及儿童听神经病的诊断中比较常用,尤其是中耳炎患者,不易记录到耳声发射,但部分听神经病婴幼儿及儿童未记录到耳声发射而可见CM。

6. **耳蜗电图 EcochG** 从AN患者上可以发现两种主要的EcochG波形:

(1)一种明显的波形,显示的是延迟的总和电位(SP),在多数病例中,其后有一个复合动作电位。

(2)另一种明显的波形,显示的是正常潜伏期的SP,其后跟随一个增宽的负波[突触电位(dendritic

potential,DP)]。据研究证明在多数患者中有潜伏期延迟的SP而没有DP,正常形态电诱发听性脑干反应(electric auditory brainstem response,EABR)可以从所有电极通道记录到。另一方面,正常潜伏期SP和增宽的负向DP,显示EABR波形缺失或分化较差的V波形态。由此,ECochG结果或许可以将AN区分为突触前和突触后病变。

7. **诱发性耳声发射及对侧抑制试验** 这里主要指瞬态声诱发耳声发射(transient evoked otoacoustic emission,TEOAE)和畸变产物耳声发射(distortion production otoacoustic emission,DPOAE),在听神经病患者中,即使纯音听阈表现为重度感音神经性聋,诱发性耳声发射仍然可表现为正常或轻度异常,同时耳蜗微音电位也多表现为正常,这是听神经病的另一个重要特点。正常人的诱发性耳声发射存在对侧抑制,在测试中给对侧耳加一定强度的白噪声,TEOAE的振幅一般下降2~4dB,但在听神经病患者中这种对侧抑制现象消失。

8. **中、长潜伏期反应** 听神经病患者中、长潜伏期反应有明显的个体差异,有报道成人病例中约半数可引出,这可能是由于中、长潜伏期反应的检测并不严格要求神经元的同步化放电。ABR反应阈值一般不能直接用于听神经病患者的听力评估,当不能准确获得婴幼儿行为听阈时,常常需要结合客观测听的结果,以便用于早期干预,例如选配助听器,可将皮层听觉诱发电位用于听力评估,结果相对可靠。当患者不能配合完成行为测听时,均可借用皮层听觉诱发电位的测试,以相对准确地印证听力损失的情况。

9. **声导抗测试** 听神经病患者的鼓室声导抗图多呈"A"型,提示中耳功能正常。镫骨肌反射引不出,与耳声发射对侧抑制相似,镫骨肌反射的引出并不依赖于听觉传入纤维的同步化。听神经病患者在有一定听觉传入信号的情况下仍引不出镫骨肌反射,提示听觉脑干通路存在病变。

【辅助检查】

1. **听力学检查**

表1-13-2 听神经病患者各项检查结果

检查项目	结果
耳声发射(OAE)	正常或消失(约30%的OAE后来消失)
耳蜗微音电位(CM)	引出(相反极性声刺激)
听性脑干反应(ABR)	高强度声刺激未引出反应(或严重异常)
镫骨肌反射	消失或阈值升高
纯音测听	正常至重度或极重度听力损失(低频下降居多或任何类型,双耳听阈可不对称)
安静条件下言语识别率	与纯音听阈不成比例下降
噪声下言语识别	非常差
掩蔽级差(MLD)	无
耳声发射对侧声抑制	消失

2. **影像学检查** 颞骨CT和内耳MRI一般表现为外、中、内耳形态正常。

【诊断及鉴别诊断】

1. **听力学鉴别诊断** 凡双耳听力下降,特别是言语分辨能力差的患者,在常规的纯音听阈和声导抗测试中,如显示为感音神经性听力损失,引不出镫骨肌反射,或仅有部分频率可引出镫骨肌反射而反射阈明显升高时,则应进一步进行ABR、OAE及对侧抑制试验。对于婴幼儿,不能获得准确纯音听阈时,ABR检查反应阈值超过80dBHL时,应该进一步检查CM和OAE。所有听力学检查结果提示为蜗后听力损失,而又能排除包括蜗神经发育不良、听神经占位病变及脑部的其他病变者,方可诊断为AN。若同时存在其他周围神经病,应视为全身性神经病的一部分。本病还应注意与药物中毒性、噪声性、感染性、遗传性蜗性听力损失以及梅尼埃病进行鉴别。

2. 分子生物学鉴别诊断 近年来,随着听神经病致病基因的不断发现和基因诊断技术的发展,听神经病相关基因被明确诊断,致病部位也逐步明确。依据病变部位,可分为突触型和神经型两大类。突触型又根据病变部位进一步细分为内毛细胞-突触前型和突触后-螺旋神经节型。内毛细胞-突触前型目前明确的代表基因有 *OTOF*、*CACNA1D*、*CABP2*、*SLC17A8*,突触后-螺旋神经节型的代表基因有 *DIAPH3*、*OPA1*、*ROR1*、*ATP1A3*;神经型主要病变部位在螺旋神经节胞体或近端轴突,代表基因有 *TIMM8A*、*AIFM1*、*NARS2*、*MPZ*、*PMP22*。突触型听神经病患者的人工耳蜗植入效果一般较好,而神经型听神经病患者的人工耳蜗植入效果往往欠佳。因此,在人工耳蜗植入前,建议进行 AN 相关基因诊断,以便获得理想的干预效果。

随着听觉生理学的分析以及动物模型机制的研究进展,听神经病的分类可能逐渐细化。目前,有学者主要将听神经病分为遗传性听突触病、遗传性听神经病和后天获得性听神经病、获得性听突触病等,这一分类值得关注。

3. 中枢病变鉴别诊断 本病还应与占位性病变,如听神经瘤、多发性硬化及脑外伤后遗症等疾病进行鉴别。听神经瘤多为单侧受累,偶有双侧,一般通过影像学检查可以帮助诊断。多发性硬化除听力下降外,尚可有眩晕、其他脑神经及精神、皮层功能受损表现,且症状可有缓解期,脑部 MRI 可证实病变的存在。

本病还应与中枢性听力损失相鉴别,这类患者通常能够同时记录到 OAE 和 ABR。

【治疗】

由于听神经病的病变部位及病因不能完全确定,且临床表现差异较大,因此干预方式的选择依然是一个难题。听力障碍干预方式有很多,包括药物治疗、助听器、人工耳蜗等。听神经病由于其特殊的病因及个体差异较大,不能简单地以感音神经性聋的干预方式来处理。如有学者报道给予葛根素和能量合剂,配以高压氧治疗两周,效果不佳;有的给予皮质类固醇治疗,效果不明显。在了解听神经病病因的情况下,有的可以有针对性地进行药物治疗,但绝大多数患者病因不明,尤其是婴幼儿听神经病,临床治疗以助听器和人工耳蜗为主,以听觉言语康复训练为辅,以帮助患儿获得听觉和言语交流能力。

1. 助听器 一般认为,听神经病患者早期可以使用助听器。基于听神经病耳蜗外毛细胞正常的理论,多数学者认为助听器可能对听神经病患者有一定的帮助,而人工耳蜗效果不佳。Berlin 等报道 85 例听神经病患者佩戴了助听器,言语识别率测试结果显示仅 15% 的患者有效。Rance 等将佩戴助听器的听神经病患儿与佩戴助听器的感音神经性聋患儿进行对比,发现两组之间言语语言能力的提高没有统计学差异,认为助听器能够为听神经病患儿提供一定的帮助。国内也有关于听神经病患者佩戴助听器的报道,均提示仅有少部分患者言语识别率提高。根据多项研究认为,助听器并不能帮助听神经病患儿提高言语认知能力。综上所述,助听器可以增加外界声音和言语声的可听性,对听神经病患儿听力的提高有一定帮助,但在提高言语分辨率、言语识别能力等方面,并不像其他听力障碍患儿那样有效。

随着助听器技术的改进,针对听神经病这类特殊疾病,助听器放大的算法也有不同方式的改进,对于安静条件下言语分辨较好的听神经病患者,认为降低低频的增益,将有助于言语识别得分的提高,另外受话器内置式助听器输出的声音更自然,优于受话器外置的助听效果。听神经病患者时间包络信息的缺失比频率信息的缺失更能引起分辨能力的下降,反之声音信号时域信息的增强同样有助于言语分辨能力的提高。

2. 人工耳蜗

(1) 人工耳蜗植入效果:通常在助听器效果不佳的情况下,建议考虑人工耳蜗植入。关于听神经病患儿人工耳蜗植入(cochlear implantation)手术的相关报道很多,多数学者的研究结果显示,人工耳蜗植入患者,自身手术前后对比听力言语测试得分有进步,认为电刺激下神经同步化改善。越来越多的研究报道了听神经病患者接受人工耳蜗植入后的情况,言语得分有一定的提高,但相对其他感音神经性聋的患者得分较低。人工耳蜗对听神经病患儿的帮助没有达到一般感音神经性聋患儿的水平。也有研究显示听神经病患儿与同等条件的非听神经病患儿对比,两组患儿听觉言语、交流能力及受教育情况等指标植入前后均有较大进步,但两组之间没有统计学差异,因此,认为人工耳蜗是听神经病患儿听力言语康复的可选手段。当植入人工耳蜗时,听神经病患者非同步神经活动可能是通过改善电刺激的时间编码,从而提高了神经的同步性。由此可见,虽然有些患儿言语识别能力的提高没有达到感音神经性聋患儿的水平,但大部分听神经病患儿人工耳蜗植入术后都显示出一定的效果。

(2) 人工耳蜗植入时间:听神经病患者一旦能够对声音、交流、语音或语言发展做出有意义的反应,就可以将其转至人工耳蜗中心进行评估。但仅基于 ABR 测试结果考虑听神经病患者是否适合人工耳蜗植入术是不恰当的,需要结合小儿行为测听结果进行综合考量。部分人工耳蜗植入中心主张尽早实行人工耳蜗植入术,然而,研究表明随着时间的推移,部分听神经病婴儿的听觉功能可能会有明显改善,因此,直到听觉检查结果稳定并显示出永久性听神经病的明确证据后,才应做出人工耳蜗植入的最终决定。不过,可以将这些测试作为人工耳蜗植入评估的一部分,以避免延误手术时机。如果是确认由遗传因素导致,且会有良好的人工耳蜗植入效果的听神经病患者(例如 OTOF 基因突变),转诊时间和植入时间与感音性听力损失的婴儿相似。临床实践中,听力干预专家面临的挑战是如何早期识别受益于人工耳蜗植入的听神经病病例,以及如何在人工耳蜗植入之前排除短暂性听神经病患者。对于婴幼儿,一般需要进行一段时间的观察和随访,如 2 岁时听力和言语未见改善,助听器效果欠佳时,才考虑人工耳蜗植入。

3. **定位诊断与干预方案选择** 听神经病患者干预效果个体差异较大,可能与病变部位不同有关。听神经病的病变部位包括内毛细胞、内毛细胞与蜗神经之间的突触连接、听神经本身以及这 3 个部位的组合。理论上来说,如果病变部位仅限于突触前和突触,人工耳蜗植入的效果往往较好,而听神经受累的患者效果较差。OTOF 基因突变导致的听神经病较为常见,一般认为病变部位在内毛细胞或内毛细胞与听神经之间的突触上,属于突触前型听力损失。该类患者听神经一般正常,一般认为 OTOF 基因突变患者的人工耳蜗植入手术效果较好。如果临床上确诊为此基因突变导致的听神经病,可首选手术干预。由于听神经病患者病变部位的诊断在干预的选择中占有重要地位,对康复效果的影响较大,因此,临床上应尽可能明确病因,查找病变部位,为早期干预方法的选择提供帮助。

目前,有学者主张以进行耳蜗电图为代表的电生理检查结合基因诊断,确定病变部位,特别是确定是突触型还是神经型,这可能将有助于预测人工耳蜗植入的效果,值得期待。

听神经病是一种特殊的听力障碍,对婴幼儿的言语发育影响较大,早期进行有效的干预至关重要。由于该病的病因病理不同,病变部位不同,干预效果可出现较大差异,因此,当听力下降比较明显时,建议在人工耳蜗植入之前佩戴助听器。此外,助听器佩戴一段时间后,无论听力损失程度如何,当发现言语理解能力较差时,均建议进行人工耳蜗植入前的评估。听力障碍患儿学会语言是干预的最终目的,听神经病患儿的主要特征是言语能力差,不管采用何种干预手段,科学有效的听觉言语训练必不可少。

总之,根据听神经病患者听力损失的程度、病因、病理及病变部位的不同,选择合适的干预方式,配合个性化的听觉言语康复训练,才能获得理想的干预效果。

【预后】

由于听神经病具有明显的个体差异,这种个体差异的产生是由于病变部位不同还是由于同一病变的程度不同,目前尚无定论,因此,其预后的个体差异也较大。但值得注意的是,在临床工作中,对于不同的听神经病患者,应根据其各自独特的表现进行综合分析,并采取不同的处理方案,才能取得满意的干预效果。

【遗传咨询】

随着听神经病相关基因的不断确定和认识,对该病进行遗传咨询也逐渐为临床医师和患者及家属所接受。遗传咨询有望成为预防听神经病再发、指导选择听神经病干预方案的一个新手段和新方法。由于听神经病具有不同的病因、不同的临床表型和不同的遗传方式,遗传咨询应根据患者及家属的咨询目的、咨询者与先证者的关系给出相应指导,以便获得满意的效果。

(黄丽辉)

参考文献

[1] 中国听神经病临床诊断与干预多中心研究协作组,中华耳鼻咽喉头颈外科杂志编辑委员会,中华医学会耳鼻咽喉头颈外科学分会,等.中国听神经病临床实践指南(2022版)[J].中华耳鼻咽喉头颈外科杂志,2022,57(3):241-262.

[2] 王洪阳,李倩,丁海娜,等.新生儿听神经病谱系障碍的流行病学特征及其临床转归分析[J].中华耳科学杂志,2015,13(2):206-212.

[3] 王锦玲,吴子明.听神经病[J].听力学及言语疾病杂志,2002,10(2):118-120.

[4] 中华耳鼻咽喉头颈外科杂志编辑委员会耳科学组.听神经病专家论坛[J].中华耳鼻咽喉头颈外科杂志,2008,43(5):327-334.

[5] 黄丽辉,倪道凤,李晓璐,等.婴幼儿听神经病谱系障碍诊断及处理指南[J].听力学及言语疾病杂志,2012,20(1):64-94.

[6] 黄丽辉,程晓华,张燕梅.《婴幼儿听神经病谱系障碍诊断及处理指南》解读[J].听力学及言语疾病杂志,2013,21(3):211-212.

[7] 王秋菊,Starr Arnold.听神经病:从发现到渐入精准[J].中华耳鼻咽喉头颈外科杂志,2018,53(3):161-171.

[8] 王秋菊,Moser T.听神经病及亚型听突触病:声音编码与突触研究进展[J].中华耳科学杂志,2019,17(01):9-16.

[9] 王洪阳,于澜,张梦茜,等.婴幼儿听神经病谱系障碍评估与管理的实践指南(一)[J].中华耳科学杂志,2020,18(2):416-420.

[10] Starr A,Picton TW,Sininger Y,et al. Auditory neuropathy[J]. Brain,1996,119(Pt 3):741-753.

[11] Kaga K,Nakamura M,Shinogami M,et al. Auditory nerve disease of both ears revealed by auditory brainstem responses,electrocochleography and otoacoustic emissions[J]. Scandinavian Audiology,1996,25(4):233-238.

[12] Deltenre P,Mansbach AL,Bozet C,et al. Auditory neuropathy:a report on three cases with early onsets and major neonatal illnesses[J]. Electroencephalography and Clinical Neurophysiology/Evoked Potentials Section,1997,104(1):17-22.

[13] Hood LJ. Auditory neuropathy:what is it and what can we do about it? [J]. The Hearing Journal,1998,51(8):10-18.

[14] Berlin CI,Morlet T,Hood LJ. Auditory neuropathy/dyssynchrony:its diagnosis and management[J]. Pediatr Clin North Am,2003,50(2):331-340,vii-viii.

[15] Starr A,Rance G. Auditory neuropathy[J]. Handb Clin Neurol,2015,129:495508.

[16] Sininger YS. Identification of auditory neuropathy in infants and children[J]. Seminars in Hearing,2002,23(3):193-200.

[17] British Society of Audiology. Recommended procedure:assessment and management of auditory neuropathy spectrum disorder (ANSD) in young infants[S/OL]. Bathgate:British Society of Audiology,2019[2022-01-17]. https://www.thebsa.org.uk/wp-content/uploads/2019/01/OD 104-85-Recommended-Procedure-Assessment-and-Management-of-ANSD-in-Young-Infants.pdf.

[18] Manchaiah VKC,Zhao F,Danesh AA,et al. The genetic basis of auditory neuropathy spectrum disorder(ANSD)[J]. International Journal of Pediatric Otorhinolaryngology,2011,75(2):151-158.

[19] Rance G,Beer DE,Cone-Wesson B,et al. Clinical findings for a group of infants and young children with auditory neuropathy[J]. Ear and Hearing,1999,20(3):238.

[20] Berlin CI,Hood LJ,Morlet T,et al. Multi-site diagnosis and management of 260 patients with Auditory Neuropathy/Dys-synchrony(Auditory Neuropathy Spectrum Disorder *)[J]. International Journal of Audiology,2010,49(1):30-43.

[21] Rance G,Barker EJ,Sarant JZ,et al. Receptive language and speech production in children with auditory neuropathy/dyssynchrony type hearing loss[J]. Ear and Hearing,2007,28(5):694-702.

[22] Rance G,Barker EJ. Speech perception in children with auditory neuropathy/dyssynchrony managed with either hearing aids or cochlear implants[J]. Otology & Neurotology,2008,29(2):179-182.

[23] Rodríguez Ballesteros M,Del Castillo FJ,Martin Y,et al. Auditory neuropathy in patients carrying mutations in the otoferlin gene(OTOF)[J]. Human Mutation,2003,22(6):451-456.

[24] Rodríguez Ballesteros M,Reynoso R,Olarte M,et al. A multicenter study on the prevalence and spectrum of mutations in the otoferlin gene (OTOF) in subjects with nonsyndromic hearing impairment and auditory neuropathy[J]. Human Mutation,2008,29(6):823-831.

[25] Penido RC,Isaac ML. Prevalence of auditory neuropathy spectrum disorder in an auditory health care service[J]. Braz J Otorhinolaryngol,2013,79(4):429-433.

[26] Iwasa YI, Nishio SY, Sugaya A, et al. OTOF mutation analysis with massively parallel DNA sequencing in 2,265 Japanese sensorineural hearing loss patients[J]. PLoS One, 2019, 14(5): e0215932.

[27] Berlin CI, Hood L, Morlet T, et al. Auditory neuropathy/dys-synchrony: Diagnosis and management[J]. Mental Retardation and Developmental Disabilities Research Reviews, 2003, 9(4): 225-231.

[28] Prabhu P, Barman A. Effectiveness of Low Cut Modified Amplification using Receiver in the Canal Hearing Aid in Individuals with Auditory Neuropathy Spectrum Disorder[J]. Int Arch Otorhinolaryngol, 2017, 21: 243-249.

[29] Shearer AE, Hansen MR. Auditory Synaptopathy, Auditory Neuropathy, and Cochlear Implantation[J]. Laryngoscope Investigative Otolaryngology, 2019, 430-440.

第十四章　良性阵发性位置性眩晕

良性阵发性位置性眩晕(benign paroxysmal positional vertigo,BPPV),俗称"耳石症",是头部运动到某一特定位置时诱发的短暂眩晕,具有自限性。本病为最常见的外周性眩晕疾病。

【流行病学】

良性阵发性位置性眩晕占前庭性眩晕患者的20%~30%,在前庭外周性疾病中列第1位,到2019年为止,报道的年发病率为(10.7~600)/10万,年患病率约1.6%,终生患病率约2.4%。男女比例为1:1.5~1:2.0。发病率在中老年中呈逐渐上升趋势,发病年龄与病因有一定的关系。

【病因】

BPPV的病因仍不明确,可分为特发性和继发性。特发性BPPV约占50%;继发性BPPV发生于其他耳科或全身系统性疾病,如梅尼埃病、前庭神经炎、特发性突聋、中耳炎、头部外伤、偏头痛、手术后(内耳中耳手术、口腔颌面手术、骨科手术等)以及应用耳毒性药物等。

【发病机制】

BPPV确切的发病机制尚不清楚,但是目前倾向于以下2种学说:

1. **半规管结石病(canalithiasis)学说**　由Hall、Ruby等在1979年提出,认为各种原因导致的椭圆囊斑上的耳石颗粒脱落后进入半规管管腔,当头位相对于重力方向发生改变时,耳石颗粒受到重力作用相对于半规管管壁发生移动,引起内淋巴流动,导致壶腹嵴顶发生偏移,从而出现相应的眼震和眩晕。当耳石颗粒移动至半规管管腔中新的重力最低点时,内淋巴液流动停止,嵴顶回复至原位,眩晕和眼震消失。

2. **嵴顶结石病(eupulolithiasis)学说**　由Schuknech在1969年提出,椭圆囊斑上的变性耳石颗粒脱落后黏附于壶腹嵴顶,导致嵴顶处的密度与内淋巴的密度不同,从而使比重发生不同,导致壶腹嵴顶发生偏移,从而出现相应的眩晕和眼震。

【临床表现】

1. 典型的BPPV发作是由于患者头位相对于重力方向改变时(如起床、躺下、床上翻身、低头或抬头)所诱发的、突然出现的短暂性眩晕(通常持续不超过1分钟)和眼震,其他症状可包括恶心、呕吐等自主神经症状,头晕、头重脚轻、漂浮感、平衡不稳感以及幻视等。

2. **检查**

(1) Dix-Hallpike试验:是确定后半规管或前半规管BPPV最常见的检查方法。具体操作步骤如下(图1-14-1):患者直坐检查床上且头向正前方(图1-14-1-A),检查者位于患者侧方,双手把持患者头部,头向左转45°(测试耳、图1-14-1-B),使测试耳(左侧后半规管、图1-14-1-B左)和右侧前半规管(图1-14-1-B右)处于垂直面上,保持此体位不变,身体迅速躺下(图1-14-1-C),使头向后悬垂于检查床外,与水平面呈30°夹角,头与矢状面保持45°(图1-14-1-D),观察眩晕和眼震情况;待眼震停止后,头部和上身恢复到端坐位,再次观察眩晕和眼震情况;然后再进行对侧检查。由于眩晕和眼震的出现存在潜伏期,检查时

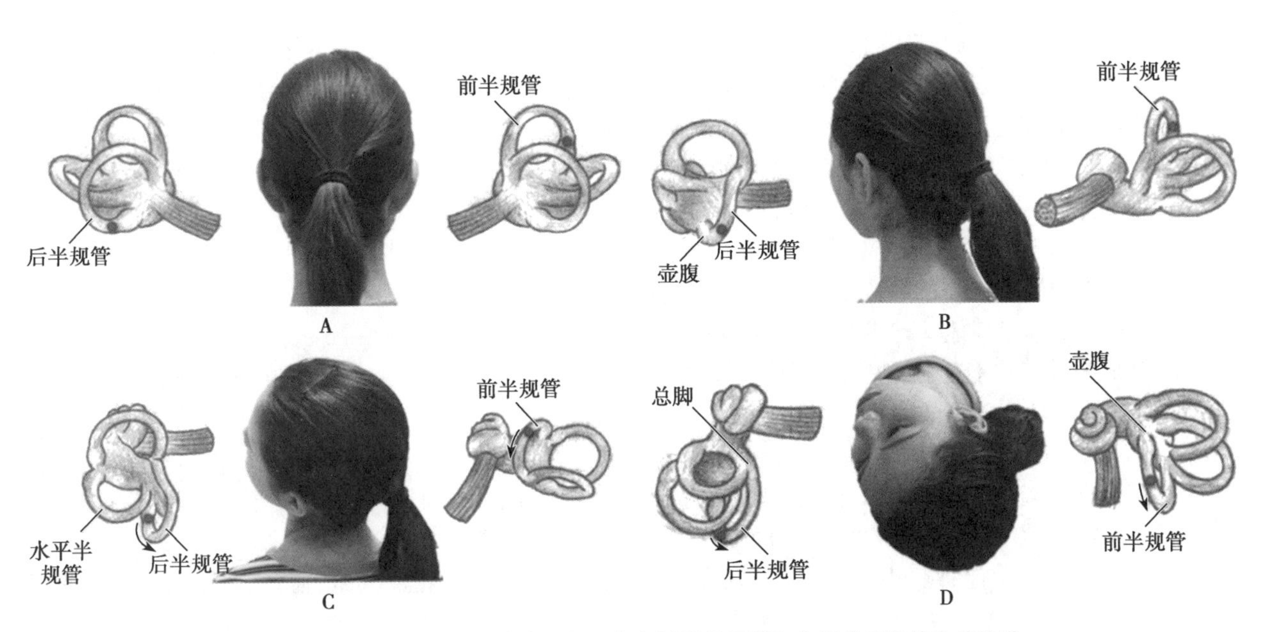

图 1-14-1　Dix-Hallpike 试验和耳石在左侧后半规管和右侧前半规管内的移动

每个体位需保持 30 秒。

患者左侧后半规管内的耳石随着头位改变产生离壶腹的移动，出现后半规管向地、向上的眼震；右侧前半规管内耳石随着头位改变产生移动，出现离地、向下的眼震。

1）后半规管 BPPV 患者的眼震特点：

①患耳向地时出现以眼球上极为标志的垂直带扭转性眼震（垂直成分向眼球上极，扭转成分向地）。

②潜伏期，在管结石症中数秒至数十秒，而在嵴顶结石症常无潜伏期。

③持续时间，在管结石症中眼震<1 分钟，而在嵴顶结石症中眼震≥1 分钟。

④易出现疲劳性。

⑤眼震强度：在管结石症中呈现眼震迅速增强而后逐渐减弱；而在嵴顶结石症中可持续不衰减。

⑥从悬头位回到坐位时出现逆向的眼震。

2）前半规管 BPPV 患者的眼震特点：

①患耳向地时出现以眼球上极为标志的垂直带扭转性眼震（垂直成分向眼球下极，扭转成分向地）。

②潜伏期，在管结石症中数秒至数十秒，而在嵴顶结石症常无潜伏期。

③持续时间，在管结石症中眼震<1 分钟，而在嵴顶结石症中眼震≥1 分钟。

④易出现疲劳性。

⑤从悬头位回到坐位时出现逆向的眼震。

（2）Roll maneuver 试验：是确定外半规管 BPPV 最常见的检查方法（图 1-14-2）。患者取平卧位（图 1-14-2-A），检查者双手把持患者头部，迅速地向左侧（图 1-14-2-B）或者右侧（图 1-14-2-C）转动 90°，观察患者的眩晕及眼震情况，然后头居中，最后头向对侧转动 90°，分别观察 3 个位置患者的眩晕及眼震情况，观察时间 1 分钟。

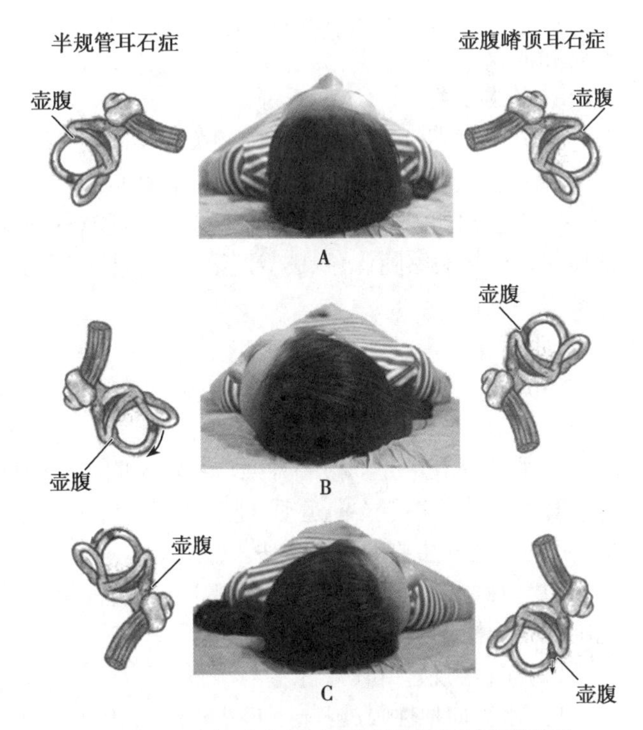

图 1-14-2　滚转试验和耳石在外半规管里面的移动

患者头位转向患有外半规管管内结石侧时，出现向地性的眼震；若头位转离患有外半规管管内结石侧时，出现半规管抑制和离开患侧耳的眼震，也是出现向地性的眼震。而患有壶腹嵴顶结石时，引发嵴顶重力方向的偏斜，与半规管结石相反，患侧耳向上或者向下的眼震都是离地性的。

外半规管 BPPV 患者的眼震特点：管结石症在双侧变位检查中均可出现向地性或者离地性水平眼震，眼震持续时间<1 分钟；嵴顶结石症在双侧变位检查中可诱发，离地性水平眼震，眼震持续时间≥1 分钟。位置性试验时，出现比较明显症状和眼震时的重力依赖耳被认为是患侧耳。

3. **听力学检查** 可进行纯音测听、声导抗、听性脑干反应、耳声发射、耳蜗电图等检查；原有的稳定的听力下降不影响 BPPV 诊断；如果眩晕伴有新近出现的听力下降则需要进行听力学检查。正常的听力学检查结果有助于排除其他耳科疾病，如梅尼埃病、迷路炎等。

4. **其他的前庭功能检查** 甩头试验、冷热试验、旋转试验、前庭诱发肌源性电位和姿势描记检查等。有助于判断前庭功能障碍的部位、性质、程度以及中枢代偿情况，有助于判断 BPPV 与其他前庭感受器的共病状态，分析病因和判断预后。

5. **影像学检查** 颞骨 CT、内耳及桥小脑角 MRI 不作为常规检查项目，但是有助于了解有无占位性病变（如听神经瘤）、有无结构异常可为不典型或者难治性位置性眩晕提供诊断线索。

6. **病因学检查** 有助于寻找到可能的发病原因。包括钙离子、骨密度测量、血糖、血脂、尿酸、性激素等相关检查。

【诊断与鉴别诊断】

病史的特征性极为重要，在间隙期可无异常发现。结合患者的病史、位置试验可确诊。应与中枢性位置性眼震、前庭神经炎、梅尼埃病、脑血管病等导致的眩晕相鉴别。

1. 诊断 BPPV 的位置试验

（1）Dix-Hallpike 试验：是确定后半规管或前半规管 BPPV 的常见方法。

（2）Roll maneuver 试验：是确定外半规管 BPPV 最常用的方法。

2. BPPV 的临床类型

（1）后半规管 BPPV

（2）外半规管 BPPV

（3）前半规管 BPPV

（4）混合型 BPPV

以上 4 种类型可单独发病，也可双侧发病。后半规管 BPPV 最常见，其次是外半规管 BPPV，而前半规管和混合型 BPPV 少见。

3. 诊断依据

（1）头部运动到与重力方向相关的某一特定位置出现短暂眩晕的病史。

（2）位置性眼震试验显示上述眼震特点，且具有短潜伏期（<30 秒）和疲劳性。

有学者增加了分级诊断，即确定诊断、可能诊断和有争议的综合征。对于可能诊断和有争议的综合征应保持密切观察随访，积极鉴别诊断，有助于规范诊断、尽可能避免有创治疗，并且为制订合理的治疗方案提供依据。

【治疗】

BPPV 是一种具有自愈倾向的疾病，但其自愈时间有时达数月和数年，且严重影响患者的生活质量，故应尽早治疗。

1. **耳石复位** 是通过一系列沿特定空间平面的序贯式头位变动，使位于半规管管腔内或嵴顶表面的异位耳石颗粒按特定方向运动，经半规管开口回到椭圆囊而达到治疗目的。因其简便、无创、高效而成为 BPPV 的首选和主要的治疗方法。

（1）后半规管 BPPV：常选择 Epley 耳石复位方法，或者 Semont 耳石复位方法（具体耳石复位的方法见临床技能操作）。

（2）外半规管 BPPV

1）水平向地性眼震：选择 Barbecue 法、Gufoni 法、或者强迫侧卧体位法。

2）水平离地性眼震：可选择 Gufoni 法、或者强迫侧卧体位法。

3）前半规管BPPV：可采用反向Epley法、Yacovino法或者改良Epley法。

4）混合型BPPV：可采用相应的复位手法依次治疗各半规管BPPV，诱发眩晕和眼震更强烈的责任半规管应优先处理。

5）耳石复位仪辅助复位：可作为一种复位治疗选择，适用于手法复位操作困难的患者。

2. 药物治疗　耳石复位是针对其发病机制假说的特异性治疗方法，而原则上药物并不能使耳石复位。药物治疗适合于症状严重、发作频繁的患者，在明确合并其他耳科或全身性疾病时，如梅尼埃病、特发性突聋、偏头痛、糖尿病、骨质疏松等，或治疗后患者仍有明显的头晕、平衡不稳等症状时，可酌情给予药物辅助治疗，如异丙嗪、倍他司汀等有助于改善症状。

3. 前庭康复训练　如习服治疗方法：Brandt-Daroff练习；此外，个体化前庭康复训练也能提高患者的平衡功能以及步态稳定。

4. 手术治疗　适合于反复耳石复位法和药物治疗效果差且严重影响患者生活质量者。可行半规管阻塞术或单孔神经切断术，近年来后一种术式目前已很少使用。

5. 疗效评估　疗效评价时需兼顾主观与客观2种指标。以患者的主观症状为主要评价指标、位置性眼震为次要评价指标，如眩晕症状消失即可认为临床治愈；有位置性眩晕或头晕，则再行位置试验，根据位置性眼震的结果综合判断。因BPPV具有自限性和复发倾向，合适的评价时机对判定治疗结果至关重要。即时评价：初始治疗完成后1天，目的是评价耳石复位的疗效；短期评价：初始治疗完成后1周，目的是评价耳石复位、前庭康复训练或药物的综合疗效；长期评价：初始治疗完成后1个月，不但评价综合治疗的疗效，同时验证初步诊断的正确性并进行必要的补充诊断或修订诊断。

耳 石 复 位

直到20世纪80年代，随着半规管结石病学说和嵴顶结石病学说的出现，非手术治疗的复位技术相继出现，这些技术尽管方法各异，但他们的原理是依据BPPV的发病机制来的。

【原理】

各种复位方法通过沿特定的空间平面的头部运动，使病变的半规管处于垂直位置，管内漂浮的耳石受到重力的作用沿管壁下沉，最终经半规管开口回到椭圆囊。

【方法】

1. Epley复位法

（1）适应证：后半规管BPPV。

（2）禁忌证：眩晕急性发作期、严重的心血管系统疾病、颈椎病、精神病患者、智力障碍、颈动脉狭窄的患者慎用或禁用。

（3）操作前准备：医生在进行复位前向患者说明操作可诱发眩晕，消除患者的担心、恐惧等，取得配合，保证不闭眼，利于治疗顺利进行。

（4）操作步骤

1）患者坐于治疗台上（图1-14-3-A），医生把持患者的头部向患侧扭转45°，迅速取仰卧悬头位，使患者头部低于水平面20°~30°（图1-14-3-B），观察眼震，并且保持30秒。

2）医生将患者头部向健侧转动45°，保持时间30秒。

3）将患者头部再向健侧转动90°（图1-14-3-C），并且患者的身体也随之向健侧转动90°（图1-14-3-D），保持40秒。

4）扶患者坐起，使患者头部向健侧偏90°（图1-14-3-E）。

5）头部转回中线，头部低20°（图1-14-3-F）。

（5）注意事项：在操作过程中一定注意牢牢扶着患者的头部和颈部，以免损伤颈部。

2. Semont复位法

（1）适应证：后半规管BPPV。

（2）操作步骤

1）患者于治疗床沿直坐，医生把持患者头向健侧旋转45°（图1-14-4-A），然后迅速向患侧卧下，保持

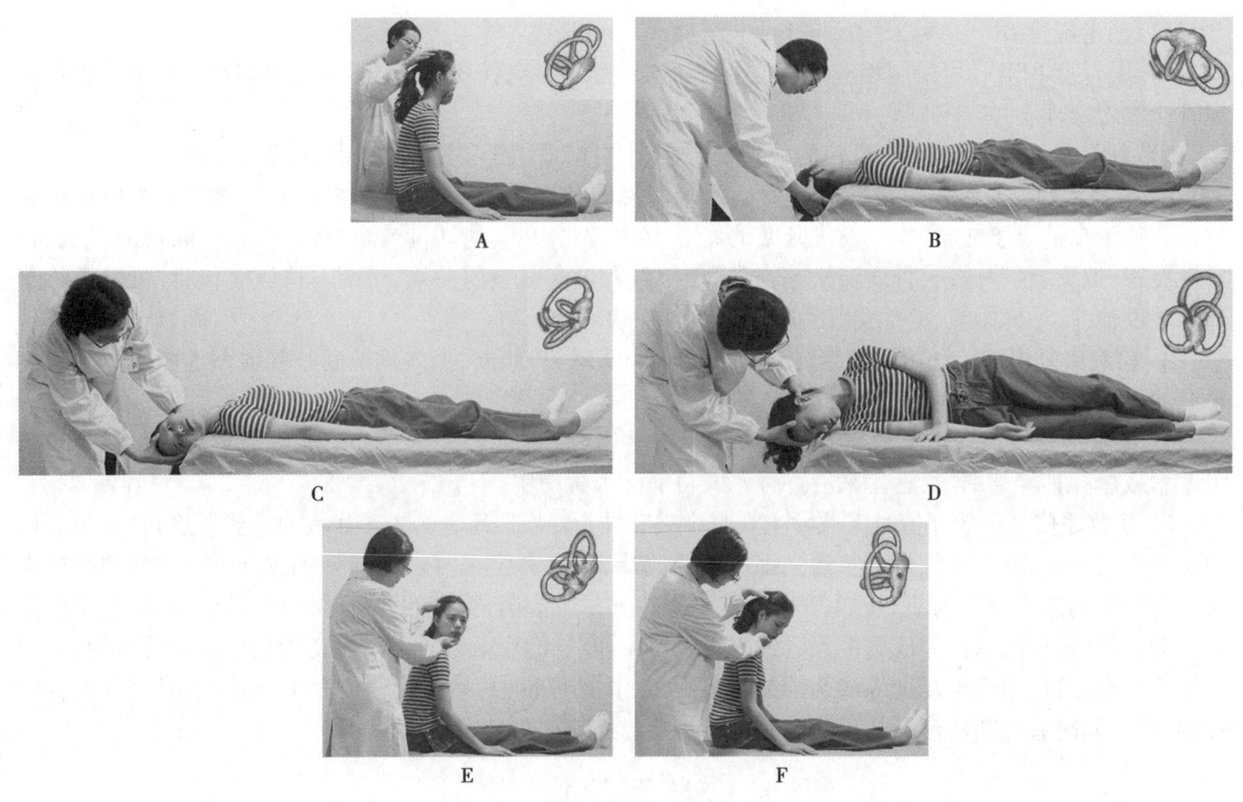

图 1-14-3 Epley 法后半规管复位步骤(左后 BPPV)

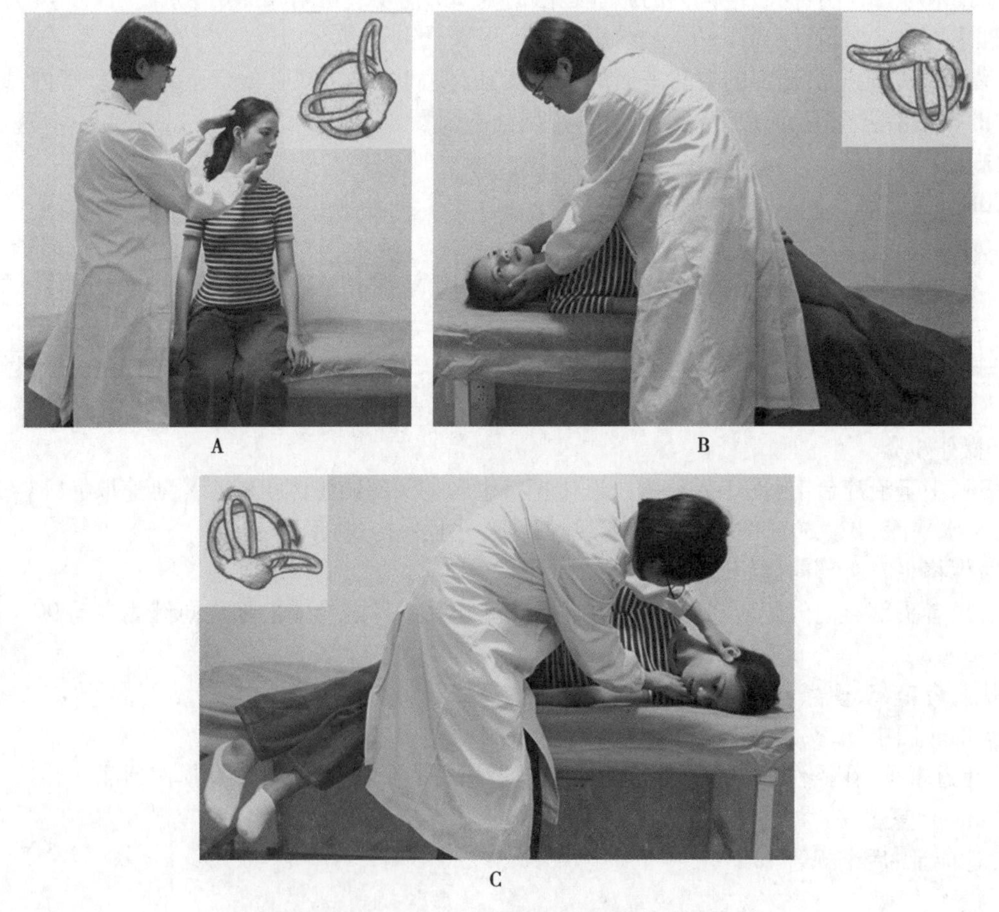

图 1-14-4 Semont 法后半规管复位步骤(右后 BPPV)

5 分钟(图 1-14-4-B)。

2）快速移动身体经坐位至对侧卧位(图 1-14-4-C),保持 5 分钟。

3）患者坐起,取头直位。完成上述 3 个步骤为 1 个治疗循环。

3. Barbecue **翻滚法**

(1）适应证:外半规管耳石症。

(2）操作步骤

1）患者坐于治疗台上,在医师帮助下迅速平卧(图 1-14-5-A)。

2）头向健侧扭转 90°(图 1-14-5-B)。

3）身体向健侧翻转 180°,头转 90°,鼻尖朝下(图 1-14-5-C)。

4）继续头部和身体朝健侧方向翻转 90°(图 1-14-5-D)。

5）再向健侧方向翻转 90°,坐起(图 1-14-5-E)。

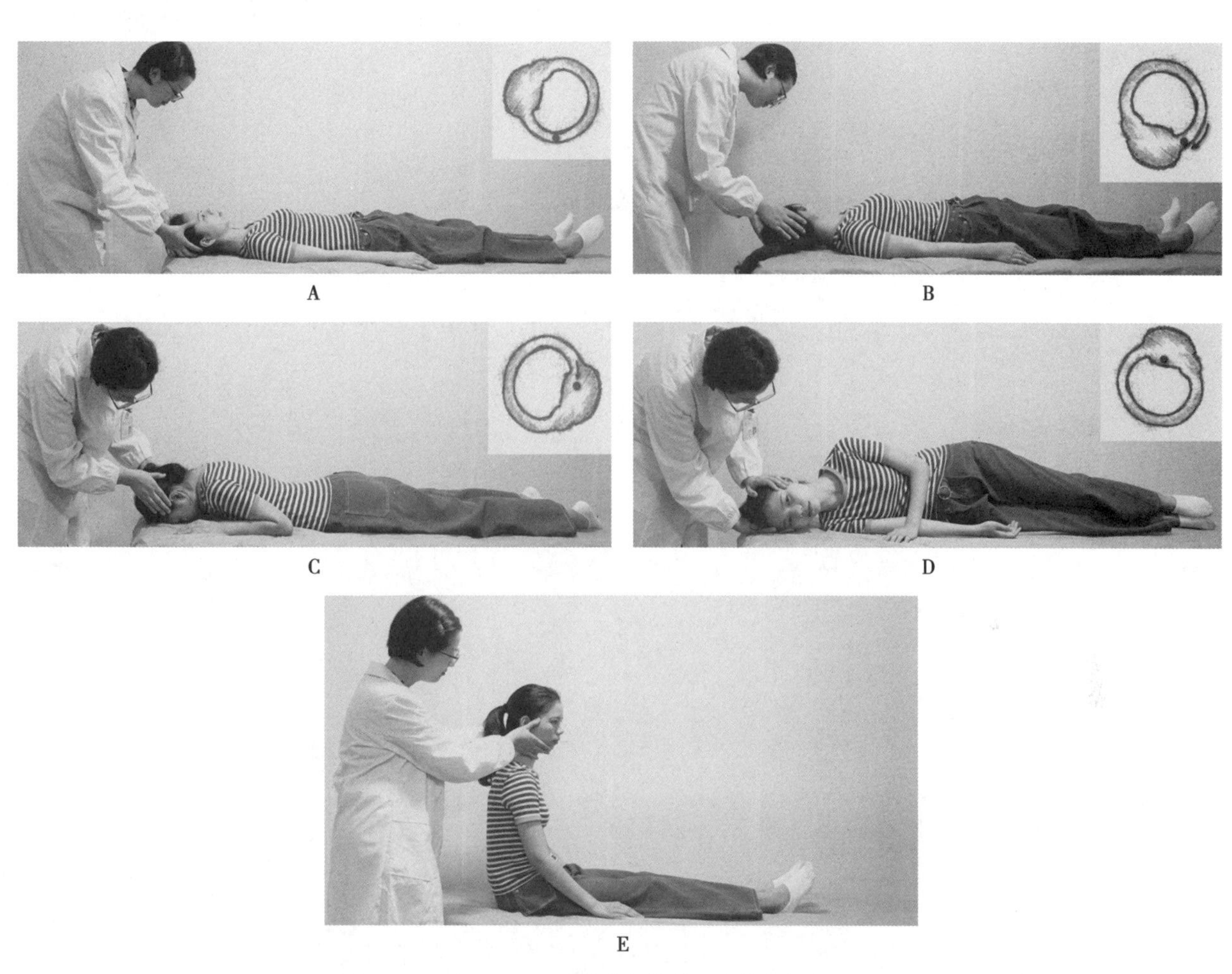

图 1-14-5　Barbecue 法外半规管复位步骤(右外 BPPV)

上述步骤完成后为 1 个治疗循环,每一体位待眼震消失后再保持 1 分钟。

(冯　永)

参 考 文 献

[1] 中华耳鼻咽喉头颈外科杂志编辑委员会. 良性阵发性位置性眩晕诊断和治疗指南[J]. 中华耳鼻咽喉头颈外科杂志, 2017,(3):173-177.

[2] 孔维佳,周梁. 耳鼻咽喉头颈外科学[M]. 3 版. 北京:人民卫生出版社,2015.

[3] 孔维佳,韩德民. 耳鼻咽喉头颈外科学[M]. 2 版. 北京:人民卫生出版社,2014.

[4] James B. Snow Jr. P. Ashley Wackym. Ballenger 耳鼻咽喉头颈外科学[M]. 17 版. 李大庆,译. 北京:人民卫生出版

社,2012.

[5] Argaet EC, Bradshaw AP, Welgampola MS. Benign positional vertigo, its diagnosis, treatment and mimics[J]. Clinical neurophysiology practice, 2019, 4:97-111.

[6] Ramos BF, Cal R, Brock CM, et al. Apogeotropic variant of horizontal semicircular canal benign paroxysmal positional vertigo: Where are the particles? [J] Audiol Res, 2019, 9(2):228.

[7] Hilton MP, Pinder DK. The Epley (canalith repositioning) manoeuvre for benign paroxysmal positional vertigo[J]. Cochrane Database Syst Rev, 2014, (12):Cd003162.

[8] Horinaka A, Kitahara T, Shiozaki T, et al. Head-Up Sleep May Cure Patients With Intractable Benign Paroxysmal Positional Vertigo: A six-Month Randomized Trial[J]. Laryngoscope Investigative Otolaryngology, 2019, 4(3):353-384.

[9] Yetiser S, Ince D. Dynamic visual acuity in benign paroxysmal positional vertigo[J]. Acta Otolaryngol, 2018, 138(11): 987-992.

[10] Bertholon P, Bronstein AM, Davies RA, Rudge P, Thilo KV. Positional down beating nystagmus in 50 patients: cerebellar disorders and possible anterior semicircular canalithiasis[J]. Journal of Neurology, Neurosurgery and Psychiatry, 2002, 72(3): 366-372.

第十五章　大前庭水管综合征

大前庭水管综合征(large vestibular aqueduct syndrome,LVAS)是一种以渐进性、波动性听力损失为特点的先天性内耳畸形,可同时伴有反复发作的眩晕,部分患儿主诉有耳鸣等一系列临床症状。纯音测听通常表现为感音神经性听力损失,也有少部分患者表现为混合性听力损失。20世纪70年代末随着CT技术问世,这种内耳畸形疾病逐渐被认识,直到1978年被正式命名为LVAS。此病多发生在儿童期,通常患儿出生时的听力接近正常,多数在2~4岁出现波动性听力减退。在儿童和青少年期的感音神经性听力损失中,先天性大前庭水管综合征约占1.5%,占先天性内耳畸形的31.5%。感冒和外伤常是发病诱因,即使轻微的头部外伤也可引起突发的重度感音神经性听力损失和眩晕。事实上,这些诱因通常也具有对大前庭水管综合征临床诊断的重要参考。

长期以来许多学者致力于此病的病因学和发病机制的研究,但因前庭水管解剖结构细小,位置深藏,普通X线技术无法显示其形态和结构,直到高分辨CT扫描影像技术问世后,才对内耳细微结构的检查有了突破性的进展。影像学研究发现:在CT和MRI中可见到扩大的内淋巴管和内淋巴囊,其他的内耳结构可能正常。有学者曾认为大前庭水管综合征是Mondini畸形的变异,它可伴随Pendred综合征发生,也可以作为一个独立的临床疾病存在。

虽然大前庭水管综合征目前被认为是导致儿童耳聋的主要原因之一,但却由于该病起病隐匿,加之患儿存在不同程度的残余听力和可能存在的传导性聋成分,因此易被许多临床医师所忽视和误诊,进而耽误疾病的早期诊断并错过最佳的有效干预时机,最终导致严重的不可恢复的重度感音神经性听力损失。

【前庭水管胚胎发育与解剖生理特点】

1. 前庭水管的胚胎发育　大约在人胚胎第4周时,来源于外胚层的听泡在中胚层间充质内向背腹侧发展,形成3个皱襞。其中两支发育成耳蜗和半规管,另一支发育成内淋巴囊系统。

前庭水管的发生与内淋巴管息息相关。当3个皱襞的尖端互相接近时,听泡腔即成"Y"字形管道,两臂分化为椭圆囊和球囊,内淋巴管则组成其基底部。在第1皱襞不断深陷的同时,内淋巴管继续向上伸延,以后穿越胚胎期的软骨迷路达颅后窝,周围的软骨骨化形成前庭水管。胚胎早期的内淋巴管短直宽大,随着胚胎发育逐渐变成狭长状,此管呈倒"J"字形。

除前庭水管外,内耳迷路在胚胎20周时已基本发育完成,因此在胚胎20周前出现影响内耳发育的外界因素将不可避免地涉及耳蜗、前庭诸结构,这时出现的前庭水管扩大多同时伴有其他内耳畸形,如Mondini畸形。反之,如果异常因素在20周之后出现,则主要威胁前庭水管的生长发育,导致临床常见的单纯性前庭水管扩大畸形。对此,Pyle曾采用连续病理切片计算机扫描技术分析了不同胎龄的颞骨前庭水管标本,发现整个胚胎发育时期前庭水管呈持续非线性生长,在妊娠后期乃至出生后一段时期内,前庭水管仍继续保持生长发育状态,这不同于内耳的其他部位。因此有学者指出胚胎后期甚至出生后的外界因素对前庭水管的发育影响更大。

2. **前庭水管解剖生理特点** 正常前庭水管长约10.0mm，呈倒"J"字形小管，主要分为两部分：近段和远段。近段即峡部，相当于"J"的短肢，长度约为1.5mm，直径0.3mm。其内口起始于前庭内侧壁，逐渐向后上方延伸，大部分位于骨迷路的内上方略偏后，此部分平行于总脚。远段相当于"J"的长肢，呈三角形，尖部与峡部相连，基底部为外口。从上到下逐渐增宽。此段横切面呈卵圆形，最大径或横径为0.52~5.0mm，短径为0.52~1.0mm。远段较长，末端开口于岩骨后内侧面，成喇叭形，粗糙锯齿状表面有利于内淋巴囊嵌合，近段和远段连接处为最狭窄部分，两者构成90°~135°夹角，成人颞骨组织病理结构的研究显示，前庭水管的平均宽度为0.42~1.0mm。

Kodama等在三维重建时发现出生后第1年，前庭水管和内淋巴囊皱纹部较小，生长缓慢。3~4岁时，两者形态发生显著性变化，迅速达到成人水平。此后前庭水管结构相对稳定，但个体间变异较大，根据其形态和周围区域的发育状况可将其分为3种不同类型，面积不足8mm^{2}者为发育不全型，8~18mm^{2}者为正常型，超过18mm^{2}者为增生型。发育不全型又可分为长管形和短漏斗形2种亚型。

研究还发现前庭水管和内耳道是颞骨内相对而行的骨性管道，在二者发育相关性的研究中发现，前庭水管的内耳道及其周围气房是在出生后同步生长的。当前庭水管扩大、内耳道延长和两者外口距离增加时，管周气房的气化程度增高。若颞骨放射学显示其气化不良，则可能伴有前庭水管狭窄。由于内耳道与前庭水管的发育高度相关，因此在进行桥小脑角区手术前，通过测量内耳道长度，推测内耳道口与前庭水管外口之距离，可以帮助外科医师在切除听神经瘤时更好地保护内淋巴囊。

综上所述，胎儿时期的前庭水管短直且粗大，出生以后，前庭水管可继续发育变化，至3~4岁时达到成人形状。由于前庭水管是内耳最后发育成熟的结构，因此在胚胎和婴儿发育时期均很容易受到损害。不过目前人们普遍认为胚胎期的外界因素很容易影响听泡的正常发育，使内淋巴管滞留在早期的宽大状态，也导致出生后前庭水管仍保持在扩大而畸形的状态。

【前庭水管扩大的发病机制与基因研究】

有关前庭水管扩大的起源学说很多，比较常见的有胚胎期前庭迷路的发育畸变遏制学说、内淋巴囊发育障碍学说、妊娠期母体病毒感染学说及遗传因素等，上述内容均被认为是诱发前庭水管扩大的原因。2003年雷雳等利用颞骨组织病理切片结合计算机图像分析，研究了人胚胎6~38周前庭水管的胚胎发育结构，为寻找前庭水管扩大的起源提供了有价值的解剖数据资料。

1. 前庭水管扩大的发病学说对于引起发病的可能原因主要有两种。一种学说认为：该病为胚胎发育性疾病，其发生与胚胎早期内淋巴管的发育障碍有关，若胚胎期内淋巴管发育障碍，则前庭水管可保持在扩大的状态，出生后形成前庭水管扩大畸形。另一种学说认为，此现象的发生与遗传因素有关，潜在的基因缺陷是其发病的遗传学基础。

对前庭水管扩大引起听力下降的发病机制比较一致的观点是：正常内耳环境的维持是依赖于前庭水管和耳蜗水管的协同作用，帮助内耳来缓冲迅速改变的颅内压力，一旦前庭水管扩大而耳蜗水管正常时，头部的任何创伤均可造成脑脊液的压力波动，脑脊液压力的快速波动经明显扩大的前庭水管传到内耳，造成耳蜗内瞬间压力的不平衡，并由此损伤膜迷路或引起耳蜗瘘管。另一个重要的致病原因是，当前庭水管扩大时，可能存在于内淋巴囊内的液体反流导致耳蜗受损的问题。虽然目前人们还不完全清楚内淋巴囊的作用，但有研究发现它可能是激活并与脑脊液进行离子交换的部位。另外由于内淋巴囊具有对水的吸收功能，因此还可能作为内淋巴的蓄水池，起到调节压力的作用，当内淋巴囊扩大时，特别是当脑脊液压力突然波动时，如头部外伤，压迫了淋巴囊周围的硬脑膜，有可能使淋巴循环从高渗的内淋巴囊循环经联合管流入耳蜗，引起耳蜗损伤。

2. 前庭水管扩大的基因研究早在1995年Baldwin等在研究非综合征型耳聋家系时就将DFNB4定位于人类染色体7q31，进一步的研究结果表明DFNB4基因与Pendred综合征（Pendred syndrome，PDs）致病基因发生连锁；在前庭水管扩大综合征患者中检测到了PDs基因突变位点，表明PDS基因在甲状腺呈高水平表达，说明其与甲状腺功能有关。因此，它的突变或缺失将引起Pendred综合征的临床表现。

前庭水管扩大是内耳常见的一种畸形，目前已知其基因标记在D7S501和D7S2425的间隔内，而该部位与导致 Pendred 综合征的 SLC26A4 基因重叠。因此 PDS 基因的发现，使人们对先天性大庭水管综合征及伴随的 Mondini 畸形有了新的认识。一系列的研究表明：不同的 PDS 基因突变可能引起一系列相关问题，从伴有前庭水管扩大的非综合征型耳聋到进行性听力下降，以及严重的 Mondini 畸形和 Pendred 综合征。另外也有一种理论认为，导致大前庭水管综合征的基因是一个单独的基因控制，此基因与 Pendred 基因位点很近，而 Pendred 综合征是两个基因同时突变导致的结果，若只有其中之一发生突变可能导致耳聋并伴发一系列耳蜗畸形的可能。

近年有研究发现，SLC26A4 基因突变可引起与前庭水管增大相关的波动性和进行性听力损失。在 SLC26A4 不足的小鼠模型中，通过早期重新诱导 SLC26A4 的表达可以防止听力波动。对 SLC26A4 上游的 CEVA 研究发现，其可影响 SLC26A4 编码区或剪接位点的反式突变中起致病性隐性等位基因作用。作为一种可能的隐性致病等位基因，与 SLC26A4 编码区或剪接位点发生突变的等位基因相比，其相关表型多属于不太严重的类型。

【流行病学】

据保守估计，至少有 1%～1.5% 的感音神经性听力损失患者为大前庭水管综合征。也有报道表明，5%～7% 不明原因的感音神经性听力损失患者可能与此综合征有关。另有报道指出，只有 9.1%～11.8% 的前庭水管扩大个体会出现症状，但也有不同的数据表明这种畸形的发病情况可能会高达 60%。

【临床表现】

1. 主要症状

（1）通常患者在出生后一两年内听力正常，大多在婴幼儿期出现渐进性和波动性的听力下降。也有直到十几岁时才出现听力下降的病例，少数出现在青春期甚至成年以后。

（2）可呈突发性听力损失，也可呈缓慢的波动性感音神经性听力下降。曾有报道，有大前庭水管综合征的 33 耳中有 31 耳有感音神经性聋的成分，8 耳还存在传导性听力损失的成分。随着时间的推移，有 65% 耳出现渐进性的听力下降。

（3）听力损失多为双侧性，变化范围很大，可以是从轻度到极重度；严重者可有言语障碍。有报道指出，如果只患大前庭水管综合征而无其他耳蜗畸形，听力损失会比较严重。而且高频损失比低频重。但据北京同仁医院的临床观察发现，畸形程度与听力损失间无相关性。

（4）大龄儿童或成年人会主诉有耳鸣。多为高调，也可为低调或不定调的耳鸣；其强度不定，但与耳聋程度多无相关性。

（5）约有 1/3 患者有前庭症状，可反复发作眩晕，也可有平衡失调的症状。

（6）部分患者有明确的头部碰撞后诱发听力损失加重的病史。

2. 体征　一般无特殊的体征表现，如无伴发其他畸形，则形体与外、中耳的发育均表现为正常。

【辅助检查】

1. 听力学检查

（1）纯音测听：一般为感音神经性听力下降，也有部分听力表现为在低频范围出现混合性听力下降。

（2）声导抗：有助于判断中耳有无异常。

（3）听觉诱发反应：对不合作的婴幼儿可在服用镇静药条件下进行听觉脑干诱发反应检查和多频稳态诱发电位检查以及 40Hz 听觉稳态诱发电位反应检查。

（4）前庭功能检查：眼震电图或视频眼动图显示对冷热试验反应低下或无反应。但此项检查不适用于年龄较小的儿童。

有观点认为：如果有前庭水管扩大，则只出现听力下降；但如果伴随有 Mondini 综合征等畸形，则可能伴有逐渐加重的听力损失。对评估预后有一定参考价值。

2. 影像学检查

（1）颞骨 CT 检查与影像学诊断标准：目前颞骨 CT 是诊断大前庭水管综合征的金标准。通常颞骨横断面扫描基本能满足显示前庭水管外口的要求，最常见的影像学特点是远段外口与总脚或峡部后方中点的直径大于 1.5mm 即可判断为前庭水管扩大。但是，由于存在解剖上的个体变化，前庭水管的放射学正常值范围还有待统一。

（2）颞骨核磁诊断技术的应用：近年快速自旋回波（FSE）的广泛应用，MRI 的空间分辨率和信噪比明显提高，尤其是 3D FSE T_2WI 具有层厚薄和三维重建的特点，可充分显示患者的内淋巴管峡部以及内淋巴囊在骨内和骨外的部分。Hamsberger 等于 1995 年提出根据 MRI 结果作为前庭水管扩大的诊断标准。约有 25% 正常人 MRI 不显示内淋巴管和内淋巴囊，可看到内淋巴管和内淋巴囊的，其横断面直径应小于 1.5mm。1997 年，Dahlen 等在总结既往的资料后提出，不论是 CT 显示的前庭水管扩大，还是 MRI 显示的内淋巴囊扩大，只要与临床症状相符都应该诊断为大前庭水管综合征。

（3）三维重建与颞骨矢状面 CT 检查：有学者用计算机三维重建系统对前庭水管的宽度、长度和面积进行了显像后测量，重建结果显示，前庭水管宽度与面积有关。刘中林等率先在国内报道了关于直接矢状面 CT 扫描的研究结果，发现理想的扫描线应完全与其平面平行，由于前庭导管的几何平面接近或平行于人体矢状面，因此斜矢状面最能反映其全长，此种扫描位置能比较准确地显示前庭水管复杂的解剖结构。但由于前庭水管扩大综合征患者多为婴幼儿，直接进行矢状面扫描比较困难，因此限制了该投射面检查的推广应用，故目前临床上仍多选择颞骨横断面+冠状面的高分辨扫描。

【诊断与治疗原则】

大前庭水管综合征可出现一系列临床问题，包括听力下降、眩晕、耳鸣和言语发育迟缓等。听力下降可以发生在出生时，也可以发生于出生以后的任何年龄段，但多数在儿童期发生。然而由于该病起病隐匿、听力可以有自愈和波动发展的现象，因此患者的听力下降问题常常被家长忽视而延误诊断。

1. 大前庭水管综合征的诊断与鉴别诊断

（1）发病时间：大前庭水管综合征导致的听力损失多在出生以后发生。

（2）听力下降：一般听力下降通常会有两种表现形式：一种是隐匿的、渐进性听力下降并伴随着听力波动；另一种是突然出现听力下降，同时也可随头部外伤和脑脊液的变化而波动。主要表现为双耳感音神经性听力损失，占全部病例的 80%～90%，然而由于内耳第三窗的存在，听力损失也可能包括传导的成分。下列因素常是诱发听力下降的诱因：

1）当头部受到碰撞或剧烈运动以后，会突然发生听力下降，甚至可以重复并多次发生听力下降。

2）听力下降也可能是由不严重的疾病引起，如感冒、过度紧张和突然的大气压改变。

3）由于此综合征患者在纯音听力检查时发现，他们的听力图可能存在骨、气导差，因此可能会误诊断为耳硬化症。

4）有时，可能误将大前庭水管综合征导致的听力下降与梅尼埃病混淆。实际上，LVAS 引起的听力损失多呈平坦或高频下降型；而梅尼埃病是以低频听力损失为主。①部分患儿会有明显的耳鸣和眩晕主诉，应注意与梅尼埃病鉴别。以突发性听力损失为首发表现的应注意与特发性突聋鉴别。②可靠的 CT 和 MRI 检查是此病诊断的关键。Valvassori 等对前庭水管扩大的影像学诊断标准是：前庭水管外口与总脚或峡部后方中点的直径大于 1.5m。

一旦确诊为大前庭水管综合征就应及时告知家长，患儿的听力可能会因某种原因突然恶化。要对他们提早做出现实的教育和治疗的决定，更重要的是要让家长采取积极的预防措施，避免听力进一步下降。

2. 大前庭水管综合征的治疗原则 由于大前庭水管综合征所导致的听力损失多发生在出生以后，并呈波动性或渐进性听力下降，因此早期积极治疗多有效。

（1）药物治疗：听力急剧下降时可采取积极但是保守的药物治疗方案，参考突发性聋的治疗原则，尽可能地恢复听力。特别对于轻中度听力损失的患儿，争取有一个较长的时间维持听力较好水平，后期可以借助助听器利于言语发育；如果注重预防听力进一步损失则有可能维持较好的听力水平，保障生活质量。

一般多采取综合治疗，主要是改善内耳循环代谢和细胞膜通透性，可用银杏叶提取物或葛根制剂等配以多种维生素，亦可大量使用泼尼松或地塞米松。此外也有医师采用能量合剂静脉注射方法，包括细胞色素 C，ATP 和辅酶 A 等，疗程一般在 3~4 周。

（2）手术治疗：曾有人尝试过手术治疗，如内淋巴囊减压、内淋巴囊分流手术等，目的是防止听力下降,但得到的结果并不理想。目前临床上已不采用这类手术。

(3) 佩戴助听器或人工耳蜗植入:对于药物治疗效果不佳者,可在系统治疗的基础上观察3个月,如果听力无好转即可选配助听器;如果助听器仍不能达到补偿的听力时,可考虑人工耳蜗手术。

据北京同仁医院报道,人工耳蜗植入对因大前庭水管综合征导致的重度听力损失患者很有帮助,术后效果比较理想。此手术虽然不能治好患者本身的缺陷,但可以有效地补偿听力,使患儿能保持一个较好的听力水平学习语言,真正做到聋而不哑。

(4) 加强听觉言语功能训练:根据患儿的实际情况,应当酌情加强听力和言语康复。

由于大前庭水管综合征引起的听力损失是逐渐加重的。因此早期发现,早期诊断,早期采取积极有效的防范措施,可明显地延缓病情进展。虽然患儿出生后听力接近正常,但要引起重视的是,此时具有前庭水管扩大的儿童是处于疾病的亚临床期,但细心的父母可能会发现这种患儿说话较晚,或许有口齿不清的现象。可于上呼吸道感染或头部外伤后出现听力下降等,但早期多数听力下降是可逆的,常被粗心的家长忽视。如能及时去医院耳科就诊,进行听力和/或平衡功能检查非常有助于此病的早期诊断。

3. 大前庭水管综合征的随访和预防 基于该疾病的特点,早期诊断固然非常重要,但是诊断后的听力保护和预防也同样重要,其中一些预防措施非常关键。医师应嘱咐家长并让他们牢记:患儿的残余听力可能会因为某些因素而发生突然变化,家长应提早采取预防措施,避免听力进一步下降。

最后,提出几点建议:

(1) 突然出现听力下降时,应积极选用合理的药物配伍进行治疗。

(2) 治疗无效时应选配合适的助听器,对患者的听力情况进行定期的综合评估,必要时考虑人工耳蜗植入。

(3) 在言语形成关键期,尽量保护残余听力,用治疗的手段干预,帮助患者学好言语。

(4) 有研究发现只有约1/3大前庭水管患者会因为头部外伤而导致听力突然下降,但仍然具有明确的因创伤引起听力突然下降的关联性结论。因此,建议严格的生活方式,如避免参加有轻微头部外伤风险的活动-接触性运动,虽然仅对部分听力有波动的患者具有指导意义,但对群体而言也应尽量避免对抗性的体育活动,保护头部,避免外伤。

保护LVAS患儿在成长过程中避免不良因素干扰是临床医师和家长的责任。早期明确诊断是保护残余听力的最好措施。当患者出现急性听力下降时要积极治疗,有效干预。非常重要的是,做好遗传咨询和产前诊断等优生优育措施,非常有利于降低该病的发病率。

(刘 博)

参考文献

[1] 廉能静,诸小侬,兰宝森,等.大前庭水管综合征55例报告[J].临床耳鼻咽喉科杂志,1995,9:293-294.

[2] 雷雳,韩德民,于振坤,等.人胚胎期前庭水管生长发育模式分析[J].中华耳鼻咽喉科杂志,2003,38:275-478.

[3] 雷雳,韩德民.PDS基因突变与前庭水管扩大综合征[J].国外医学·耳鼻咽喉科学分册,2003,27:198-201.

[4] 刘中林,兰宝森,廉能静,等.前庭水管扩大的CT研究[J].中华放射学杂志,1998,32(4):268-270.

[5] 杨伟炎,张素珍,赵承军,等.95例大前庭水管综合征临床分析[J].中华耳鼻咽喉科杂志,2003,38(3):191-194.

[6] 陈雪清,王靓,孔颖,等.用有意义听觉整合量表评估儿童人工耳蜗植入后听觉能力[J].中华耳鼻咽喉头颈外科杂志,2006,41(2):112-115.

[7] 赵亚丽,王秋菊,李庆忠,等.95例前庭水管扩大核心家族系SLC26A基因特异突变图谱[J].听力学及言语疾病杂志,2008,16(3):171-177.

[8] 刘博,刘中林,廉能静,等.大前庭导水管综合征的临床特点[J].中国耳鼻咽喉头颈外科,2004,11(4):213-215.

[9] 刘博,董瑞娟,陈雪清,等.大前庭水管综合征人工耳蜗植入者的听力特点与效果分析[J].首都医科大学学报,2009,30(6):752-756.

[10] 刘博.重视大前庭水管综合征的早期诊断和听力保护[J].中国听力与言语疾病康复科学,2011,4:6-9.

[11] 刘博,刘铤.儿童波动性听力下降及眩晕与大前庭水管综合征[J].中国耳鼻喉科头颈外科杂志,1994,1(2):2-4.

[12] Abe S,Usami Sl,Hoover DM,et al. Fluctuating sensorineural hearing loss associated with enlarged vestibular aqueduct maps

to 7q31, the region containing the pendred gene[J]. Am J Med Genet, 1999, 82: 322-328.

[13] Lai CC, Shiao AS. Chronological chan-ges of hearing in pediatric patients with large vestibular aqueduct syndrome[J]. Laryngoscope, 2004, 114(5); 832-838.

[14] Ramirez-Camacho R, Ramon Garcia Berrocal J, Arellano B, et al. Familial isolated unilateral large vestibular aqueduct syndrome[J]. ORL J Otorhino-laryngol Relat Spec, 2003, 65(1): 45-48.

[15] Can IH, Gocmen H, Kurt A, Samim E. Sudden hearing loss due to large ves-tibular aqueduct syndrome in a child: should exploratory tympanotomy be performed? [J]. Int J Pediatr Otorhinolar-yngol, 2004, 68(6): 841-844.

[16] Valvassori GE, Clemis JD. The large vestibular aqueduct syndrome[J]. Laryngoscope, 1978, 78: 723-728.

[17] Chao JR, Chattaraj P, Munjal T, et al. SLC26A4-linked CEVA haplotype correlates with phenotype in patients with enlargement of the vestibular aqueduct[J]. BMC Med Genet, 2019, 20(1): 118-130.

[18] Hamsberger HR, Dahlen RT, Shelton C, et al. Advanceds techniques in magnetic resonance imaging in the evaluation of the large endolymphatic duct and sac syndrome[J]. Laryngoscope, 1995, 105: 1037-1042.

[19] Coucke P, Camp GV, Demirhan O, et al. The gene for Pendred syndrome is located between D7S501 and D7S692 and a 1.7-cM region on chromosome7q[J]. Genomics, 1997, 40: 48-54.

[20] Miyamoto RT, Bichey BG, Wynne MK, et al. Cochlear implantation with large vestibular aqueduct syndrome[J]. Laryngoscope, 2002, 112: 1178-1182.

[21] Bauman NM, Kirby-Keyser LJ, Dolan KD, et al. Mondini dysplasia and congenital cytomegalovirus in fection[J]. The Journal of Pediatrics, 1994, 24: 71-78.

[22] Griffth AJ, Arts A, Downs C, et al. Familial large vestibular aqueduct syndrome[J]. Laryngoscope, 1996, 106: 960-965.

[23] Usami Sl, Abe S, Weston MD, et al. Non-syndromic hearing loss associated with enlarged vestibular aqueduct is caused by PDS mutations[J]. Hum Genet, 1999, 104: 188-192.

[24] Fujita S, Sando I. Postnatal development of the vestibular aqueduct in relation to the internal auditory canal computer aided three dimensional reconstruction and measurement study[J]. Ann Oto Rhinol Laryngol, 1994, 103: 719-722.

[25] Chun YL, Szu LL, Chun CK, et al. The remediation of hearing deterioration in children with large vestibular aqueduct syndrome[J]. Auris Nasus Larynx, 2005, 32(2): 99-105.

[26] Griffith AJ, Arts A, Downs C, et al. Familial large vestibular aqueduct syndrome[J]. Laryngoscope, 1996, 106(8): 960-965.

[27] Kodama S, Sando I. Postnatal development of the vestibular aqueduct and endolymphatic sac[J]. Ann oto rhinollaryngol, 1982, 91(Suppl 96): 3-12.

[28] Nishio A, Ito T, Cheng H, et al. Slc26a4 expression prevents fluctuation of hearing in a mouse model of large vestibular aqueduct syndrome[J]. Neuroscience, 2016, 329: 74-82.

[29] Wu CM, Sun YS, Liu TC. Long-term speech perception of cochlear implan-tation in children with large vestibular aqueduct syndrome: how we do it[J]. Clinical Otolaryn-gology, 2008, 33(5): 472-475.

[30] Miyamoto RT, Bichey GB, Wynne MK, et al. Cochlear implantation with largevestibular aqueduct syndrome[J]. Laryngoscope, 2002, 112(7): 1178-1182.

[31] Zalzal GH, Tomaski SM, Vezina LG, et al. Enlarged vestibular aqueduct and sensorineural hearing loss in childhood[J]. Arch Otolaryngol Head Neck Surg, 1995, 121: 23-28.

[32] Baldwin CT, Weiss S, Farrer LA, et al. Linkage of congenital, recessive deafness(DFNB4) to chromosome 7q31 and evidence for genetic heterogeneity in the Middle Eastern Druze population[J]. Hum Mol Genet, 1995: 1637-1642.

[33] Wang QJ, Zhao YL, Rao SQ, et al. A distinct spectrum of SLC26A4 mutations in patients with enlarged vestibular aqueduct in China[J]. Clin Genet. 2007, 72: 245-254.

[34] Brodsky JR, Choi SS. Should children with an enlarged vestibular aqueduct be restricted from playing contact sports? [J]. Laryngoscope, 2018, 128(10): 2219-2220.

[35] Noordman BJ, van Beeck Calkoen E, Witte B, et al. Prognostic factors for sudden drops in hearing level after minor head injury in patients with an enlarged vestibular aqueduct: a meta-analysis[J]. Otol Neurotol, 2015, 36(1): 4-11.

第十六章 耳　　鸣

耳鸣是人们对没有外界刺激情况下所产生的异常声音的感觉，通常理解为主观上感觉耳内或头部有声音，但外界并无相应声源存在。学术界普遍认为耳鸣是听觉系统中一种异常（过度）的神经自发电活动，其结果被感觉（错误地编译）为一种声音。

【流行病学】

耳鸣是临床上的常见病症。调查结果表明，耳鸣发病率约占总人口的17%，要求治疗者占7%，因耳鸣影响日常生活者约占3.5%，尤其是65岁以上老年人发病率达33%。成年人中患有严重的慢性耳鸣占0.5%~3%。

【发病机制】

耳鸣的发病机制尚不明确、治疗手段有限且多数治疗效果不肯定，耳鸣研究和治疗的现状一直困惑着我们。耳鸣可以在多个方面影响患者的生活。耳鸣严重的患者可以出现注意力不集中，交流过程中听力困难，甚至会出现心理障碍，如焦虑、沮丧、睡眠障碍等，曾有极为严重者出现自杀的报道。对这部分患者与其说耳鸣是症状，倒不如说耳鸣是一种严重的疾病，严重地影响着患者的生活。随着社会发展的快节奏、高强度的工作负荷和社会人际关系等观念的衍变，心理障碍的发病率逐渐上涨，如果同时伴有耳鸣的困扰，耳鸣和心理障碍就会叠加在一起形成联动放大效应，对患者的不良影响会急剧上升。由于迄今为止耳鸣的发病机制仍然不清楚，尤其是缺乏行之有效客观评定的方法，其影响因素尤为复杂致使临床医生对其不甚了解，定性诊断和治疗均存在困难，已成为临床上迫切需要解决并难以解决的顽症之一。

【分类】

耳鸣的分类方法较多，但目前尚无一种分类法可满意地对各种耳鸣进行归类。

1. 耳鸣可以分为主观性耳鸣以及客观性耳鸣。主观性耳鸣患者的耳鸣症状只能由自己察觉，没有任何可以察觉的客观疾病体征。而客观性耳鸣可以通过听诊器发现。临床上以主观性耳鸣更为常见，而客观性耳鸣极少见。客观性耳鸣多由于肌肉的活动和血流的变化所产生（常有血管性耳鸣、肌源性耳鸣和耳咽管开放性耳鸣等）。

2. 根据耳鸣发生的可能部位分为耳源性耳鸣和非耳源性耳鸣。耳源性耳鸣指产生耳鸣的病变部位位于听觉系统内，大多指感音神经性耳鸣或主观性耳鸣。按其发病部位，又可分为外耳病变、中耳病变、耳蜗病变、蜗后病变（包括内听道和小脑桥脑角病变），如听神经瘤、脑膜瘤、胆脂瘤、炎症或血管异常等。该部位的任何病变压迫听神经所造成的机械性刺激，可产生异常的神经冲动而导致耳和中枢听觉径路病变（中枢听觉径路病变包括脑干至听觉皮层的病变，俗称中枢性耳鸣）。非耳源性耳鸣泛指一切与听觉器官无关的疾病所引起的耳鸣，如常见的疾病有心血管疾病、代谢性疾病及神经性疾病等。

3. 依据持续时间的长短可以分为急性和慢性耳鸣。尽管对慢性耳鸣没有普遍接受的诊断标准，但急性耳鸣应与持续性耳鸣相区分；在临床试验中，慢性耳鸣的定义为持续时间从最短3个月到12个月。

【病因】

耳鸣的发生有很多原因,同时依旧有部分耳鸣其发生原因未知。耳源性耳鸣的发生多与一定程度的听力下降有关,但是听力正常的患者也可以出现耳鸣。同时,随着听力下降的治疗,患者的耳鸣症状在一定程度上可以减轻甚至治愈。任何可以导致听力下降的病因都可能引发耳鸣。非耳源性耳鸣的发生多与脑血管系统疾病相关。

1. **耳源性耳鸣**　耳源性耳鸣的发生多与听力下降相关。外周听觉系统包括外耳、中耳、内耳以及听神经上的任何损伤都可以引起听力下降。

(1) 外耳损伤引起的听力下降:外耳由耳廓以及外耳道组成,收集外界声波传播到鼓膜。外耳对于外界的声波的影响有两个方面:其一是对于一些特定频率段的声波具有增压作用;其二是有助于声源定位。

1) 外耳道闭塞:外耳道闭塞可以引起听力下降。外耳道闭塞最常见的原因是耵聍栓塞。未完全阻塞者可不出现临床症状,完全阻塞者若压迫鼓膜可出现听力下降、耳胀满感以及耳鸣。耳鸣以及听力下降可以随着耵聍栓子取出而改善甚至治愈。耳内异物或者外耳道肿物均可引起外耳道闭塞。

2) 外耳道炎:外耳道内皮肤的神经丰富,出现炎症时常常会出现瘙痒、疼痛,甚至会出现发热、听力下降以及耳鸣。耳鸣症状在炎症消退后减轻。

(2) 中耳损伤引起的听力下降:中耳由鼓膜以及听骨链组成,通过四条韧带以及两块肌肉以保持听骨链的正常位置,以咽鼓管与鼻腔相通,维持中耳内压力的稳定。中耳的主要功能是阻抗转换器,将外耳道内空气中的声能传递到耳蜗的淋巴液。这种由气体到液体的能量转换是通过鼓膜与听骨链的震动耦联。中耳中的任何结构出现异常都可以引起听力下降。

1) 急性中耳炎:中耳的急性炎症多由于鼻腔的细菌感染,伴有传导性听力下降以及发热、剧烈耳痛,并可以引起耳鸣。

2) 分泌性中耳炎:即中耳腔内出现慢性浆液性分泌物而没有急性感染的征象,但是伴有传导性听力下降,耳胀满感,有时有耳鸣。

3) 慢性中耳炎:中耳炎症迁延的结果,合并有鼓膜的改变。听骨链可能钙化或者破坏。存在传导性听力下降以及耳鸣。

4) 中耳胆脂瘤:胆脂瘤具有破坏周围骨质的特点,可以引起严重的颅内外并发症,病变可以波及耳蜗,引起混合性耳聋,以及耳鸣。

5) 耳硬化症:耳鸣的症状常常与听力下降同时存在。其耳鸣一般以"轰轰"或者"嗡嗡"的低音调为主,高音调常常提示耳蜗病变。耳鸣多为持续性或者间歇性。

6) 咽鼓管异常开放症:正常情况下咽鼓管经常保持关闭状态,仅在吞咽、打呵欠、咀嚼等动作时开放。当咽鼓管由于各种原因经常处于开放状态或者过度开放引起临床症状时,为咽鼓管异常开放症。可出现耳闷、耳鸣以及自听增强。耳鸣以低调性耳鸣为特征,如吹风样,与呼吸节律一致;深呼吸、吞咽、打呵欠、张口、说话时耳鸣加重,可干扰患者的听力。平卧或者低头、弯腰时,可能是由于减轻了咽鼓管周围组织中的静脉淤血、淋巴充盈之故,耳鸣可以暂时减轻。

7) 镫骨肌痉挛:镫骨肌以及鼓膜张肌维持听骨链的位置。镫骨肌在受到强声刺激时收缩,鼓膜张肌在吞咽以及打呵欠时收缩。镫骨肌声反射可以通过声强的衰减作用而保护内耳结构免受强声的伤害。镫骨肌的痉挛可以引起客观性耳鸣,或者被感知为节律性嗡嗡响。

(3) 耳蜗损伤引起的听力下降:耳蜗将中耳传来的听觉信息进一步处理编码,经过感觉细胞转换为听神经内的神经编码。与耳蜗损伤相关的因素包括梅尼埃病、耳毒性药物损伤、头外伤、老年性聋等。

1) 梅尼埃病:梅尼埃病的三大特征是波动性听力下降、发作性眩晕以及耳鸣。其病程难以预估,个体间差异较大。耳鸣可能是梅尼埃病患者的首发症状,可能比其他症状出现时间早几个月或者几年。由于其发病机制并不明确,目前没有治愈方法,只能以减轻症状为目的。患者的耳鸣症状可以随着低频听力的改善而消除。

2) 老年性聋:老年性聋是最常见的听觉系统相关性疾病,随着年龄的增长,最明显的变化就是高频听阈的提高。许多老年性聋多伴随耳鸣。

3）耳毒性药物：主要的耳毒性药物包括氨基糖苷类药物、其他抗菌药物、抗肿瘤药物等。

4）噪声性听力下降：噪声暴露所造成的听力下降与噪声暴露的持续时间，以及暴露水平有关。所造成的听力下降可以是暂时性的改变，或者永久性的听力下降。

5）前庭神经鞘膜瘤：早前认为是听神经瘤或者前庭神经瘤，是第八脑神经发生的良性肿瘤。前庭神经鞘膜瘤出现的主要症状是非对称性感音神经性听力下降，同时可出现耳鸣。耳鸣的改善结果与前庭神经鞘膜瘤的切除并无明确的关系，无法预测耳鸣的症状在治疗后是否可改善。

6）前庭神经的微血管压迫：血管压迫神经可以产生神经极度活跃症状，伴或不伴功能丧失。可出现三叉神经痛、舌咽神经痛、半面痉挛、耳鸣以及耳痛。通常以单侧，阵发性和间歇性发作为主。

2. 非耳源性耳鸣

（1）脑血管疾病：脑血管疾病可以引起主观性以及客观性耳鸣。依据患者出现的耳鸣与脉搏之间的关系，可以将其分为脉动性以及非脉动性耳鸣。脉动性耳鸣可能是客观性耳鸣或者非客观性耳鸣。客观性耳鸣与心跳节律强相关。可能是靠近头面部的动静脉的湍流引起的。同时，客观性耳鸣也可能由呼吸引起，或者由于头面部肌肉的收缩导致。很多形式的脉动性耳鸣产生的原因并不明确，需要进行全面的客观检查以寻找病因。动脉性脉动性耳鸣可能的病因有：椎动脉狭窄、颈内动脉畸变、头颈动脉剥离、颈部肌纤维发育不良、硬脑膜动脉瘘、颈内动脉海绵窦瘘、动脉瘤、椎基底动脉延长扩张症、三叉动脉残留、锁骨下动脉盗血综合征、内听道血管襻、后循环缺血和出血性梗死、脑干毛细血管扩张等。静脉性脉动性耳鸣可能的病因有颈静脉球体瘤、颈静脉球高位、乙状窦憩室、髁静脉异常、颅后窝静脉性血管瘤、静脉窦血栓形成。除此之外，一些脑血管疾病可以通过听觉系统的不同水平影响听力，进而产生耳鸣的症状。

（2）咀嚼系统：由于咀嚼肌以及中耳系统等肌肉（腭帆张肌、鼓膜张肌）均由三叉神经支配，咀嚼肌系统等神经功能异常有可能引起中耳肌肉的反射性张力亢进。

【病理生理机制】

听觉系统包括四个主要部分，将声音传入耳蜗的器官、转换听觉信息的耳蜗、听神经、上行听觉通路，包括初级、次级听觉皮质以及皮质外结构。外界声音通过外耳道、中耳对声音的收集以及增压作用，将听觉信息传入耳蜗，耳蜗中的内外淋巴系统、内外毛细胞把信息转化为听神经纤维中的神经编码，进一步传入到听神经。听神经将信息传入至上行听觉通路上的第一个中继核团——耳蜗核。耳蜗核经两种通路将信息传入大脑皮质，形成听觉信息。有关耳鸣病理生理机制，起初只关注声音传导通路上的病理改变，尤其耳蜗的病变，但是越来越多的临床治疗以及耳鸣研究相关的实验研究中，更倾向于耳鸣产生的中枢病理改变。对于耳鸣较为合理而全面的解释必须包括听觉中枢神经系统在外周去传入损伤之后发生的可塑性变化以及功能重组，包括听觉通路各级中枢的解剖学、神经生理学以及生物化学等方面的研究。

因此，Jastreboff在总结前人研究的基础上提出了一个目前为多数学者公认的耳鸣发生的神经生理模式：听觉系统内最常见的疾病为耳蜗损害，源于耳蜗的异常信号在听通路上是以异常时间构型的方式被辨认，经过皮层下中枢的加强（听觉中枢可塑性和功能重组等方式），即外周器官的损害触发（启动）耳鸣。外周和/或中枢神经元产生过度自发性活动或同步性改变，作为输入听觉中枢的刺激活动，然后由于刺激活动持续存在于中枢听觉通路中，这些变化大多数可能导致在大脑和皮层区域音频部位排列的重组而产生神经可塑性（neuroplasticity）以及中枢可塑性过程，最后形成耳鸣的感觉（包括心理成分）。耳鸣的中枢化应该是源于外周听觉系统损伤，导致耳蜗异常活动上传输入被感受为耳鸣，这种源于外周听觉系统损伤后的耳鸣，由于中枢接受外周听觉系统损伤后的刺激（包括耳鸣的刺激）产生适应不良所引起的听觉中枢神经系统结构的改变和功能重组，从而产生了的听觉中枢可塑性变化（如听皮层突触结构的改变等），这种可塑性变化使耳鸣持续存在，从而导致耳鸣的中枢（化）性。

【检查及诊断】

耳鸣是许多全身性疾病及局部疾病的一种症状，病因复杂，且激发和影响因素极多，与病人的心理状态有密切关联，同时缺乏客观的检测手段，诊断极为困难。尽管如此，但耳鸣诊断目的仍应达到：病变部位诊断、病因诊断和严重程度诊断。

以求确定治疗方法及便于病情变化过程中的观察。由于导致耳鸣的原因十分广泛，虽然目前耳鸣的治疗方法很多，但评价治疗效果却十分困难。鉴于耳鸣的病因复杂以及治疗多样的特点，需要针对性选择治疗方法，包括合理用药以缓解患者的症状和痛苦，对耳鸣的检查和诊断需涵盖多系统，更为重要的是对临床耳鸣治疗进行深入系统的研究，通过多学科治疗，以达到最佳治疗效果。

1. 病史采集 病史采集是耳鸣诊断及治疗的关键，在采集耳鸣病史时，除了记录主诉、现病史、既往史及家族史等，医生应注意收集与耳鸣有关的特殊病史，主要包括以下内容：

（1）主诉：主要症状是否伴有其他症状出现，如听力下降、眩晕等。

（2）现病史：何时开始出现，如何发展变化，诊断治疗过程，目前表现等。

（3）耳鸣症状描述

1）耳鸣的特征：如耳鸣声呈持续性或间断性，有无波动；音调性质是单音还是多音，低音调、还是高音调等，以及有无改变。耳鸣声是否和心跳或脉搏同步，是否与呼吸以及体位有关等。

2）耳鸣的响度：见问诊表。

3）耳鼻咽喉科尤其耳科的既往史：如颅外伤史、爆震史、噪声接触史、耳毒性药物史、心脑血管疾病史、变态反应疾病史以及精神刺激，忧虑过度等。

4）耳鸣的程度：使病人感到烦恼的程度，如是否影响睡眠、正常学习与工作、情绪等。

5）加重或缓解耳鸣的因素。

（4）耳鸣治疗史，治疗效果。

（5）全身性疾病史。

（6）家族史：特别是与耳鸣有关疾病史，如听力障碍等。

（7）耳鸣的定量评价：耳鸣患者就诊时，往往表明耳鸣症状已经对患者的生活造成了影响，但是耳鸣产生的影响又有所不同。对于耳鸣严重程度的评价，不仅可以指导耳鸣的治疗，同时也可为评价治疗效果提供依据。有研究证明，耳鸣的强度以及响度与耳鸣对患者生活的影响之间并没有相关联系。因此需要直接量化耳鸣痛苦以及对患者生活造成的障碍，可以使用耳鸣评价的相关量表，如目前使用最广泛的耳鸣障碍量表(THI)。

2. 临床检查 由于听觉系统通路上任何部位病变均可能引起耳鸣（如外耳、中耳、内耳、听中枢病变等），因此，耳科临床常规检查对于耳鸣的诊断与鉴别诊断是很有必要的，通常临床检查包括以下几项：

（1）耳鼻咽喉常规检查：耳科检查时首先应观察耳廓情况，注意耳廓有无畸形、充血、肿胀、牵扯痛及耳屏压痛等。耳廓周围有无瘘管和瘢痕，乳突部有无红肿、压痛、瘘管和瘢痕等，接下来是利用耳镜仔细检查外耳道以及鼓膜。正常情况下外耳道应为通畅，鼓膜为半透明。检查时应当关注外耳道皮肤有无肿瘤，骨部有无骨疣。鼓膜发红或者血管纹增加常常提示急性中耳炎；鼓膜内陷可为鼓室积液，提示咽鼓管功能障碍；鼓膜穿孔提示慢性中耳炎。鼓膜穿孔，恶臭的耳漏提示胆脂瘤。鼓膜的脉动性运动可能提示球体瘤。

（2）内镜检查：因为鼻部、鼻咽部、口咽部和喉咽部的占位性病变或炎性病变均可波及咽鼓管的通气功能，从而累及中耳鼓室，造成中耳鼓室负压状态和中耳鼓室的积液，最终可能致耳鸣。因而需进一步通过内镜检查鼻咽部以明确咽鼓管功能障碍的原因。

（3）听诊：耳和颈部血管听诊对于客观性耳鸣的诊断有一定的意义。发现异常的听诊音需要进一步通过超声或者造影来证实。

（4）辅助诊断：除常规检查外，应做颈部检查和颞颌关节功能检查，以排除客观性耳鸣。颞骨 CT 可以完整显示外耳及其周围结构、中耳、内耳的骨性结构变化。

3. 临床听力学诊断

（1）听功能检查：通常应包括纯音听阈测试、声导抗测试和听性脑干反应测试，必要时还需耳声发射和扩展高频纯音听阈测试等检查。

（2）前庭功能检查：前庭功能检查应包括平衡功能、协调试验和眼动检查。

（3）耳鸣测试：包括耳鸣的音调和响度匹配试验，耳鸣掩蔽曲线图（最小掩蔽级曲线）和残留抑制试验等。

（4）其他辅助和实验室检查：耳鸣的发病有时与局部和全身因素有关，因此对某些患者不仅要检查听觉器官，而且必要时要进行全身检查。即需进行其他必要的辅助检查和实验室检查。如怀疑听神经瘤，则应做耳蜗电图、听性脑干反应（ABR）测试以及头部 X 线、CT 扫描、后颅窝造影，甚至磁共振成像等影像学检查。对梅尼埃病的诊断，应当配合甘油试验及眼震电图等检查。对于疑有颈静脉体瘤、鼓室球体瘤及颞骨乳突导静脉畸形者，必要时应进行血管造影，同位素伽玛射线显影或多普勒超声检查等。这些辅助检查不仅能明确诊断，而且可指导设计手术方式。实验室检查包括血压测定、尿检查、血液检查等。甲状腺疾患和糖尿病引起的耳鸣可做甲状腺功能的实验室测定、血糖与尿糖的检查等。

4. 临床诊断与鉴别诊断 将耳鸣进行临床分类，注意与其他疾病鉴别诊断。疑有外科病变时，应进行相关的特殊检查，明确有无耳外科疾病情况，以考虑进行必要的手术治疗。

（1）心理学评价及耳鸣主观评估：耳鸣可使患者出现一系列的心理障碍，这些心理障碍又可加重耳鸣，互为因果，可形成恶性循环，给患者带来苦恼，也影响治疗效果。因此有必要对患者作出心理学的评价，以及对耳鸣患者的性格、心理障碍进行了解分级，有利于选择针对性的治疗方法。同时治疗前后及过程应进行耳鸣的主观评估。

（2）医学评价与诊断：耳鸣的临床诊断必须在完成耳鼻咽喉科常规检查、耳鸣测试、系统的听力学检查以及某些必要的神经系统功能、全身性疾病等检查之后，根据病史及主诉才能作出耳鸣的相应医学评价和诊断，为此至少应包括以下几项：

1）听力评估（如正常听力、高频听力损失，以及听力损失导致听觉交流障碍程度等）。

2）病损部位与性质诊断（如分泌性中耳炎、蜗性病变及蜗后病变等）。

3）病因诊断或诱因诊断（如噪声性、耳毒性药物、特发性聋以及颅脑外伤后遗症等）。

4）心理素质诊断（如性格特征、心理承受能力及抑郁症、焦虑程度等）。通过基础诊断评价可以初步提示患者下一步的治疗方法。若耳鸣并未提示潜在的危险疾病，并且患者未受到耳鸣损害，不需要进一步的诊断评价。但是存在以下情况时，需要进一步诊断检查，以排除潜在疾病：耳鸣引起主观性损害，与心跳同步的脉动性耳鸣，伴有听力下降的不明病因的耳鸣，创伤后耳鸣。同时，若存在以下情况，应即刻采取治疗处置措施：患者耳鸣的同时伴有自杀倾向或者严重的损害；伴有突发性听力下降的耳鸣。

一般来说，耳鸣的正确诊断确实是比较难的事情。因此，在耳科门诊中"神经性耳鸣"这类含糊的症状诊断屡见不鲜。事实上，耳鸣的正确诊断在于查明耳鸣的性质、特点、病变发生可能的部位以及引起耳鸣的真正原因，从而帮助制订治疗方案。

【治疗】

耳鸣的发病机制尚未完全阐明，耳鸣的治疗目前仍然是个热点和难点问题。耳鸣发生有很多的因素，在治疗引起耳鸣的原发病之后，耳鸣的症状也可能持续存在，并影响患者的生活，这些因素可以分为以下三类：感觉输入的变化；心理影响；大脑内神经活动的改变。根据以上因素将治疗耳鸣的方法进行区分治疗：处理感觉输入；控制情绪因素；直接针对中枢神经系统。目前一致认为治疗前及治疗过程中的详细耳鸣咨询环节极为重要（表 1-16-1）。

1. 耳鸣处置的咨询以及心理教育 耳鸣的咨询是对耳鸣进行治疗的基础。由于耳鸣具有一定程度的主观性，同时耳鸣具有明显的个体差异，在不同的患者之间，耳鸣的症状具有不同的特点。通过咨询，使患者对于耳鸣有更加全面的认识，了解耳鸣的疾病特征。当病人受耳鸣之苦时，特别是令人心烦的持续性耳鸣，很多病人都陷于痛苦和茫然失措之中。尽管他们情绪反应千差万别，然而，有个共同疑团在困扰，即耳鸣究竟是怎么回事？是否预示着什么灾难性的后果？继之而来的则可能产生不安、焦躁、易怒、抑郁或恐惧等一系列心理障碍，向患者解释以下几点尤其重要：

（1）首先，在根据病人具体病情及检查结果对病人耳鸣作出相应的诊断之后，医生要耐心而扼要地向病人传授有关耳鸣的知识。有针对性的解释耳鸣的病理生理机制，影响、诱发及缓解耳鸣的各种因素以及对患者耳鸣的个体化解释，让病人了解自身耳鸣是怎么回事，治愈的可能性及预后等情况。通常通过这一系列介绍可解除大部分病人的疑虑，起到相应的心理咨询及治疗作用，使患者产生良性的心理效应，有助于消除由耳鸣引起的各种心理障碍，继而可缓解耳鸣或减轻因耳鸣而带来的痛苦，建立心理因素与耳鸣之间的良性循环。

表 1-16-1　美国耳鼻咽喉头颈外科学会耳鸣治疗指南

推荐	建议
临床医生： 首先判别患者的耳鸣严重程度	使用耳鸣评价的相关量表可以将患者进行分类。分类的重点是决定是否要采取除了咨询、评价以及教育以外的干预性治疗
强烈推荐： 进行病史采集以及体格检查	一些由于传导性听力下降导致的耳鸣，可以通过体格检查发现并及时治疗
对于伴有单侧，持续性时间超过 6 个月或伴有听力下降的耳鸣患者，进行详细的听力学检查	听力学检查有助于确定耳蜗病变所引起的耳鸣
对于近期出现耳鸣的患者优先采用干预措施，并对其进行相关教育，告知其耳鸣的相关自然病程	患者知晓耳鸣发展的自然病程后有利于缓解焦虑心情，利于耳鸣的缓解。耳鸣干预治疗的选择依赖于耳鸣的严重程度以及耳鸣的持续时间
教育患者持续性耳鸣的相关管理方案	患者不应当被告知任何措施都不能缓解耳鸣
对持续性耳鸣，且严重影响患者生活伴有听力下降的耳鸣推荐使用助听装置	证据显示使用助听装置获得的益处大于风险。同时听力情况的改善有助于患者生活质量的提高
对于持续性耳鸣，影响生活的耳鸣患者推荐使用认知行为疗法	认知行为疗法需要专业的指导
不太推荐： 无论耳鸣的严重程度以及伴随症状，均进行听力学系统检查，对于持续性、影响生活的耳鸣患者采用声刺激疗法	
不推荐： 不推荐为了评价耳鸣情况而进行头颈部影像学检查，除非存在以下情况（耳鸣只存在于单侧耳、搏动性耳鸣、神经活动异常或非对称性听力下降） 不推荐对持续性耳鸣患者常规使用抗抑郁、抗焦虑药物等 不推荐对持续性耳鸣患者使用重复经颅磁刺激（rTMS）	

（2）其次，为病人选择治疗方案，并解释选择此治疗方案的原因及预后情况等。再次与病人就有关耳鸣情况进行交流，如耳鸣对病人有无危害？危害表现在哪些方面？正确引导其对耳鸣的理解，纠正病人一些不健康的观点，告知耳鸣治疗不单纯是医生的事，而是医患双方共同的事，让其体会到医生的关心和努力，指导病人对治疗要有恒心和信心，使其对医生产生一种信任感。让病人乐意接受治疗方案，并会严格遵照医嘱一步一步地去执行，从而为最终治疗的成功打下了良好的基础。

2. **确定首选治疗方案**　治疗耳鸣有很多方法。医生对每一种治疗方法要有透彻的了解，治疗方案对每个病人可能是不同的。因此，应根据病人耳鸣轻重等具体情况选择相应的治疗方案。

（1）常见的治疗方法有病因治疗、药物治疗、掩蔽治疗、习服疗法、认知行为疗法、耳鸣能动性治疗以及电刺激疗法等。

1）病因治疗：耳鸣治疗首要问题是要积极找出原发病因，并采取相应的治疗，则不论是主观性或是客观性耳鸣均能获得较好的治疗效果。然而多数耳鸣的病因是无法确定的，或是病因虽能确定但却无法进行病因治疗的，则可采用本文介绍的方案进行治疗。

2）掩蔽治疗：耳鸣掩蔽治疗是一种较早已有的安全、易于实施、无副作用的治疗方法，由于声音合成技术、耳鸣测试技术的规范和在我国的推广，更重要的是治疗的理论模式的建立和理念上的更新，表明耳鸣掩蔽治疗是个很有前途的治疗方法，咨询、耳鸣掩蔽和松弛结合的治疗模式可望获得较满意的治疗效果。

3）耳鸣的习服疗法：习服疗法（tinnitus retraining therapy，TRT）是建立在 Jastreboff 等提出的耳鸣的神经生理模型基础上的治疗方法，机制是通过改变与耳鸣产生有关的中枢神经网络的可塑性，降低机体对耳鸣的异常反应，包括皮层中枢对耳鸣的察觉、自主神经系统对耳鸣的反应以及边缘系统（情绪相关）对耳鸣的反应，从而达到机体对耳鸣习服，消除耳鸣对患者生活的影响。其治疗主要为心理咨询和声治疗。通过心理咨询，进一步了解患者耳鸣的主要特征以及伴随的听力改变。

耳鸣的习服治疗，与耳鸣发生的病因无关，可以用来治疗任何形式的耳鸣，资料表明 80% 的患者经过 18 个月的完整治疗，可以达到稳定的适应效果。

4）耳鸣的认知行为疗法：认知行为疗法是于 20 世纪 70 年代发展起来的一种心理治疗方法。注重于个体内在的心理特点，尝试通过调节认知过程来达到改变个体行为的方法。也就是通过一定的矫正技术和手段改变患者不合理的认知观念，并时刻把认知矫正和行为矫正联系起来，努力在两者之间建立一种良性循环，取代原来存在的恶性循环，从而使原来不良症状减轻、消失。认知疗法最初是用于治疗抑郁症、严重焦虑等疾病，目前此疗法在慢性疼痛治疗等慢性难治性内科疾病治疗方面具有较好的效果。认知行为治疗主要由认知重建以及行为修正两个主要成分组成，其治疗方案包括放松训练、认知重建、注意力控制、意象训练以及困难训练。认知行为疗法可能会影响与疼痛和耳鸣产生有关的中枢神经系统和大脑皮质的功能重组和可塑性。

5）耳鸣能动性治疗：由 Tyler（2007）提出的耳鸣能动性治疗主要是提出以调动患者的主观能动性为目的的一种咨询模式，即考虑到耳鸣患者个体差异和需求的全面完整性的咨询，包括四个方面：患者的想法和情绪（thoughts and emotions）、患者的听力和交流（hearing and communication）、患者的睡眠（sleep）、患者的专注力（concentration）。

6）耳鸣的听觉训练：鉴于耳鸣发病机制中的中枢神经系统的改变，耳鸣的听觉训练的目的是修正耳鸣的神经感知过程，通常通过耳鸣的调查量表以评价耳鸣的改善程度。听觉训练的基本概念是使患者减少对耳鸣的关注，进而使得大脑听觉皮质选择性忽视耳鸣的产生。

7）声音刺激治疗：外周病变引起听觉通路的传入降低可能触发中枢变化，导致出现异常的神经活动，耳蜗内自发活动增加。声音刺激的主要目的是弥补听觉通路上的信号减少，以减少中枢的异常神经活动。听觉刺激的发生装置较为简单，并且没有显著的副作用。常用的听觉刺激装备包括环境发生器，定制的声音发生器，助听器设备，植入式助听器等。无论患者是否为双侧耳鸣，都应当佩戴双侧助听器，以达到双侧耳的同时刺激，同时助听器的频率带应当调节至主要的频率放大范围，以达到刺激耳鸣神经活动的效果。声音刺激在耳鸣的习服治疗中也有着重要的地位。

8）中耳植入设备：随着技术的发展，传统的助听器对于声音质量的提高，已经有了很大的进步。但是由于传统的助听器对于高频听力无法提供有效的放大作用，中耳植入设备可以提供更好的声音传导能力，同时可以获得更大的听觉频率刺激范围。对于中耳病变以及耳蜗病变导致听力下降并且出现严重耳鸣的患者，中耳植入设备可以较好地改善耳鸣的症状。

9）人工耳蜗植入：对于严重感音神经性聋的患者而言，传统的助听器，以及中耳植入设备都不能提供有效的声音刺激，因而需要内耳的相关治疗设施，以达到有效刺激。鼓岬电刺激可以在较短时间内对耳鸣产生有效的抑制，但是其长期作用以及治疗效果未知。对于单侧全聋的患者而言，会产生失用性耳鸣，可以进行耳蜗植入进行治疗。但是患者若存在严重的抑郁是单侧全聋患者耳蜗植入的绝对禁忌证。尽管耳蜗植入可以缓解耳鸣，但是仍有报道称，耳蜗植入有时非但不可缓解耳鸣，反而可以加重原有的耳鸣。选择治疗方式时，应当充分考虑患者的听力情况以及影响患者生活的主要因素，谨慎选择适宜的治疗方式。

10）药物治疗：至今尚未发现可彻底治愈耳鸣的药物。耳鸣表现的形式不同，病因也各不相同，且不同的个体对药物的反应程度不同，因而耳鸣的药物治疗要依据患者的耳鸣特征以及病因，进行个性化选择。同时，并无一种药物可以彻底治愈耳鸣，目前耳鸣的药物治疗主要以缓解患者症状性的声音感受、相关的情绪改变为主。目前一些药物可以在短期内抑制耳鸣，如：应用血管扩张药改善内耳血液循环、钙离子拮抗药(如氟桂利嗪和尼莫地平等)、改善内耳组织的能量代谢(对早期耳蜗病变所致耳鸣可以选用)、利多卡因以及其他抗惊厥药等。但是由于这些药物的相关副作用,以及产生的疗效只限于短期治疗,限制了其进一步的应用。

急性听力下降后出现的耳鸣应当采取紧急治疗。耳鸣的预后,与其听力下降时出现的伴随症状相关,出现眩晕、反复出现听力下降、听力下降持续时间延长等症状时,预后较差。治疗时,应当包括全身或者鼓室内应用类固醇类药物、扩张血管药物、抗病毒药物以及高压氧治疗等,但是以上治疗仅在一部分患者中有效。急性听力下降的病因多样,同时具有一定的自发缓解的倾向,因而评价较为困难,治疗效果也不尽相同。

慢性耳鸣的治疗药物种类较多,但是没有一种药物可以彻底改善耳鸣症状。①抗抑郁药物:如三环类抗抑郁药物(去甲替林,阿米替林等),选择性 5-HIT 抑制剂(帕罗西汀,舍曲林等),均已在临床中使用,选择具体药物时,仍应依据患者的症状进行选择。一般情况下,应当从小剂量开始,逐渐增加剂量,降低副作用,由于治疗效果并不是立即出现,所以应当以有效剂量治疗 6~12 周,如果治疗效果不佳,应当更换治疗方案。如果治疗有效,应当继续以有效剂量治疗至少 6 个月,然后逐渐减少药物剂量。②苯二氮䓬类药物:耳鸣的病理过程中可能包含兴奋性以及抑制性神经递质之间的失衡,苯二氮䓬类药物是 GABA 变构抑制剂,可以增加抑制性神经递质,可能对耳鸣的病理生理过程产生一定的影响。短效苯二氮䓬类药物可以用于急性期治疗,长效药物可能缓解部分患者的耳鸣。但是,鉴于其存在的药物依赖性,限制了其长期使用。此外,应当特别注意抗焦虑、抗抑郁药均有不同程度的副作用,甚至有些药物可加重耳鸣,故用药时应该慎重,且不能过量。③非苯二氮䓬类抗惊厥药物:该类药物并不是对所有类型的耳鸣均有益处,不同药物只对某一种类的耳鸣有益处。卡马西平对耳鸣间歇性出现,且耳鸣声音特征为打字机、爆米花或耳咔嗒声有益处。加巴喷丁可能对部分声创伤患者有益处。④抗谷氨酸能复合物:其可能的作用机制与苯二氮䓬类类似,均通过改变神经通路中抑制性以及兴奋性神经递质的比例,非选择性 NMDA 抑制剂已初步证明有效,但仍需进一步临床试验进行验证其治疗作用。⑤抗多巴胺能药物:抗多巴胺能药物,如舒必利,联合抗焦虑药物的使用已经取得了一定的成果;多巴胺激动剂,吡贝地尔的治疗也具有一定的效果。但是仍需进一步的研究。⑥其他药物:银杏叶提取物可能对短期耳鸣而言,可以改善症状,但是大样本临床试验中证实并不比安慰剂更有效。褪黑激素在单独使用治疗耳鸣时并未获得明显疗效,但是与舒必利联合使用时,取得了较好的疗效。至今没有一种药物被证实确实可以有效地改善耳鸣症状。

11) 躯体感觉性耳鸣的治疗:躯体感觉性耳鸣包括主观性以及客观性耳鸣,在躯体感觉性耳鸣治疗之前应当首先评估颞下颌关节情况,以明确患者是否具有颞下颌关节紊乱病(TMD),并是否与耳鸣相关。若患者的耳鸣与 TMD 相关,则可以通过 TMD 的治疗缓解耳鸣。由于躯体感觉性耳鸣与肌肉的收缩有关,可以通过失活肌筋膜触发点,通过注射肉毒素或者局麻药物实现。一些患者的耳鸣可以通过躯体运动调节改善耳鸣,因而可以教导患者重复训练诱发耳鸣的活动,进而改善耳鸣。

12) 耳科的手术治疗:由于听力下降可能诱发耳鸣出现,通过改善患者的听力状况可能同时改善患者的耳鸣情况,但是听力改善后,耳鸣并不一定会改善。同时,一些耳科手术也具有一定的风险性,可能出现全聋、眩晕等并发症,还可能会加重耳鸣,因而选择手术治疗前一定全面客观评价患者病情,并使患者知晓术后可能出现的情况。

耳科手术通常包括以下种类:①外耳道手术:多为外耳道阻塞等原因引起传导性听力下降,如无其他并发症,恢复正常听力后,耳鸣多可以完全缓解;②中耳手术:鼓膜切开置管,鼓室成形术,镫骨手术等,均可通过治疗中耳病变引起传导性听力下降。同时,因中耳肌肉收缩引起的客观性耳鸣,可以通过切断鼓膜张肌或镫骨肌腱进行治疗。

13) 微血管减压治疗:当证实患者的耳鸣是由于血管压迫所致时,可以选择减压手术进行治疗,在术前患者选择时应当严格遵循手术指征,以获得尽可能大的收益。

14) 前庭神经鞘膜瘤的治疗:前庭神经鞘膜瘤最常见的症状是进行性听力下降,以高频为主,同时可能伴有高音调的耳鸣,以及平衡障碍。对于前庭神经鞘膜瘤的治疗方式选择,应当依据病灶的大小以及患者的主要临床症状进行选择。选择显微手术、乙状窦后(枕下)入路的治疗方式可能会改善耳鸣症状,而经迷路入路切除、伽玛刀手术对耳鸣改善没有影响。

15）其他治疗：重复经颅磁刺激（rTMS）通过置于头皮的线圈发出短暂的多重磁脉冲，刺激神经元，进而影响大脑的功能。尽管已经有小样本试验证实，rTMS 可以改善耳鸣，但是仍需要进一步的大规模临床研究进一步证实。经颅直流电刺激（tDCS）是一种无创性经过头皮电极以微弱电流刺激大脑的治疗方法，目前还未经过大规模临床试验验证。

目前各种治疗耳鸣的方法在原则上分为两大类：即保守治疗和手术治疗。针对患者耳鸣对生活影响的严重程度以及诱发耳鸣的原因，个性化选择使患者受益最大的治疗方案，具体如下：

①由耳外科等疾病（如蜗后病变、血管畸形等）引起的耳鸣必须尽早选择手术治疗方案。

②由全身性疾病或临床综合征以及其他疾病等（如高血压、颈椎综合征、分泌性中耳炎、梅尼埃病等）引起，首选治疗方案应以控制这些疾病为原则。

③许多患者耳鸣症状很轻，且持续时间很短暂，常被忽略，患者并不感到受干扰或痛苦，对治疗要求不迫切。此外有些耳鸣史较长，开始感觉耳鸣较强，随着时间的推移，目前感觉已经适应且耳鸣程度并未加重或已减轻，不影响日常工作、生活和睡眠，经过必要的检查，未发现器质性疾病。以上均可不采取治疗措施或仅进行一些安慰性治疗，但应嘱其进行耳鸣保健。

④耳鸣伴听力障碍者，佩戴助听器应为首选方案。

⑤对耳鸣已严重困扰了正常工作、生活或睡眠的病人，应制订相应的治疗方案。目的是安全有效地为耳鸣患者缓解耳鸣，且不伤及患者。方案选择如下：

a. 急性期耳鸣（发病在 3 个月内）或突发性耳鸣，排除上述①和②中提及的病变，一般建议按突发性聋方式治疗（如扩血管药物和高压氧等）。

b. 声损伤、噪声性、耳毒性药物、突聋、抑郁症以及不明原因等引起的耳鸣，尤其是听力正常者，首选治疗方案应是给予一定的安慰剂并采用心理治疗、松弛、掩蔽、习服疗法等。

c. 外伤性及手术后遗症的耳鸣，可选用药物、中医和电刺激等疗法。

d. 治疗效果评估及对治疗方案的修改：病人在首选方案治疗过程中应定期对其治疗效果进行主观评估和治疗前及治疗不同时期比较，以了解其治疗效果，对治疗有效果者应坚持，如效果不明显或无效甚至加重者，应考虑对治疗方案进行修改，可采用联合治疗方法，即两种以上治疗方法同时进行，包括药物、掩蔽、松弛、习服疗法、生物反馈、中医中药等。具体应根据医生对各种治疗方法了解的程度和医疗条件等来确定。为了缩短治疗时程，目前认为采用联合治疗方法，效果可能会明显。

e. 耳鸣患者治疗注意的事项：由于耳鸣的病因和发病机制，影响因素很复杂，目前认识有限，且耳鸣为一种主观症状，治疗效果的评价也只能依赖于病人主观判断，因此使治疗显得很困难。尤其是由于治疗时程长，治疗效果的主观评估更是困难。实际上大多数耳鸣病例若能正确使用保守治疗及病人有效配合均可取得一定的疗效。为此医生应向患者阐明在治疗过程中应注意的事项。

要有乐观开朗的心态：一旦罹患耳鸣，先要引起高度重视，但不要过度紧张，及时就诊接受医生的诊治。在诊治过程中，听从医生指导，积极配合治疗，对耳鸣采取接受和容忍态度，并做好耳鸣有可能长期共存的思想准备，这对治疗将会引起积极的作用。此外，耳鸣病人可积极主动地用其他优势活动来淡化自己对耳鸣的关注，以取得缓解耳鸣的效果。这些优势活动包括平素喜欢的业余爱好和所热爱的本职工作等。此外，调整自己的生活节奏，多培养兴趣点。事实也的确如此，当人们聚精会神地从事某件事情时，就无暇理会其他事务，自然就淡漠了对耳鸣的关注。按照巴甫洛夫的理论，这或许是在有意识地建立另一个优势兴奋灶。这种优势兴奋灶经过强化训练，逐步取代了耳鸣的优势兴奋灶。

避免在强噪声环境下长时间逗留或过多地接触噪声，避免或安全谨慎地使用耳毒性药物，少吸烟、少饮酒、生活作息有规律性，切忌贪床时间过长（中青年 7~8 小时，老年人 6 小时睡眠即可）。

由于耳鸣起病、病程都非短期内发生，因此患者在配合治疗过程中要有恒心，不要轻易中断。如耳鸣掩蔽疗法、松弛疗法等均要求至少完成为期 1 个月的疗程才可考虑评价治疗效果，正所谓“病去如抽丝”。有些病人缺乏恒心，没能坚持治疗是很可惜的。心理治疗是耳鸣治疗中的一个重要环节，众所周知，耳鸣可引起一系列的心理障碍，心理障碍又可加重耳鸣，若处理不当则可能使耳鸣和心理障碍进入一种恶性循环。

【预防及保健】

耳鸣患者经过一段时间积极配合治疗，无论对治疗有效者，还是治疗效果不明显或无效者，在医生的指导下进行保健指导都很重要。耳鸣是疾病症状的表现，它既是症状，也是疾病。医生给患者所采用的治疗方法不能简单以耳鸣这一主观症状是否消失来衡量，因为治疗获得效果需要时间。

此外，耳鸣也是征兆，可能预示某一疾病将要到来。因此，中止治疗后还应经常去医院复诊。患者对自身耳鸣性质的稳定与否也应提高警惕，一有变化即应去医院咨询。随访期间视病情而定，中止治疗时应对患者的耳鸣检查（耳鸣频率、强度匹配）及伴有的耳聋（听力检查）、眩晕症状及体征详细记录，了解全身状况，如有无高血压、糖尿病、肝、肾等疾病。建议每季度或半年复查一次，如每次复查结果不变且病情稳定，则可以延长复诊时期，减少检查项目，但每年至少应去医院复查一次。若耳鸣恶化或听力下降，伴眩晕等新症状出现应立即去医院复诊。此外，单侧性耳鸣比双侧性耳鸣更应该长期随诊，一次或多次检查没问题就认为正常，很可能延误像听神经瘤这样严重的疾病。

（杨仕明）

参考文献

[1] Moller AR, Langguth B, Deridder D, 等. 耳鸣[M]. 韩朝, 张剑宁, 译. 上海. 上海科学技术出版社, 2015.
[2] 韩德民. 2009 年耳鼻咽喉头颈外科新进展[M]. 北京: 人民卫生出版社, 2009.
[3] 胡岢. 耳鸣[M]. 北京: 北京医科大学, 中国协和医科大学联合出版社, 1993.
[4] 黄治物. 耳鸣诊断和治疗现状及思考[J]. 中国医学文摘耳鼻咽喉科学, 2007, 22: 92-93.
[5] 王洪田. 耳鸣诊治新进展[M]. 北京: 人民卫生出版社, 2004.
[6] 黄治物. 耳鸣的诊治及干预策略[J]. 听力学及言语疾病杂志, 2007, 15: 337-339.
[7] 王亚鹏, 董奇. 脑的可塑性研究: 现状与进展[J]. 北京师范大学学报（社会科学版）, 2007, 3: 39-45.
[8] 黄治物, 常伟, 李骏. 临床耳鸣治疗中咨询问题和模式的建立[J]. 中华耳科学杂志, 2007, 5: 233-235.
[9] 黄治物, 常伟, 陈桂芳. 耳鸣掩蔽疗法[J]. 听力学及言语疾病杂志, 2004, 12: 376-378.
[10] 徐若兰. 认知行为疗法的理论研究及应用[J]. 成都理工大学学报（社会科学版）, 2006, 14: 63-64.
[11] 黄治物, 王陈荣, 李蕴, 等. 耳鸣的认知行为疗法[J]. 听力学及言语疾病杂志, 2010, 18(4): 309-311.
[12] Saunders JC. The role of central nervous system plasticity in tinnitus[J]. J Commun Disord, 2007, 40: 313-334.
[13] Tyler RS, Gogel SA, Gehringer AK. Tinnitus activities treatment[J]. Prog Brain Res, 2007, 166: 425-444.
[14] Lockwood AH, Salvi RJ, Burkard RF. Tinnitus[J]. N Engl J Med, 2002, 19, 347(12): 904-910.
[15] Langguth B, Kreuzer PM, Kleinjung T, De Ridder D. Tinnitus: causes and clinical management[J]. Lancet Neurol, 2013, 12(9): 920-930.
[16] Baguley D, McFerran D, Hall D. Tinnitus[J]. Lancet, 2013, 382(9904): 1600-1607.
[17] Dobie RA. Depression and tinnitus[J]. Otolaryngol Clin North Am, 2003, 36: 383-388.
[18] Eggermont JJ. Pathophysiology of tinnitus[J]. Prog Brain Res, 2007, 166: 19-35.
[19] Jastreboff PJ, Gray WC, Gold SL. Neurophysiological approach to tinnitus patients[J]. Am J Otol, 1996, 17: 236-240.
[20] Jastreboff PJ. Tinnitus retraining therapy[J]. Prog Brain Res, 2007, 166: 415-423.
[21] Lockwood AH. Tinnitus[J]. Neurologic Clinics, 2005, 23: 893-900.
[22] Martinez-Devesa P, Waddell A, Perera R, et al. Cognitive behavioural therapy for tinnitus[J]. Cochrane Database of Systematic Reviews, 2007, 1: CD005233.

第十七章　变应性鼻炎

变应性鼻炎(allergic rhinitis,AR)或称过敏性鼻炎,是特应性个体接触变应原(过敏原)后由 IgE 介导的以炎性介质(主要是组胺)释放为开端的、有免疫活性细胞和促炎细胞以及细胞因子等参与的鼻黏膜非感染性慢性炎性疾病。

【病因】

患者多为易感个体,即特应性(atopy)个体。某些抗原物质对大多数人无害,但一旦作用于易感个体,便可引起变态反应。这类抗原物质即为变应原。变应原是诱发本病的直接原因。季节性变应性鼻炎(seasonal allergic rhinitis),主要由树木、牧草、杂草等在花粉播散季节飘散到空气中的植物花粉引起,又称花粉症(pollinosis)。常年性变应性鼻炎(perennial allergic rhinitis)主要由粉尘螨、屋尘螨、真菌、蟑螂、动物皮屑等引起。由于上述变应原作用机体时皆经呼吸道吸入,故又称吸入性变应原。某些食物性变应原如牛奶、鸡蛋、大豆、鱼虾、水果等也可引起本病,应予注意。

【发病机制】

鼻黏膜有丰富的淋巴细胞(T 细胞、B 细胞),构成了黏膜相关淋巴组织,其中含有丰富的抗原提呈细胞(朗格汉斯细胞、树突状细胞、巨噬细胞)和 $CD4^+$ T 辅助细胞(Th 细胞)。Th 细胞根据分泌细胞因子的不同又分为两种类型:Th1 和 Th2。Th1 细胞分泌 IL-2、IFN-γ 等,介导抗感染的细胞免疫;Th2 分泌 IL-4、IL-5 等,介导体液免疫。正常情况下,Th1 和 Th2 细胞在数量上处于相对平衡状态,以维持机体正常的免疫功能。变应性鼻炎发病有以下两个阶段。

1. **致敏**　变应原进入鼻腔,被鼻黏膜中的抗原提呈细胞捕获加工,将抗原肽提呈给初始 T 细胞,T 细胞分化向 Th2 偏移使其数量增多;Th2 细胞分泌 IL-4,后者作用于 B 细胞使其转换为浆细胞,并产生免疫球蛋白 E(IgE)。IgE 借其在肥大细胞或嗜碱粒细胞表面上的受体 FcεRⅠ和 FcεRⅡ而结合在这两种细胞上。这个阶段即为致敏阶段。

2. **激发**　当变应原再次进入鼻腔时,便可激发出变应性鼻炎的临床症状和鼻黏膜的炎性反应。这一阶段又分为:①速发相:也称早发相,发生于与变应原接触的数分钟内,主要由肥大细胞或嗜碱粒细胞脱颗粒释放的炎性介质引起。变应原与肥大细胞或嗜碱粒细胞表面的两个相邻 IgE 桥联,产生信号,导致钙离子进入细胞,激活蛋白激酶 C,使细胞内颗粒膜蛋白磷酸化,将预先合成并储藏在细胞内的炎性介质如组胺等通过脱颗粒释放出来。此时又诱导细胞膜磷脂介质合成,如花生四烯酸代谢产物(前列腺素、白三烯)。这些介质作用于鼻黏膜的感觉神经末梢、血管壁和腺体,便产生了阵发性喷嚏、水样鼻涕、鼻痒和鼻塞症状;②迟发相:也称晚发相,发生于速发相后的 4~6 小时,主要是由细胞因子引起炎性细胞浸润的黏膜炎症,亦为局部炎症得以迁延的主要原因。Th2 细胞、上皮细胞、成纤维细胞释放的细胞因子信号(IL-4、IL-5、IL-13、GM-CSF 等)作用于骨髓,导致嗜酸粒细胞分化、成熟,迁移趋化至鼻黏膜,并在局部集聚。同样肥大细胞、嗜酸粒细胞和上皮细胞也分泌多种促炎细胞因子和趋化因子,进一步促进嗜酸粒细胞在局部的浸润、集聚，并使其生存期延长。嗜酸粒细胞释放的毒性蛋白又造成鼻黏膜损伤，加重了局部的炎性反应。

【临床表现】

本病以阵发性喷嚏、水样鼻涕、鼻痒和鼻塞为临床特征。多数患者有鼻痒，有时伴有软腭、眼和咽部发痒。每天常有数次阵发性喷嚏发作，每次少则3~5个，多则十几个，甚至更多。鼻涕为清水样，擤鼻次数多。鼻塞轻重程度不一。

季节性变应性鼻炎上述症状较重，在花粉播散期，患者每天清涕涟涟，如水自流，眼部红肿。由于鼻黏膜水肿明显，鼻塞一般较重，加之鼻分泌物较多，严重者夜不能寐或发生阻塞性睡眠呼吸暂停。患者可有嗅觉减退，与鼻黏膜广泛肿胀有关。可伴有胸闷、喉痒、咳嗽、哮喘发作。持续数周，季节一过，症状缓解，次年于相同季节再次发作。常年性变应性鼻炎症状可轻可重，呈间歇性或持续性发作，常在打扫房间、整理被褥或衣物、闻到霉味、接触宠物时出现症状或症状加重。

【检查】

1. **一般检查** 季节性鼻炎者常可见眼睑肿胀，结膜充血，鼻黏膜苍白水肿，鼻腔有清水样或黏液样分泌物，下鼻甲肿大。常年性鼻炎者在间歇期鼻黏膜可呈暗红色，发作期行鼻分泌物涂片检查可见较多嗜酸粒细胞。若伴有胸闷，肺部听诊可闻及喘鸣音。

2. **特异性检查**

（1）变应原皮肤试验：是临床常用的诊断方法。以适宜浓度和低微剂量的各种常见变应原浸液做皮肤点刺试验（skin prick test，SPT），如患者对某种变应原过敏，则在皮肤点刺部位出现风团和红晕，视为阳性，根据风团大小判定阳性程度（+、++、+++、++++等）。应注意的是，口服抗组胺药对皮肤反应有抑制作用，一般持续2~7天，故宜停药1周后行SPT。

（2）IgE测定：是常用的实验室检查方法。变应性鼻炎患者血清和鼻分泌物特异性IgE（specific IgE，sIgE）多为阳性。其血清总IgE水平可在正常范围内，故不能作为变应性鼻炎的诊断依据。

【诊断和鉴别诊断】

1. **诊断依据** 本病的诊断主要依靠病史、临床表现、一般检查和特异性检查。病史对于诊断非常重要，应注意询问发病时间、诱因、程度；生活和工作环境；家族及个人过敏史；有否伴有哮喘、皮炎等。

结合我国具体情况，2015年中华医学会耳鼻咽喉头颈外科学分会和中华耳鼻咽喉头颈外科杂志编辑委员会制订了新的“变应性鼻炎诊断和治疗指南”，其诊断依据如下：①症状：打喷嚏、清水样涕、鼻痒和鼻塞等症状出现2个或以上，每天症状持续或累计在1小时以上，可伴有流泪、眼痒和充血等眼部症状；②体征：常见鼻黏膜苍白、水肿，鼻腔水样分泌物；③变应原检测：至少一种变应原SPT和/或血清特异性IgE阳性。诊断应根据患者典型的过敏病史、临床表现以及与其一致的变应原检测结果而作出。

2. **鉴别诊断**

（1）血管运动性鼻炎（vasomotor rhinitis）：与自主神经系统功能失调有关。环境温度变化、情绪波动、精神紧张、疲劳、内分泌失调可诱发本病。临床表现与变应性鼻炎极为相似，但变应原SPT和特异性IgE测定为阴性，鼻分泌涂片无典型改变。

（2）非变应性鼻炎伴嗜酸粒细胞增多综合征（nonallergic rhinitis with eosinophilia syndrome，NARES）：症状与变应性鼻炎相似，鼻分泌物中有大量嗜酸粒细胞，但变应原SPT和特异性IgE测定均为阴性，也无明显的诱因使症状发作。NARES的病因及发病机制不清，有认为可能是阿司匹林不耐受三联征早期的鼻部表现。

（3）反射亢进性鼻炎（hyperreflectory rhinitis）：本病以突发性喷嚏发作为主，发作突然，消失亦快。鼻黏膜高度敏感，稍有不适或感受某种气味，甚至前鼻镜检查时皆可诱发喷嚏发作，继之清涕流出。临床检查均无典型发现。该病可能与鼻黏膜感觉神经C类纤维释放过多神经肽类（如P物质）有关。

（4）感染性鼻炎（infectious rhinitis）：由病毒或细菌引起，发病早期有喷嚏、清涕，但病程短，一般为7~10天。常伴有四肢酸痛、周身不适、发热等全身症状。早期鼻分泌物可见淋巴细胞，后期变为黏脓性，有大量中性粒细胞。

(5) 药物性鼻炎(rhinitis medicamentosa):长期鼻用减充血剂所致,主要症状为鼻塞。下鼻甲充血、肥大、弹性差、结节状,减充血剂收缩效果差。变应原检测阴性,血和鼻分泌物中嗜酸粒细胞数正常。

【并发症】

由于鼻黏膜与呼吸道其他部位黏膜不仅在解剖组织上连属,且同属免疫系统的黏膜相关淋巴组织,鼻黏膜变态反应炎症时产生的炎性介质和细胞因子通过不同途径作用于相应部位,故可引起下列并发症:

1. **支气管哮喘** 支气管哮喘可与变应性鼻炎同时发病,但多在鼻炎之后,此时鼻炎症状多明显减轻。有时仅表现为胸闷、咳嗽,是哮喘的另一种临床类型。大量研究证实,变应性鼻炎与哮喘在流行病学、发病机制、病理改变等方面均有诸多相同之处,因而存在着上下呼吸道在病理学上的一致性。近年提出二者是"同一气道,同一疾病(one airway,one disease)"的概念,以提高变应性鼻炎对哮喘的影响的认识。

2. **变应性鼻窦炎** 鼻窦黏膜有明显水肿,与鼻腔病理改变类似。鼻窦 CT 显示窦腔均匀性雾状模糊。鼻黏膜水肿可使窦口引流不畅,或窦内渐变负压,患者多有头部不适或头痛。如继发感染,可有脓涕。

3. **变应性咽喉炎** 咽喉痒、咳嗽或有轻度声嘶;严重者可出现会厌、喉黏膜水肿而有呼吸困难。一般多为食物性和化学性变应原诱发。

4. **分泌性中耳炎** 中耳积液、耳闷、听力下降,可随鼻部症状的变化有波动性,时轻时重,可能与接触变应原与否有关。儿童较多见。

【治疗】

治疗原则包括环境控制、药物治疗、免疫治疗和健康教育。日常生活中应尽量避免接触变应原和各种刺激物。治疗方面规范使用糖皮质激素和抗组胺药等药物,如有条件应尽早进行变应原免疫治疗(allergen immunotherapy)。对变应性鼻炎积极有效的治疗可预防和减轻哮喘的发作。

1. **变应原回避** 对已经明确的变应原,应尽量避免与之接触。花粉症患者在花粉播散季节尽量减少外出。对真菌、粉尘螨、屋尘螨过敏者应保持室内通风、干爽。对动物皮屑、羽毛过敏者应避免接触宠物、禽鸟等。

2. **药物治疗**

(1) 鼻用糖皮质激素:具有显著的抗炎、抗过敏和抗水肿作用。其特点是对鼻黏膜局部作用强,但全身生物利用度低,按推荐剂量使用耐受性和安全性好,不良反应少见。鼻用糖皮质激素是治疗变应性鼻炎的一线用药,对患者的鼻部症状包括喷嚏、流涕、鼻痒和鼻塞均有显著改善作用,疗程不少于 2 周。对于中-重度持续性变应性鼻炎,鼻用糖皮质激素是首选药物,疗程 4 周以上。

(2) 抗组胺药:能与炎性介质组胺竞争 H1 受体而阻断组胺的生物效应,部分抗组胺药还兼具一定的抗炎作用,对治疗鼻痒、喷嚏和流涕有效,但对缓解鼻塞作用较弱。临床推荐使用无镇静作用的第二代抗组胺药(口服或鼻用),为变应性鼻炎的一线用药,疗程不少于 2 周。对于有明显镇静作用的第一代抗组胺药(扑尔敏、赛庚啶、苯海拉明等),从事驾驶、机械操作、精密设备使用等人员不应服用,以防发生危险。

(3) 抗白三烯药:主要包括白三烯受体拮抗剂和白三烯合成抑制剂。白三烯受体拮抗剂选择性地与半胱氨酰白三烯受体 1(cysleiny1 leukotriene recepter,CysLT1R)CysLT1 结合,通过竞争性阻断白三烯的生物学作用而发挥治疗效应,也为变应性鼻炎(伴或不伴哮喘)的一线用药,临床推荐使用,疗程 4 周以上。儿童患者应注意不同年龄段的用量和用法。

(4) 肥大细胞膜稳定剂:属于色酮类化合物,主要有色甘酸钠、曲尼司特等药物,为变应性鼻炎的二线用药,临床酌情使用。肥大细胞膜稳定剂起效较慢,作用维持时间短,需 1 日多次给药,疗程 2 周以上。还可用于预防性治疗,季节性鼻炎者在花粉播散前 2 周左右开始使用,效果较好。

(5) 鼻用减充血剂:为 α 肾上腺素能受体激动剂,其作用是直接刺激血管上的 α_1 受体,引起血管平滑肌收缩,减少局部组织液生成,减轻炎症所致的鼻黏膜充血肿胀,缓解鼻塞症状。鼻用减充血剂为变应性鼻炎的二线用药,应严格控制使用次数及疗程,连续用药不超过 7 天。儿童应选择低浓度的鼻用减充血剂,2 岁以内禁用。

(6) 鼻用抗胆碱药:为变应性鼻炎的二线用药,主要用于减少鼻分泌物,对鼻痒、喷嚏和鼻塞等症状无明显疗效。常用药物为异丙托溴铵,但国内目前缺乏相应的鼻用剂型。

3. **免疫治疗** 变应原特异性免疫治疗是针对 IgE 介导的Ⅰ型变态反应疾病的对因治疗,即给予患者逐步增加剂量的变应原提取物,以诱导机体免疫耐受,使患者在再次接触相应变应原时症状明显减轻,或不产生临床症状。研究证实该疗法对变应性鼻炎具有近期和远期疗效,且有可能改变疾病的自然进程,预防鼻炎发展为哮喘,减少产生新的致敏。目前临床常用的方法有皮下注射法(皮下免疫治疗)和舌下含服法(舌下免疫治疗),分为剂量累加和剂量维持两个阶段,总疗程 3 年左右,推荐使用标准化变应原疫苗。

变应原免疫治疗为变应性鼻炎的一线疗法,临床诊断明确的患者即可以采用,而不需要以药物治疗无效为前提条件。根据目前国内可供临床使用的标准化变应原疫苗的种类,其适应证主要为尘螨过敏导致的中-重度持续性变应性鼻炎,合并其他变应原数量少(1~2 种),最好是单一尘螨过敏的患者。

禁忌证包括:

(1) 伴有严重的或未控制的哮喘(FEV_1<70% 预计值)以及不可逆的呼吸道阻塞性疾病,此为绝对禁忌证。

(2) 正在使用 β 受体阻滞剂或血管紧张素转化酶(ACE)阻滞剂进行治疗。

(3) 严重的心血管疾病。

(4) 严重的免疫性疾病。

(5) 严重的心理障碍或患者无法理解治疗的风险性和局限性。

(6) 恶性肿瘤。

(7) 妊娠期以及其他一些特殊情况,例如急性感染、发热或接种其他疫苗等。

变应原免疫治疗的不良反应包括局部和全身不良反应。随着标准化变应原疫苗在临床广泛应用,全身不良反应的发生率明显下降。据报道,皮下免疫治疗在 1 000 次注射中出现 1 次全身反应(0.1%),极少发生致死性严重过敏反应(1/100 万)。舌下免疫治疗的安全性和耐受性更好。

4. **健康教育** 有针对性的健康教育可以提高患者预防和治疗疾病的意识,增强治疗的依从性,从而优化治疗效果,提升医患双方满意度,在变应性鼻炎的防治体系中有重要意义。

(程 雷 李华斌)

参考文献

[1] 中华耳鼻咽喉头颈外科杂志编辑委员会鼻科组,中华医学会耳鼻咽喉头颈外科学分会鼻科学组. 变应性鼻炎诊断和治疗指南(2015 年,天津)[J]. 中华耳鼻咽喉头颈外科杂志,2016,51(1):6-24.

[2] 程雷. 变应性鼻炎诊疗指南的修订要点及意义[J]. 中华耳鼻咽喉头颈外科杂志,2016,51(1):2-5.

[3] 李华斌. 变应性鼻炎的发病机制及诊治进展[J]. 中华耳鼻咽喉头颈外科杂志,2014,49(04):347-352.

[4] 张罗. 变应性鼻炎临床诊疗工作任重道远[J]. 中华耳鼻咽喉头颈外科杂志,2017,52(07):481-483.

第十八章　慢性鼻窦炎、鼻息肉

慢性鼻窦炎（chronic rhinosinusitis，CRS）是鼻窦黏膜的炎症性疾病。按照伴或不伴鼻息肉可分为慢性鼻窦炎伴鼻息肉（chronic rhinosinusitis with nasal polyps，CRSwNP）和慢性鼻窦炎不伴鼻息肉（chronic rhinosinusitis without nasal polyps，CRSsNP）。前者多与变应性因素有关，后者则是以一种非感染性、非变应性的炎症形式存在。2007 年和 2012 年欧洲鼻窦炎临床诊疗指南（EPOS-2007，2012）和 2018 年中国慢性鼻窦炎临床诊疗指南（CPOS-2018）的定义，病程超过 12 周为慢性鼻窦炎。

【病因学及发病机制】

慢性鼻窦炎的病因学非常复杂，传统的观点认为呼吸道感染、呼吸道变态反应、鼻腔鼻窦解剖学异常为三大主要致病因素，这些致病因素经常交叉在一起。同时气压伤、外伤、胃食管反流、呼吸道纤毛传输系统疾病、全身免疫学功能低下等也可成为诱因。因此，对慢性鼻窦炎病因学的理解应该是一个整体的认识过程。随着近些年来对鼻腔鼻窦黏膜炎症研究的进展，人们对慢性鼻窦炎的病因学和发病机制有了更新的认识，由此也改变了传统的临床治疗理念。

1. **细菌因素**　对细菌感染在慢性鼻窦炎发病中的作用和认识存在争议，20 世纪 80 到 90 年代认为主要有金黄色葡萄球菌、凝固酶阴性葡萄球菌、肺炎链球菌、流感嗜血杆菌、卡他莫拉菌等。进入 21 世纪后，一些随机双盲对照研究表明，慢性鼻窦炎患者与正常对照组相比，鼻腔、鼻咽部细菌培养结果没有显著差异，同时患者也没有急性细菌感染所具备的系列症状和体征，如发热、血液中白细胞增高、黏膜急性充血等，头痛症状也不明显。为此更多的学者认为慢性鼻窦炎与细菌感染没有直接关联，而是一种多因素导致的非感染性黏膜炎症性疾病，为此使用抗生素治疗慢性鼻窦炎也受到了质疑。近些年来研究表明，金黄色葡萄球菌超抗原可能与慢性鼻窦炎的发生有较为密切的关系。

2. **多因素导致的非感染性黏膜炎症**

（1）变态反应：呼吸道变态反应是鼻窦炎的重要致病因素多年前已经被公认，其中多数与 IgE 介导的 I 型变态反应以及由嗜酸粒细胞释放的各种细胞因子有关，炎症反应的特点是树突状细胞吞噬变应原后递呈给 T 淋巴细胞，导致 Th1 与 Th2 比例失衡，引发嗜酸粒细胞浸润和 IL-4、IL-5、IL-13 等细胞因子的表达增强。参与的主要炎性物质还有嗜酸粒细胞阳离子蛋白、嗜酸粒细胞趋化因子、集落细胞刺激因子等。

（2）中鼻道微环境学说：鼻息肉多发于中鼻道，研究发现中鼻道有如下解剖学和组织学特点：间隙狭窄，凹凸不平，吸入气流在此易形成紊流；纤毛功能较下鼻道减弱，而且中鼻道结构复杂、狭细，黏膜稍有肿胀即可互相接触，继而导致该部位纤毛活动障碍；中鼻道黏膜血流较鼻内其他部位明显减少。因此，当中鼻道微环境发生某些改变时就会使中鼻道天然防御功能减弱，局部易受有害因素损伤，为鼻息肉的形成创造了条件。

（3）真菌：从 20 世纪 80 年代开始，鼻窦真菌感染的发生率显著增高，由于真菌感染不仅仅是一个单纯的感染性炎症,更重要的是真菌引发或同时伴有的变应性炎症机制的作用,因此其发病机制更加复杂。从慢性鼻窦炎致病机制方面来看待真菌的作用,是从变应性机制的角度来认识的,而我们在临床上称之为真菌性鼻窦炎的情况(分成非侵袭性和侵袭性两种)一般不列在慢性鼻窦炎范畴内,而是作为一种相对独立的鼻窦感染单独论述。

(4) 细菌超抗原(bacterial superantigen):近期研究热点之一。是指部分细菌、病毒和真菌所产生的20~30kD 蛋白质的外毒素,不需要抗原递呈细胞处理,与抗原递呈细胞上的 MHC Ⅱ类分子 α 片段和 T 细胞上的 T 细胞受体 β 易变区同时结合,从而激活 T 淋巴细胞。一般抗原只能激活<0.01%的淋巴细胞,而超抗原可以激活 5%~30%的 T 淋巴细胞,因其激活淋巴细胞的能力非常之强大因而称为超抗原,这一激活是忽略了经典的抗原特异性而引起抗原递呈细胞诱导 T 细胞活化的途径。同时超抗原也可以作为经典抗原而产生抗体,亦能激活 B 淋巴细胞产生 IgE 抗体。常见的细菌超抗原包括金黄色葡萄球菌肠毒素(staphylococcal enterotoxins,SEs),如 SEA、SEB、毒性休克综合征毒素 1(toxic shock syndrome toxin 1,TSST-1)。研究报道金黄色葡萄球菌是鼻腔中常见的菌群,其所产生的外毒素在某些条件下可穿过鼻黏膜的屏障而作用于 T、B 淋巴细胞,鼻息肉中存在金黄色葡萄球菌,而且细菌可产生 SEA、TSST-1 或 SEB 等超抗原,Schubert 等的研究提出细菌超抗原是引起变应性真菌性鼻窦炎及其他嗜酸粒细胞性鼻-鼻窦炎和哮喘发生的原因,同时认为可以用超抗原假说来解释慢性鼻-鼻窦炎、变应性真菌性鼻窦炎及其他嗜酸粒细胞-淋巴细胞疾病(如变应性支气管肺炎、慢性重度哮喘)的发生机制。Bachert 等在 2001 年研究发现,50%患者的鼻息肉匀浆中含有金黄色葡萄球菌外毒素特异性 IgE,首先提出金黄色葡萄球菌产生的超抗原可能与鼻息肉的发病机制有关。金黄色葡萄球菌通过产生的 SEs 激活淋巴细胞释放促炎细胞因子,导致鼻腔侧壁黏膜的早期损伤,这种损伤可能成为形成慢性鼻-鼻窦炎伴鼻息肉发病、发展的病理基础。

(5) 人类白细胞抗原(human leukocyte antigen,HLA):人类白细胞抗原是迄今为止发现的人类最具有多态性的基因复合体,有大量的研究发现特定 HLA 等位基因与鼻息肉之间有一定的相关性。Leprini 等的研究表明,纤维型鼻息肉中 HLA-DR 和 HLA-DQ 细胞的百分比增加,纤维型鼻息肉的表皮和腺上皮细胞中 HLA-DR 抗原呈明显阳性表达。

(6) 细菌生物膜(bacterial biofilm):Costerton 等提出,细菌生物膜是体内慢性持续性感染的重要原因。细菌生物膜产生的生物学效应也是免疫反应。细菌生物膜是指细菌在不利于其生长的环境下(如营养物质缺乏,特别是铁离子等金属离子缺乏),通过产生胞外多糖被膜多聚物,使其相互粘连形成的细菌群落。其具有特殊的功能:细菌之间通过群体感应的化学信号相互沟通,通过横向生长和纵向生长的方式迅速生长和形成。生物膜一旦形成,就会对宿主自身防御系统和抗生素治疗都产生天然抵抗性。细菌从生物膜中持续释放,成为体内急性感染发病的病灶所在,其内细菌产生的超抗原可刺激淋巴细胞(T 细胞和 B 细胞)和促炎细胞(嗜酸粒细胞和巨噬细胞等)释放多种炎性介质。由于浮游细菌不断释放并定植其他部位,导致黏膜上皮的反复损伤及损伤范围不断扩大,而且随着疾病的慢性化,出现杯状细胞和腺体细胞增生,基底膜增厚以及基质胶原沉积等组织重塑,导致黏膜局部的慢性、持续炎症反应。

(7) 鼻腔鼻窦解剖异常:鼻腔鼻窦的解剖学变异非常多见,当这种变异超出了一定的解剖学范围并对鼻腔鼻窦的通气和引流造成了影响,就称为解剖学异常。最常见有以下一些情况:

鼻中隔偏曲:高位重度的鼻中隔偏曲压迫中鼻甲,通过三种方式造成中鼻道和窦口鼻道复合体的狭窄和引流障碍:中鼻甲受压向外侧移位;中鼻甲黏膜水肿和息肉样增生;对侧因鼻腔宽大,钩突与中鼻甲黏膜发生代偿性增生,导致对侧窦口鼻道复合体也发生阻塞,引发鼻窦炎。因此严重鼻中隔偏曲的结果是双侧都发生鼻窦炎。

中鼻甲:泡状中鼻甲或中鼻甲反向弯曲可致中鼻道狭窄。

下鼻甲:下鼻甲骨质高拱或附着部过度上移导致上颌窦口上移或狭窄。

钩突:任何一端的肥大都可引起相应区域鼻窦的引流障碍,尾端肥大或外移影响上颌窦引流,前端肥大影响筛窦和额窦引流,上端肥大影响额窦引流。

额隐窝:额隐窝的解剖学变异最为常见,筛窦气房、额窦气房、鼻丘气房及钩突顶端的发育异常均会导致筛漏斗狭窄而影响额窦的引流。

【临床表现】

慢性鼻窦炎一般为双侧发生(图 2-18-1、图 2-18-2,彩图见文末彩插),也有单侧发生者。常见的症状为持续性鼻塞并且随着鼻息肉体积增大而加重。鼻腔分泌物增多,为浆液性或黏液性,若合并感染则为脓性。伴有喷嚏,或有鼻痒。多有嗅觉障碍。鼻塞严重者说话有闭塞性鼻音,睡眠时亦有打鼾。若鼻息肉阻塞咽鼓管咽口可以引起耳鸣、耳闷、甚至听力下降,患者会有鼻痛,头痛以及面部胀痛不适。

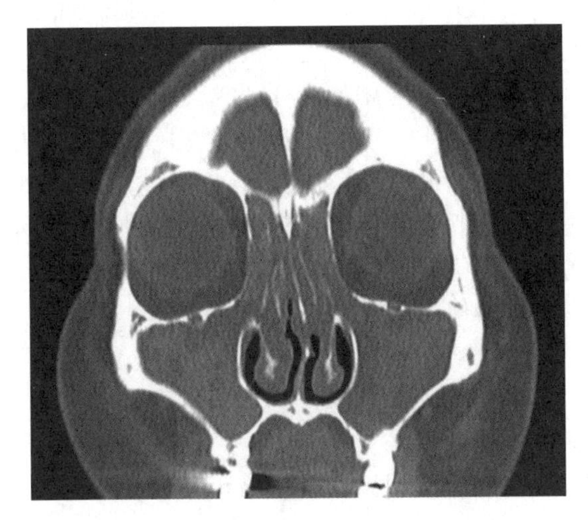

图 2-18-1　慢性鼻窦炎鼻窦 CT 扫描

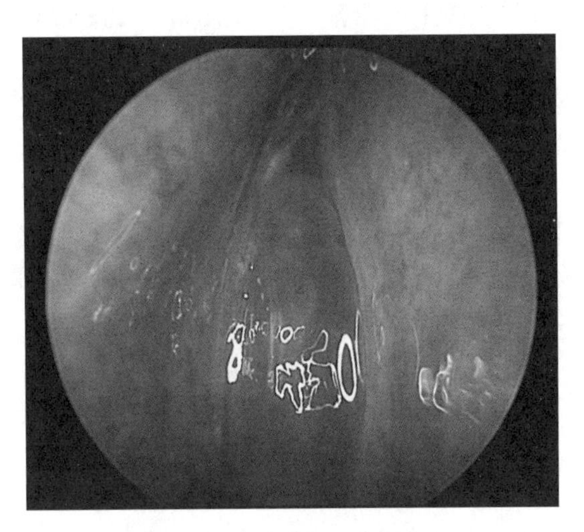

图 2-18-2　鼻内镜下见鼻息肉

【诊断及分型】

根据 EPOS-2012 和 CPOS-2018 的建议,慢性鼻窦炎的诊断包括症状、体征和影像学检查三个方面。

1. **持续超过 12 周的临床症状**　主要症状:鼻塞,黏性或黏脓性鼻涕。次要症状:嗅觉减退或丧失,头面部闷胀沉重感。四种症状中必须出现两种以上,其中主要症状必具其一。

2. **鼻内镜检查**　鼻腔内一个或多个荔枝肉样肿物,灰白或淡黄、半透明,病程长的病例则为粉红色,表面光滑,若息肉突出前鼻孔则有时表面有溃疡或痂皮。息肉带蒂或广基。触之柔软,不痛,不易出血。鼻腔内有浆液性、黏性或脓性分泌物。病史较长或反复发作或巨大的双侧鼻息肉,严重时可引起外鼻畸形,即两侧鼻背变宽,形似蛙腹,而称之为“蛙鼻”。不伴息肉的慢性鼻窦炎有时可见中鼻道脓性分泌物,或无特征性表现。

3. **影像学检查**　一般情况下可以采用鼻窦 CT 扫描检查(见图 2-18-1)。CT 检查是诊断鼻窦炎最直接和准确的方法,可以显示病变鼻窦的位置、范围、解剖学致病因素、鼻腔鼻窦黏膜病变程度,还可以根据某些 CT 特征对鼻窦炎性质进行确定,例如在密度增高的窦腔内出现钙化斑是真菌性鼻窦炎的特征。MRI 检查虽能准确地观察鼻窦内软组织占位性病变的范围、程度及与周围肌肉、血管等组织的解剖关系,但不能准确显示解剖学骨性标志和变异,因此在鼻窦炎诊断和指导手术治疗中的应用价值不高。

近年来,随着精准医疗的概念逐渐深入日常诊疗工作中。既往的简单分型已经不能满足诊疗的需要,因而一些基于表型和内在型的新分型方式被提出。Lou 等根据鼻黏膜中炎性细胞的种类和数量,将慢性鼻窦炎分为嗜酸粒细胞型、中性粒细胞型、浆细胞型、淋巴细胞型和混合型,并提出了不同亚型的治疗特点和复发风险。Liao 等根据慢性鼻窦炎的临床特征和细胞因子类型等,将慢性鼻窦炎分为 7 个亚型,同样提出了不同亚型的炎症特点和复发风险。Wei 等根据鼻息肉复发的特点及炎症的内在型,将慢性鼻窦炎分为了 4 个亚型。上述分型不约而同地主要关注于炎症的复发、嗜酸粒细胞和 Th2 细胞因子,可见慢性鼻窦炎的复发已经逐渐成为目前研究的热点。

【治疗】

对慢性鼻窦炎的治疗经历了一个非常漫长的认识过程,一般来说,慢性鼻窦炎需要先进行至少 3 个月的规范化药物治疗,无效者才选择手术治疗。无论是 CRSwNP 还是 CRSsNP,其药物治疗的策略和原则是一致的:超过 3 个月的持续治疗。

1. **总体治疗原则**

（1）双途径抗炎治疗：包括局部糖皮质激素和全身小剂量长期大环内酯类药物治疗。

（2）利用药物或手术的方法改善鼻腔鼻窦的通畅、引流。

（3）对伴发鼻息肉、明显解剖异常并影响鼻窦通畅引流的情况采用手术治疗。

2. **药物治疗** 根据近10年国际文献中发表的大量前瞻性、双盲对照的循证研究结果，EPOS-2012对两种不同类型的慢性鼻窦炎给出了不同的药物治疗建议，二者的共同点是都需要进行3个月以上的抗感染治疗，即：局部糖皮质激素和全身小剂量长期大环内酯类药物治疗，称为双途径抗炎治疗。对伴有息肉的慢性鼻窦炎则需要增加超过1个月的全身糖皮质激素治疗。2018年，中华耳鼻咽喉头颈外科杂志编辑委员会鼻科组和中华医学会耳鼻咽喉头颈外科学分会鼻科学组以CPOS-2008为主要依据，同时结合国内具体的实际情况和自身临床体会，制订了中国慢性鼻窦炎临床诊疗指南，命名为CPOS-2018。CPOS-2018与EPOS-2012的主要区别在于把针对伴有息肉的慢性鼻窦炎患者长期全身给予糖皮质激素的治疗时间改为不超过2周，然后采用超过1个月的全身抗组胺药物取代全身糖皮质激素，以避免或减少因长期使用激素导致的下丘脑-垂体-肾上腺素轴的不良反应。CPOS-2018具体方案如下：

（1）局部糖皮质激素：连续使用3~6个月以上。

（2）十四环大环内酯类药物：克拉霉素或罗红霉素，250mg/d，持续3个月以上。

（3）黏液促排剂：持续3个月以上。

据EPOS-2012介绍，上述治疗通常持续4个月以上才能获得比较持久的症状改善。对CRSwNP患者，手术后在上述治疗基础上使用2周口服激素，然后改为全身抗组胺药口服1~2个月。鼻腔冲洗可以缓解症状，为此也推荐使用。不提倡局部使用抗生素和短期全身使用抗生素治疗。

3. **药物治疗机制**

（1）局部糖皮质激素：局部糖皮质激素具有强大的抗炎症、抗水肿效应，无论病因是感染性的还是变态反应性的，病变的轻重及范围的大小，局部糖皮质激素都可作为一线主体用药。常规应用局部糖皮质激素喷雾治疗，来控制鼻-鼻窦黏膜的炎症及水肿，最终达到改善鼻腔通气和引流的目的。局部激素与抗生素联合使用可缩短病程和延长再发时间。其药理作用包括：通过减少炎性细胞的浸润、抑制前炎性细胞因子的产生从而减少炎性反应，减少嗜酸粒细胞、细胞因子的产生，使毛细血管漏出降低减轻组织间隙水肿，抑制浆细胞的过度分泌，进而改善鼻腔鼻窦的通畅引流、减少分泌物、改善嗅觉，并同时具有上皮修复作用。新型的局部糖皮质激素类药物具有局部抗感染作用的同时，生物利用度很小，因此对全身几乎没有不良反应。研究发现，长期使用局部糖皮质激素并不会引起鼻黏膜萎缩，治疗是安全的。而且，伴随病毒感染以及慢性鼻窦炎急性发作时，使用鼻内局部糖皮质激素并没有禁忌证。

已经有大量文献报道了鼻内局部糖皮质激素治疗嗜酸粒细胞性鼻息肉有效。鼻内局部糖皮质激素的治疗可能已经足够控制大多数鼻息肉患者的症状，而且配合手术后作为药物治疗的方式能够减少鼻息肉的复发。慢性鼻窦炎和鼻息肉是一种慢性疾病，90%的患者在手术后可能仍然复发。对于这些患者来讲，停止药物的使用似乎不可能，所以我们必须意识到鼻息肉使用鼻内局部糖皮质激素的治疗是长期的过程，对于某些患者可能迄今之后的人生都将使用这类药物，所以推荐长期使用安全的鼻内糖皮质激素类药物是非常重要的。

（2）大环内酯类药物：大环内酯类药物的抗感染作用机制和作用已经被认识多年，近些年的临床研究结果显示可以作为慢性鼻窦炎治疗的一线首选类药物。该类药物的抗感染机制包括几个方面：

1）直接作用于重要的炎性细胞因子和炎性物质：通过减少和抑制NF-κB（炎性反应中枢，核转录因子）的数量和活性，使TNF（肿瘤坏死因子）、IFN（干扰素）下调，从而减少一系列炎性细胞因子和炎性物质的释放、活化和表达，这些物质包括：白细胞介素（IL-1、IL-6、IL-8），TGF（转化生长因子）等，由此抑制炎性病变的发生和发展。

2）对细菌生物膜的破坏和抑制其生成的作用：细菌生物膜是慢性鼻窦炎的重要致病因素之一，超过50%慢性鼻窦炎的发生与细菌生物膜有关，而经鼻内镜手术治疗慢性鼻窦炎后效果不好的患者超过90%是与细菌生物膜有关。大环内酯类药物可以从以下两个方面发挥作用，①作用于细菌生物膜：作用于细菌生物膜生成所需的重要物质以抑制其形成;②对形成的细菌生物膜破坏并抑制其生长:大环内酯类药物通过作用于细菌生物膜的Ⅰ基因区,导致细菌间沟通失败(细菌依靠Ⅰ型菌毛的横向发展和Ⅳ型菌毛纵向发展以及细菌间的相互沟通保持其生长和活性)、细胞膜功能缺失后降解。其中酰基高丝氨酸内酯酶(AHL,一种自发诱导因子)是维护这种沟通的必要物质。

(3) 黏液促排剂:具有稀化黏液及改善黏膜纤毛活性的作用,有利于分泌物的排出和鼻腔黏膜环境的改善,是常规治疗慢性鼻窦炎的辅助用药。

(4) 鼻腔冲洗:是目前主流的辅助治疗方法。冲洗时使导管经窦口进入窦腔,用微温的无菌生理盐水冲洗,以清除鼻腔鼻窦内脓性分泌物。

4. **手术治疗** 慢性鼻窦炎药物治疗无效的时候,就是手术治疗的时机。当然如果患者有明确的鼻息肉和解剖学异常而且影响到鼻窦的通畅引流,也可以不经过药物治疗直接手术。手术以解除鼻腔鼻窦解剖学异常造成的机械性阻塞、结构重建、通畅鼻窦的通气和引流、黏膜保留为主要原则。

(1) 传统的鼻窦手术:包括经典的柯-陆氏手术(上颌窦根治术)、鼻内筛窦切除术、经上颌窦的筛窦手术、额窦环钻术等都是以往比较常用的手术,最早的已有120年历史。这类手术普遍存在视野狭窄、照明不清、一定程度的盲目操作以及病变切除不彻底、创伤较大或面部留有瘢痕等缺点。用现代的观点来看,这一类手术治疗慢性鼻窦炎已经成为历史。

(2) 鼻内镜鼻窦手术:也称为功能性内镜鼻窦手术(functional endoscopic sinus surgery,FESS),在鼻内镜下,纠正鼻腔解剖学异常、清除不可逆的病变,尽可能保留鼻及鼻窦的黏膜,重建鼻腔鼻窦通气引流(尤其是窦口鼻道复合体区域的通畅与引流),为鼻腔鼻窦黏膜炎症的良性转归创造生理性局部环境,最终达到鼻-鼻窦黏膜形态与自身功能的恢复。FESS手术创伤小,视角开阔、术野清晰、操作精确。这种手术已经成为当代慢性鼻窦炎外科治疗的主体手术方式。多项研究均表明鼻内镜鼻窦手术获得了满意的效果,短期、长期的随访效果均表明改善率约为90%。但是由于缺乏对于治愈的客观评价,对于不同类型和发病原因的慢性鼻窦炎、不同的鼻部症状的改善很难一起评论。由于缺乏可比、前瞻性、双盲的研究结果,我们仍需要根据经验、手术技术和条件来判断患者是否应该接受手术治疗和选择手术治疗的最佳时机。通常情况下,当药物治疗3个月以上仍然不能有效控制症状时,推荐使用手术疗法。

【预后判断】

随着对于慢性鼻窦炎发病机制、诊断和治疗认识的不断深入,医生们已经从过去的关注于患者的手术及药物治疗效果,转变为在不同类型治疗干预前,根据患者不同的慢性鼻窦炎特征,预先判断患者的预后,从而更有针对性地选择不同的治疗方案。对于慢性鼻窦炎而言,复发依然是最具挑战性的问题。所以预后判断主要关注于慢性鼻窦炎患者复发与否。Lou等通过对慢性鼻窦炎患者的组织嗜酸粒细胞浸润水平研究发现,当慢性鼻窦炎患者鼻黏膜中嗜酸粒细胞浸润超过27%时,患者复发风险超过90%。Meng等通过对慢性鼻窦炎患者CT影像特点研究发现,在Lund-Mackay评分体系中,当患者的筛窦/上颌窦比值超过2.55时,该患者的复发风险会增大。Liao等和Wei等的分型研究发现,当患者的嗜酸粒细胞水平高时,Th2细胞因子IL-4、IL-5、IL-13等的水平也会相应升高。此外,一些其他的生物标记物,如:Cystatin SN、ALOX15、外周血嗜酸粒细胞水平等,也在慢性鼻窦炎预后判断中发挥一定作用。

(张 罗)

参考文献

[1] 中华医学会耳鼻咽喉头颈外科学分会鼻科学组.慢性鼻-鼻窦炎诊断和治疗指南[J].中华耳鼻咽喉头颈外科杂志,2009,44(1):6-7.

[2] Fokkens WJ,Lund VJ,Mullol J,et al. European position paper on rhinosinusitis and nasal polyps 2012[J]. Rhinol Suppl,2012:3 p preceding table of contents,1-298.

[3] Bachert C,Akdis CA. Phenotypes and Emerging Endotypes of Chronic Rhinosinusitis[J]. J Allergy Clin Immunol Pract,2016,4:621-628.

[4] Gevaert E,Zhang N,Krysko O,et al. Extracellular eosinophilic traps in association with Staphylococcus aureus at the site of epithelial barrier defects in severe airway inflammation[J]. J Allergy Clin Immunol,2017,139:1849-1860. e6.

[5] Bachert C,Zhang N,Patou J,et al. Role of staphylococcal superantigens in upper airway disease[J]. Curr Opin Allergy Clin Immunol,2008,8:34-38.

[6] Zhang N,Holtappels G,Claeys C,et al. Pattern of inflammation and impact of Staphylococcus aureus enterotoxins in nasal polyposis from South of China[J]. Am J Rhinol,2006,20:445-450.

[7] Shi JB,Fu QL,Zhang H,et al. Epidemiology of chronic rhinosinusitis:results from a cross-sectional survey in seven Chinese cities[J]. Allergy,2015,70:533-539.

[8] Zhang Y,Gevaert E,Lou H,et al. Chronic rhinosinusitis in Asia[J]. Allergy Clin Immunol,2017,140:1230-1239.

[9] Lou H, Meng Y, Piao Y, et al. Cellular phenotyping of chronic rhinosinusitis with nasal polyps[J]. Rhinology, 2016, 54: 150-159.

[10] Liao B,Liu JX,Li ZY,et al. Multidimensional endotypes of chronic rhinosinusitis and their association with treatment outcomes[J]. Allergy,2018,73:1459-1469.

[11] Wei B,Liu F,Zhang J,et al. Multivariate analysis of inflammatory endotypes in recurrent nasal polyposis in a Chinese population[J]. Rhinology,2018,56:3,216-226.

[12] Lou H,Meng Y,Piao Y,et al. Predictive significance of tissue eosinophilia for nasal polyp recurrence in the Chinese population[J]. Am J Rhinol Allergy,2015,29,1-7.

[13] Meng Y,Lou H,Wang C,et al. Predictive significance of computed tomography in eosinophilic chronic rhinosinusitis with nasal polyps[J]. Int Forum Allergy Rhinol,2016,6:812-819.

[14] Hu Y,Cao PP,Liang GT,et al. Diagnostic Significance of Blood Eosinophil Count in Eosinophilic Chronic Rhinosinusitis with Nasal Polyps in Chinese Adults[J]. Laryngoscope,2012,122:498-503.

[15] Stammberger H,Posawetz W. Functional endoscopic sinus surgery. Concept,indications and results of the Messerklinger technique[J]. Eur Arch Otorhinolaryngol,1990,247:63-76.

[16] Hosemann W,G €ode U,Wigand ME. Indications,technique and results of endonasal endoscopic ethmoidectomy[J]. Acta Otorhinolaryngol Belg,1993,47:73-83.

[17] Govindaraj S,Adappa ND,Kennedy DW. Endoscopic sinus surgery:evolution and technical innovations[J]. J Laryngol Otol, 2010,124:242-250.

[18] DeConde AS,Mace JC,Levy JM,et al. Prevalence of polyp recurrence after endoscopic sinus surgery for chronic rhinosinusitis with nasal polyposis[J]. Laryngoscope,2017,127:550-555.

[19] Morrissey DK,Bassiouni A,Psaltis AJ,et al. Outcomes of modified endoscopic Lothrop in aspirin-exacerbated respiratory disease with nasal polyposis[J]. Int Forum Allergy Rhinol,2016,6:820-825.

[20] Chengshuo Wang,Hongfei Lou,Xiangdong Wang,et al. Effect of budesonide transnasal nebulization in patients with eosinophilic chronic rhinosinusitis with nasal polyps[J]. J Allergy Clin Immunol,2015,135:922-929.

[21] Yunyun Zhang,Hongfei Lou,Yang Wang,et al. Comparison of Corticosteroids by 3 Approaches to the Treatment of Chronic Rhinosinusitis With Nasal Polyps[J]. Allergy Asthma Immunol Res,2019 Jul;11(4):482-497.

[22] Bing Yan, Hongfei Lou, Yang Wang, et al. Epithelium-derived cystatin SN enhances eosinophil activation and infiltration through IL-5 in patients with chronic rhinosinusitis with nasal polyps[J]. Allergy Clin Immunol,2019,144:455-469.

[23] Bing Yan,Yang Wang,Ying Li,et al. Inhibition of arachidonate 15-lipoxygenase reduces the epithelial-mesenchymal transition in eosinophilic chronic rhinosinusitis with nasal polyps[J]. Int Forum Allergy Rhinol,2019,9:270-280.

第十九章　鼻源性颅内并发症

鼻腔、鼻窦和颅底密切的解剖学关系是发生鼻源性颅内并发症的基础：①骨壁：筛板、筛窦顶部和额窦后壁均是前颅底骨壁结构，当有先天性结构缺损时，鼻窦和鼻腔黏膜与硬脑膜相贴；②血管：额窦黏膜的静脉与蛛网膜静脉相沟通，额骨板障静脉汇入上矢状窦，蝶骨板障静脉汇入海绵窦；③神经：嗅神经鞘膜是硬脑膜的延续，鞘膜下间隙与硬脑膜下间隙存在潜在交通。当发生鼻窦炎、鼻腔与鼻窦外伤、手术损伤、鼻内异物损伤颅内及机体免疫力下降时，致病菌可循以上途径引起颅内并发症。除了脑膜炎，鼻-鼻窦炎颅内的其他并发症更多发生于男性人群以及 9 岁以上儿童。原因可能与该人群对上呼吸道感染易感性较高和额窦、蝶窦的发育特点有关。鼻源性颅内并发症可分类如下：化脓性脑膜炎、硬膜外脓肿、硬膜下脓肿、脑脓肿和海绵窦血栓性静脉炎。应该认识到多种并发症可以在同一患者同时或先后发生，也可能同时合并眶内并发症。所有这些并发症都属于耳鼻喉科急诊，一旦发生则有较高死亡率，因此必须进行仔细认真的紧急内科干预和及时的外科治疗。

【流行病学】

根据早期文献报道，鼻源性颅内并发症的发病率为 3.7%～10%。但随着口服抗生素的广泛使用、影像技术的提高、对鼻窦感染源的认识、对潜在鼻-鼻窦炎的药物应用和手术处理以及重症监护医学的改善，这些并发症的发病率已经得到有效的控制。

【临床表现】

1. **化脓性脑膜炎**　化脓性脑膜炎仍是鼻-鼻窦炎最常见的颅内并发症之一，一般发病缓慢。若因鼻颅联合外伤、鼻部手术损伤颅前窝底或在感冒时游泳引起，则一般发病较急。也有学者认为大多数脑膜炎病例与鼻-鼻窦炎无关，但当二者存在关联时，最常累及的鼻窦是蝶窦和筛窦。解剖结构异常如前颅底缺损（脑脊液漏、脑膨出等）患者发生脑膜炎的风险增高。病情若没有得到有效的控制，永久性的神经后遗症并不罕见，包括癫痫、局灶性缺损和认识功能缺陷。因此，紧急病情评估和治疗刻不容缓。

症状上，这些患者可表现为发热、头痛、畏光、颈项强直、谵妄、嗜睡以及脑神经功能受损，与其他原因引起的脑膜炎基本相似。通过腰穿可确诊脑膜炎，但应先排除脑积水。腰穿的相关结果包括颅内压升高、蛋白质增多、葡萄糖减少、白细胞增多和 Gram 染色时常见的病原微生物。脑膜炎起源于鼻窦的证据应该借助 MRI 来寻找，MRI 可显示鼻窦炎与脑膜炎之间的相关性，图像表现为毗邻部分的脑膜强化信号。此外应进行鼻窦的冠状位 CT 扫描，以进一步评价鼻窦感染的程度和位置。对于能够合作的患者，应该考虑鼻内镜检查，以获取细菌培养和药敏试验样本。急性细菌性脑膜炎最常见的细菌包括流感嗜血杆菌、脑膜炎奈瑟球菌和肺炎链球菌。

2. **硬膜外脓肿**　硬膜外脓肿最常继发于急性额窦炎，也和额骨骨髓炎有一定关系。额窦黏膜的静脉以及额骨板障静脉与颅内静脉关系密切，并且脑膜附着较松散，进一步加大了感染的风险。

硬膜外脓肿的临床表现更加隐匿。除了原发病症状以外，还包括卧位加重的剧烈头痛、呕吐、缓脉等颅内压增高表现。由额骨骨髓炎引起者,前额部可出现波特膨胀瘤(Pott's puffy tumor)。这些症状发展到严重程度,可出现局灶性神经系统缺损、癫痫和/或精神状态改变。诊断依赖于CT或MRI扫描,可显示硬膜外间隙液体积聚的改变,脑脊液检查一般无异常或仅有反应性蛋白增多。

3. **硬膜下脓肿** 硬膜下脓肿也称为硬膜下积脓,为硬脑膜下腔弥漫性或包裹性积脓,多为单侧发作,常合并有化脓性脑膜炎或其他颅内感染。对于鼻-鼻窦炎其他的颅内并发症而言,细菌性鼻窦炎是感染的主要来源,占50%~70%,而中耳炎是相对的次要来源,占10%~20%。硬膜下脓肿可引起相对较高病残率、致死率和永久性神经后遗症,早期开颅和针对耳鼻喉科感染源的直接处理等主动干预十分重要。患者最常见的表现为发热、头痛、精神状态改变、偏瘫、恶心呕吐和颈项强直,但都缺乏特异性。除了症状表现相对严重外,这些患者病情可快速恶化。上述症状由脑膜静脉血栓、软脑膜炎和感染通过硬脑膜下腔扩散到其他区域而引起。

诊断通常依靠CT和/或MRI检查。MRI通常显示T_1加权影像低信号而T_2加权影像高信号,MRI增强后影像显示病变周边增强。CT扫描20%病例可出现假阴性。考虑到这些感染多数与鼻源性或耳源性有关,鼻、耳区域的影像学检查也应包括在内。腰穿结果常显示脑脊液细胞数和蛋白量增加。

4. **脑脓肿** 脑脓肿最常位于额部和额顶叶。多数情况是作为额窦炎的并发症而发生,筛窦和蝶窦炎也可成为来源。颞叶脓肿可继发于蝶窦炎,但耳源性来源更常见。大约13%病例可出现多发脓肿。临床表现为头痛、呕吐、视盘水肿和视神经萎缩。因额叶为大脑静区,定位性体征常不显著,有时首发症状为性格改变或后天获得性复杂动作障碍,如书写不能、失读症等。脓肿位于左侧额叶前部或累及额叶小脑束时,可出现小脑症状,如眩晕、运动失调、轮替不能、自发性眼震和对侧迷路冷热试验反应增强等。脓肿位于额叶后段影响中央前回时,会出现对侧肢体抽搐或瘫痪。当脓肿发生液化坏死和包裹时,可出现一个静止期。最终当脓肿壁增厚时,随着脑水肿的加重可发生局灶性神经系统缺损和癫痫。随之而来的脑脓肿破裂或脑疝可能导致死亡。CT扫描对诊断有重要价值,表现为额叶有一条周围边缘密度较高的低密度影。

5. **海绵窦血栓性静脉炎** 本病多由鼻疖引起,蝶窦炎和鼻源性眶内并发症亦可引起此病。从解剖角度而言,海绵窦位于蝶骨两侧,每侧海绵窦被小梁分成很多海绵状静脉窦,第Ⅲ、Ⅳ脑神经,第Ⅴ脑神经的第一、第二分支,第Ⅴ脑神经和颈内动脉穿行于其间。海绵窦通过广泛的无瓣静脉系统与鼻部、附近面部、鼻咽、口咽、眼眶和鼻窦相联系,这些区域任何一个部位的感染都可逆行播散至海绵窦。海绵窦血栓是一种严重的疾病,通常会导致双目失明和死亡。该并发症主要发生于青年人,其中2/3为20岁以下。患者主诉头痛和三叉神经分布部位的疼痛,随后可出现其他与海绵窦相关的脑神经受累症状,包括影响眼球外展运动,引起眼肌麻痹。因两侧海绵窦互相交通,晚期可累及对侧。突然出现双侧眼眶症状提示临床医生应考虑该并发症。抗生素问世前,海绵窦血栓性静脉炎的死亡率为50%,使用抗生素之后病死率仍高达10%~27%。

无症状的鼻前庭耐甲氧西林金葡菌的携带患者,必须引起警惕,因为医院内抵抗力弱的住院患者可因此发生后果严重的院内感染。尽管采取强有力的消除措施,世界范围内耐甲氧西林的感染率似乎在逐渐上升。

【治疗】

1. **化脓性脑膜炎** 前期治疗包括使用可以通过血脑屏障和可以有效治疗最常见微生物的合适抗生素。抗生素的进一步调整依赖于细菌培养和药敏试验。如果药物处理失败需进行及时的手术干预,必要时进行多学科合作。

2. **硬膜外脓肿** 硬膜外脓肿的治疗包括合理选择抗生素和外科干预。再者,外科干预也应和相关的科室协调合作,尤其是神经外科。手术操作可以和必要的神经外科手术同时进行,包括内镜手术、额窦环钻术、额骨成形瓣填塞术或额窦颅腔化。

3. **硬膜下脓肿** 抗生素治疗包括尽早应用能通过血脑屏障的广谱抗菌剂。一旦血培养和药敏结果出来,可进一步指导治疗。硬膜下脓肿通常由多种微生物引起,最常见的有厌氧菌、流感嗜血杆菌、厌氧或需氧链球菌和葡萄球菌。对于伴随癫痫和脑水肿的患者,常常分别需要加用抗惊厥药和类固醇激素。

手术治疗通常包含同时进行的脓肿和病变鼻窦区域的引流。

4. **脑脓肿** 本质上,脑脓肿治疗仍然是多学科的。即使患者病情稳定,也应立即使用抗生素,直到获得细菌培养结果再来调整用药。手术治疗要与其他外科例如神经外科合作,包含颅骨切开术或立体定位穿刺引流。任何受累的鼻窦腔也可同期手术开放引流。

5. **海绵窦血栓性静脉炎** CT 和 MRI 证实诊断后应立即静脉大剂量应用甲氧苯青霉素或青霉 G,庆大霉素,必要时应用头孢菌素,可联合应用磺胺制剂。然后根据细菌培养和药敏结果调整抗生素,部分病例可联合使用抗凝治疗。当出现颅内压增高的症状和体征时,需应用甘露醇等脱水药物减低颅内压,避免脑疝形成。

【预防】

上呼吸道感染时切忌游泳和跳水。鼻腔和鼻窦急性感染期应避免鼻部手术。若必须手术,禁止刮匙搔刮骨壁黏膜,以免骨壁感染发生骨髓炎。注意改善鼻腔和鼻窦通气引流。鼻窦手术和鼻窦外伤后的鼻腔和鼻窦填塞不应该超过 48 小时。脑脊液鼻漏者应及时应用足量可透过血脑屏障的抗生素。

(刘 争)

参考文献

[1] Gitomer SA,Zhang W,Marquez L,et al. Reducing Surgical Revisions in Intracranial Complications of Pediatric Acute Sinusitis [J]. Otolaryngol Head Neck Surg,2018,159:359-364.

[2] Nicoli TK, Oinas M, Niemela M, et al. Intracranial Suppurative Complications of Sinusitis[J]. Scand J Surg, 2016, 105: 254-262.

[3] Rosenfeld EA,Rowley AH. Infectious intracranial complications of sinusitis,other than meningitis,in children:12-year review [J]. Clin Infect Dis,1994,18:750-754.

[4] Schupper AJ,Jiang W,Coulter MJ,et al. Intracranial complications of pediatric sinusitis:Identifying risk factors associated with prolonged clinical course[J]. Int J Pediatr Otorhinolaryngol,2018,112:10-15.

第二十章　鼻腔鼻窦良恶性肿瘤

鼻及鼻窦的良性肿瘤主要好发于鼻腔内,其次是鼻窦,外鼻则较少。通常按组织来源进行分类,包括骨瘤、软骨瘤、脑膜瘤、神经纤维瘤、血管瘤及内翻性乳头状瘤等。鼻及鼻窦的恶性肿瘤在耳鼻咽喉头颈外科范围内仅次于鼻咽癌和喉癌而居第三位,临床上并不少见。我国2010年统计数据表明占全身恶性肿瘤的2.05%~3.66%,国外报道为0.2%~2.5%。在鼻窦恶性肿瘤中,原发于上颌窦者最多见,甚至可占60%~80%,其次为筛窦,原发于额窦和蝶窦者少见。鼻及鼻窦恶性肿瘤可发生于任何年龄,癌多发生于40~60岁,肉瘤则发生在年龄较轻者,甚至可见于婴幼儿。

在病理学上,鼻及鼻窦癌肿多数为鳞状细胞癌,好发于上颌窦;腺癌次之,好发于筛窦。此外,尚有腺样囊性癌、淋巴上皮癌、未分化癌、移行上皮癌、乳头状瘤癌变、基底细胞癌、恶性黑色素瘤等。肉瘤占鼻腔-鼻窦恶性肿瘤的10%~20%,好发于鼻腔和上颌窦,以恶性淋巴瘤为最多;软组织肉瘤有纤维肉瘤、网状细胞肉瘤、软骨肉瘤、横纹肌肉瘤等。

第一节　良 性 肿 瘤

一、骨瘤

骨瘤(osteoma)多见于青年男性,女性少见。多发生于额窦,其次为筛窦,上颌窦和蝶窦均少见。

【病因】

病因不明,可能原因如下:

1. 由骨膜的“胚性残余”发生,因此多发生于额骨和筛骨交界处。

2. 外伤和慢性炎症,尤其是外伤,可引起鼻窦、窦壁骨膜增生,约50%骨瘤有额部外伤史,少数慢性鼻窦炎患者,伴发单或多个骨瘤,提示骨瘤的发生可能与慢性炎症刺激有关。

【病理】

骨瘤分化良好,生长缓慢,大小不一。有蒂或广基,呈圆形或卵圆形,外表覆有光滑的正常黏膜。原发于鼻窦的骨瘤长大后,常挤压骨壁,形成面部膨隆或生长突入鼻腔、眼眶、颅内,一方面致头面部畸形,另一方面造成相应器官的功能障碍和并发症,严重者可压迫脑组织。

病理组织学可分为三型:①密质型(硬型或象牙型):质硬,多有蒂,生长缓慢,多发生于额窦;②松质型(软型或海绵型):质松软,由骨化的纤维组织形成。广基,体积较大,生长快,有时中心可液化成囊肿,表面为较硬的骨壳,常见于筛窦;③混合型:较多见。外硬而内疏松,常发生于额窦和筛窦内。

【临床表现】

小的骨瘤多无症状,常于鼻窦或头颅X线片或CT检查无意中被发现。大的额窦骨瘤可导致鼻面部畸形，引起额部疼痛、感觉异常。

【诊断】

鼻窦 X 线片或 CT 扫描可见圆形或卵圆形的骨密度影，据此判定骨瘤的部位、大小、范围及附着处。临床上应与外生性骨疣鉴别。后者多见于上颌窦，由骨质过度增生而成。可引起面颊隆起变形。

【治疗】

骨瘤以手术切除为治疗原则。小骨瘤且无任何症状者，通常不需手术治疗。若在定期复查中发现逐渐增大，可以考虑手术。较大骨瘤，且有压迫症状，或已向颅内扩展和出现颅内并发症者应手术。手术进路大致可分为四类：鼻外额窦开放术、鼻侧切开术、额骨骨成形切口或双冠径路的颅面联合手术，以及内镜经鼻手术。体积小且主要位于鼻窦内的骨瘤，可以选择经鼻内镜下手术，术中注意保留和保护窦腔黏膜、硬脑膜；对已侵入颅内的骨瘤，应行冠状切口颅面联合手术径路切除肿瘤。

二、软骨瘤

鼻及鼻窦软骨瘤很少见，好发于筛窦，其次为上颌窦和蝶窦。原发于鼻腔及鼻中隔者少见。

【病因】

病因未明。多认为与外伤、发育缺陷、慢性炎症及佝偻病等有关。

【病理】

软骨瘤外观呈淡青色、淡黄色或淡蓝色，表面光滑，呈球形、基底广，亦可呈结节或分叶状，多有包膜，境界清楚。发生于鼻窦者可充满窦腔，可侵犯并破坏骨壁，侵及眼眶、口腔。瘤体多有弹性，软骨样硬度。较大肿瘤中心部分可有黏液性变、囊性变、软化、坏死、钙化、骨化等。

软骨瘤依其原发部位可分为两类：①内生性（中枢型）指发生于正常情况下无软骨的骨组织内，可单发或多发，可见于筛骨、颌骨、蝶骨、鼻中隔及鼻侧壁；②外生性（周围型）指发生于软骨周围者，常见于鼻中隔前部、外耳道和喉软骨。

软骨瘤生长缓慢，其组织结构虽属良性，但具有强大的生长潜力，逐渐生长、膨大，受其长期压迫，可使周围软组织和骨壁吸收破坏，侵犯邻近器官，类似恶性肿瘤表现。男性发病较多，好发年龄为 10～30 岁，且常在青春期后停止发展。

【临床表现】

根据肿瘤的范围、大小、部位而有不同的症状。常表现为单侧渐进性鼻塞、涕多、嗅觉减退、头昏、头痛等；当肿瘤长大，侵入鼻窦、眼眶及口腔等处后，可发生面部变形、眼球移位、复视、溢泪等表现。鼻镜检查可见瘤体表面光滑，被覆正常黏膜、基广、触之易出血。

【诊断】

X 线片或鼻窦 CT 扫描可清楚地显示肿瘤界限及向周围结构侵犯情况，中心透明，如有钙化或骨化时，则呈特殊斑点状阴影。病理学检查可确诊。软骨瘤应与骨瘤、鼻中隔软骨局部增生或鼻咽黏膜的异位软骨小岛鉴别。应注意有时不易和软骨肉瘤鉴别。

【治疗】

主要采用手术治疗方法。软骨瘤对放射治疗不敏感，其临床经过类似恶性肿瘤，术后易复发，且有恶变为软骨肉瘤的可能。因此，手术应尽早进行，切除范围应彻底。范围局限者可选择经鼻内镜手术切除，范围大者多选择鼻外进路，术后要长期随访观察。

三、神经鞘膜瘤

神经鞘膜瘤是常见的周围神经肿瘤，多起源于感觉神经或混合神经的感觉部分，亦可来自交感和副交感神经，神经鞘膜瘤约 90% 为单发，10% 多发。多发者如伴有全身皮下小结和皮肤色素沉着，则称多发性神经纤维瘤病（Von recklinghausen's disease）。鼻神经鞘膜瘤好发生于鼻中隔、上颌窦、筛窦，亦可见于鼻根、鼻翼、鼻尖、鼻小柱、鼻前庭、筛板等处。

【病理】

神经鞘膜瘤起源自神经鞘的施万细胞,故又称为施万瘤(Schwannoma),表面光滑,有包膜,色灰白,形或卵圆、硬度不一、可有蒂,其所起源的神经位于肿瘤表面。神经纤维瘤无包膜,呈分叶状,其所起源的神经多从肿瘤中心通过,所以神经受压的表现更加明显。

【临床表现】

神经鞘膜瘤及纤维瘤生长缓慢,病程可长达十余年。早期多无症状,后期因肿瘤生长部位和大小而出现不同症状,如生于外者可有象皮肿样外观;长于鼻腔或鼻窦者则可出现鼻塞、少量鼻出血、局部畸形和头痛,若肿瘤过大可侵及多个鼻窦,甚至破坏筛板而侵入颅内,出现脑组织受压迫症状。检查见肿瘤色淡黄或粉红,表面光滑,较韧。神经纤维瘤包膜不明显,可有肿块疼痛,触压或牵拉时疼痛感。

【诊断】

据病史、症状和体征及检查所见(尤其是影像学检查),可以诊断。首选 MR,可明确肿瘤范围及其与毗邻结构的关系,确诊依据组织病理学检查。

【治疗】

手术治疗为唯一选择。此类肿瘤对放射治疗不敏感,小的肿瘤可观察和定期复查,较大肿瘤侵及鼻窦、眼眶或翼腭窝及颞下窝等,应根据肿瘤部位,设计不同切口和入路。神经鞘膜瘤因有包膜,与周围组织粘连少,应尽可能保留其起源的神经,彻底切除肿瘤,预后较好。神经纤维瘤因无包膜,难以彻底切除,往往术后遗有神经功能障碍,较易复发。良性神经纤维瘤较神经鞘膜瘤更易恶变而成肉瘤,其恶变率为3%~12%。

四、血管瘤

血管瘤(hemangioma)为脉管组织良性肿瘤之一,鼻及鼻窦为血管瘤好发部位之一。本病可发生于任何年龄,但多见于青、中年,近年儿童发病率有增高趋势。鼻及鼻窦血管瘤可分为毛细血管瘤(capillary hemangioma)和海绵状血管(cavernous hemangioma),前者约占80%,好发生于鼻中隔,后者好发于下鼻甲和上颌窦内。

【病因】

血管瘤的病因至今不清,可能与胚胎性组织残余、外伤及内分泌功能紊乱等有关。

【病理】

鼻腔毛细血管瘤由多数分化良好的毛细血管组成,多较小而有蒂,色鲜红或暗红,外形圆或卵圆,桑葚样,质软有弹性,易出血。海绵状血管瘤由大小不一的血窦组成,瘤体常较大,多发生于上颌窦自然开口区,呈出血性息肉状,突出于中鼻道。鼻窦海绵状血管瘤长大后,可压迫窦壁,破坏骨质,侵及邻近器官;肿瘤向外扩展引起面部畸形、眼球移位、复视及头痛等症状。

【临床表现】

出血反复发作,每次出血量不等,出血侧鼻腔进行性鼻塞。肿瘤较大可压迫致鼻中隔偏向对侧,进而双侧鼻塞;继发感染者鼻腔有臭味。出血多者继发贫血,严重者可致休克,死亡者少见。肿瘤向后突入鼻咽部可造成咽鼓管阻塞,出现耳鸣、听力下降。瘤体生长较大后可致面部隆起、眼球移位等类似鼻窦恶性肿瘤的临床表现。

【诊断】

根据临床表现、鼻腔及影像学检查,可诊断。不主张诊断性穿刺。CT 或 MR 可显示单侧鼻腔或鼻窦软组织肿块,伴局部骨质吸收,鼻腔外侧壁内移。增强扫描肿块显影明显加强,海绵状血管瘤可使患侧鼻窦扩大,骨质吸收并伴面部畸形时,易与上颌恶性肿瘤混淆,有时需经上颌窦探查确诊。上颌窦出血坏死性息肉,很难与血管瘤鉴别,即便是组织病理学检查,偶尔也会难以区分两者。

【治疗】

手术切除为主。鼻中隔前下方,小血管瘤,应包括瘤体及根部黏膜一并切除,再做创面电凝固,以防复发,或者用 YAG 激光炭化。鼻窦内,尤其是上颌窦内肿瘤,依据瘤体位置、大小,可采用经鼻内镜手术开放上颌窦，可完整切除肿瘤。也可采用Caldwell-Luc手术、Denker切口或鼻侧切开术式。为减少术中出血，对肿瘤较大者术前可给予小剂量放疗或硬化剂注射；术前行选择性上颌动脉栓塞术，也有助于减少术中出血。

五、脑膜瘤

脑膜瘤(meningioma)原发于残留在脑神经鞘膜的蛛网膜细胞，又称蛛网膜内皮瘤，为颅内较常见的良性肿瘤。发生于鼻部者较少见。多发生于颅内，向下可扩展入鼻及鼻窦内，但原发于颅外的脑膜瘤少见，常见于眼眶、颅骨、头皮、中耳、颈部等处。原发于鼻及鼻窦者更罕见，上颌窦、额窦、筛窦、嗅沟及鼻咽部等部位可发生，病因不明。

【病理】

脑膜瘤按组织形态可分为：①脑膜上皮型脑膜瘤：瘤细胞大，边界清楚，胞浆丰富，淡嗜酸性，呈细颗粒，瘤细胞呈巢状，其间有血管丰富的间质；②砂粒体型脑膜瘤：梭形细胞呈旋涡状排列，其中心透明变性。透明物质钙化后，形成同心层砂粒；③纤维细胞脑膜瘤：发生于蛛网膜结构组织；④脉管型脑膜瘤：瘤体呈海绵状。血管内覆以肥大细胞；⑤骨软骨母细胞型脑膜瘤：与上皮型相似。

【临床表现】

多见于青少年，发展很缓慢，常可2~3年无症状。肿瘤长大后，形成对周围组织的压迫，出现鼻塞、流涕、鼻出血、嗅觉丧失、头痛等症状。鼻窦脑膜瘤常破坏骨壁侵入鼻腔、相邻鼻窦及眼眶导致面部畸形、眼球移位及视力下降等。鼻嗅沟脑膜瘤，可侵犯筛板突入颅前窝，压迫额叶。肿瘤圆形而光滑，质硬如橡皮，色白或灰白，似息肉，有包膜，且易剥离。

【诊断】

根据病史症状和检查，应考虑本病。X线片上可见呈弧形边缘的浓密阴影，临床易误诊为息肉、上颌窦囊肿或骨瘤、血管瘤、脑膜脑膨出等。CT片对判断骨质破坏情况有益，MR对颅内有无肿瘤、肿瘤大小和范围更清楚。确诊依靠病理学检查。

【治疗】

本病对放射线不敏感，治疗原则应手术彻底切除，否则易复发。限于鼻腔及鼻窦的肿瘤，可采用鼻内镜下切除肿瘤，也可采用鼻侧切开术。若肿瘤已侵犯颅前底或颅底脑膜瘤向鼻及鼻窦扩展者，可采用颅面联合进路，分别处理颅内及鼻和鼻窦肿瘤。

六、内翻性乳头状瘤

内翻性乳头状瘤是鼻腔鼻窦常见良性肿瘤，术后易复发，复发率5%~47%不等，多次手术及年龄较大者易产生恶性变，恶变率为7%。

发病原因至今不清。尽管有研究在肿瘤中检出人乳头状瘤病毒，但尚不能证明与其相关。肿瘤生长可破坏周围组织，根据肿瘤具有局部侵蚀破坏力，易复发，且有恶变的特点，应属真正的上皮组织边缘性肿瘤，或交界性肿瘤。

【病理】

鼻及鼻窦内翻性乳头状瘤好发于鼻腔外侧壁，亦可原发自鼻中隔、鼻甲和各鼻窦内，但多自鼻腔扩展入鼻窦，原发自鼻窦者少见。内翻性乳头状瘤有明显的局部侵袭性，晚期难以准确判断其原发部位。乳头状瘤组织病理学分型：①硬型瘤体较小、质硬、色灰、局限而单发，呈桑葚状，多见于鼻前庭、鼻中隔前部或硬腭处。外观及组织结构与一般皮疣相似，鳞状上皮向体表增生；②软型瘤体较大、质软、色红，常多发，呈弥漫性生长，外形分叶或乳头样，有蒂或广基。肿瘤上皮主要由移行细胞和柱状细胞构成，向间质呈指状内翻生长，故名内翻性乳头状瘤。

【临床表现】

多见于50~60岁男性、女性少见。性别比为3∶1。多单侧发病，一侧鼻腔出现持续性鼻塞，渐进性加重，伴脓涕，偶有血性涕，或反复鼻出血。偶有头痛和嗅觉异常。肿瘤扩大和累及部位不同而出现相应症状和体征。由于肿瘤生长,导致鼻腔和鼻窦引流不畅,以及由于瘤体增大压迫造成静脉和淋巴回流停滞、常同时伴发鼻窦炎和鼻息肉。常有部分患者因此多次行“鼻息肉”摘除手术史。检查见肿瘤大小、硬度不一,外观呈息肉样或呈分叶状,粉红或灰红色,表面不平,触之易出血。

【诊断】

结合病史及检查所见诊断不难。影像学检查中X线片表现为一侧鼻窦透过度下降,窦腔扩大,少数有骨质破坏。鼻窦CT扫描有助于诊断,表现为单侧鼻窦软组织密度影,鼻腔外侧壁可有骨质破坏,鼻窦间隔模糊。肿瘤起源处骨质增生。MRI对明确肿瘤起源和范围作用更大,T加权像增强扫描中,可以看到明显的“脑回征”。确诊依靠组织病理学检查。对鼻腔或鼻窦“鼻息肉”,尤其单侧者,术中术后应常规行组织病理学检查,以免漏诊。

【治疗】

内翻性乳头状瘤的治疗原则是手术彻底切除肿瘤。常用的手术方式包括鼻内镜手术、鼻侧切开或上唇下进路。首选鼻内镜鼻窦开放肿瘤切除手术,术中可以切除鼻腔外侧壁,或可采用泪前隐窝入路,可彻底切除位于上颌窦的肿瘤,完整保留鼻腔外侧壁和鼻泪管。肿瘤广泛生长且侵犯鼻窦外邻近结构,并可疑恶性变者,应根据肿瘤侵犯范围决定手术方式包括鼻侧切开手术或颅面联合径路。鼻内镜手术随访至关重要,可对早期复发肿瘤及时处理。不宜采用放疗,有诱发肿瘤癌变的可能。

手术方式选择应建立在明确肿瘤临床分期的基础上。内翻性乳头状瘤分期的主要目的是区分患者的严重程度,进而根据病情选择相应的手术方式,同时希望能够预测疗效。术后病变复发率是评价疗效的主要指标。一般来说,复发率随病变严重程度的提升而升高,同时受到随访时间的影响,随访时间越长,复发率也会升高,特别是随访3年以上的患者。以下简述七类分期标准:

1. **Skolnick 分期** 1966年问世,是第一个内翻性乳头状瘤临床分期(表2-20-1),由美国的Skolnick等在分析33例患者的基础上提出。此后德国的Schneider(1976年)和Schwab(1985年)也分别提出了相似的分期体系。上述分期均借鉴了肿瘤的TNM分期体系,根据病变累及的范围分期,将局限于鼻腔的病变定义为T1病变;将超出鼻腔鼻窦界限的病变定义为T4病变;将不同程度累及鼻腔鼻窦的病变定义为T2或T3病变。

表2-20-1 内翻性乳头状瘤的Skolnick分期

分期	定义
T1	肿瘤位于鼻腔内单一解剖部位,例如:下鼻甲和鼻中隔
T2	肿瘤累及鼻腔内两个相邻的解剖部位,例如:鼻中隔和鼻底
T3	肿瘤扩展至鼻窦,例如:中鼻道和上颌窦口
T4	肿瘤扩展至鼻腔鼻窦界限以外,例如:眼眶、鼻咽、硬脑膜、鼻面部软组织

2. **Krouse 分期** 2000年问世,是内镜手术技术用于内翻性乳头状瘤治疗后,应用最广泛的分期体系。由美国的Krouse在综述30年(1966—1995年)鼻内翻性乳头状瘤手术疗效的基础上,根据病变在内镜和影像(CT和MRI)检查累及的范围进行分期(表2-20-2)。

表2-20-2 内翻性乳头状瘤的Krouse分期

分期	定义
T1	肿瘤局限于鼻腔,不累及鼻窦
T2	肿瘤位于窦口鼻道复合体和筛窦,可累及上颌窦内侧和鼻腔
T3	肿瘤位于上颌窦外侧壁、下壁、上壁、前壁或后壁,蝶窦,可累及额窦、上颌窦内侧壁、筛窦或鼻腔
T4	肿瘤超出鼻腔或鼻窦的解剖界限,侵及邻近结构,如:眼眶、颅内或翼腭窝;肿瘤恶变

3. **Han 分类** 2001 年问世，由美国的 Han 等分析了 37 例患者病变的根基和范围后提出（表 2-20-3）。本分类除外了 Krouse 分期所包含的恶性病变，希望有助于临床医生根据不同类型病变选择相应的术式治疗，但无法预测治疗的效果。

表 2-20-3 内翻性乳头状瘤的 Han 分类

分类	定义
Ⅰ组	肿瘤局限于鼻腔、鼻腔外侧壁、上颌窦内侧、筛窦和蝶窦
Ⅱ组	肿瘤局限于鼻腔、鼻腔外侧壁、上颌窦、筛窦和蝶窦
Ⅲ组	肿瘤扩展累及额窦
Ⅳ组	肿瘤超出鼻腔或鼻窦的解剖界限，侵及眼眶、颅内等

4. **Kamel 分期** 2005 年问世，由埃及的 Kamel 等在分析 70 例内翻性乳头状瘤手术疗效的基础上提出，根据病变根基部的位置分期（表 2-20-4）。

表 2-20-4 内翻性乳头状瘤的 Kamel 分期

分期	定义
Ⅰ型	肿瘤根基部位于鼻中隔或鼻腔外侧壁
Ⅱ型	肿瘤根基部位于上颌窦

5. **Cannady 分期** 2007 年问世，由美国的 Cannady 等在综述 20 余年间（1985—2006 年）内镜手术疗效的基础上，发现 Krouse 分期中 T1 和 T2 病变的术后复发状况差别不大，从而合并了上述分期，同时除外了恶性病变而提出的新分期（见表 2-20-5），希望有助于预测术后疗效。

表 2-20-5 内翻性乳头状瘤的 Cannady 分期

分期	定义
A 组	肿瘤局限于鼻腔、筛窦、上颌窦内侧
B 组	肿瘤累及上颌窦（除内侧壁的其他部位）、额窦或蝶窦
C 组	肿瘤超出鼻窦的解剖界限

6. **Oikawa 分期** 2007 年问世，由日本的 Oikawa 等依据 22 例患者在 MRI 上的病变范围，对 Krouse 分期的 T3 病变进一步分期（表 2-20-6）。

表 2-20-6 内翻性乳头状瘤的 Oikawa 分期

分期		定义
T1		肿瘤局限于鼻腔
T2		肿瘤局限于筛窦，可累及上颌窦内侧和上壁
T3	A	肿瘤累及上颌窦外侧壁、下壁、前壁或后壁，蝶窦，不累及额窦或眶上筛房
	B	肿瘤累及上颌窦外侧壁、下壁、前壁或后壁，蝶窦，同时累及额窦或眶上筛房
T4		肿瘤超出鼻腔或鼻窦的解剖界限（如：眼眶、颅内），或肿瘤恶变

以上分期多依据病变整体所在的解剖部位，仅有 Kamel 分期依据病变根基部的解剖部位，由于所分析的病例不多（70 例），其根基部大多位于筛窦和上颌窦，因而其分期的解剖部分仅涉及鼻腔、鼻腔外侧壁和上颌窦，难以适用于病变起源于不同部位的全部患者。近年来，内翻性乳头状瘤病变根基部的判定

和切除，在内翻性乳头状瘤手术治疗疗效中的核心地位被逐渐认识。为解决上述分期系统在临床应用中的不足，北京同仁医院 Meng 等开展了历时 15 年的多中心研究，提出依据内镜下判定病变根基部的解剖部位进行病变分期，涵盖了全部鼻内翻性乳头状瘤患者。

在首先进行的回顾性研究中，作者分析了 200 例内翻性乳头状瘤患者，研究内镜下判定病变根基部所在的解剖部位和内镜手术后 3 年的复发率之间的关系，经过对病变根基部解剖部位的聚类分析，将患者分为四期（表 2-20-7），同时提出了与分期相对应的手术术式。

表 2-20-7 内翻性乳头状瘤的 Meng 分期和术式选择

分期	病变根基部定位	术式
1 期	鼻腔	内镜下肿瘤切除术
2 期	筛窦：除外眶上筛房 上颌窦：上壁或后外侧壁 额窦：内侧，面中线至眶纸板间 蝶窦：除外侧隐窝	内镜鼻窦手术
3 期	筛窦：眶上筛房	内镜鼻窦手术（Draf Ⅱb+眶纸板切除术）
	上颌窦：下壁、前壁或内侧壁	鼻泪管前径路内镜鼻窦手术
	额窦：外侧，眶纸板至瞳孔中线间；或双侧	Draf Ⅱb+眶纸板切除术或 Draf Ⅲ内镜鼻窦手术
	蝶窦：外侧隐窝或双侧	翼突径路或蝶嘴径路内镜鼻窦手术
4 期	额窦：最外侧，即瞳孔中线外侧	内镜鼻窦手术+鼻外径路手术

在接下来进行的前瞻性多中心验证研究中，共有 608 例患者完成研究，术后平均随访时间超过 5 年。术者根据术中内镜下对病变原发部位的判定选择相应的术式，复发率为 6.4%，其中，第 1 到第 4 期患者的复发率分别为：0、4.0%、13.4% 和 36.4%，呈现显著的复发率随分期增长的趋势，表明分期合理。

Meng 分期是首个由中国学者提出的基于内翻性乳头状瘤根基所在解剖部位的完整临床分期，与相应的手术术式相对应，经过超过 600 例的大样本前瞻性多中心研究验证，长期随访的复发率仅为 6.4%，其科学性得到初步验证，有待进一步临床普及和深入研究。

第二节 恶性肿瘤

一、鼻腔恶性肿瘤

鼻腔恶性肿瘤大多继发于鼻窦、外鼻、眼眶、鼻咽等处的恶性肿瘤的直接扩散。原发性鼻腔恶性肿瘤少见，可起源于鼻腔内任何部位，但较常见于鼻腔侧壁，如中鼻甲、中鼻道、下鼻甲，少数起自鼻中隔。

【病因】

原发性鼻腔恶性肿瘤的发生可能与下列因素有关：①长期慢性炎症刺激，使鼻腔黏膜上皮化生为鳞状上皮或移行上皮，进一步癌变；②放疗后诱发；③外伤；④交界性良性肿瘤的恶变，如内翻性乳头状瘤、神经鞘膜瘤、小唾液腺多形性腺瘤。

【病理】

以上皮源性癌肿为主，其中未分化癌和鳞状细胞癌占 80% 以上，此外，尚有腺样囊性癌、腺癌、基底细胞癌、嗅神经上皮癌等。近年来，鼻腔恶性淋巴瘤的报道增多，可表现为黏膜粗糙不平、稍隆起、肿胀、糜烂、坏死或浸润，而无明显肿块。恶性黑色素瘤的报道近来亦有增多，近半数可无黑色素表现。起源于上颌窦、筛窦的恶性肿瘤早期就可侵入鼻腔，容易被误诊为鼻腔原发性恶性肿瘤。继发于鼻窦侵入鼻腔的恶性肿瘤在病理学上以鳞状细胞癌为多，很少有未分化癌。

【临床表现】

早期仅有单侧鼻塞、鼻出血等症状，以后可出现鼻、面部麻木感、胀满感，顽固性头痛，进行性单侧鼻塞，反复少量鼻出血，嗅觉减退或丧失。患者常有多次“鼻息肉”切除手术及术后迅速复发的病史。继发感染或肿瘤溃烂时，可出现恶臭的血性鼻涕，反复大量出血。恶性黑色素瘤患者可有黑色黏稠鼻涕。晚期肿瘤常充满鼻腔，将鼻中隔推向对侧，常侵犯鼻窦、鼻咽部、眼眶、腭、牙槽等部位，出现相应症状，如视力减退、复视、眼球移位、突眼、面颊膨隆、腭部肿块、耳鸣、听力减退和剧烈头痛等。检查见鼻腔癌肿大多呈广基息肉样、乳头状、桑葚或菜花样，粉红色或红色，质地较硬而脆，表面溃破及坏死，触之易出血。常伴有鼻息肉或化脓性鼻窦炎。

【诊断】

早期诊断取决于对早期症状足够的重视和警惕。40岁以上患者，近期出现单侧进行性鼻塞伴血性鼻涕者，或长期鼻窦炎，近期出现剧烈头痛和鼻出血者，多次“鼻息肉”切除手术及术后迅速复发者，均应怀疑鼻腔恶性肿瘤的可能，应及时送病理学检查。鼻窦CT和MR有助于明确肿瘤的原发部位及其扩展、侵犯范围。

【治疗】

应采取以手术切除为主，术前、术后放疗和化疗为辅的综合治疗。手术径路多采用鼻侧切开或唇下正中切口。对放射线敏感的恶性淋巴瘤、未分化癌，晚期肿瘤或高龄体弱不适于手术者，应以放疗和化疗为主，行根治性或姑息性治疗。

二、鼻窦恶性肿瘤

因解剖位置隐蔽，早期症状少，鼻窦恶性肿瘤不易早期确诊。多数患者在就诊时肿瘤并非原发部位，鼻腔、鼻窦恶性肿瘤常合并出现。而且，鼻腔、鼻窦与眼眶、颅脑相互毗邻，晚期肿瘤可向邻近组织侵犯，以致有时很难判断何处为原发，诊断治疗常感棘手，预后也远较外鼻恶性肿瘤为差。

【病因】

鼻腔、鼻窦恶性肿瘤发病因素类似。①长期慢性炎症刺激：长期慢性炎症刺激可使鼻窦黏膜上皮大面积鳞状化生，形成鳞状细胞癌的发生基础。上颌窦癌患者多伴有长期慢性化脓性上颌窦炎病史。临床上各组鼻窦炎发病率的差异与各鼻窦恶性肿瘤的发病率基本相符，均以上颌窦为最常见，筛窦次之，再次为额窦，而蝶窦少见，说明两者间可能有病因联系。②经常接触致癌物质：长期吸入某些刺激性或化学性物质，如镍、砷、铬及其化合物、硬木屑及软木料粉尘等，均有增加诱发鼻腔、鼻窦恶性肿瘤的危险。③良性肿瘤恶变：内翻性乳头状瘤反复发作，多次手术，则有恶变的危险。此外，鼻硬结病、小唾液腺多形性腺瘤、神经鞘膜瘤、纤维瘤等，也有恶变的可能。④放射性物质：因鼻及鼻窦良性病变而行放疗者，若干年后有可能诱发恶性肿瘤，因此，应禁止滥用放疗。⑤外伤：肉瘤患者常可追忆有外伤病史。

【临床表现】

鼻窦恶性肿瘤的临床表现随肿瘤原发部位和受累范围而异。

1. 上颌窦恶性肿瘤　上颌窦恶性肿瘤的原发部位对其临床表现疗效及预后有很大的影响。Ohngren曾提出自下颌角至同侧内眦部作一假想平面，称为恶性平面，将上颌窦腔分为前下和后上两部分。然后再通过该侧瞳孔中心作一假想的垂直平面，与上述恶性平面一起将上颌窦腔分为前下内、前下外、后上外和后上内四部分。一般说来，起自前下内部分者早期即可出现牙部症状，易于早期诊断和完整切除，故预后较好；起自后上外部分者易侵入眼眶、颧部、颞下窝，预后较差；来自后上内部分的恶性肿瘤，症状出现较晚，易早期侵入邻近的眼眶、颅腔，难以完整切除，故预后最差，Sebileau建议自中鼻甲下缘作一假想水平面，将上颌窦腔分为上、下两部分。发生于上部分的恶性肿瘤、容易通过筛窦或眼眶侵入颅腔，故预后较差。早期肿瘤较小，局限于窦腔某一部位，以内上角区为多，常无明显症状。

随着肿瘤的发展，先后出现以下症状：①单侧脓血鼻涕：持续的单侧脓血鼻涕应引起注意，晚期可有恶臭味；②面颊部疼痛或麻木感：肿瘤侵犯眶下神经致患侧面颊部疼痛或麻木感。可为首发症状，对早期诊断甚为重要；③单侧进行性鼻塞：肿瘤挤压使鼻腔外侧壁内移或破坏鼻腔外侧壁侵入鼻腔所致；④单侧上颌磨牙疼痛或松动：肿瘤向下侵及牙槽所致。患者因此常先就诊于口腔科，常误诊为牙病，但拔牙后症状依旧。

晚期破坏窦壁可引起下列症状：①面颊部隆起：肿瘤压迫破坏前壁，可致面颊部隆起，肿瘤突破骨膜侵犯面颊软组织和皮肤时，可发生瘘管或溃烂；②眼部症状：肿瘤压迫鼻泪管出现流泪；向上压迫眶底可使眼球向上移位，触诊眶底抬高，眶缘变钝或饱满；③硬腭隆起：肿瘤向下扩展可致硬腭及唇龈沟呈半圆形隆起，甚至溃烂，牙槽增厚，牙齿松动或脱落；④张口困难：肿瘤向外侵犯翼腭窝和翼内肌时，可出现顽固性神经痛和张口困难。此症状多为晚期，预后不佳；⑤颅底受累：肿瘤可经鼻顶筛板侵犯颅前窝底；也可破坏侧壁侵犯颞下窝而达颅中窝底出现内眦部包块，或有张口困难、颞部隆起、头痛、耳痛等症状；⑥颈淋巴结转移：可在晚期发生，多见于同侧下颌下淋巴结。

2. **筛窦恶性肿瘤** 早期肿瘤局限于筛房可无症状。当肿瘤侵入鼻腔时，则出现单侧鼻塞血性鼻涕、头痛和嗅觉障碍。晚期肿瘤可向各方向扩展，出现相应结构和器官受累的临床表现。最易向外侵犯纸样板进入眼眶，使眼球向外、前、下或上方移位，并有复视。后组筛窦肿瘤可侵入球后、眶尖，出现眶尖综合征，即突眼，动眼神经麻痹，上睑下垂，视力减退或失明。肿瘤向前发展，致内眦部隆起，向上侵犯筛顶，累及硬脑膜或侵入颅内，则有剧烈头痛。常发生同侧下颌下或颈深上淋巴结转移。

3. **额窦恶性肿瘤** 原发于额窦的恶性肿瘤极少见，早期多无症状。肿瘤发展则出现额部胀痛、皮肤麻木和鼻出血等。肿瘤向外下发展时，可致前额部及眶上内缘隆起，眼球向下、外、前移位，向内或向上活动受限，可出现突眼、复视。晚期可侵入颅前窝，出现剧烈头痛和脑膜刺激征，淋巴结转移常发生在同侧下颌下或颈深上组。

4. **蝶窦恶性肿瘤** 原发于蝶窦的恶性肿瘤极为罕见，但可见由鼻腔、鼻咽、后内侧筛窦或脑垂体恶性肿瘤的扩展侵入蝶窦者，偶尔可见来自远处器官的转移。蝶窦恶性肿瘤早期无症状，随着肿瘤的发展，可有颅顶、眼眶深部或枕部的顽固性头痛，常向颈后部放射。CT 及 MR 扫描有助于明确肿瘤来源和侵及范围。临床上少见转移，患者常在出现明显转移之前，已死于广泛的颅底和颅内侵犯。

【诊断】

鼻窦恶性肿瘤因解剖部位隐蔽，早期无明显症状。足够的意识和高度的警觉对早期诊断很重要。遇单侧进行性鼻塞或血性鼻涕，单侧面颊部疼痛或麻木感，单侧上列磨牙疼痛或松动，尤其是 40 岁以上的患者，都应怀疑鼻窦恶性肿瘤的可能，进行以下检查和诊断步骤：

1. **前、后鼻镜检查** 可见鼻腔新生物呈菜花样，基底广泛，表面常有溃疡或坏死，触之易出血。如未见肿瘤，应注意鼻腔外侧壁有无向内移现象，中鼻道或嗅裂有无血迹、息肉或新生物。后鼻镜检查时，要注意后鼻孔区、鼻咽顶及咽鼓管咽口和咽隐窝处情况。

2. **鼻内镜检查** 鼻内镜下可更清楚地观察肿瘤的原发部位、大小、外形以及中鼻道、嗅裂、蝶筛隐窝和鼻窦开口情况。疑有上颌窦恶性肿瘤时，可经犬牙窝或下鼻道用套管针穿刺，插入鼻内镜，直接观察上颌窦内病变。上颌窦鼻内镜检查多在手术探查同时进行，若冷冻切片组织病理学检查确诊，则根据组织病理学分类决定进一步手术方式或治疗措施。

3. **病理学检查及细胞涂片** 肿瘤组织及鼻窦穿刺细胞涂片病理学检查是最终确诊的依据。凡单侧鼻腔或鼻窦新生物均应送病理学或细胞涂片检查。必要时需反复采取标本，进行病理学检查。肿瘤已侵入鼻腔者可从鼻腔内取材。鼻窦内肿瘤可经穿刺抽吸细胞涂片。上颌窦肿瘤可经套管针穿刺鼻内镜下取材送病理。

4. **影像学检查** 首选鼻窦 CT 或 MRI 检查，可明确肿瘤大小和侵犯范围。正电子发射断层成像（positron emission tomograph，PET）反映各类组织间生化代谢的差异，透过局部血流量、氧利用率及葡萄糖代谢率等参数，区别肿瘤组织与正常组织在代谢上的差异，作为肿瘤早期诊断、定位和判断残留复发等的依据。鼻窦 X 线断层片有一定诊断价值。

5. **手术探查** 临床上高度怀疑鼻窦恶性肿瘤，无法送病理或反复病理学检查不能确诊者可考虑鼻窦手术探查，术中快速冰冻切片病理学检查结果有利于确诊。

常见肿瘤 AJCC 分期手册(第八版)鼻腔和鼻窦肿瘤部分如下：

鼻腔和鼻窦肿瘤

适用于：发生于鼻腔和鼻窦上皮的恶性肿瘤。(不包括淋巴瘤/肉瘤/恶黑)

T——原发肿瘤

上颌窦

TX 原发肿瘤不能估计；

Tis 原位癌；

T1 肿瘤局限于上颌窦黏膜，无骨的侵蚀或破坏；

T2 肿瘤侵蚀或破坏骨，包括侵犯硬腭和/或中鼻道，不包括上颌窦后壁及翼突内侧板；

T3 肿瘤侵犯下列任何之一：上颌窦后壁，皮下组织，眶底或眶内侧壁，翼窝，筛窦；

T4

T4a 中度进展期。肿瘤侵犯眶内容物，面颊皮肤，翼突内侧板，颞下窝，筛状板，蝶窦或者额窦；

T4b 高度进展期。肿瘤侵犯下列任何之一：眶尖，硬脑膜，脑，颅中窝，颅神经，三叉神经上颌支，鼻咽，斜坡；

鼻腔和筛窦

TX 原发肿瘤不能估计；

Tis 原位癌；

T1 肿瘤局限于任何一个部位，有或无骨侵袭；

T2 肿瘤在单一区域侵犯两个部位或延伸到复杂的鼻筛部相邻的区域，有或无骨侵袭；

T3 肿瘤侵犯眶内侧壁或眶底，上颌窦，上颚，筛状板；

T4

T4a 中度进展期。肿瘤侵犯眶内容物，鼻或面颊皮肤，颅前窝，翼状板，蝶窦或者额窦；

T4b 高度进展期。肿瘤侵犯下列任何之一：眶尖，硬脑膜，脑，颅中窝，颅神经，三叉神经上颌支，鼻咽，斜坡；

N——区域淋巴结

NX 不能评估有无区域性淋巴结转移；

N0 无区域性淋巴结转移；

N1 同侧单个淋巴结转移，最大径≤3cm，ENE(-)；

N2

N2a 同侧或对侧单个淋巴结转移，最大径≤3cm，ENE(+)；同侧单个淋巴结转移，3cm<最大径≤6cm，ENE(-)；

N2b 同侧多个淋巴结转移，最大径≤6cm，ENE(-)；

N2c 双侧或对侧淋巴结转移，最大径≤6cm，ENE(-)；

N3

N3a 转移淋巴结中最大径>6cm，ENE(-)；

N3b 同侧单个淋巴结转移，最大径>3cm，ENE(+)；同侧多个淋巴结，对侧或者双侧淋巴结转移，ENE(+)；

M——远处转移

M0 无远处转移

M1 有远处转移

分期	T	N	M
0 期	Tis	N0	M0
Ⅰ期	T1	N0	M0
Ⅱ期	T2	N0	M0
Ⅲ期	T3	N0	M0
Ⅲ期	T1,T2,T3	N1	M0
ⅣA 期	T4a	N0,N1	M0
ⅣA 期	T1,T2,T3,T4a	N2	M0
ⅣB 期	任何 T	N3	M0
ⅣB 期	T4b	任何 N	M0
ⅣC 期	任何 T	任何 N	M1

【治疗】

根据肿瘤病理类型、原发部位、侵犯范围及患者全身情况，选择手术、放疗、化疗和生物等治疗方案。对肿瘤范围较局限者，多采取以手术为主的综合疗法，包括术前根治性放疗，手术彻底切除原发肿瘤病灶。必要时可行单侧或双侧颈淋巴清扫术，以及术后放疗和化疗等。首次治疗是治疗成败的关键。

1. **放射治疗** 单纯根治性放疗只适用于对放射线敏感的恶性肿瘤，如肉瘤、未分化癌，但疗效并不完全满意。单纯姑息性放疗可用于无法行根治性手术切除的晚期病例。对术后复发及不能耐受手术者，也可进行放疗，但疗效并不理想。手术前或手术后加用放疗，疗效较好。目前多倾向于术前根治性放疗，可使肿瘤缩小，周围血管与淋巴管闭塞，减少播散机会。但要注意切勿过量，以免引起术后愈合不良、放射性骨坏死和咬肌纤维化等不可逆并发症，使面部变形，口腔功能严重受损。可采用钴或直线加速器放疗，总量控制在 5 000~6 000cGy/4~8w 为宜。放疗后 6 周进行手术切除，此时肿瘤的退变已达最大程度，正常组织的放射反应亦可减退，不会引起正常组织的继发性变性。

2. **手术治疗** 为多数鼻窦恶性肿瘤首选的治疗手段，尤其是早期肿瘤范围较局限者。对范围较大周围结构较复杂，单纯手术难以达到根治性切除者，术前或术后应配合放疗或化疗，以减少术后复发，提高疗效。

（1）上颌窦恶性肿瘤：根据情况可选择 Denker 手术、鼻侧切开术、上颌骨部分切除术或上颌骨全切除术，必要时加眶内容摘除术。局限在上颌窦内无邻近侵犯的肿瘤可经鼻内镜下切除。上颌骨全切除后的硬腭缺损，用保留的硬腭黏骨膜修复，或术后安装牙托。

（2）筛窦恶性肿瘤：可行鼻外进路筛窦切除术或鼻侧切开术。侵及颅内的病例，可行颅面联合进路手术。

（3）额窦恶性肿瘤：可采用鼻外进路额窦手术，术中将肿瘤连同窦腔黏膜全部切除。尽可能复位额骨骨瓣，以保持面容。必要时，可将额窦各壁切除，同期或择期行前额整形修复手术。

（4）蝶窦恶性肿瘤：可采用鼻侧切开术，经筛窦到达蝶窦，尽量切除肿瘤，蝶窦恶性肿瘤应以放疗为主，手术为辅，但局限在蝶窦内无周围侵犯的肿瘤可经鼻内镜下切除。

3. **化学治疗** 根据肿瘤生物学特性选择化疗，多数鼻窦恶性肿瘤化疗非首选。只对不愿接受或不适应放疗及手术的患者或手术切除不彻底者，可采用化学治疗。化疗还可用作术后复发不能再手术者的姑息性治疗。近年研究发现，变压化学疗法可提高疗效。其原理是根据癌组织与正常组织微循环不同的特征用血管紧张素（angiotensin）使血压升高，癌组织内血流量增高而正常组织不变，此时给予抗癌药物可增加癌灶内药物浓度，再用血管扩张药降压，癌组织血流量突然减少，使进入癌灶内的药物不被血流带走，延长了药物作用时间。此外，随着介入放射学技术的发展，通过超选择血管介入法，将抗癌药注入癌肿的营养血管，可取得较好疗效。

【预后】

由于鼻窦恶性肿瘤初始症状不明显。常难于早期发现和诊断，故治疗时机的延误导致多数患者预后不佳,上颌窦癌即使采用综合治疗,5 年生存率仅达 30% ~40% 。因此,早期发现、诊断和治疗对提高生存率极为重要。

三、恶性肉芽肿

恶性肉芽肿(malignant granuloma)是一种多始发于鼻部逐渐侵及面部中线,以进行性坏死性溃疡为特征的少见的肉芽肿性疾病。侵袭发展,有时可合并肺、肾和其他脏器的病变。本病病因不明,病情险恶,治疗困难,预后不良。病理表现主要为慢性非特异性肉芽组织增生和坏死,其中有很多种炎症细胞浸润。由于临床和病理学表现的多种特征,本病命名繁多,诸如坏死性肉芽肿、致死性中线肉芽肿、面部特发性肉芽肿及中线恶性网织细胞增生症等。临床上通常可分为两种类型:面中线肉芽肿型和 Wegener 肉芽肿型。前者病变只限在面中线部和上呼吸道,后者合并肺、肾和其他脏器病变。近年发现本病实质是一种特殊类型的淋巴瘤,即鼻腔及鼻窦淋巴瘤,可分为 T 细胞、B 细胞和 NK 细胞淋巴瘤。B 细胞淋巴瘤多位于鼻窦,以西方人多见。T/NK 细胞淋巴瘤多位于鼻腔,多见于亚洲、墨西哥和南美洲人。

【病因】

病因未明,以往曾认为与感染或自身免疫等有关。自身免疫学说认为本病是一种组织过敏现象,肉芽形成是过敏因素引起的局部免疫结果。推测鼻部感染后发生一种自然组织反应,形成高度免疫,以后任何特异或非特异性抗原进入血液循环,即发生该处的组织坏死。尤其表现为血管和淋巴管的过敏反应,先阻塞,后坏死。类肿瘤学说认为本病是淋巴组织网织系统的恶性肿瘤,属网状细胞肉瘤或淋巴瘤。近年研究发现本病 95% 以上与 EB 病毒(Epstein-Barr virus)感染有关。应用 EB 病毒编码的小 DNA1P(EBER/2)探针行核酸原位杂交,鼻 T/NK 细胞淋巴瘤组织标本呈阳性,EB 病毒抗体检测亦呈阳性。故认为本病与病毒感染有关。

【病理】

病变多起于鼻部,主要位于面中线部位及上呼吸道,亦有首发于口腭部、咽部,然后累及鼻部,以进行性肉芽型溃疡坏死为主,破坏性强,可侵及骨和软骨,致毁容。组织切片 Giemsa 染色时,有嗜天青颗粒,镜下细胞形态多样,各种非典型细胞混合存在。这些细胞明显以血管为中心,围绕血管浸润,或造成血管壁破坏形成血管中心性病变,曾经称为“血管中心型淋巴瘤”。免疫组化染色可检测到抗原表型为 CD56(+)和 CD2(+)的淋巴细胞。

【临床表现】

本病以男性多见,男女比例约 2∶1。平均发病年龄为 40~60 岁,也见于青年和儿童。Stewart 将本病的临床表现分为 3 期:

1. **前驱期** 为一般感冒或鼻窦炎表现。间歇性鼻塞伴水样或血性分泌物。亦可表现为鼻内干燥结痂。局部检查可见,下鼻甲或鼻中隔肉芽肿性溃疡。此期持续 4~6 周。

2. **活动期** 鼻塞加重,有脓涕,常有臭味。全身情况尚可,但食欲较差,常有低热,有时高热,抗生素治疗无效。局部检查可见,下鼻甲或鼻中隔黏膜肿胀、糜烂、溃疡或呈肉芽状增生,表面有灰白坏死。严重者可致鼻外部隆起、鼻中隔穿孔或腭部穿孔。累及咽部者可见咽黏膜肉芽肿性糜烂、溃疡。此期持续数周至数月。

3. **终末期** 全身衰弱,恶病质,面部毁容,中线部位及其邻近组织的黏膜、软骨、骨质可广泛严重破坏,常有持续性弛张型高热,肝、脾大,肝衰竭和弥散性血管内凝血,最终死于大出血或全身衰竭。

【诊断】

根据临床表现、病理学和实验室检查通常诊断并不困难。诊断依据:

1. 凡原发于鼻部、面中部的进行性肉芽肿性溃疡应首先怀疑本病。

2. 局部破坏严重,但全身状况尚好。

3. 颈部或下颌下淋巴结一般不肿大。

4. 实验室检查白细胞计数偏低,血沉加快,免疫球蛋白水平偏高,血清补体升高,细菌、真菌和病毒培养多无特殊发现。

5. 病理学检查呈现慢性非特异性肉芽肿性病变,若出现异型网织细胞或核分裂象即可诊断本病。免疫组化染色检出 CD56(+)和 CD2(+)的淋巴细胞,EB 病毒抗体检测亦呈阳性,则为鼻 T/NK 细胞淋巴瘤。

【治疗】

鼻 NK 细胞淋巴瘤对放射线敏感,可采用钴远距离照射和分片照射,总剂量以 60Gy(6 000rad)为最好,复发者可以补照。对发热经抗炎治疗无效者,可先用化疗药物洛莫司汀(环己亚硝脲,CCNU),成人每次口服 120mg,隔 3~5 周 1 次,总剂量 600~840mg,退热后再予放疗。若病变侵及全身其他部位,则应以糖皮质激素和化疗药物(环磷酰胺、硫唑嘌呤、氨甲蝶呤等)结合治疗。此外,全身支持治疗法,局部清洁,涂以油脂药物也属必要。

(王成硕)

参考文献

[1] 黄选兆,汪吉宝,孔维佳. 实用耳鼻咽喉科学[M]. 2 版. 北京:人民卫生出版社,2008.

[2] 孔维佳,周梁. 耳鼻咽喉头颈外科学[M]. 3 版. 北京:人民卫生出版社,2015.

[3] 王小婷,时光刚,刘亦青,等. 鼻腔鼻窦肿瘤临床特征和病理组织学特点的分析[J]. 临床耳鼻咽喉头颈外科杂志,2011,25(23):1071-1075.

[4] 刘薇,孙鹏,张亚梅,等. 儿童鼻腔鼻窦占位病变的临床分析[J]. 中国耳鼻咽喉头颈外科,2014,21(06):312-314.

[5] 刘金兰,张俐悦,姚东方,等. 儿童鼻部肿瘤的临床病理和影像学分析[J]. 临床耳鼻咽喉头颈外科杂志,2017,31(20):1570-1574.

[6] 张罗,韩德民,张盛忠,等. 鼻腔鼻窦内翻性乳头状瘤[J]. 中国耳鼻咽喉头颈外科,2008(10):599-604.

[7] 羡慕,马思远,王阳,等. 鼻腔鼻窦内翻性乳头状瘤磁共振成像特征的病理学基础[J]. 中国耳鼻咽喉头颈外科,2019,26(08):445-448.

[8] 董佳迪,陆美萍,周涵,等. 原发性鼻窦骨瘤临床分析[J]. 中华耳鼻咽喉头颈外科杂志,2015,50(1):8-13.

[9] 杨璐,赵卫东,刘全,等. 鼻内镜手术治疗鼻颅底神经鞘瘤:52 例经验总结[J]. 中华耳鼻咽喉头颈外科杂志,2018,53(4):257-262.

[10] 佘翠萍,张庆丰,宋伟,等. 鼻内镜下低温等离子射频治疗鼻腔血管瘤[J]. 中华耳鼻咽喉头颈外科杂志,2010,45(3):197-199.

[11] 张秋航,刘海生,孔锋. 经鼻内镜岩斜坡及颞下窝肿瘤的外科治疗[J]. 中华耳鼻咽喉头颈外科杂志,2005,40(7):488-492.

[12] Lund VJ,Stammberger H,Nicolai P,et al. European position paper on endoscopic management of tumours of the nose,paranasal sinuses and skull base[J]. Rhinol Suppl,2010,22:1-143.

[13] Meng Y,Fang G,Wang X,et al. Origin site-based staging system of sinonasal inverted papilloma for application to endoscopic sinus surgery[J]. Head Neck,2019,41(2):440-447.

[14] Fang G,Lou H,Yu W,et al. Prediction of the originating site of sinonasal inverted papilloma by preoperative magnetic resonance imaging and computed tomography[J]. Int Forum Allergy Rhinol,2016,6(12):1221-1228.

[15] Tatekawa H,Shimono T,Ohsawa M,et al. Imaging features of benign mass lesions in the nasal cavity and paranasal sinuses according to the 2017 WHO classification[J]. Jpn J Radiol,2018,36(6):361-381.

[16] Jørgensen M,Heegaard S. A review of nasal,paranasal,and skull base tumors invading the orbit[J]. Surv Ophthalmol,2018,63(3):389-405.

[17] Min HJ,Kim KS. Differential Diagnosis Between Nasal Septal Schwannoma and Nasal Septal Neurofibroma[J]. J Craniofac Surg,2017,28(7):1780-1783.

[18] López F,Triantafyllou A,Snyderman CH,et al. Nasal juvenile angiofibroma:Current perspectives with emphasis on management[J]. Head Neck,2017,39(5):1033-1045.

[19] Lucas JW,Zada G. Endoscopic Endonasal and Keyhole Surgery for the Management of Skull Base Meningiomas[J]. Neurosurg Clin N Am,2016,27(2):207-214.

[20] Takaishi S,Asaka D,Nakayama T,et al. Features of sinonasal hemangioma:A retrospective study of 31 cases[J]. Auris Nasus Larynx,2017,44(6):719-723.

第二十一章　鼻咽纤维血管瘤

鼻咽纤维血管瘤(juvenile nasopharyngeal angiofibroma,JNA)最早由Chaveau于1906年报道,是一种少见的良性肿瘤,常发生于青少年男性,瘤体血管丰富,容易出血。严重者会有凶猛的大出血,尽管JNA的性质是良性的,但它在局部表现出积极的生长,伴有骨侵蚀、重塑,并倾向于通过自然的颅底孔和裂隙扩展,进展至后期可出现严重并发症。

【病因】

病因不明,激素水平对鼻咽纤维血管瘤的影响尚有争议。文献报道,鼻咽纤维血管瘤组织中存在转化生长因子(transforming growth factor beta 1,TGFβ-1)、血管内皮生长因子(vascular endothelial growth factor,VEGF)及成纤维细胞生长因子受体2(fibroblast growth factor receptor 2,FGFR2)的高表达,其在肿瘤增殖、血管生成中可能起到一定作用。进展期鼻咽纤维血管瘤表达原癌基因*C-MYC*。*C-MYC*基因的高表达可能与雄激素受体基因和胞质蛋白β-钙黏素(beta cadherin,β-cadherin)相互作用而促进肿瘤生长。

【病理】

肿瘤多起源于鼻咽部蝶骨底、枕骨基底部或翼突内侧骨膜。主要的供瘤动脉为同侧的上颌动脉的分支,即蝶腭动脉或翼管动脉。约50%的病例中可见有颈内动脉的分支供血,如下颌动脉和下外侧干。其他血管在行血管栓塞以后可成为主要的供瘤血管。组织学研究提示肿瘤细胞来源于肌纤维母细胞,瘤体由丰富的胶原纤维及多核成纤维细胞组成网状基质,其间分布无收缩能力的血管,这种血管受损后极易出血。肿瘤常由邻近组织扩张生长,侵入鼻腔、鼻窦、眼眶、翼腭窝甚至颅内。

鼻咽纤维血管瘤的扩展方向及范围:

1. 直接扩展→蝶窦、筛窦、鼻腔及鼻咽部。
2. 经蝶腭孔→翼腭窝。
3. 经翼腭窝→眶下裂、颞下窝、卵圆孔、中颅窝。
4. 经眶下裂→眼眶。
5. 经蝶窦→颅中窝。

【临床表现】

症状多在青春期发生,男性多见。

1. **出血**　阵发性鼻腔和/或口腔出血,出血可为鲜红色血液,常为患者的首诊主诉。由于反复多次大出血,患者常有不同程度的贫血。

2. **堵塞及压迫症状**　肿瘤阻塞后鼻孔或侵入鼻腔,引起一侧或双侧鼻塞,常伴有流鼻涕,闭塞性鼻音,嗅觉减退。肿瘤压迫咽鼓管,引起耳鸣、耳闷及听力下降。三叉神经受压,则出现三叉神经痛和耳内放射性疼痛。肿瘤侵入邻近结构则出现相应症状:如侵入眼眶,则出现眼球突出,视力下降;侵入翼腭窝、颞下窝引起面颊部隆起,可能会有轻度张口受限;侵入颅内,引起头痛及脑神经压迫症状,或发生颅内并发症。向下发展，可使软腭膨隆，在口咽部可见肿瘤。

【检查】

前鼻孔检查常见一侧或双侧鼻腔有炎性改变，收缩下鼻甲后，可见鼻腔后部淡红色肿瘤。间接鼻咽镜检查可见鼻咽部圆形或分叶状红色肿瘤，表面光滑而富有血管，瘤组织侵入鼻腔可引起外鼻畸形或软腭塌陷。增强 CT 扫描可有效评估肿瘤，清晰显示瘤体位置、大小、形态，了解肿瘤累及范围、骨质破坏程度，肿瘤与周围结构，特别是与周围骨性结构的关系（见图 2-21-1-A、图 2-21-1-B）。术前增强 MRI 显示肿块占据左侧鼻腔、上颌窦和翼腭窝，并延伸到蝶窦和咽部。术前行数字减影血管造影（digital subtraction angiography，DSA）可了解肿瘤的供血动脉并可对供血血管进行栓塞，以减少术中出血。

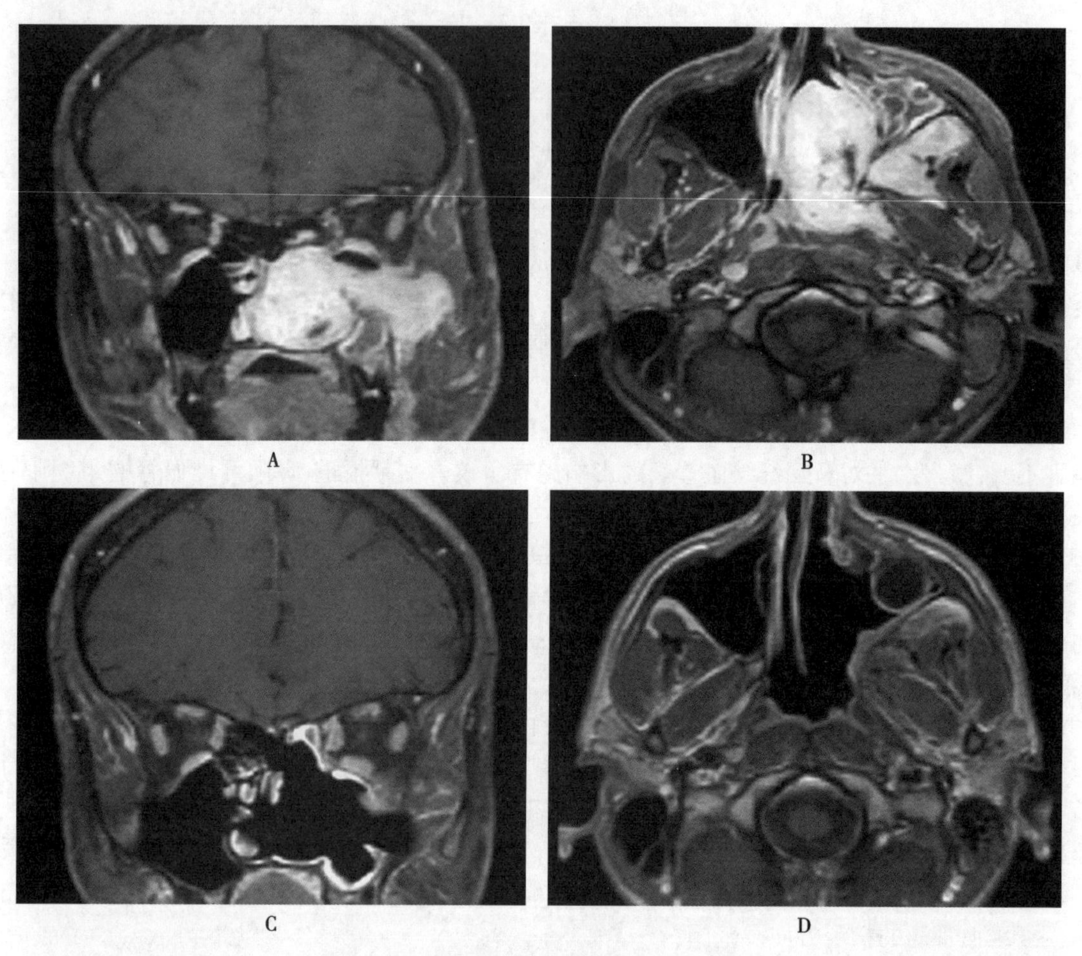

图 2-21-1　鼻咽纤维血管瘤增强 CT 扫描

【诊断和鉴别诊断】

1. **诊断依据**　根据病史、体格检查、影像学检查作出诊断。因肿瘤极易出血，术前活检不必要且不推荐。术前行颈外动脉造影术，可了解肿瘤的供血来源及肿瘤侵及范围，为制订手术方案提供重要参考资料。手术前 24~48 小时行血管栓塞（可选用包括明胶海绵、聚乙烯醇等在内的多种栓塞材料），使肿瘤广泛梗死，可显著减少术中出血，并因此减少对输血的需求。上颌动脉和咽升动脉是最经常栓塞的血管。

2. **鉴别诊断**　对于病史不典型或肿瘤扩展至邻近结构而出现相应症状者，有时难以作出诊断。需与腺样体肥大、后鼻孔息肉、鼻咽部恶性肿瘤特别是淋巴肉瘤相鉴别，因后者外形与本病相似，可能导致肉眼下误诊。

【临床分期】

2006 年 Onerci 等根据肿瘤的扩展，术中困难程度，肿瘤复发部位提出过一套新分期体系：

Ⅰ期：位于鼻腔和/或鼻咽部，筛窦和蝶窦及最小限度扩展到翼腭窝的肿瘤；

Ⅱ期:侵入上颌窦或前颅窝,占满翼腭窝,有限扩展到颞下窝的肿瘤;

Ⅲ期:肿瘤扩展到翼突底部的网状骨,蝶骨大翼和蝶骨体侧面侵入颞下窝或翼板的后面、眼眶或海绵窦;

Ⅳ期:肿瘤扩展到颅内颈内动脉与垂体间,颅中窝、颈内动脉侧面及广泛颅内扩展。

2010 年美国匹兹堡大学根据肿瘤扩展范围、血管供应程度等提出新的 UPMC 肿瘤分期:

Ⅰ期:位于鼻腔和/或鼻咽部,扩展到翼腭窝内侧;

Ⅱ期:肿瘤侵入鼻窦、翼腭窝外侧,无富血管性;

Ⅲ期:肿瘤侵犯颅底、眼眶、颞下窝,无富血管性;

Ⅳ期:肿瘤向颅内扩张,富血管性(M,内侧延伸;L,横向延伸)。

【治疗】

主要采用手术治疗。根据肿瘤的范围和部位采取不同的手术进路。

1. **单纯经鼻内镜下手术** 对于肿瘤偏内侧的Ⅰ、Ⅱ、Ⅲ期的肿瘤可使用单纯经鼻入路手术。采用内镜技术可减少术中出血、缩短住院时间,并取得与开放式手术相同或更低的复发率。内镜手术在切除外侧病变时较困难,尤其是颧弓区域和颊部的软组织。采用鼻内镜下鼻咽纤维血管瘤切除术,创伤小,术后恢复快;利用内镜不同角度视野,探查瘤体根蒂进行分离,可减少盲区,较传统手术更直观、更仔细地检查肿瘤切除是否彻底,能更便捷地对手术创面进行止血。侵入颅内者不宜单独使用鼻内镜,需与相关科室配合进行。

2. **鼻内镜辅助的手术进路** 内镜辅助的单侧面中掀翻入路,适用于较大的偏外侧的位于硬膜以外的肿瘤。在内镜的辅助下完成单侧面中掀翻,在内镜的指示下,充分地暴露并切除肿瘤。翼管神经周围以及翼突的周围和咽旁间隙常常是肿瘤残留的位置,手术中常常需要切除翼突根部的骨质,以保证肿瘤彻底切除。

3. **经鼻进路联合外进路开颅** 对于大范围侵犯硬膜以内的肿瘤,单纯经鼻腔入路手术风险太高,建议经鼻联合开颅手术处理肿瘤,这类病人极少,建议经验非常丰富的医生完成这类手术。

近年来经鼻内镜下进路手术发展非常迅速。传统的许多开放式手术入路(经硬腭、鼻侧切开、面中掀翻、上颌骨内侧切除、经上颌窦、颞下窝、额颞部开颅术)现在应用较少。因手术出血多,术前行血管栓塞,术中进行控制性低血压可减少出血。研究表明,肿瘤血管分布与手术并发症及术后复发率密切相关,当肿瘤存在同侧或对侧颈内动脉分支供血时,手术并发症、术后复发率上升,联合术前血管栓塞可以减少术中出血,有利于肿瘤彻底切除,可有效降低术后复发率。

术中还应注意避免神经损伤,一般在外部入路时容易发生。在硬脑膜缺损的病例中,需应用多层游离移植物或带蒂皮瓣来修复脑脊液鼻漏。

病变侵犯翼管和蝶骨时,肿瘤术后复发率增加。开放蝶骨底部暴露侵及蝶骨海绵状骨质的肿瘤。磨去此处骨质以及翼板和翼突周围的骨质,去除所有残留的肿瘤以减少复发的可能性。

单纯内镜经鼻入路切除鼻咽纤维血管瘤(Ⅰ、Ⅱ、Ⅲ期)获得了良好的效果。有经验的外科医生也可通过这种方式切除较大的鼻咽纤维血管瘤。内镜辅助手术进路适用于较大的、位于偏外侧的硬膜以外的肿瘤。内镜手术联合外进路开颅手术仅适用于极少数大范围波及硬膜内的肿瘤。即使是大的鼻咽纤维血管瘤,也极少使用化疗和放疗(见图 2-21-1-C、图 2-21-1-D 显示经鼻内镜下肿瘤完全切除)。

非常大的肿瘤可采取分期手术的方法,手术后第 1 天进行增强 CT 和增强 MRI 检查,待病人一般状态好转后,于 1 周内进行二次手术,切除少许的残留肿瘤。

手术后应密切随访。在术区上皮化完成、黏膜无水肿时,应行术后增强 MRI 或 CT 检查。一般在术后 3、6 和 12 个月进行影像学检查。

(张维天)

参考文献

[1] Jones JW, Usman S, New J, et al. Differential Gene Expression and Pathway Analysis in Juvenile Nasopharyngeal Angiofibroma

Using RNA Sequencing[J]. Otolaryngol Head Neck Surg, 2018, 159(3):572-575.

[2] Mishra A, Mishra SC, Tripathi AM, et al. Clinical correlation of molecular(VEGF, FGF, PDGF, c-Myc, c-Kit, Ras, p53) expression in juvenile nasopharyngeal angiofibroma[J]. Eur Arch Otorhinolaryngol, 2018, 275(11):2719-2726.

[3] Schick B, Wemmert S, Jung V, et al. Genetic heterogeneity of the MYC oncogene in advanced juvenile angiofibromas[J]. Cancer Genet Cytogenet, 2006, 164(1):25-31.

[4] Scholtz AW, Appenroth E, Kammen-Jolly K, et al. Juvenile nasopharyngeal angiofibroma: management and therapy[J]. Laryngoscope, 2001, 111(4 Pt 1):681-687.

[5] Nicolai P, Berlucchi M, Tomenzoli D, et al. Endoscopic surgery for juvenile angiofibroma: when and how[J]. Laryngoscope, 2003, 113(5):775-782.

[6] Snyderman CH, Pant H, Carrau RL, et al. A new endoscopic staging system for angiofibromas[J]. Arch Otolaryngol Head Neck Surg, 2010, 136(6):588-594.

[7] Naraghi M, Saberi H, Mirmohseni AS, et al. Management of advanced intracranial intradural juvenile nasopharyngeal angiofibroma: combined single-stage rhinosurgical and neurosurgical approach[J]. Int Forum Allergy Rhinol, 2015, 5(7):650-658.

[8] Chan KH, Gao D, Fernandez PG, et al. Juvenile nasopharyngeal angiofibroma: vascular determinates for operative complications and tumor recurrence[J]. Laryngoscope, 2014, 124(3):672-677.

[9] Lutz J, Holtmannspotter M, Flatz W, et al. Preoperative Embolization to Improve the Surgical Management and Outcome of Juvenile Nasopharyngeal Angiofibroma (JNA) in a Single Center: 10-Year Experience[J]. Clin Neuroradiol, 2016, 26(4):405-413.

[10] Muhammad R, Hussain A, Rehman F, et al. Role of Surgical Approaches Influencing Tumour Recurrence in Nasopharyngeal Angiofibroma[J]. J Ayub Med Coll Abbottabad, 2015, 27(2):388-390.

[11] Liu Z, Hua W, Zhang H, et al. The risk factors for residual juvenile nasopharyngeal angiofibroma and the usual residual sites[J]. Am J Otolaryngol, 2019, 40(3):343-346.

第二十二章　垂体腺瘤

垂体(pituitary)呈椭圆形,位于蝶鞍内,借漏斗连于下丘脑。垂体具有复杂而重要的内分泌功能,根据其发生和结构特点可分为腺垂体和神经垂体两大部分。腺垂体包括垂体前叶和中间部,分泌6种具有明显生理活性的激素,即生长激素(GH)、催乳素(PRL)、促肾上腺皮质激素(ACTH)、促甲状腺素(TSH)、卵泡刺激素(FSH)、黄体生成素(LH),进而作用于靶腺(甲状腺、肾上腺和性腺等),组成"下丘脑-垂体-靶腺"系统。神经垂体包括后叶、正中隆起、漏斗柄三个部分,神经垂体是神经起源的,由神经元轴突和神经末梢组成,神经元的细胞体位于下丘脑视上核、室旁核和支持组织中,上述下丘脑细胞核分泌两种激素:抗利尿激素(ADH)和催产素,储存于垂体后叶。

垂体腺瘤是常见的良性肿瘤,发病率1/10万。垂体腺瘤好发年龄为青壮年,对病人生长、发育、劳动能力、生育功能有严重损害,并造成一系列社会心理影响。以往将垂体腺瘤按其肿瘤细胞分泌激素后细胞内颗粒的染色情况,将其分类为嗜酸性、嗜碱性、嫌色性以及一种以上细胞所构成的混合型腺瘤。目前,由于能准确地测定出血清中的极微量的激素,因此已习惯于按垂体腺瘤所产生的不同激素来进行分类。随着医学检查技术的发展,垂体瘤的发现率明显增加,约占颅内肿瘤的15%~20%。

垂体腺瘤主要从以下几个方面危害人体:①垂体激素分泌过量引起一系列的代谢紊乱和脏器损害;②肿瘤压迫使其他垂体激素低下,引起相应靶腺的功能低下;③压迫蝶鞍区结构,如视交叉、视神经、海绵窦、脑底动脉、下丘脑、第三脑室,甚至累及额叶、颞叶、脑干等,导致相应功能严重障碍。

【分类】

在大体形态上,垂体腺瘤可分为微腺瘤(直径<1.0cm)、大腺瘤(直径1.0~3.0cm)和巨大腺瘤(直径>3.0cm)。

根据肿瘤分泌的激素,将垂体腺瘤分为:①催乳素细胞腺瘤;②生长激素细胞腺瘤;③促肾上腺皮质激素细胞腺瘤;④促甲状腺素细胞腺瘤;⑤促性腺激素腺瘤;⑥多分泌功能细胞腺瘤;⑦无内分泌功能细胞腺瘤;⑧恶性垂体腺瘤。

【临床表现】

1. 功能性垂体腺瘤的临床表现

(1) 生长激素腺瘤:在青春期前,骨骺尚未融合起病者,表现为巨人症,成年人骨骺融合者,则表现为肢端肥大症。

(2) 催乳素腺瘤:是激素分泌性垂体腺瘤中最常见的一种,约占分泌性垂体腺瘤的40%~60%。女性患者出现催乳素增高,雌激素减少所致的闭经、催乳、不育(又称Forbis-Albright综合征)。女性高催乳素血症中催乳素腺瘤占35.7%,而不孕患者中约1/3为高催乳素血症所致。男性患者出现性欲减低、阳痿、男性乳房发育、溢乳、胡须稀少、生殖器萎缩、精子减少、活力低下、男性不育。

(3) 促肾上腺皮质激素腺瘤:库欣病是垂体促肾上腺皮质激素腺瘤或促肾上腺皮质激素细胞增生所

致，分泌过多促肾上腺皮质激素，引起肾上腺皮质增生，而导致血皮质醇含量增多引起的一组综合征。表现为向心性肥胖，满月脸，水牛背，皮肤菲薄，腹部、臀部及大腿部皮肤有紫纹，多毛等。重者女性出现月经紊乱或闭经，性欲减退。男性则出现勃起障碍。多数患者伴有高血压。

（4）促甲状腺素细胞腺瘤：由于垂体甲状腺刺激素分泌过盛，引起甲状腺功能亢进症状，在垂体瘤摘除后甲状腺功能亢进症状即消失。本病的特点为难治性甲状腺功能亢进伴有血浆中 TT_3、TT_4、FT_3、FT_4 和 TSH 水平均升高。患者一般无明显黏液性水肿或突眼，但伴有头痛、视野缺损等症状，血中自身免疫抗体升高不明显。

（5）促性腺激素细胞腺瘤：其可分泌促性腺激素，包括卵泡刺激素和黄体生成素。其中，男性的临床表现为性功能障碍、性欲低下等，而女性则表现为生殖系统功能的紊乱等。

（6）无分泌功能腺瘤：多见中年男性和绝经后女性，以往称垂体嫌色细胞腺瘤，缺乏血浆激素水平而临床症状不显著，当腺瘤长大，压迫视交叉和垂体组织则出现头痛、视功能障碍和垂体功能低下。

2. **激素缺乏的内分泌症状** 正常的垂体组织受肿瘤的挤压、破坏，则可出现诸多激素缺乏的症状。如促性腺激素分泌减少，女性患者表现为性欲减退、闭经、毛发脱落、生殖器官及乳房萎缩。男性患者则出现勃起障碍、胡须减少、阴毛腋毛脱落、皮肤细腻光滑呈女性化。促甲状腺激素分泌减少，则出现甲状腺功能减退的临床表现，如皮肤干燥、声音低沉、黏液性水肿、性功能减退等。促肾上腺皮质激素分泌减少，则出现全身倦怠无力、食欲下降、体重减轻，同时伴有低血压、低血糖等。

3. **头痛** 早期约 2/3 病人头痛，主要位于眶后、前额和双颞部，程度轻，间歇性发作。当肿瘤突破鞍膈，鞍内压降低，疼痛则可减轻或消失。晚期头痛可因肿瘤向鞍旁发展侵及颅底硬膜及血管和压迫三叉神经而引起。少数巨大腺瘤鞍上发展突入第三脑室，造成室间孔或导水管梗阻，出现颅内压增高时头痛较剧。或肿瘤坏死、出血，瘤内压力急剧增高。如瘤壁破裂致垂体卒中性蛛网膜下腔出血者为突发剧烈头痛，并伴其他神经系统症状。

4. **视力视野障碍** 在垂体腺瘤尚未压迫视神经视交叉前，多无视力视野障碍，随着肿瘤长大，约 60%~80% 病例可因压迫视通路不同部位，而致不同视功能障碍，典型者多为双颞侧偏盲。如肿瘤偏向一侧，出现单眼偏盲或全盲。

5. **其他神经和脑损害** 如肿瘤向上发展压迫垂体柄和下丘脑可出现尿崩症和下丘脑功能障碍，累及第三脑室、室间孔、导水管，可致颅内压增高。向前方伸展至额叶，可引起精神症状、癫痫、嗅觉障碍。向侧方侵入海绵窦，可发生Ⅲ、Ⅳ、Ⅵ、Ⅶ脑神经麻痹，突向中颅窝可引起颞叶癫痫。

6. **蝶窦症状** 由于蝶窦底部骨壁较薄，肿瘤生长较快时容易向下发展，首先侵入蝶窦，然后破坏蝶窦前壁进入鼻咽部、筛窦、鼻腔。患者出现头痛、鼻塞，甚至脑脊液鼻漏等。

7. **垂体卒中** 当垂体血液循环障碍引起肿瘤的梗死或出血时，患者可因垂体功能丧失，ACTH 急剧下降，造成肾上腺皮质功能衰竭，引起低血压和水电解质平衡紊乱。患者可突然出现剧烈头痛，伴视力急剧下降或失明，动眼神经麻痹，进而意识障碍。甚至可出现消化道出血，高热或体温不升，以及脑膜刺激症状。严重者可迅速死亡。

【影像学检查】

1. **蝶鞍区 CT 扫描** 常规行蝶鞍区水平位扫描，作鞍区冠状位扫描和矢状重建可提高垂体微腺瘤的发现率。垂体微腺瘤征象：①直接征象为鞍内低密度区>3mm，少数为高密度；而表现为等密度的微腺瘤则需结合间接征象进行诊断；②间接征象为垂体高度>7mm，鞍膈饱满或膨隆，不对称；垂体柄偏离中线>2mm 意义更大。垂体大腺瘤多为高密度信号占据鞍内并可向鞍上发展；肿瘤内部可有低密度信号，为肿瘤软化坏死、囊性变所致。垂体卒中可见出血灶。如肿瘤向鞍上发展影响室间孔、第三脑室，可出现梗阻性脑积水征象。增强 CT 扫描示肿瘤呈均一或周边强化，边界更清楚。

2. **核磁共振影像** 垂体微腺瘤的 MRI 表现：T_1 加权像显示多数垂体微腺瘤为低信号，少数为等或高信号，并可见垂体柄偏移、鞍底下陷等间接征象。T_2 加权像以高或等信号较多见。伴有出血时，T_1 和 T_2 加权像均为高信号。增强后显示垂体组织与腺瘤强化不同步，一般垂体组织强化峰早于垂体微腺瘤，故正常垂体明显增强，而微腺瘤增强不明显，从而显示出微腺瘤的大小和位置。应用动态增强扫描诊断效果更好。

垂体大腺瘤 MRI 表现:T_1 加权像呈等或低信号,T_2 加权像呈等、高混合信号。增强后肿瘤有不同程度强化,边界清楚,多数强化不均。可有肿瘤内囊性变、坏死、出血信号。

垂体卒中 MRI 表现:T_1、T_2 加权像呈高信号,提示肿瘤出血,若 T_1 加权像为低信号,T_2 加权像为高信号,提示肿瘤内梗死伴水肿。

【诊断】

1. **病史** 应全面了解病史。如患者出现海绵窦综合征,视力、视野改变,内分泌异常时,应想到垂体瘤的可能。

2. **脑垂体内分泌功能检查** 包括 GH、ACTH、TSH、FSH、PRL、LH 等血浓度的测定。

3. **影像学检查** CT 或 MRI 检查是目前诊断早期垂体瘤的主要方法之一,可发现直径<1.0cm 的垂体微腺瘤。

4. **双侧颈动脉造影** 如肿瘤向鞍上、鞍旁发展,可见大脑前动脉 A1 段弧形上抬,颈内动脉向外移,虹吸部张开。

【鉴别诊断】

垂体腺瘤的诊断主要依据病史,不同类型腺瘤的临床表现,视功能障碍及其他脑神经和脑损害,以及内分泌检查和放射学检查。

典型的垂体腺瘤不难作出诊断,但应与颅咽管瘤、脑膜瘤、异位松果体瘤、脊索瘤、视神经或视交叉胶质瘤、胆脂瘤等发生于鞍区的肿瘤相鉴别。同时又要与空泡蝶鞍、垂体脓肿、Rathke 囊肿、垂体炎、颅内动脉瘤、交通性脑积水等非肿瘤性疾病鉴别,另外也需与由于内分泌靶腺功能障碍负反馈作用于垂体,导致垂体增生的疾病如原发性甲状腺功能低下相鉴别。

【治疗】

1. **手术治疗** 除催乳素腺瘤外,对大多数垂体腺瘤而言,手术是主要的治疗方法。特别是对于肿瘤较大,尤其是突破鞍隔,伴有视力、视野障碍及多种神经结构受压者,手术治疗为其首选。垂体腺瘤的手术治疗有不同的手术入路,归结起来主要分为:

(1) 经颅垂体腺瘤切除术:经额叶、经颞叶、经翼点入路。经颅入路手术适用于向鞍上、鞍旁、额下和斜坡等生长的肿瘤。

(2) 经蝶垂体腺瘤切除术:主要适用于轻度向鞍上突出或局限于鞍内的垂体微腺瘤。对于晚期巨大肿瘤侵入海绵窦甚至累及海绵窦侵入中颅窝者亦可行一期经蝶做部分或大部切除,以改善视力,为二期开颅手术做准备。

2. **放射治疗** 对手术切除不彻底或术后复发者,可采用放疗。注意对术前有明显视功能障碍者,提倡术后观察 3~6 个月,行增强 MRI,了解术后鞍区情况及视力视野恢复情况后,综合判断是否需要放疗。放疗总剂量 45Gy,每次剂量为 1.8Gy;如总剂量大于 50Gy,及每次剂量大于 2Gy,既不增强疗效,还会增加放疗的并发症。γ 刀和 X 刀治疗垂体腺瘤取得了一定疗效,一般适用于术后肿瘤复发或残留肿瘤再生长又不适宜再次手术的病例。

3. **药物治疗** 可作为手术前的准备治疗,亦可作为手术后或放射治疗后的辅助治疗。治疗期间,常可使垂体肿瘤缩小,血中生长激素或催乳素水平下降或恢复正常,但停药后易出现反复。

(1) 溴隐亭(bromocriptine):能抑制催乳素,也能降低肢端肥大症患者生长激素的分泌。治疗先从小剂量开始,每晚睡前服 2.5mg,逐渐增加剂量,当剂量达到每日 10~15mg 时,可使生长激素水平恢复正常,临床症状相应改善。溴隐亭对催乳素腺瘤的效果明显,多数患者服药后 PRL 很快下降,2~3 个月后月经恢复正常,可妊娠及正常分娩。但溴隐亭不能根治催乳素瘤,一旦停药肿瘤又增大。溴隐亭的药物副作用常随剂量的增加而增大。用药早期,常见的药物副作用有恶心、呕吐、眩晕、失眠、直立性低血压。后期副作用有雷诺现象、鼻塞、便秘、幻视、消化不良等。

(2) 生长抑素类似物:近年合成的生长抑素八肽(sandostatin)衍生物,又称奥曲肽(Octreotide),对生长激素分泌有抑制作用。适用于需要长期奥曲肽治疗的活动性肢端肥大症,如术后生长激素残留致血清生长激素水平增高，垂体外照射放射治疗后尚未达到充分疗效的血清生长激素水平升高，部分不适合手术治疗及新诊断生长激素分泌腺瘤患者的术前治疗。

（3）赛庚啶（cyproheptadine）：此药为血清素受体抑制剂，为5-羟色胺受体拮抗剂。可使血中生长激素水平降低，对库欣病有效。

（王德辉）

参考文献

[1] Apps JR, Carreno G, Gonzalez-Meljem JM, et al. Tumour compartment transcriptomics demonstrates the activation of inflammatory and odontogenic programmes in human adamantinomatous craniopharyngioma and identifies the MAPK/ERK pathway as a novel therapeutic target[J]. Acta neuropathologica, 2018, 135: 757-777.

[2] Beckers A, Petrossians P, Hanson J, et al. The causes and consequences of pituitary gigantism[J]. Nature reviews Endocrinology, 2018, 14: 705-720.

[3] Briet C, Salenave S, Bonneville JF, et al. Pituitary Apoplexy[J]. Endocrine reviews, 2015, 36: 622-645.

[4] Colao A, Grasso LFS, Giustina A, et al. Acromegaly[J]. Nature reviews Disease primers, 2019, 5: 20.

[5] Greenhill C. Pituitary disease: Inflammation in patients with Cushing disease[J]. Nature reviews Endocrinology. 2016, 12: 687.

[6] Hari Kumar KVS, Singh P. Seesaw Nystagmus[J]. The New England journal of medicine, 2017, 376: e51.

[7] Higham CE, Johannsson G, Shalet SM. Hypopituitarism[J]. Lancet (London, England), 2016, 388: 2403-2415.

[8] Holmes D. Pituitary gland: Sex difference in comorbidity burden associated with nonfunctioning pituitary adenomas[J]. Nature reviews Endocrinology, 2016, 12: 374.

[9] Koulouri O, Hoole AC, English P, et al. Localisation of an occult thyrotropinoma with (11) C-methionine PET-CT before and after somatostatin analogue therapy[J]. The lancet Diabetes & endocrinology, 2016, 4: 1050.

[10] Lopes MBS. The 2017 World Health Organization classification of tumors of the pituitary gland: a summary[J]. Acta neuropathologica, 2017, 134: 521-535.

[11] Molitch ME. Diagnosis and Treatment of Pituitary Adenomas: A Review[J]. Jama, 2017, 317: 516-524.

[12] Newell-Price J. Pituitary gland: Mortality in Cushing disease[J]. Nature reviews Endocrinology, 2016, 12: 502-503.

[13] Parolin M, Dassie F. Cutis Verticis Gyrata Associated with Acromegaly[J]. The New England journal of medicine, 2019, 380: e31.

[14] Romijn JA. The chronic syndromes after previous treatment of pituitary tumours[J]. Nature reviews Endocrinology, 2016, 12: 547-556.

第二十三章　鼻中隔偏曲

鼻中隔偏曲(deviation of nasal septum)是指鼻中隔整体或局部偏向一侧或两侧,并引起鼻腔功能障碍和症状如鼻塞、鼻出血和头痛等。偏曲的形态多见呈“C”形或“S”形,如呈尖锥样称棘突,如呈条形山嵴样称嵴突。鼻中隔由多块软骨、硬骨相互间复杂连接而成,鼻中隔偏曲大多数属先天发育畸形或各个骨发育不平衡所致,也有部分为外伤或某些疾病的并发症。鼻中隔偏曲是否引起临床症状,除了偏曲的程度和类型外,还与鼻腔其他解剖结构的状态有关。

【病因】

引起鼻中隔偏曲的原因往往难以确定,主要因自身发育不平衡、外伤或鼻腔周围疾病诱发。

1. **发育不平衡**　鼻中隔诸多构成软骨和骨发育不均衡,鼻中隔的骨骼与鼻腔侧壁骨骼发育速度不一致,面部骨骼发育速度不一致等均可导致鼻中隔偏曲,儿童时期腺样体肥大、硬腭高拱也可能导致鼻中隔被挤而偏曲。

2. **外伤**　儿童和成年期的鼻部外伤都可导致鼻中隔偏曲。外伤程度不同,鼻中隔偏曲的程度也不相同。较重者鼻中隔骨折和脱位,形成尖锐的弯角。

3. **鼻腔、鼻窦肿瘤**　较大的鼻腔肿物、息肉、真菌等可推压鼻中隔,形成鼻中隔偏曲。

【临床表现】

症状的轻重与鼻中隔偏曲的类型和程度有关,还与鼻腔其他解剖结构的状态有关。

1. **鼻塞**　是最常见的症状,多呈单侧持续性,如有下鼻甲代偿性肥大,也可呈双侧交替性,偏曲侧较为显著。鼻塞严重者还伴有嗅觉减退。

2. **鼻出血**　多发生在鼻中隔凸出的一侧或棘突、嵴突处,因该处黏膜较薄弱,张力较大,受外源性因素如擤鼻、气流刺激等易发生黏膜糜烂而出血。

3. **头痛**　偏曲部位压迫下鼻甲或中鼻甲,可引起同侧反射性头痛。

4. **继发鼻窦炎**　鼻中隔偏曲特别是高位偏曲,压迫中鼻甲导致外移或致对侧中鼻甲代偿性肥大或气化过度、妨碍窦口鼻道复合体的通气和引流,可诱发鼻窦炎并产生相应的症状。

5. **耳部症状**　咽鼓管功能障碍,可表现为单侧耳鸣、耳闷。

6. **其他**　原有的血管运动性鼻炎或变应性鼻炎症状加重。

【诊断和鉴别诊断】

1. **诊断依据**　鼻中隔有偏曲且有明显症状者方可诊断。详细询问病史及查体,结合前鼻镜、鼻内镜和/或CT检查,判断偏曲类型,还应注意鉴别鼻中隔黏膜肥厚,评估患者是否为其他病变引起的鼻中隔偏曲,同时排查全身性疾患。

2. **鉴别诊断**　①鼻中隔肿瘤:鼻中隔的良性肿瘤如血管瘤、内翻性乳头状瘤、多形性腺瘤、孤立性纤维性肿瘤等,恶性肿瘤如腺样囊性癌、恶性黑色素瘤、软骨肉瘤等均可有单侧持续性鼻塞、鼻出血、头痛等临床表现,需结合影像学检查、组织病理学检查进行鉴别;②鼻中隔血肿或脓肿:为鼻中隔软骨膜或骨膜下积血,当血肿感染时形成脓肿。多有外伤、手术等病史,较易鉴别,可进行鼻中隔穿刺证实。

【治疗】

鼻中隔偏曲诊断确定,应予以手术治疗。鼻中隔矫正手术的原则为切除鼻中隔偏曲的骨质和软骨,尽可能地保留不影响鼻腔功能的骨和软骨。目前常用术式有:鼻中隔黏膜下切除术、鼻中隔成形术和局限性的鼻中隔矫正术。对伴有歪鼻畸形者,还可行鼻-鼻中隔成形术。

鼻中隔矫正术的适应证一般包括:①鼻中隔偏曲导致鼻塞严重者;②鼻中隔偏曲特别是高位偏曲影响鼻窦通气引流者;③鼻中隔偏曲导致反复鼻出血者;④偏曲的鼻中隔压迫鼻腔外侧壁引起反射性头痛者;⑤鼻中隔偏曲导致对侧下鼻甲代偿性肥大,影响咽鼓管功能者。

对处于发育期的青少年鼻中隔偏曲的矫正手术应慎重。需严格掌握适应证,多采用鼻中隔成形术和局限性的鼻中隔矫正术,禁忌黏膜下切除术。

【术后观察及处理】

鼻腔填塞物于术后48小时左右取出。取出鼻腔填塞物后,应重点观察鼻中隔血肿或穿孔。鼻腔干燥及结痂者,可给予鼻腔冲洗。如术中对切口进行了缝合,于术后1周左右拆除缝线。

(王德辉)

参考文献

[1] Aydogdu I, Atar Y, Aydogdu Z, et al. Comparison of Olfactory Function and Quality of Life With Different Surgical Techniques for Nasal Septum Deviation[J]. The Journal of Craniofacial Surgery, 2019, 30: 433-436.

[2] Ballanti F, Baldini A, Ranieri S, et al. Is there a correlation between nasal septum deviation and maxillary transversal deficiency? A retrospective study on prepubertal subjects[J]. International Journal of Pediatric Otorhinolaryngology, 2016, 83: 109-112.

[3] Bayrak S, Ustaoglu G, Demiralp KO, et al. Evaluation of the Characteristics and Association Between Schneiderian Membrane Thickness and Nasal Septum Deviation[J]. The Journal of Craniofacial Surgery, 2018, 29: 683-687.

[4] Dogan R, Tugrul S, Erdogan EB, et al. Evaluation of nasal mucociliary transport rate according to nasal septum deviation type[J]. International Forum of Allergy & Rhinology, 2016, 6: 768-773.

[5] Duzenli U, Bozan N, Sonkaya Y, et al. Evaluation of the Relationship Between Nasal Septum Deviation and Oxidative Stress Markers[J]. The Journal of Craniofacial Surgery, 2019, 30: 851-853.

[6] Goergen MJ, Holton NE, Grunheid T. Morphological interaction between the nasal septum and nasofacial skeleton during human ontogeny[J]. Journal of Anatomy, 2017, 230: 689-700.

[7] Jensen T, Rodrigo-Domingo M. Surgically assisted rapid maxillary expansion (SARME) with or without intraoperative releasing of the nasal septum[J]. Oral Surgery, Oral Medicine, Oral Pathology and Oral Radiology, 2017, 123: e85-e90.

[8] Lee E, Lee SJ, Kim HJ, et al. Incidence of re-deviated nasal septum after septoplasty in adolescent and adult patients[J]. Acta oto-laryngologica, 2018, 138: 909-912.

[9] Moroi A, Yoshizawa K, Tsutsui T, et al. Assessment of nasal septum after Le Fort I osteotomy with computer tomography[J]. Journal of Cranio-Maxillofacial Surgery: Official Publication of the European Association for Cranio-Maxillo-Facial Surgery, 2016, 44: 1187-1193.

[10] Orhan I, Ormeci T, Bilal N, et al. Morphometric Analysis of Sphenoid Sinus in Patients With Nasal Septum Deviation[J]. The Journal of Craniofacial Surgery, 2019, 30: 1605-1608.

[11] Sakalli C, Cayonu M, Tuna EU. The Impact of Septoplasty Operation on Odor Threshold Score and Symptom Severity According to the Nasal Septum Deviation Classifications[J]. The Journal of Craniofacial Surgery, 2019, 30: 2483-2485.

[12] Serifoglu I, Oz, II, et al. Relationship between the degree and direction of nasal septum deviation and nasal bone morphology[J]. Head & Face Medicine, 2017, 13: 3.

第二十四章 脑脊液鼻漏

脑脊液鼻漏是指脑脊液通过颅底(颅前、中或后窝)或其他部位骨质缺损、破裂处流出,经过鼻腔,最终流出体外。17 世纪 Bidloo 报告了第一例脑脊液鼻漏临床病例。到 19 世纪后期,Thompson 首次报告了一组自发性脑脊液鼻漏的病人,并命名鼻漏(rhinorrhea),但无手术治疗记载。1937 年,Cairns 对脑脊液鼻漏进行分类,即急性、迟发性、外伤性、手术性及自发性脑脊液鼻漏。

【病因】

脑脊液鼻漏按照病因可以分为外伤性和自发性脑脊液鼻漏。

1. 外伤性脑脊液鼻漏 脑脊液鼻漏中,90% 为外伤性,占全部头部外伤并发症的 2%,30~50 岁的男性最常见。主要原因有严重头部外伤,骨和硬脑膜缺损大,非经手术不能愈合,症状一般在 48 小时内出现(80%)。95% 在事故 3 个月内有症状。脑脊液漏入鼻内的途径有:额窦、筛板、蝶窦、蝶鞍,或颞骨中耳经咽鼓管至鼻腔。

尚不知外伤后迟发性脑脊液鼻漏现象的原因。有学说认为骨折不伴硬脑膜撕裂,最后,产生自发性脑脊液鼻漏,造成脑脊液鼻漏的延迟发生。另一理论认为脑脊液鼻漏的迟发与创伤处收缩、软组织或外伤骨缘缺血坏死以及外伤后水肿的吸收等有关。

外伤性脑脊液鼻漏包括手术造成的脑脊液鼻漏,如鼻外或鼻内鼻窦开放手术、乳突手术及肿瘤手术,包括垂体肿瘤手术、颅内手术等。

2. 自发性脑脊液鼻漏 分为常压和高压性鼻漏。女性多于男性(2∶1),40 岁最常见。多在咳嗽、喷嚏或高度紧张后突然出现。脑膜炎的发生率有不同报道。高压性漏出起因于颅内压(ICP)长期持续增高,占自发性脑脊液漏的 45%。病理生理为蛛网膜下腔压力增高,使脑脊液通过薄弱或潜在通路(一般是筛板或蝶窦外侧隐窝)漏出。其中 84% 由缓慢生长的肿瘤引起,最常见的是垂体瘤。颅骨 X 线平片上可有神经科征象和异常。高压性脑脊液鼻漏非颅底的直接损害所致。

常压性脑脊液鼻漏占自发性脑脊液鼻漏的 55%,为继发于 ICP 正常波动引起颅底的缓慢侵蚀,导致局部侵蚀破坏和脑脊液鼻漏。但常压性脑脊液鼻漏,现在已经证明多存在良性颅压升高,90% 经先天性或潜在通路,如经遗留的颅咽管脑膜膨出或脑膜脑膨出。其他潜在通路包括嗅神经、垂体柄或发育不良的筛板、过度气化蝶窦外侧隐窝,以及鞍膈(空蝶鞍综合征)。10% 为肿瘤或感染直接侵蚀颅底造成脑脊液鼻漏,如额-筛骨瘤、鼻咽癌,以及继发鼻窦炎、梅毒和黏液囊肿的骨质侵蚀破坏。

【临床表现】

脑脊液鼻漏主要表现为鼻腔间断或持续流出清亮、水样液体,单侧多见。早期因与血液混合,液体可为淡红色,在低头用力、压迫颈静脉等情况下有流量增加的特点者,提示脑脊液鼻漏可能。外伤性脑脊液鼻漏可同时有血性液体自鼻孔流出,其痕迹的中心呈红色而周边清澈,或鼻孔流出的无色液体干燥后不呈痂状者,应想到脑脊液鼻漏。多在伤后即出现,迟发者可在数天、数周甚至数年后出现。

【检查】

脑脊液鼻漏的检查包括头颈部的全面检查,鼻溢液的生化学定性检查。脑脊液鼻漏诊断的关键点包括:①定性诊断:明确鼻溢液为脑脊液;②定位诊断:确定脑脊液漏入鼻腔的部位。

1. 鼻溢液性质的确定

(1)简便测试方法:如果外伤后鼻溢液滴在纱布上,中央为血色斑点,周围形成透明的“晕”,通常考虑为脑脊液。但与血混在一起的唾液或泪水也会形成该现象,造成假阳性,因此,这是粗略却经典的测试方法。

(2)实验室检查:糖定量可准确判定脑脊液。脑脊液的糖含量>1.65mmol/L(30mg/dl)为阳性标准。

(3)$β_2$ 转铁蛋白(T转铁蛋白):$β_2$ 转铁蛋白存在于脑脊液、眼球玻璃体和外淋巴液中,所以如果鼻腔分泌物中出现 $β_2$ 转铁蛋白,是具有高度特异性的监测指标,即提示脑脊液经鼻漏出。该方法的优势在于仅需很少标本(0.7ml),而且无需对标本进行特殊处理,但目前开展该检查尚不普遍。

2. 脑脊液鼻漏的定位

(1)鞘内注射示踪剂:历史上有人用鞘内注射染料,再观察鼻内是否染色剂来定位诊断。

1)靛胭脂和亚甲蓝:20 世纪 30 到 40 年代曾使用,但因出现并发症及定位不确切而被禁止使用。

2)荧光素钠:亦被用于定位诊断,手术前将 0.1ml 10% 的荧光素用 10ml 患者脑脊液稀释后,数分钟内椎管内缓慢注入,10~30 分钟后可手术或检查。术中借助蓝光在内镜下可较好地指示和辅助观察脑脊液漏出及骨折部位,目前文献中多报道使用荧光素钠椎管内注射示踪脑脊液漏出部位。但也有神经系统并发症的报道。

3)CT 扫描及 CT 脑池造影:采用骨算法扫描的高分辨率鼻窦 CT(HRCT)在脑脊液鼻漏定位诊断中,有比较高的敏感性(图 2-24-1)。主要关注颅底、筛骨水平板、筛顶、额窦后壁及鞍区骨质是否有不连续及颅内外软组织延续。脑脊液漏出部位常伴有局部软组织密度影,为膨出脑膜或脑膜脑组织,或者水肿黏膜。

CT 脑池造影(CT cisternography,CTC)则需要腰穿,鞘内注射欧乃派克,再行 CT 扫描,可以较好地显示脑脊液漏出部位,为选择手术径路和方式提供影像依据。

CT 脑池造影方法:术前做碘造影剂皮试。患者腰穿后,穿刺针流出脑脊液,明确进入椎管内后,放出 10ml 脑脊液,然后向椎管内注入欧乃派克 10ml,胸膝卧位 15~20 分钟。然后按照常规行轴位和冠状位 CT 扫描。在 CT 扫描的同时,鞘内注射放射性同位素示踪剂,即便是很小的裂孔,定位观察清楚,副作用少。另一优势是示踪剂为非离子性的且半衰期短。

4)泛影葡胺:CT 扫描时鞘内注射泛影葡胺利于活动性脑脊液鼻漏的解剖定位,采用头高位(head-up position)扫描,同时可做 Valsalva 屏气动作,即便是小的裂孔也可显示。

(2)MR:MR 检查是有效和精确的脑脊液鼻漏定位方法,无侵袭性,可清晰显示解剖结构及不接触放射线。在 T_2 加权像可显示脑脊液漏出部位(图 2-24-2)。

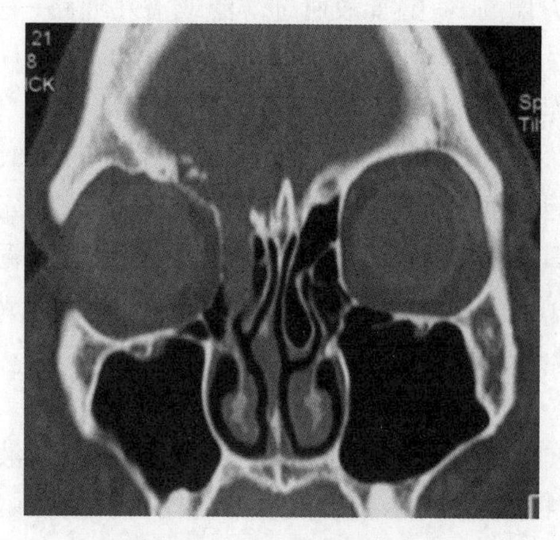

图 2-24-1 脑脊液鼻漏鼻窦 CT
鼻窦 CT 示右侧筛顶骨质缺损伴鼻腔内软组织影。

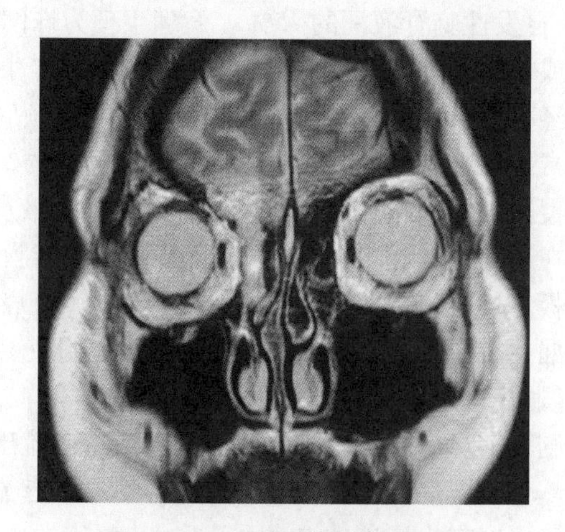

图 2-24-2 脑脊液鼻漏鼻窦 MRI
T_2 加权像示右侧筛顶脑脊液漏出。

（3）MRC：为 MRI 的水成像序列，磁共振脑池造影（MR Cisternography，MRC）是指重度 T_2 加权像（T_2WI），当回波时间（TE）大于 150 毫秒（常选择 250 毫秒）时，脑脊液、水呈很高信号，其他组织如脑组织、鼻黏膜等呈低信号。脑脊液鼻漏在 MRC 表现为颅内脑脊液高信号影与含脑脊液的鼻腔或鼻窦高信号影之间有线状高信号影相连，线状高信号影的直径即为漏口大小（图 2-24-3）。

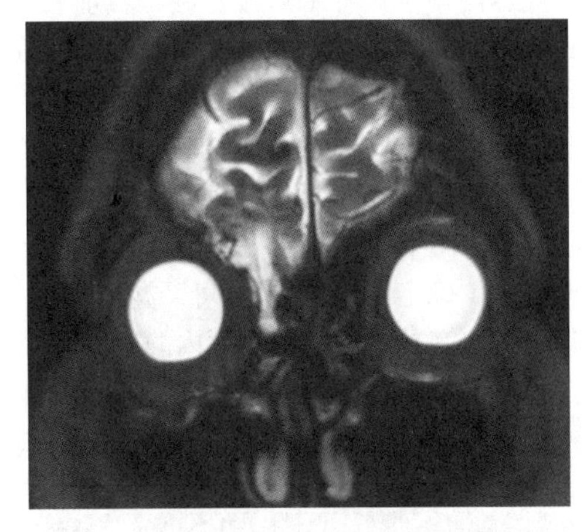

图 2-24-3　脑脊液鼻漏 MRC 表现

（4）鼻内镜检查：在充分收缩鼻腔黏膜后，使用鼻内镜依次检查鼻顶前后部、中鼻道、蝶筛隐窝及咽鼓管咽口等部位。检查时，可压迫颈内静脉或采用 Valsalva 法，促使颅内压增高，脑脊液漏出增加。鼻内镜下可观察到清亮液体自上述某部位流出。局部的黏膜水肿也是间接提示漏口的征象。但临床常见有清亮液体流至鼻腔，只能大致判断来源，却不能精确判定漏出部位，需要手术中开放鼻窦后仔细寻找。

【诊断和鉴别诊断】

1. 诊断依据　脑脊液鼻漏的诊断主要依靠症状、体征和辅助检查。详细了解和询问病史，包括鼻漏的部位、体位、鼻漏增加的方式、外伤史、脑膜炎史、视力改变及失嗅等。反复发作的脑膜炎，尽管无脑脊液鼻漏，亦应考虑有硬脑膜破损或潜在的颅内外沟通。另外，颅腔积气可提示硬脑膜有缺损。确诊依据为鼻流出液葡萄糖定量检查，其含量超过 1.65mmol/L（30mg/dl）为阳性标准，应排除泪液和血液的污染，以免出现假阳性。β_2 转铁蛋白的检测阳性有较高的特异性。影像学方法如高分辨率薄层 CT 扫描或 MRI 脑池造影等方法均可用于漏孔的定位诊断。

2. 鉴别诊断

（1）变应性鼻炎、血管运动性鼻炎：变应性鼻炎发作时可出现流清水样涕症状，应与本病鉴别。但变应性鼻炎同时伴有连续喷嚏、鼻痒、鼻塞症状，并且具有明确的致敏原。分泌物生化检查可鉴别。

（2）鼻窦黏膜下囊肿：鼻窦黏膜下囊肿以上颌窦最为多见，囊肿破裂时可流出黄色清亮液体，单侧，应予以鉴别。可行影像学检查和生化检查。

【治疗】

1. 保守治疗　对脑脊液鼻漏首先提倡保守处理，等待身体自然修复，患者保持头高位，避免咳嗽、打喷嚏、擤鼻和极度紧张等，同时给予缓泻剂并限制液量，目的是减轻颅压。外伤后保守治疗观察时间为 2~6 周。目前对使用广谱抗生素尚有不同意见，多数主张对有并发症和颅底骨折伴感染者使用抗生素。对脑脊液压力增高者最有效的处理是通过重复腰穿经蛛网膜下腔放置导管放脑脊液，或将导管与低压吸引器连接持续放脑脊液来降低颅内压力，从而促进硬脑膜裂孔的愈合。对持续性颅高压患者，可行脑室腹腔分流术。对轻中度闭合性头外伤、Le Fort Ⅱ骨折及术后脑脊液鼻漏等提倡保守治疗。

2. 手术治疗　脑脊液鼻漏的手术治疗指征包括开放性外伤、颅内出血、颅内积气、迟发性鼻漏、自发性鼻漏及保守治疗无效的脑脊液鼻漏。保守治疗无效、合并反复脑膜炎、气颅等并发症者可以手术治疗。脑脊液鼻漏的手术治疗分为颅内法和颅外法，后者又分为鼻内法和鼻外法。颅内径路采用单侧或双侧额骨瓣，该技术的优点是直视下观察，同时可检查和修复相邻的骨质，填塞由于脑脊液压力增高导致的鼻漏。缺点包括死亡率增加、手术时间和住院时间长及失嗅。脑脊液鼻漏的颅外径路修复可减少死亡率和减少失嗅，可良好地暴露蝶窦、蝶鞍旁和后筛区。局限性是无法探查颅底皮质，难以修复高压性鼻漏，对过度向外侧气化扩展的额窦和蝶窦观察较困难。

目前认为，除非有颅内修复的手术指征，脑脊液鼻漏最佳手术径路是颅外经鼻修复。传统的颅外径路包括额窦肌骨膜瓣切口术（眉弓切口），修复额窦后壁骨折；唇下经鼻中隔蝶窦开放术，修复蝶窦区鼻漏；若累及筛区，则可行鼻侧切开术或经鼻筛窦开放术，鼻侧切口视野暴露好，易于修复筛板和筛顶骨折。上述手术方法在用筋膜片覆盖颅底缺损处后，需用肌肉或脂肪充填鼻窦，应用纤维蛋白胶（fibrin glue）有助于筋膜片贴附缺损部位,减少复发。手术后填塞,并在围手术期使用抗生素。

经鼻内镜下修补脑脊液鼻漏是目前首选外科技术。1981年,德国学者Wigand首先报道在鼻内镜下修补脑脊液鼻漏。经鼻内镜手术适应证包括:外伤性(包括手术损伤)脑脊液鼻漏,经保守治疗无效;自发性脑脊液鼻漏,经保守治疗无效;肿瘤性脑脊液鼻漏。经鼻内镜手术修补脑脊液鼻漏可直视下对筛板、蝶窦、筛窦及鞍区进行修补,损伤小,最大程度保护嗅觉功能,操作精确,手术效果好;不损伤脑组织,可避免传统开颅手术易出现的并发症及危险。

麻醉方式通常采用全身麻醉。开放鼻窦探查并寻找漏孔。开放鼻窦探查范围主要根据手术前影像学检查定位确定。探查时,对可疑漏出部位,应彻底开放和清理窦间隔,便于观察。有时漏点很小,被窦间隔遮盖。必要时按压双侧颈内静脉,促使脑脊液流出。

(1)寻找漏点的方法:通常在开放鼻窦的基础上,可以观察到有清亮脑脊液流出,沿清亮液体流出路径找到漏出部位。由于长期漏出脑脊液的刺激,漏点局部的黏膜往往表现为水肿状态的苍白隆起,吸引器刺激后,即有脑脊液流出(图2-24-4,彩图见文末彩插)。若椎管内注射荧光素钠,则更便于手术中漏口的定位,漏出部位表现为含绿色荧光的脑脊液流出。外伤性骨折伴发脑脊液漏,可以根据影像提示骨折部位指导术中沿骨折线寻找到漏点。需要注意的是,外伤后由于瘢痕形成,可能会遮盖漏出部位,或在清理瘢痕探查漏点时,加重漏出程度,需要手术中准备应对修补措施。

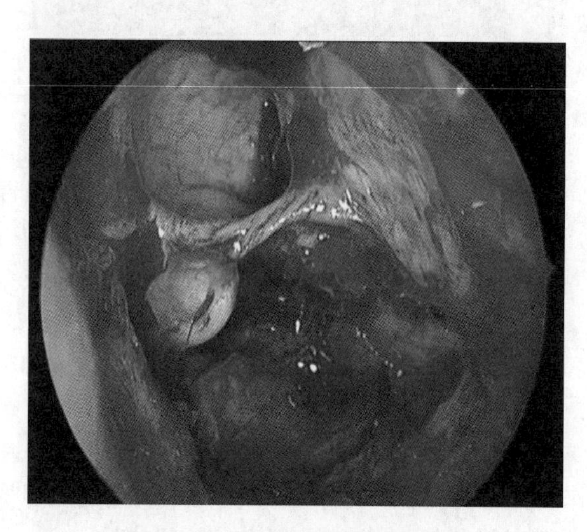

图2-24-4 脑脊液鼻漏鼻内镜表现

(2)颅底修补和重建方法:确认漏点后,应清除漏点周围的黏膜,做出超过漏孔边界约5mm的骨性移植床,然后用以下方法修补:

1)外贴法:对于比较小的颅底缺损或裂孔,采用游离或转移黏膜片,包括鼻甲、鼻中隔黏膜,或带蒂鼻中隔黏膜瓣,贴覆后再压明胶海绵或其他可吸收填塞物。

2)"三明治"方法:对漏孔(颅底缺损)比较大或漏出明显的病例,可以采用多层方法,即"三明治"法。可以取颞肌筋膜、阔筋膜,也可采用脂肪材料或肌肉剪碎填入漏孔,再将筋膜平铺在肌肉表面,外压浸有抗生素的明胶海绵和碘仿纱条。目前的多层修补方法是内衬一层筋膜,然后取脂肪填塞筋膜与颅底的缝隙,再取筋膜或带蒂鼻腔黏膜瓣修复。对直径大于3cm的缺损,可内衬筋膜外,外贴一层筋膜,再外覆带蒂鼻腔黏膜瓣。最常用的鼻中隔带蒂黏膜瓣,易于获取、使用和成活。

鼻中隔带蒂黏膜瓣制作方法:按照需要修补的缺损区大小和形状设计确定切口。采用球刀或针状电刀,第一切口由后鼻孔上缘口沿中隔后端下行至鼻底,再向前;第二切口起自蝶窦口下缘,沿鼻顶下方,向前至鼻中隔前部。两个切口在鼻中隔最前部通过垂直切口连接。这些切口可以按照重建区域的位置或大小进行改良。剥离子在黏骨膜下剥离至蝶窦口前下与后鼻孔弓之间,蒂自中鼻甲后端的鼻腔外侧壁,蒂中包含鼻后中隔动脉及伴行神经和静脉。

3)"浴缸塞"法:即将取用的脂肪用可吸收缝线在一端打结,然后沿脂肪长轴穿过。用额窦探针将脂肪栓子塞入漏孔,展开并封闭漏孔,用探针配合拉紧缝线,形成对漏孔的封闭作用,然后,用缝线穿透移植黏膜片或筋膜,沿缝线引导移植物封闭漏孔,完成颅底修补。该方法适用于直径15mm以下的颅底缺损修补。

对较大的颅底缺损并伴高颅压患者,可以在内衬筋膜或人工硬膜后,用自体筛骨垂直板或筛骨片进行颅底重建,起支撑和加固作用,并可防止远期再次发生颅底破损或脑组织膨出。

(3)手术径路的选择:手术径路包括常规筛窦开放、额窦开放等,主要依据脑脊液漏出部位定位诊断选择。

1）筛窦脑脊液鼻漏：筛窦区域颅底缺损最常见，筛骨水平板和垂直板，尤其是前者，在先天性发育过程中，常有缺损。可选择从前向后开放筛窦探查。如果有前期手术或外伤史，鼻腔鼻窦解剖标志被破坏，可以选择 Wigand 手术方式，即在开放蝶窦后，从后向前探查前颅底。

2）蝶窦脑脊液漏：发生在蝶窦（包括蝶筛交界处）的颅底缺损，如果影像检查比较明确漏出部位在蝶骨平台，可直接开放蝶窦。若非如此，应选择开放筛窦后，充分开放蝶窦，既有利于观察，又有利于修补操作。

3）蝶窦外侧隐窝脑脊液鼻漏：临床所见发生于蝶窦外侧隐窝脑脊液鼻漏常伴脑膜脑膨出，多为先天性，主要表现为颞叶脑组织从中颅窝的颅底缺损区疝入圆孔和翼管外侧的蝶窦外侧隐窝。这些病人的翼突根部广泛气化，使得蝶窦外侧壁和颅底的骨质菲薄。该先天性颅骨异常被认为是中心颅底骨化复杂过程中，正常骨结构不完全或不成熟融合形成，所以，蝶窦颅底缺损多是先天而非后天形成的，常伴良性高颅压。由于上述缺陷的存在，在正常或高颅压等作用下硬膜或蛛网膜及脑组织逐渐从有缺陷的颅底疝出，形成脑膜脑膨出。肥胖可导致良性颅压增高，也是肥胖与蝶窦外侧隐窝脑膜脑膨出相关的病理基础。手术可以采用经鼻翼突入路或泪前隐窝入路直接进入蝶窦外侧隐窝修补。

4）额隐窝（额窦）脑脊液鼻漏：如果发生在额隐窝或额窦近中线区，采用 Draf Ⅱa 或Ⅱb 方式完成修补；如果漏点或膨出脑组织在额窦内，可以采用 Draf Ⅲ手术；如果漏出部位在额窦外侧，或缺损较大，则可以采用 Draf Ⅲ+鼻外额窦钻孔联合径路，或颅鼻联合径路。

3. 手术后治疗和处理

（1）一般处理：手术后常规应用可以透过血脑屏障的抗生素 10~14 天，半坐位卧床 5~7 天；低盐饮食，限制饮水量；高蛋白和高纤维饮食，避免便秘；避免用力擤鼻、喷嚏及用力咳嗽。

（2）脱水剂应用：先天性或自发性脑脊液漏，包括伴发脑膜脑膨出的病人，或脑脊液漏出比较严重者，应考虑伴有良性高颅压，手术后应常规静脉输入 25% 甘露醇 250ml，q. 8h. 、q. 12h. 及 q. d. 各 3 天的阶梯递减使用。手术后注意观察头痛或眼眶胀痛等症状，注意眼底视乳头变化，防止高颅压引起脑积水或导致手术失败。通常不需要手术后腰大池引流降颅压。

（3）填塞物处理：鼻腔填塞碘仿纱条常规在手术后 2 周取出，伴高颅压者，则可在术后 3~4 周后取出。取出填塞物时，手术修补区域原则上不做局部清理，尤其是不需清理明胶海绵。

（周 兵）

参考文献

[1] 周兵，韩德民，崔顺九，等. 蝶窦外侧隐窝脑膜脑膨出鼻内镜下经翼突径路手术[J]. 中华耳鼻咽喉头颈外科杂志，2007，42(5)：328-33.

[2] Tilak AM，Koehn H，Mattos J，et al. Preoperative management of spontaneous cerebrospinal fluid rhinorrhea with acetazolamide[J]. Int Forum Allergy Rhinol，2019，9：265-269.

[3] Prosser JD，Vender JR，Solares CA. Traumatic cerebrospinal fluid leaks[J]. Otolaryngol Clin North Am，2011，44：857-873.

[4] Liao KH，Wang JY，Lin HW，et al. Risk of death in patients with post-traumatic cerebrospinal fluid leakage-analysis of 1 773 cases[J]. J Chin Med Assoc，2016，79：58-64.

[5] Fraser S，Gardner PA，Koutourousiou M，et al. Risk factors associated with postoperative cerebrospinal fluid leak after endoscopic endonasal skull base surgery[J]. J Neurosurg，2018，128：1066-1071.

[6] Meco C，Oberascher G，Arrer E，et al. Beta-trace protein test：new guidelines for the reliable diagnosis of cerebrospinal fluid fistula[J]. Otolaryngol Head Neck Surg，2003，129：508-517.

[7] Lund VJ. Endoscopic management of cerebrospinal fluid leaks[J]. Am J Rhinol，2002，16：17-23.

[8] Tosun F，Gonul E，Yetiser S，et al. Analysis of different surgical approaches for the treatment of cerebrospinal fluid rhinorrhea[J]. Mininm Invasive Neurosurg，2005，48：355-360.

第二十五章　嗅觉相关疾病

第一节　鼻-鼻窦炎相关嗅觉障碍

【概述】

鼻-鼻窦炎相关嗅觉障碍主要指继发于鼻部炎症的嗅觉障碍，其中慢性鼻窦炎伴或不伴鼻息肉是导致嗅觉障碍最常见类型，其他包括非变应性鼻炎、萎缩性鼻炎及过敏性鼻炎。61%~83%的慢性鼻窦炎伴有嗅觉障碍，高达95%的慢性鼻窦炎伴鼻息肉患者伴有嗅觉障碍；慢性鼻窦炎相关嗅觉障碍患者主要以缓慢发病的嗅觉减退和嗅觉波动为特点，这类患者若未经治疗，嗅觉功能一般不会自发改善。

【发病机制】

发病机制主要涉及以下三个方面：①炎症引起的鼻黏膜水肿、增生以及嗅裂区阻塞，导致溴素分子传递到嗅神经上皮受到阻塞；②慢性炎症导致的嗅黏膜上皮重塑，包括炎性细胞浸润、鳞状上皮化生和嗅神经上皮减少等；③嗅觉中枢嗅球的体积显著下降等。

【临床特点】

1. **症状**　鼻-鼻窦炎相关嗅觉障碍患者，多具有除嗅觉障碍之外的鼻面部症状，如脓性鼻涕、鼻塞及头面部胀痛；若合并变应性鼻炎，则可伴有阵发性喷嚏和水样鼻涕等鼻部症状。嗅觉功能多以嗅觉减退及失嗅最为常见，幻嗅及嗅觉倒错很少见。

2. **辅助检查**

（1）鼻内镜检查多可见鼻腔及嗅裂区黏膜肿胀、脓性分泌物及息肉样变等病变。

（2）鼻窦CT显示窦口鼻道复合体阻塞、鼻腔鼻窦黏膜炎性病变、嗅裂区黏膜增厚或软组织阴影；嗅通路MRI可见嗅通路结构完整，嗅球体积减小。

（3）嗅觉心理物理检查如T & T嗅觉计测试（T & T olfactometer test）、嗅棒测试（Sniffin' Sticks test）和宾夕法尼亚大学嗅觉识别测试（University of Pennsylvania smell identification test，UPSIT）可显示不同程度的嗅觉减退，甚至失嗅。

【诊断和鉴别诊断】

1. **诊断依据**　诊断主要依据病史、临床表现、鼻内镜检查、嗅觉功能检查、鼻窦CT检查等。对于经药物和/或手术治疗后嗅觉功能仍未恢复的患者，可行嗅觉事件相关电位（olfactory event-related potentials，oERPs）、嗅通路MRI及fMRI检查，以排除嗅通路结构及嗅中枢功能异常。

2. **鉴别诊断**

（1）外伤后嗅觉障碍：患者有明确的头外伤病史，嗅觉障碍突然发生，嗅觉心理物理学检查提示嗅觉减退或失嗅；头部 CT 检查可见颅骨骨折，尤其是前颅底骨折；此外，嗅通路 MRI 可见嗅球、嗅束、嗅沟或眶额叶皮层等结构不同程度损伤。

（2）上感后嗅觉障碍：患者有明确的上呼吸道感染史（或称为感冒），50 岁以上的女性多见，嗅觉障碍突然发生，一般无鼻塞、鼻涕、头痛等其他鼻部症状；嗅觉心理物理学检查提示患者多为嗅觉功能下降为主，可伴有嗅觉倒错或幻嗅；鼻内镜或鼻窦 CT 检查未见鼻腔鼻窦炎性改变。

（3）Kallmann 综合征：又称为促性腺激素分泌不足的性腺功能减退，属于先天性嗅觉障碍的一种，常在青春期被发现，患者主要表现为嗅觉功能丧失、身材矮小、青春期延迟以及性器官发育不良等缺陷，MRI 检查可见嗅球和嗅束的缺失，血液检查可见低水平的血清促性腺激素、睾丸激素以及雌激素。

【临床处理】

1. **药物治疗**　鼻用和口服糖皮质激素可改善鼻-鼻窦炎引起的嗅觉障碍。此外，生物制剂如 Dupixent（靶向 IL-4 和 IL-13）等单克隆抗体治疗，可改善慢性鼻窦炎引起的嗅觉障碍。

2. **手术治疗**　经规范化药物治疗后嗅觉功能改善不明显时，可采用鼻内镜手术治疗，进行鼻窦开放和病变清除进而改善鼻腔鼻窦通气引流，对于伴有鼻息肉或哮喘患者，切除部分中鼻甲和上鼻甲可有利于嗅觉功能的恢复；对于慢性鼻窦炎伴鼻息肉、术前伴有嗅觉障碍以及既往无鼻窦手术史的患者，术后嗅觉改善更显著。

【预后】

鼻-鼻窦炎相关嗅觉障碍患者经药物治疗或鼻内镜手术治疗后，大部分患者嗅觉功能得到显著的改善，但随着炎症的复发，嗅觉功能会再次下降或恶化，且嗅觉下降常常是慢性鼻窦炎复发的早期表现。相关研究表明，术前组织嗜酸粒细胞浸润程度与嗅觉障碍的严重程度以及治疗后嗅觉功能的再次下降或恶化密切相关。

第二节　上感后嗅觉障碍

【概述】

上呼吸道感染（upper respiratory tract infection，URTI）是引起嗅觉障碍最常见的原因之一，占发病总人数的 18%～45%。上呼吸道感染后嗅觉丧失在女性中更为常见，尤其是 50 岁以上的女性。URTI 常由病毒感染引起，也称之为病毒感染后嗅觉障碍（post-viral olfactory dysfunction，PVOD）。目前认为可能与 200 多种病毒有关。其中鼻病毒最常见，占 30%～50%，冠状病毒占 10%～15%，流感病毒占 5%～15%，副流感病毒占 5%，其他未知的病毒占 20%～30%。PVOD 表现出春季季节性，3 月和 5 月达到高峰。

【发病机制】

病毒感染后引起患者嗅觉功能损害的机制十分复杂，可能的机制包括：①多数患者急性期鼻腔黏膜充血、肿胀，甚至嗅区黏膜肿胀，可能导致气味分子无法与嗅觉受体结合，随着肿胀减轻消退，嗅觉功能通常恢复正常；②病毒感染可诱导嗅感觉神经元凋亡，并促进基底细胞增殖，但基底细胞增殖不足以补充嗅感觉神经元凋亡，导致嗅感觉神经元数量减少，影响嗅感觉神经元树突纤毛的活性；③对 PVOD 患者嗅上皮病理学检查发现嗅区黏膜由呼吸上皮代替和大量的瘢痕化，这也是嗅觉上皮损伤的最严重阶段；④部分病毒可以经嗅上皮通过嗅通路感染嗅球等中枢神经系统，嗜神经的呼吸道病毒和嗅觉障碍的关系可能更为密切。

【临床特点】

1. **症状**　急性上呼吸道感染通常由病毒感染导致，患者会出现全身不适，鼻塞，流涕，头痛等症状，常伴有嗅觉障碍。当上述症状消失后，嗅觉功能通常随之恢复正常。而部分患者即使鼻腔通气功能正常，鼻腔无异常分泌物，嗅觉功能障碍会持续存在。PVOD 往往具有较高的自愈率，但少部分患者会出现永久性嗅觉减退，嗅觉倒错或嗅觉丧失。

2. 辅助检查

（1）鼻内镜检查：主要是为排除阻塞因素导致的嗅觉障碍。

（2）嗅觉心理物理检查：嗅觉心理物理学测试显示嗅觉功能下降。Sniffin' Sticks 检查结果多显示为识别能力减退明显，部分患者可出现嗅觉倒错和幻嗅。

（3）嗅觉诱发电位检查：oERPs 电位无法引出或 N1-P2 波潜伏期延长，振幅下降；tERPs 的 N1-P2 波潜伏期延长，振幅下降。目前研究证实嗅觉诱发电位的存在是一个积极的预测因素。

（4）嗅通路 MRI：患者进行鼻内镜检查排除阻塞因素及炎症性因素导致的嗅觉障碍后，直接行嗅通路 MRI。MRI 显示嗅球体积正常或缩小。同时，还可观察到右侧眶额皮质灰质容积减少。MRI 也用于排除颅内占位所导致的嗅觉障碍。

【诊断和鉴别诊断】

1. 诊断依据 上感后嗅觉障碍患者常有明确的 URTI 病史，上感治愈后发现嗅觉障碍，一般不伴有其他鼻部症状。可伴有味觉障碍。病史询问时需着重了解患者上感与嗅觉、味觉障碍的发病的先后关系，并排除其他可能病因。同时，排除鼻腔尤其是嗅区黏膜病变。

2. 鉴别诊断

（1）鼻-鼻窦炎相关嗅觉障碍：症状以嗅觉减退为主，常呈渐进性、波动性改变。伴鼻塞、脓涕、头痛、阵发性喷嚏等症状。鼻内镜检查可见鼻腔及嗅区黏膜的充血、肿胀、息肉样变或异常分泌物等体征。嗅觉心理物理检查显示不同程度的嗅觉障碍。鼻腔鼻窦 CT 示窦口鼻道复合体或鼻腔鼻窦黏膜炎性病变，嗅区黏膜增厚或有软组织密度影。部分患者因病变集中在嗅区，常无鼻塞、脓涕等症状，以“感冒后嗅觉障碍”为主诉就诊，需行鼻内镜检查，如嗅区无法窥及时，行鼻窦 CT 或 MRI 检查。

（2）老年性嗅觉障碍：与年龄相关，自诉嗅觉减退或丧失，多呈渐进性。主观嗅觉测试显示不同程度的嗅觉减退。部分患者鼻内镜检查可见嗅区黏膜或鼻腔黏膜萎缩等。嗅通路 MRI 可见嗅球、嗅觉相关皮层萎缩。嗅觉诱发电位检查示潜伏期延长、振幅降低。上感后嗅觉障碍老年患者需与此类患者相鉴别。

（3）外伤后嗅觉障碍：患者有明确的头外伤病史，嗅觉障碍突然发生，嗅觉心理物理学检查提示嗅觉减退或失嗅；头部 CT 检查可见颅骨骨折，尤其是前颅底骨折；此外，嗅通路 MRI 可见嗅球、嗅束、嗅沟或眶额叶皮层等结构不同程度损伤。

【临床处理】

1. 嗅觉训练 目前嗅觉训练是治疗 PVOD 的有效手段。嗅觉训练根据患者性别、年龄、病程、治疗时间等因素的不同，有效率为 28%~63%。嗅觉训练时间延长，改变或增加训练气味对 PVOD 患者嗅觉功能恢复有帮助。

2. 药物治疗 目前临床常使用糖皮质激素治疗，其中口服及雾化途径效果明显，鼻喷途径效果较差。糖皮质激素联合其他药物（如银杏叶提取物、维生素 B 等）治疗效果好于单纯用药。糖皮质激素治疗的有效率为 25%~50%。鼻用维生素 A 滴剂、口服卡罗维林和 α 硫辛酸对治疗上呼吸道感染后嗅觉障碍患者也有一定疗效。

【预后】

上呼吸道感染后嗅觉障碍有较高的自愈率，可达 30%~80%。其预后与患者的年龄、性别、病程、吸烟习惯及嗅觉功能损伤程度等有关。嗅觉功能预后与初始嗅觉功能呈正相关，与年龄和吸烟习惯呈负相关，女性患者嗅觉功能恢复正常的可能性较大。

第三节　外伤性嗅觉障碍

【概述】

颅脑外伤是嗅觉障碍的主要病因之一，常见于车祸伤、击打或跌倒时头颅部受到暴力冲撞而引起，发生率可高达12.8%～30.0%。当鼻道阻塞、嗅觉神经受损或大脑嗅觉中枢有挫伤或出血时，可发生嗅觉功能完全或部分丧失。外伤后嗅觉障碍患者应及时就诊，并做综合评估以确定嗅觉损害的程度和类型，包括鼻内窥镜、医学影像学以及嗅觉功能相关检查。嗅觉障碍患者可能无法察觉重要的预警信号，如煤气泄漏、化学试剂泄露、食物变质或火灾等，从而使他们遭受严重伤害或死亡的风险增加，且伴随生活质量下降。

【发病机制】

外伤性嗅觉障碍发病机制见图2-25-1（彩图见文末彩插）。

1. **鼻腔气流通路阻塞**　头部外伤容易导致鼻骨骨折、颅骨骨折或面部骨折及挫伤，导致鼻腔正常气流传导通路结构改变；或因外伤造成鼻腔黏膜肿胀而导致气味无法进入嗅裂区，从而出现嗅觉功能下降。损伤的程度取决于创伤的严重程度和相关区域的累及程度。研究显示当发生颅骨骨折、超过1小时的意识丧失或头部损伤严重时，更容易发生嗅觉功能障碍。此外，外伤性嗅觉障碍患者嗅黏膜活检标本中可观察到嗅觉受体细胞损伤，包括嗅觉囊泡和纤毛的退化。

2. **嗅觉神经损伤**　嗅感觉神经元为双极细胞，其树突分布在鼻腔嗅上皮表面，轴突则聚集成嗅神经（嗅丝）穿过筛孔后连接至嗅球。鼻颅底骨折或继发于头部钝性撞击所产生的剪切力，可导致脆弱的嗅神经撕裂或损伤，特别是当头部、枕部受到重击时，更容易发生嗅觉障碍。此外，在损伤较严重患者的治疗阶段，嗅觉神经纤维的再生和功能的恢复可能会被瘢痕组织和增生的神经胶质所阻碍。

3. **嗅觉高级中枢损伤**　颅脑外伤造成的与嗅觉功能相关中枢受损都可能导致嗅觉功能障碍，其受损的类型包括脑挫伤、水肿、出血或血肿。嗅球位于额叶与筛板之间，为双侧对称结构，其独特的解剖定位使得嗅球特别容易受到挤压或继发性缺血的影响。除嗅球以外，其他易受外伤影响的脑区包括眶额叶皮层、直回和颞极等。由于大脑各个区域涉及功能机制较为复杂，且特定的脑区可负责多个人体感官的调控。因此，外伤后嗅觉障碍病人往往伴随行为和记忆障碍。

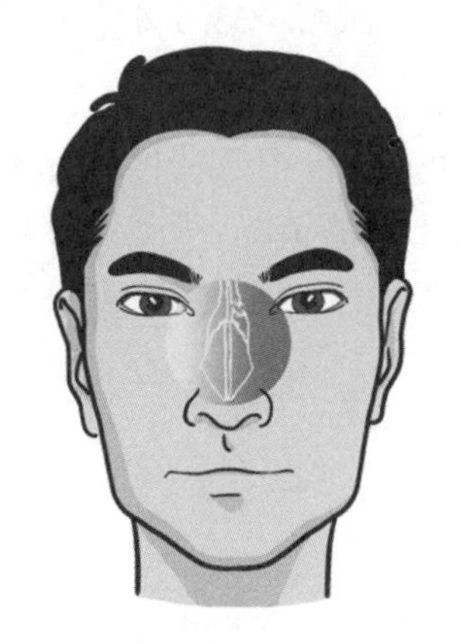
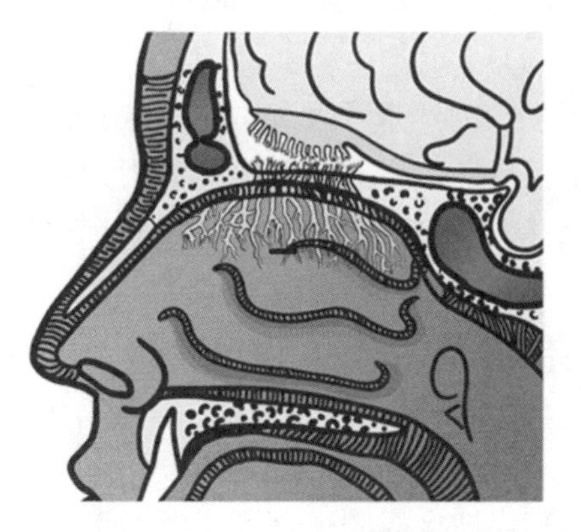
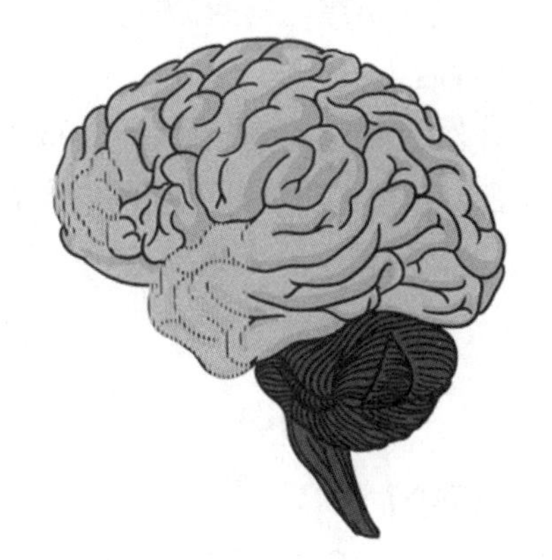

图2-25-1　外伤性嗅觉障碍发病机制
左：鼻传导通路阻塞；中：嗅觉神经损伤；右：嗅觉高级中枢损伤。

【临床特点】

1. **症状**　主要表现为颅脑外伤后突发性嗅觉丧失或减退，可伴有嗅觉倒错、幻嗅、味觉下降以及性格改变。根据嗅觉功能检查可分为轻、中、重度嗅觉功能减退以及嗅觉丧失。一般认为，颅脑受损面积越大、范围越广并伴有颅底骨折及脑脊液鼻漏,同时伴有嗅觉丧失,其严重程度就越高。

2. **辅助检查**

(1) 鼻内镜检查:急性期可见鼻腔黏膜充血水肿、鼻出血、鼻中隔偏曲、嗅裂肿胀等。

(2) 嗅觉心理物理检查如 T & T 嗅觉计测试、嗅棒测试显示不同程度的嗅觉减退或丧失。

(3) 头部及鼻窦 CT 检查:可表现为颅骨骨折,尤其是前颅底骨折,可伴有颅内出血等。

(4) 嗅通路 MRI 检查:可见单侧或双侧嗅球、嗅束、嗅沟及额叶、眶回、直回等区域不同程度的损伤。

(5) 嗅觉诱发电位检查:表现为 N1 和/或 P2 波潜伏期延长、波幅降低或消失。

【诊断和鉴别诊断】

1. **诊断依据** 诊断主要根据明确的头部外伤史,同时排除其他病因所致的嗅觉障碍。鼻内镜检查急性期可见鼻腔黏膜充血水肿、鼻出血、鼻中隔偏曲、嗅裂肿胀等。嗅觉功能检查可见 T & T 嗅觉测定法检测嗅觉察觉阈和识别阈分数增高;Sniffin' Sticks 测试 TDI 总分<30 分。oERPs 变现为 N1 和/或 P2 波潜伏期延长、波幅降低或消失。头及鼻窦 CT 可表现为颅骨骨折,尤其是前颅底骨折,可伴有颅内出血等;嗅通路 MRI 可见嗅球、嗅束、嗅沟或眶额叶皮层等结构不同程度损伤。

2. **鉴别诊断**

(1) 卡尔曼综合征(Kallmann Syndrome,KS);是伴有嗅觉缺失或减退的低促性腺激素性性腺功能减退症,是一种具有临床及遗传异质性的疾病,需多学科会诊。

(2) 先天性嗅觉障碍:伴有嗅球、嗅束发育异常或未发育的嗅觉障碍,有家族遗传异质性。患者幼时可有头部外伤史,影像学检查可以明确诊断。

(3) 鼻腔、前颅底手术后嗅觉障碍:鼻腔、前颅底疾病或肿瘤发生,病变侵袭嗅神经,手术切除后患者出现嗅觉功能障碍。

【临床处理】

1. **手术治疗** 面部及鼻骨骨折导致气流无法正常到达嗅裂的传导性嗅觉障碍时,可采取手术治疗恢复正常结构,解除梗阻来促进嗅觉功能恢复。

2. **药物治疗** 鼻用激素可缓解黏膜局部水肿及炎性状态,且可能有助于神经再生;营养神经药物及改善微循环药物可改善局部微环境;有报道称锌剂如葡萄糖酸锌联合泼尼松治疗有效率为 25.7%~28.2%。

3. **嗅觉训练** 长期、规范的嗅觉训练改善外伤性嗅觉障碍患者的有效率为 16.0%~33.2%。

【预后】

外伤性嗅觉功能丧失的恢复取决于损伤的严重程度和类型。从外伤性嗅觉丧失中恢复可能与鼻窦阻塞的修复或脑出血或挫伤的解决有关。由于嗅觉系统的再生能力,在没有干预的情况下,随着时间的推移,改善可能会自发地发生。在受伤后的 6 个月到 1 年内是最有可能恢复的,随后改善概率逐年降低。

第四节 先天性失嗅

【概述】

先天性失嗅是一类较为罕见的嗅觉障碍性疾病,发病率约为 1∶10 000。少部分先天性失嗅患者有家族遗传史,表现为常染色体显性遗传模式,伴有不完全外显性。目前认为一部分先天性失嗅与遗传变异密切相关,但其发病机制仍不清楚,遗传学研究仍未找到确切的致病基因。

【发病机制】

先天性失嗅包括两种类型:一类是综合征型,如 Kallmann 综合征、CHARGE 综合征等;另一类是孤立型先天性失嗅(isolated congenital anosmia,ICA)。目前有关先天性失嗅相关基因的报道主要集中在综合征型的研究上。Kallmann 综合征又称特发性低促性腺激素型性腺功能减退症，该病常以嗅觉丧失为主要表现之一，同时伴有性器官发育不良等缺陷。CHARGE 综合征是另一种常伴发嗅觉障碍的多器官先天发育异常的疾病，研究发现该病的发生与 CDH7 基因突变有关，可导致嗅球和嗅沟发育不良或缺失；有学者报道携带 SCN9A 变异的人群会出现先天性嗅觉丧失伴先天性疼痛不敏感综合征。近期研究发现 Turner 综合征和 Bardet Biedl 综合征都伴有先天性失嗅。目前关于孤立性先天性失嗅致病基因的报道较少，且缺乏定论。

先天性失嗅的发病机制推测可能与以下 3 个环节的发育异常有关：

1. 由于鼻腔结构的先天性畸形导致气味到达嗅上皮的传导过程障碍。感知嗅觉刺激的第一步是嗅觉受体 OR 与气味分子的结合。这一过程发生在鼻腔顶部的嗅裂区。由于鼻腔阻塞导致气流到达嗅区受限会引起嗅觉障碍，如先天性嗅裂发育畸形及后鼻孔闭锁。大部分这类鼻腔畸形导致气流受阻的患者在出生后不久就能发现疾患。然而，极少一部分患者直到成年后才发现失嗅症状。

2. 嗅觉信号的产生和传导异常。

3. 大脑皮层嗅中枢结构发育异常。

【临床特点】

1. **症状**　该疾病通常在 12~16 岁的青少年患者中确诊。患者主诉自幼无法闻及或从未曾记起闻到过任何气味。临床检测常常发现伴有嗅球和嗅沟发育不良，以及嗅感觉神经元数量和成熟度的变异。这类患者通常表现为功能性失嗅，或者自出生后严重的嗅觉功能减退。这类疾病一旦确诊，应进一步进行遗传学、内分泌学及儿科学的评估，以便较全面分析先天性失嗅的表型（图 2-25-2、图 2-25-3）。

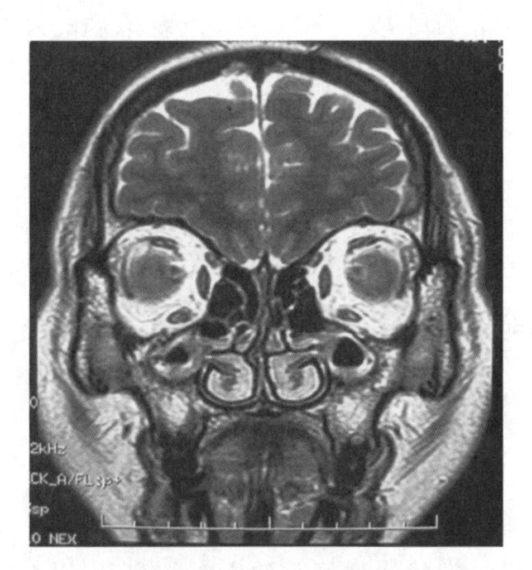

图 2-25-2　嗅球和嗅束未发育

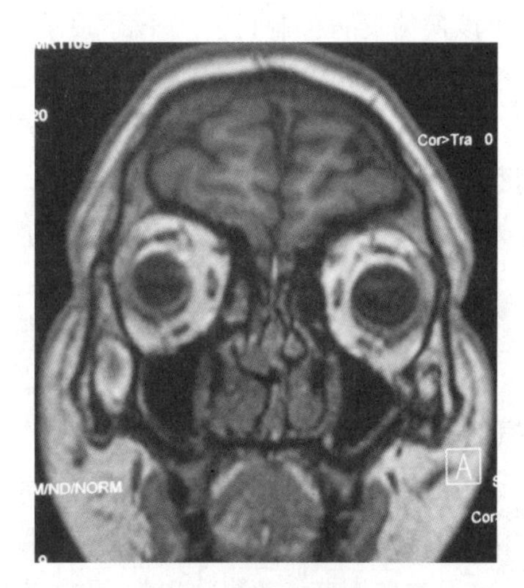

图 2-25-3　双侧嗅球、嗅束萎缩

2. **辅助检查**

（1）鼻内镜检查：鼻腔结构及黏膜状态均无异常表现。排除鼻腔及嗅裂区黏膜水肿、脓性分泌物及息肉样变等病变。

（2）嗅通路 MRI：可见嗅球结构发育不良或者缺失，嗅沟变浅，可表现为双侧对称性，其中一侧较明显，或者单侧嗅球、嗅沟结构病变。

（3）嗅觉心理物理检查：如 T&T 嗅觉计测试、嗅棒测试和宾夕法尼亚大学嗅觉识别测试可显示嗅觉丧失。

（4）嗅觉诱发电位检查：无法引出嗅觉诱发电位波形。

【诊断和鉴别诊断】

1. **诊断依据**　目前该病的临床诊断主要依靠自幼无嗅觉的病史以及主、客观嗅觉功能检测（包括

T & T、嗅棒测试、嗅觉诱发电位、嗅通路 MRI、fMRI)。嗅觉功能检测的目的是排除伪嗅以及其他后天性因素导致的嗅觉障碍。患者表现为完全失嗅;oERPs 表现为 N1-P2 波形引不出,波形无规律;MRI 常表现双侧对称性嗅球结构消失或发育不全,嗅沟变浅,其中嗅沟深度变浅的层面出现在眼球平面之后,是诊断先天性嗅球缺失的重要特征。通过人群横断面研究发现,伴有嗅球、嗅束正常的先天性失嗅患者的嗅沟最小深度是 8mm,也就是说,如果患者嗅沟深度小于 8mm,高度怀疑同时伴有嗅球和嗅束的缺失。fMRI 显示嗅觉皮层灰质容积增加。

2. **鉴别诊断**

(1) 神经退行性疾病相关的嗅觉障碍:目前发现,至少有两种与痴呆有关的疾病伴有早期嗅觉功能下降:阿尔茨海默病和帕金森病,在阿尔茨海默病患者的整个嗅球和嗅中枢通路中发现许多神经纤维缠结和神经斑,而在脑的其他区域很少发生。需神经内科进行相关检查,与神经退行性疾病进行鉴别。

(2) 特发性嗅觉障碍:自诉嗅觉减退或丧失,可伴幻嗅和嗅觉倒错,伴或不伴味觉减退。主观嗅觉测试显示不同程度的嗅觉减退。专科检查、鼻内镜检查、鼻窦 CT 检查均无明显异常,嗅通路 MRI 可显示嗅球体积减小。

(3) 上呼吸道感染后嗅觉障碍:发病前有明确的上呼吸道感染史。嗅觉主观测试可表现为完全失嗅或嗅觉减退。专科检查可见鼻腔黏膜水肿或充血等临床表现。部分患者症状可在规律药物治疗后有所改善。嗅通路 MRI 可显示结构正常的嗅球、嗅束结构,或嗅球体积减小。

【临床处理】

由于该病的发病机制目前仍不清,因此临床缺乏有效的治疗手段。一些学者发现该病的发病与基因变异有关,但致病基因尚无定论。因此致病基因筛查以及基因靶向治疗有可能成为未来的治疗方向。

【预后】

先天性失嗅预后差,尚无有效的早期干预措施。

第五节 老年性嗅觉障碍

【概述】

随着年龄的增长,除了鼻腔解剖结构发生变化,嗅上皮、嗅球及嗅觉中枢皮层也会发生变化。嗅觉障碍流行病学调查显示嗅觉减退的发病率随年龄的增长而升高,年龄超过 53 岁人群嗅觉障碍发生率可达 24.5%,≥60 岁的人群调查患病率为 27%,80 岁以上老年人嗅觉障碍患病率达 62%。60 岁以上老年人嗅觉丧失患病率较中青年人群明显增加。研究表明,老年人群中嗅觉功能是预测 5 年后认知功能减退的独立危险因素。嗅觉功能还可预测 5 年的高死亡风险。患嗅觉丧失的老年人的死亡率是嗅觉正常人群的 4 倍,而只有嗅觉减退的人群死亡率居中间水平。

【发病机制】

老年性嗅觉障碍有以下几种发病机制:

1. 鼻黏膜生理周期随年龄的增长而变化,30 岁以后嗅黏膜呈进行性萎缩变化尤其是 60 岁,嗅黏膜面积减小,最终嗅觉传入神经纤维数目减少,导致嗅觉功能减退。

2. 由于年龄的增长,嗅球体积减小,嗅觉中枢包括梨状皮质及杏仁核周围皮质等部位可出现淀粉样斑块沉积和神经纤维缠结,导致嗅觉功能减退。

3. 各类损伤因素的累积效应造成嗅黏膜的损伤,嗅黏膜上皮被呼吸道柱状上皮所取代或有瘢痕形成,使嗅觉传入神经纤维数目明显减少,嗅觉功能减退。

【临床特点】

1. **症状** 渐进性的嗅觉减退，较正常老年人嗅觉减退明显。

2. **辅助检查**

（1）鼻内镜检查：部分患者可见嗅区黏膜或鼻腔黏膜萎缩等。排除鼻腔及嗅裂区黏膜水肿、脓性分泌物及息肉样变等病变。

（2）嗅通路 MRI 检查：可见嗅球、嗅觉相关皮层萎缩。

（3）嗅觉心理物理检查：如 T&T 嗅觉计测试、嗅棒测试和宾夕法尼亚大学嗅觉识别测试可显示不同程度的嗅觉减退或丧失。

（4）嗅觉诱发电位检查：提示嗅波潜伏期延长、振幅降低。

【诊断和鉴别诊断】

1. **诊断依据** 与年龄相关，自诉嗅觉减退或丧失，多呈渐进性。主观嗅觉测试显示不同程度的嗅觉减退。部分患者鼻内镜检查可见嗅区黏膜或鼻腔黏膜萎缩等。嗅通路 MRI 可见嗅球、嗅觉相关皮层萎缩。嗅觉诱发电位检查提示嗅波潜伏期延长、振幅降低。

2. **鉴别诊断**

（1）神经退行性疾病相关的嗅觉障碍：目前发现，至少有两种与痴呆有关的疾病伴有早期嗅觉功能下降：阿尔茨海默病和帕金森病，在阿尔茨海默病患者的整个嗅球和嗅中枢通路中发现许多神经纤维缠结和神经斑，而在脑的其他区域很少发生。需神经内科进行相关检查，与神经退行性疾病进行鉴别。

（2）特发性嗅觉障碍：自诉嗅觉减退或丧失，可伴幻嗅和嗅觉倒错，伴或不伴味觉减退。主观嗅觉测试显示不同程度的嗅觉减退。专科检查、鼻内镜检查、鼻窦 CT 检查均无明显异常，嗅通路 MRI 可显示嗅球体积减小。

（3）先天性嗅觉障碍：自幼嗅觉丧失。嗅觉主观测试表现为完全失嗅。oERPs 表现为 N1-P2 波形引不出，波形无规律。MRI 可显示双侧对称或非对称性嗅球结构消失或发育不全，嗅沟变浅（嗅沟深度 <8mm）。此外，综合征型先天性失嗅患者还可伴有其他系统的发育异常，如生殖器官、触觉等感觉器官的发育异常等。

【临床处理】

对于老年性嗅觉障碍，尚无特效的治疗方法。目前已有多组临床研究证实嗅觉训练的有效性。嗅觉训练主要使用苯乙醇（玫瑰）、桉叶醇（桉树）、香茅醛（柠檬）、丁香酚（丁香）4 种气味，每种气味嗅 10 秒左右，两种嗅剂间隔 10 秒。每次训练时长 5 分钟，每天早餐前及晚睡前各训练 1 次，至少训练 12 周。

【预后】

老年性嗅觉障碍预后较差。

第六节 特发性嗅觉障碍

【概述】

特发性嗅觉障碍（idiopathic olfactory dysfunction）是指病因不明确的自发性嗅觉障碍，是经过充分检查评估后排除其他已知病因的嗅觉障碍之后的诊断。目前尚缺乏标准的评估方案。近年来特发性嗅觉障碍在嗅觉障碍中的比例有所增加，约为 29%。

【病因】

病因不明。主要的学说有认知障碍相关学说：研究发现特发性嗅觉障碍可能和认知功能障碍有关。

Haehner 等报道部分特发性嗅觉障碍可能与帕金森病的发生和发展有关。此外,Koss 等发现部分特发性嗅觉障碍可能是阿尔茨海默病的早期临床表现。因此,对目前诊断为特发性嗅觉障碍的病因需进行更深入的探究。

【临床特点】

1. 症状 本病多见于成年人,平均年龄为 58 岁,女性稍高(男女比例为 1∶1.4),多为慢性病程,主要表现为定量的嗅觉障碍(嗅觉减退或失嗅),可伴有定性嗅觉障碍(幻嗅或嗅觉倒错),伴或不伴味觉减退。

(1) 嗅觉丧失:表现为对气味刺激没有反应,任何气味均不能闻及。

(2) 嗅觉减退:表现为嗅阈增加,可以闻及浓度较大气味,敏感程度降低。

(3) 嗅觉倒错、幻嗅:不能辨别出正确的气味类型或在无味环境下感觉有特殊气味存在。

(4) 其他伴随症状:如味觉功能下降等。

2. 辅助检查

(1) 专科检查、鼻内镜检查、鼻窦 CT 检查均无明显异常。

(2) 嗅觉心理物理检查:如 T&T 嗅觉计测试、嗅棒测试和宾夕法尼亚大学嗅觉识别测试可显示不同程度的嗅觉减退或丧失。

(3) 嗅通路 MRI:可显示嗅球体积减小,甚至嗅皮层(梨状皮质、眶额回和岛回)容积减小。

(4) PET/CT:可显示脑部某些区域糖代谢降低。

【诊断和鉴别诊断】

1. 诊断依据 尚无特异性诊断。自诉嗅觉减退或丧失,可伴幻嗅和嗅觉倒错,伴或不伴味觉减退。主观嗅觉测试显示不同程度的嗅觉减退。详细询问病史,并结合专科检查、鼻内镜检查、影像学检查(CT、嗅通路 MRI),只有在排除了由其他疾病引起的嗅觉障碍后,本病的诊断方可成立。

2. 鉴别诊断

(1) 老年性嗅觉障碍:病史主要为渐进性的嗅觉减退,较正常老年人嗅觉减退明显。鼻内镜可见嗅区黏膜或鼻腔黏膜萎缩。嗅觉心理物理检查显示嗅觉功能减退或丧失,可根据患者典型病史、体征及主客观嗅觉功能检测来鉴别。

(2) 神经退行性疾病相关的嗅觉障碍:目前发现,至少有两种与痴呆有关的疾病伴有早期嗅觉功能下降:阿尔茨海默病和帕金森病,在阿尔茨海默病患者的整个嗅球和嗅中枢通路中发现许多神经纤维缠结和神经斑,而在脑的其他区域很少发生。研究发现至少 10% 的特发性嗅觉障碍患者与帕金森病的发病风险增加相关,需与特发性嗅觉障碍仔细鉴别。

(3) 鼻腔鼻窦炎症性嗅觉障碍:最常见的引起嗅觉障碍的原因之一,包括变应性鼻炎、鼻-鼻窦炎等鼻腔鼻窦炎症引起的嗅觉障碍。根据患者典型的鼻炎、鼻窦炎病史及症状,结合鼻内镜检查及鼻窦 CT 等检查不难鉴别,对于炎症性嗅觉障碍糖皮质激素类药物治疗效果好可作为本病鉴别的依据。

(4) 上感后嗅觉障碍:患者有明确的上感病史,上感治愈后嗅觉障碍未好转,根据典型的病史及嗅觉主客观检查和影像学检查可资鉴别。

(5) 外伤性嗅觉障碍:主要根据患者典型的头颅外伤史及影像学检查可以发现不同程度和部位的骨折,可资鉴别。

(6) 先天性嗅觉障碍:根据患者自幼没有闻到过气味的经历,oERPs 表现为 N1-P2 波引不出。MRI 可见双侧对称或非对称性嗅球结构消失或发育不全,嗅沟变浅,还可显示嗅觉皮层灰质容积减小。根据典型的病史及辅助检查结果不难鉴别。

【临床处理】

1. 药物治疗 糖皮质激素对部分特发性嗅觉障碍有效,但有效性较鼻腔鼻窦炎症性嗅觉障碍差。有报道卡罗维林对非传导性嗅觉障碍可能有效。

2. **嗅觉训练** 可以增加特发性嗅觉障碍患者的嗅觉灵敏度。

【预后】

目前尚缺乏足够的特发性嗅觉障碍的预后资料,有限的资料报道至少10%的特发性嗅觉障碍患者两年内可能发展为帕金森病。有研究提示铊-201经鼻到达嗅球的剂量与特发性嗅觉障碍的预后有关。

参考文献

[1] 郭怡辰,姚淋尹.糖皮质激素及银杏叶提取物治疗上呼吸道感染后嗅觉障碍临床效果观察[J].临床耳鼻咽喉头颈外科杂志,2017,31(20):1585-1588.

[2] 中华耳鼻咽喉头颈外科杂志编辑委员会鼻科组,中华医学会耳鼻咽喉头颈外科学分会鼻科学组.嗅觉障碍诊断和治疗专家共识(2017年)[J].中华耳鼻咽喉头颈外科杂志.2018.53(7):484-494.

[3] Rombaux P, Huart C, Levie P, et al. Olfaction in chronic rhinosinusitis[J]. Current Allergy and Asthma Reports, 2016, 16(5):41.

[4] Kohli P, Naik A N, Farhood Z, et al. Olfactory outcomes after endoscopic sinus surgery for chronic rhinosinusitis: a meta-analysis[J]. Otolaryngology-Head and Neck Surgery, 2016, 155(6):936-948.

[5] Stuck B A, Hummel T. Olfaction in allergic rhinitis: a systematic review[J]. Journal of Allergy and Clinical Immunology, 2015, 136(6):1460-1470.

[6] Whitcroft K L, Hummel T. Clinical Diagnosis and Current Management Strategies for Olfactory Dysfunction: A Review[J]. JAMA Otolaryngology-Head & Neck Surgery, 2019, 145(9):846-853.

[7] Wu D, Bleier B S, Wei Y. Temporary olfactory improvement in chronic rhinosinusitis with nasal polyps after treatment[J]. European Archives of Oto-Rhino-Laryngology, 2018, 275(9):2193-2202.

[8] Ren Y, Yang L, Guo Y, et al. Intranasal trigeminal chemosensitivity in patients with postviral and post-traumatic olfactory dysfunction[J]. Acta Otolaryngol, 2012, 132(9):974-980.

[9] Yao L, Yi X, Pinto JM, et al. Olfactory cortex and Olfactory bulb volume alterations in patients with post-infectious Olfactory loss[J]. Brain Imaging Behav, 2018, 12(5):1355-1362.

[10] Hummel T, Rissom K, Reden J, et al. Effects of olfactory training in patients with olfactory loss[J]. Laryngoscope, 2009, 119(3):496-499.

[11] Hummel T, Lötsch J. Prognostic factors of olfactory dysfunction[J]. Arch Otolaryngol Head Neck Surg, 2010, 136(4):347-351.

[12] Miao X, Yang L, Gu H, et al. Evaluation of post-traumatic anosmia with MRI and chemosensory ERPs[J]. Eur Arch Otorhinolaryngol, 2015, 272(8):1945-1953.

[13] Coelho DH, Costanzo RM. Posttraumatic olfactory dysfunction[J]. Auris Nasus Larynx, 2016, 43(2):137-143.

[14] Jafek BW, Murrow B, Michaels R, et al. Biopsies of human olfactory epithelium[J]. Chem Senses, 2002, 27(7):623-628.

[15] Richard M Costanzoa, Takaki Miwa. Posttraumatic Olfactory Loss[J]. Advances in Oto Rhino-Laryngology, 2006, 63:99-107.

[16] Greisen O, Lambertsen K. Congenital anosmia[J]. Ugeskr Laeger, 2003, 165:2399-2400.

[17] Karstensen HG, Tommerup N. Isolated and syndromic forms of congenital anosmia[J]. Clin Genet, 2012, 81(3):210-215.

[18] Nilsen KB, Nicholas AK, Woods CG, et al. Two novel SCN9A mutations causing insensitivity to pain[J]. Pain, 2009, 143:155-158.

[19] Ros C, Alobid I, Centellas S, et al. Loss of smell but not taste in adult women with Turner's syndrome and other congenital hypogonadisms[J]. Maturitas, 2012, 73(3):244-250.

[20] Huart C, Meusel T, Gerber J, et al. The depth of the olfactory sulcus is an indicator of congenital anosmia[J]. AJNR Am 1 Neuroradiol, 2011, 32(10):1911-1914.

[21] Attems J, Walker L, Jellinger KA. Olfaction and Aging: A Mini-Review[J]. Gerontology, 2015, 61(6):485-490.

[22] Doty RL. Age-Related Deficits in Taste and Smell[J]. Otolaryngol Clin North Am, 2018, 51(4):815-825.

[23] Devanand DP. Olfactory Identification Deficits, Cognitive Decline, and Dementia in Older Adults[J]. Am J Geriatr Psychiatry, 2016, 24(12): 1151-1157.

[24] Damm M, Pikart LK, Reimann H, et al. Olfactory training is helpful in postinfectious olfactory loss: a randomized, controlled, multicenter study[J]. Laryngoscope, 2014, 124(4): 826-831.

[25] Hoekman P K, Houlton J J, Seiden A M. The utility of magnetic resonance imaging in the diagnostic evaluation of idiopathic olfactory loss[J]. The Laryngoscope, 2014, 124(2): 365-368.

[26] Liu J, Pinto J M, Yang L, et al. Evaluation of idiopathic olfactory loss with chemosensory event-related potentials and magnetic resonance imaging[J]. International Forum of Allergy & Rhinology. 2018, 8(11): 1315-1322.

[27] Schriever V A, Merkonidis C, Gupta N, et al. Treatment of smell loss with systemic methylprednisolone[J]. Rhinology, 2012, 50(3): 284-289.

[28] Yao L, Pinto J M, Yi X, et al. Gray matter volume reduction of olfactory cortices in patients with idiopathic olfactory loss[J]. Chemical Senses, 2014, 39(9): 755-760.

[29] Shiga H, Taki J, Okuda K, et al. Prognostic value of olfactory nerve damage measured with thallium-based olfactory imaging in patients with idiopathic olfactory dysfunction[J]. Scientific Reports, 2017, 7(1): 3581.

第二十六章 鼻 出 血

鼻出血(epistaxis)是临床最常见的耳鼻咽喉科急症之一,发病可由局部鼻腔疾病引起,也可由全身疾病如高血压、凝血功能障碍等所致。鼻出血多为单侧,亦可为双侧;出血量多少不一,轻者仅为涕中带血,重者可引起失血性休克,反复鼻出血可导致贫血,故鼻出血患者都需要接受仔细的病情评估。

【病因】

鼻出血的发病原因可分为局部因素及全身因素两大类,可以是单一病因或多种病因并存。

1. 局部原因 出血部位多在鼻腔前段,常见于单侧发病。

(1) 鼻部损伤:①机械性创伤:如车祸、跌伤、拳击伤及挖鼻等,是引起鼻出血常见的原因;②气压性损伤:在高空飞行、潜水过程中,如果鼻窦内外的气压差突然变化过大,会使鼻腔鼻窦内黏膜血管扩张破裂出血;③放疗性损伤:头颈部放疗期间及放疗后,鼻黏膜发生充血水肿或上皮脱落,也可出现鼻出血。

(2) 鼻中隔偏曲:多发生在骨嵴或骨棘(矩状突)附近及鼻中隔偏曲的凸面,该处黏膜较薄,空气气流的流向在此处发生改变,故黏膜变得干燥,以致血管破裂出血。存在鼻中隔穿孔的患者,由于穿孔边缘的黏膜干燥、糜烂及干痂脱落,可引起反复鼻出血。

(3) 鼻部炎症:①鼻部非特异性炎症:急性鼻窦炎、干燥性鼻炎、萎缩性鼻炎等易引起鼻出血,出血量一般不多;②鼻部特异性感染:真菌性鼻窦炎、结核、狼疮、梅毒、麻风和白喉等特异性感染,因有黏膜糜烂、溃疡、肉芽、鼻中隔穿孔,故可引起鼻出血。

(4) 鼻腔、鼻窦及鼻咽部肿瘤:其中最易发生鼻出血者为鼻中隔血管瘤、鼻咽纤维血管瘤、出血性鼻息肉和鼻腔鼻窦恶性肿瘤。少量鼻出血或涕中带血是恶性肿瘤的早期主要症状之一。

(5) 鼻腔异物:常见于儿童,多为单侧鼻出血,因异物长期存留于鼻腔内,可致鼻腔黏膜糜烂出血。动物性鼻腔异物,如水蛭等,可引起反复大量鼻出血。

2. 全身原因

(1) 出血性疾病及血液病:①血管壁结构和功能缺陷性疾病,如遗传性出血性毛细血管扩张症、维生素 C 缺乏症、过敏性紫癜、药物性血管性紫癜、感染性血管性紫癜、血管性假血友病等;②血小板数量或功能障碍性疾病,如原发性血小板减少性紫癜、各种原因引起的继发性血小板减少等;③凝血因子障碍性疾病,如各型血友病、维生素 K 缺乏症等;④血液自身抗凝作用过强,如抗凝剂使用不当、血液循环中存在抗纤维蛋白原等抗凝物质,或纤维蛋白溶解过度或加快,如弥漫性血管内凝血等。

(2) 急性发热性传染病:如上感、流感、出血热、猩红热、疟疾、麻疹及伤寒等。多因高热,血管发生中毒性损害,鼻黏膜充血、肿胀及干燥,以致毛细血管破裂出血。一般情况下出血量较少,多发生于发热期,且出血部位多位于鼻腔前部。

(3) 心血管系统疾病:①高血压和动脉硬化;高血压和动脉硬化是中老年人鼻出血的重要原因,血管硬化是其病理基础。血压增高,特别是在便秘、用力过猛或情绪激动时,可使鼻腔血管破裂,造成鼻出血。

另外,打喷嚏、用力咳嗽、猛力经鼻呼吸或鼻腔按摩,也是鼻出血反复和难以控制的因素;②静脉压增高:肺气肿、肺源性心脏病、二尖瓣狭窄、颈部或纵隔占位性病变等疾病,可致上腔静脉高压,这些患者的鼻腔及鼻咽静脉常怒张淤血,当患者剧烈咳嗽或其他诱因,血管则可破裂出血,出血部位多位于后鼻孔处的鼻咽静脉丛分布区。

(4) 其他全身性疾病:妊娠、绝经前期、绝经期均可引起鼻出血,可能与毛细血管脆性增加有关。严重肝病患者可因肝脏合成凝血因子障碍引起鼻出血。尿毒症也可引起鼻出血。鼻出血可以是风湿热的早期表现之一。营养障碍或维生素 C、K、P 和钙等缺乏均易引起鼻出血。化学物如磷、汞、砷、苯等中毒可破坏造血系统功能。长期服用水杨酸类药物可减少血液内的凝血酶原继而引起鼻出血。

【发病机制】

鼻腔内血管分布丰富,上述各种病因作用下均可导致鼻出血的发生。鼻腔的动脉主要来自颈内动脉的眼动脉和颈外动脉的上颌动脉,眼动脉在鼻腔的主要分支为筛前动脉和筛后动脉;上颌动脉在翼腭窝相继分出蝶腭动脉、眶下动脉和腭大动脉供应鼻腔。筛前动脉主要供应鼻腔外侧壁的前上部、鼻中隔前上部,筛后动脉供应鼻腔外侧壁的后上部、鼻中隔后上部,并与蝶腭动脉分支吻合。蝶腭动脉分支供应鼻中隔后部、下部及前下部。眶下动脉分支供应鼻腔外侧壁的前部。腭大动脉供应鼻中隔前下部分。另外颈外动脉的面动脉分支上唇动脉供应鼻前庭及鼻中隔前下部。蝶腭动脉的分支、筛前动脉、筛后动脉、上唇动脉的分支与腭大动脉在鼻中隔前下吻合形成网状动脉丛,称为 Little 区,是鼻出血最常见的部位。鼻腔静脉在鼻腔吻合形成网状静脉丛,位于鼻中隔前下方的克氏静脉丛(Kiesselbach venous plexus)和位于下鼻道外侧壁后方邻近鼻咽部的吴氏鼻-鼻咽静脉丛(Woodruff naso-nasopharyngeal venous plexus)均为鼻出血的好发部位。

【临床表现】

鼻出血由于原因不同其表现各异,多数鼻出血为单侧,亦可为双侧;可间歇反复出血,亦可呈持续性出血。出血量多少不一,轻者涕中带血为数滴或数毫升,重者可达几十毫升甚至数百毫升以上,导致失血性休克。反复出血可引发贫血。少量出血可自止或自行压迫后停止。出血部位多数发生于鼻中隔前下部的易出血区(Little 区),有时可见喷射性或搏动性小动脉出血,少年儿童、青年人鼻出血多发生于此区。中老年人的鼻出血,常常与高血压和动脉硬化有关,出血部位多见于鼻腔后部,位于下鼻甲后端附近的吴氏鼻-鼻咽静脉丛及鼻中隔后部的动脉。此部位出血一般较为凶猛,不易止血,出血常迅速流入咽部,从口中吐出。局部疾患引起的鼻出血多发生于一侧鼻腔,而全身疾病引起者,可能两侧鼻腔交替或同时出血。

【实验室检查】

1. **血常规** 明确有无贫血。

2. **凝血功能检测** 明确有无凝血障碍。

【诊断和鉴别诊断】

1. **诊断依据** 详细询问病史及出血情况,确认出血源于鼻腔或相邻组织;结合前鼻镜和鼻内镜检查,判断出血部位;必要时进行影像学检查:如数字减影血管造影(DSA)、CT 血管造影(CTA)及核磁共振扫描(MRI);评估患者当前循环系统状况,有无出血性休克;同时排查全身性疾患。

2. **鉴别诊断**

(1) 咯血:为喉、气管、支气管及肺部出血后,血液经口腔咯出,常见于肺结核、支气管扩张、肺癌、肺脓肿及心脏病导致的肺淤血等。可根据患者既往病史、体征及辅助检查鉴别。

(2) 呕血:是上消化道出血的主要表现之一,当大量呕血时,血液可从口腔及鼻腔涌出,常常伴有消化道疾病的其他症状,全身查体可有阳性体征,可予以鉴别。

【病情评估】

估计出血量,评估患者当前循环系统状况,有无出血性休克,必要时须与相关科室会诊。根据每次出血情况及发作次数、患者的血压、脉搏、一般情况及实验室检查来综合判断出血量。失血量达 500ml 时,可出现头昏、口渴、乏力、面色苍白等症状;失血量达 500~1 000ml 时,可出现出汗、血压下降、脉速而无力;若收缩压低于 80mmHg,则提示血容量已损失约 1/4。

【临床处理】

鼻出血属于急症,治疗时应首先维持生命体征,尽可能迅速止血,并对因治疗。

1. **一般处理** 一般采取坐位或半坐位(休克患者应取平卧低头位),对紧张、恐惧的患者和家属进行安慰,使之镇静,以免患者因精神因素引起血压升高,使出血加剧,并及时监测血压、脉搏,必要时予以补液,维持生命体征平稳。如患者已休克,则应先针对休克进行急救。询问病史时,要询问以下情况:哪一侧鼻腔出血或哪一侧鼻腔先出血,出血的速度和出血量,过去有无反复鼻出血病史,此次出血有无诱因,有无其他伴随症状等。

2. **寻找出血点** 根据具体情况,进行鼻腔局部和全身检查。检查鼻腔时清除鼻腔内凝血块,应用1%麻黄碱棉片充分收敛鼻黏膜,从首先出血的一侧鼻腔寻找出血点,鼻腔前段出血通常易发现,若出血较剧或出血部位隐蔽,最好是在鼻内镜下寻找出血点,并实施止血治疗。

3. **鼻腔止血方法** 根据出血的轻重缓急、出血部位、出血量及病因,选择不同的止血方法。

(1) 指压法:患者可用手指捏紧双侧鼻翼或将出血侧鼻翼压向鼻中隔约10~15分钟,也可用手指横行按压上唇部位,同时冷敷前额和后颈部。此方法适用于出血量少且出血位于鼻腔前部的患者,患者在家中发生鼻出血可采取此方法。

(2) 局部止血药物:适用于较轻的鼻腔前段出血,此方法简单易行,患者痛苦较小。对于出血区域,可应用棉片浸以1%麻黄素、1‰肾上腺素、3%过氧化氢溶液或凝血酶,紧塞鼻腔数分钟至数小时,可达到止血目的。

(3) 烧灼法:常用的有化学药物烧灼和物理烧灼(包括电烧灼、激光、单/双极电凝、微波、射频及等离子凝固等)。位于鼻中隔前下方的出血,在充分收缩和麻醉鼻黏膜后,出血部位明确可见,可用卷棉子蘸少许30%~50%硝酸银或30%三氯醋酸烧灼出血点,压在出血点处片刻直至局部形成白膜。

(4) 前鼻孔填塞术:鼻腔前部活动性出血剧烈或出血部位不明确时可应用,建议在局部麻醉下进行。

凡士林油纱条前鼻孔填塞术是传统的止血方法,多数鼻出血患者填塞后可止血,少数患者需行反复填塞或进一步行后鼻孔填塞术。凡士林油纱条填塞时可从鼻腔顶部由上向下折叠逐层填紧,也可由鼻底向鼻腔顶部填塞,填塞时要有一定的深度和力度,切忌将纱条全部堆在前鼻孔处。填塞完毕后,应检查是否仍有血经后鼻孔流入口咽。视情况决定鼻腔填塞物取出时间,对于出血剧烈或有血液病的患者应适当延长填塞时间,在填塞过程中应给予患者抗生素治疗,以防鼻腔鼻窦并发感染。凡士林油纱条前鼻孔填塞术目前广泛应用于鼻出血治疗,但患者痛苦较大,易复发,目前有许多改良的方法,如:

1) 止血套填塞术:将涂有油剂或软膏的指套置入鼻腔,然后用纱条做套内填塞,此方法在填入及取出纱条时痛苦较小。

2) 气囊或水囊压迫止血法:用橡皮膜制成各种形状的止血气囊,置于鼻腔出血部位,套内充气或充水压迫止血。

3) 另外可选用其他的填塞止血材料,如膨胀海绵、藻酸钙纤维,或速即纱及明胶海绵等可吸收止血材料,适用于鼻黏膜弥漫、较小量的出血,具有止血效果好、痛苦小的优点。

(5) 后鼻孔填塞术:前鼻孔填塞后出血仍不止,向后流入咽部或从对侧鼻腔涌出,应选择后鼻孔填塞术。

1) 经典的后鼻孔填塞术:将一根细的导尿管从出血侧鼻底放入口咽并拉出口腔,将后鼻栓塞球的丝线系在导尿管尖端,一手将后鼻栓塞球送入口腔,另一手逐渐拉动导尿管使后鼻栓塞球进入后鼻孔,然后进行油纱条前鼻孔填塞,再将丝线系在一个纱布卷上,并固定在患者的前鼻孔。后鼻孔填塞的操作较复杂,患者痛苦较大,一般需留院观察,并给予足量抗生素预防感染,每日需检查软腭及前鼻孔处有无红肿,并观察患者的呼吸及进食情况。后鼻孔填塞物宜在48~72小时内取出,一般不超过3天,以免出现多种并发症如急性化脓性中耳炎、鼻咽脓肿、脑膜炎等。

2) 气囊或水囊填塞法:用带通气管的气囊(Foley管)作后鼻孔填塞,不仅可明显减轻患者痛苦,且能大大降低并发症的发生。大多学者认为Foley管的应用使后鼻孔栓塞简单可行,在急症处理中有明显的优势。患者可取任何体位,操作简便,止血迅速,对患者身体损害小,治疗效果好,气囊压力大小可由注入液体控制,可随意调节,对鼻黏膜刺激小,损伤轻,而且容易掌握应用。

(6) 经鼻内镜止血法:随着耳鼻喉器械的进步,近年来鼻内镜下探查出血部位并行电凝止血的方法取得了显著的效果,并得到广泛的应用,其有效率可达90%以上,优点在于对鼻腔各部,尤其是前鼻镜不易观察的上部、后部及鼻咽部等深在、狭窄区域明视下止血,准确可靠,相对于凡士林油纱条填塞,极大地减少了对鼻黏膜的损伤,患者痛苦小。止血后不需特殊护理,可不需住院治疗,并发症少。缺点是费用较高。可根据出血程度及患者的依从性决定全身麻醉或局部麻醉进行。

(7) 动脉栓塞:影像学检查技术的快速发展对严重鼻出血的诊治提供了帮助,通过数字减影血管造影(DSA)技术,可明确定位出血的血管并对该责任血管进行栓塞治疗。其方法是经股动脉穿刺置入导管,选择性地置于颈动脉主干,行造影并观察颈外动脉分支,在确定出血的血管分支后,自导管内注入栓塞剂即可止血。动脉栓塞可应用于:难以控制的原发性鼻出血、外伤性鼻出血如颈内动脉损伤所致的假性动脉瘤、鼻咽癌晚期的鼻出血、颈内动脉-海绵窦瘘、颈内动脉破裂及鼻咽纤维血管瘤出血等。该方法可直接显示出血部位和原因,止血效果迅速、见效快,缩短了治疗时间。在出血量大的危急情况下,数字减影血管造影栓塞术是一种有效的抢救措施。但动脉栓塞治疗鼻出血需要一定的设备和条件,技术要求较高,患者的花费也较大。对于过敏体质、严重动脉粥样硬化、肝肾功能不全者为禁忌,因此要严格掌握适应证。血管栓塞可引起脑梗死、偏瘫和脑血管痉挛等风险。

(8) 血管结扎术:目前一般应用较少,多应用于严重鼻出血、经上述各种治疗方法仍不能止血者。在结扎前,应先尽量正确判断出血的来源,再决定结扎哪一根动脉。一般鼻腔上部的出血可行筛前动脉结扎术;鼻腔后下部出血者应行上颌动脉或颈外动脉结扎术。

(9) 鼻中隔手术:鼻中隔黏膜划痕术,适用于鼻中隔前下部小血管扩张引起的反复鼻出血。在局部麻醉下,将鼻中隔黏膜划痕以破坏扩张的小血管网,达到防止反复鼻出血的效果。也可采用激光、射频等方法破坏扩张的小血管网。鼻中隔偏曲引起的鼻出血,可行鼻中隔矫正术。

(10) 其他手术:对于鼻腔或鼻窦肿瘤引起的鼻出血,应视具体情况和肿瘤的性质或先止血,或手术切除肿瘤,或采用放疗,或结扎颈部血管以止血。

4. **全身治疗** 引起鼻出血的病因很多,出血的程度亦有不同。鼻出血的治疗及处理不能只是鼻腔止血,要根据病情采取必要的全身基本和特殊治疗,即止血期间要积极治疗原发病。

(1) 寻找出血病因,进行病因治疗。

(2) 对鼻出血病人都应进行出血量的评估,对就诊时仍在活动性出血的病人尤为重要。

(3) 对于老年患者或出血较多的患者,要注意有无失血性贫血、休克及心脏损害等情况,并及时处理。出血量较大的病人,亦应同时检测血型并备血,根据失血量多少予补液、输血治疗。有高血压的要积极降压治疗,对老年患者血压不可降得过快,以免血栓形成。

(4) 鼻腔填塞及后鼻孔填塞可致血氧分压降低和二氧化碳分压升高,故对老年患者应注意心肺脑功能,必要时给予吸氧,注意患者的营养,并予以高热量易消化饮食。

(5) 适当应用全身止血药物,如凝血酶、氨基己酸、酚磺乙胺等。

(6) 对于情绪紧张的病人,可适当应用镇静药物,心理治疗对于减轻病人的紧张、焦虑情绪,防止再度出血,亦有很大作用。

【预防措施】

1. 保持房间的安静、清洁,温度要适宜。室内保持空气清新,适当开窗通风换气,温度宜保持在18~20℃。因空气过于干燥可诱发鼻腔出血,所以空气湿度应≥60%。

2. 老人平日活动时动作要慢,勿用力擤鼻,对症止咳。

3. 饮食要进食一些易消化软食,多吃水果蔬菜,忌辛辣刺激饮食,并保持大便通畅,便秘者可给予缓泻剂。

4. 老年性鼻出血病人多伴有高血压、冠心病、支气管炎等,应定期防治原发病,必须针对病因进行相应的治疗,尤其是高血压病患者,必须尽快将血压控制到正常或接近正常的水平,观察病情变化,并及时到医院就诊。

5. 对于儿童鼻出血患者应纠正患儿挖鼻、揉鼻、好奇鼻腔放置异物等易导致黏膜损伤的不良习惯。

（杨钦泰）

参 考 文 献

[1] Womack J P,Kropa J,Jimenez S M. Epistaxis:Outpatient Management[J]. Am Fam Physician,2018,98(4):240-245.

[2] Tunkel D E,Anne S,Payne S C,et al. Clinical Practice Guideline:Nosebleed(Epistaxis) Executive Summary[J]. Otolaryngol Head Neck Surg,2020,162(1):8-25.

[3] Svider P,Arianpour K,Mutchnick S. Management of Epistaxis in Children and Adolescents:Avoiding a Chaotic Approach[J]. Pediatr Clin North Am,2018,65(3):607-621.

[4] Beck R,Sorge M,Schneider A,et al. Current Approaches to Epistaxis Treatment in Primary and Secondary Care[J]. Dtsch Arztebl Int,2018,115(1-02):12-22.

[5] Iqbal I Z,Jones G H,Dawe N,et al. Intranasal packs and haemostatic agents for the management of adult epistaxis:systematic review[J]. J Laryngol Otol,2017,131(12):1065-1092.

[6] Carey B,Sheahan P. Aetiological profile and treatment outcomes of epistaxis at a major teaching hospital:a review of 721 cases[J]. Ir J Med Sci,2018,187(3):761-766.

[7] Wong A S,Anat D S. Epistaxis:A guide to assessment and management[J]. J Fam Pract,2018,67(12):E13-E20.

[8] Morgan D J,Kellerman R. Epistaxis:evaluation and treatment[J]. Prim Care,2014,41(1):63-73.

[9] Royer A K,Royer M C. Improvising a Posterior Nasal Pack with Equipment in a Basic First Aid Kit[J]. Wilderness Environ Med,2016,27(3):393-396.

第二十七章　鼻腔鼻窦骨折

鼻部处于颜面部的中心较突出位置，头面部外伤时很容易累及。本章将重点介绍常见的鼻外伤，包括外鼻软组织外伤、鼻骨骨折、鼻窦骨折。

第一节　外鼻软组织外伤

【病因】

外鼻位于颜面正中突出，容易受各种外力，如撞击、打击、锐器、硬物等引起挫伤、裂伤、切割伤。

【临床表现】

外鼻仅受挫伤时，多为闭合性损伤，皮肤完整，通常表现为外鼻局部肿胀，皮下淤血，皮肤青紫；如为开放性损伤，应及时检查伤口，注意伤口的位置、大小、深度、方向，有无异物残留，污染程度，有无合并骨折、眼部损伤、颅脑损伤，要及时进行清创缝合。开放性损伤可有切割伤、撕裂伤及撕脱伤，异物所致伤口可能出现对穿的两个伤口，即贯通伤。

【诊断】

根据鼻外伤病史、鼻部体格检查，结合鼻部X线片、CT扫描可明确诊断。

【治疗】

单纯鼻挫伤，肿胀程度较轻可不处理，重者早期可予冷敷以减轻肿胀发展，24小时后改为热敷以促进肿胀消退。对于开放性伤口，应给予及时止血、伤口冲洗，消毒，清除异物，清创缝合等处理，清创时要注意切除损伤组织和修复之间的平衡，既要将坏死、严重污染的组织清除干净，又要保证创面修复后不影响鼻部外观。特别要注意清创缝合的美观，如果不能一次修复，需要给二次整形留下较好的条件。切割伤伤口创缘整齐，可直接缝合，撕裂伤及撕脱伤可进行创缘修剪后缝合切口，如果鼻部皮肤缺损较多，可进行一期转移皮瓣修复或二期修复。术后使用抗生素预防感染，常规注射破伤风抗毒素。如失血量较大进行相应的补充血容量、输血处理，避免发生休克。

第二节　鼻 骨 骨 折

鼻骨位于鼻根下方，鼻梁上部的两侧，突出于面部中央，易遭受外伤发生鼻骨骨折，在鼻外伤中最常见。鼻骨由于上部窄厚，下部宽薄，下方为鼻中隔和鼻腔，支撑薄弱，因而鼻骨骨折多发生于鼻骨下段，并向下方或者对侧塌陷。由于左右鼻骨在中线融合紧密，骨折时多同时受累。鼻骨骨折可单独发生，也可以是颌面部骨折的一部分。

儿童由于其外鼻或鼻骨细小，骨折时伴有局部淤血和肿胀，诊断较成人困难。儿童鼻骨支架大部分由软骨构成，外伤多造成不完全骨折，可不伴有明显移位，X 线检查容易误诊和漏诊。

【病因】

鼻骨骨折是人体最常见的骨折，导致鼻骨骨折的常见原因为击、撞击等直接暴力创伤。儿童跌倒时鼻、额部着地也可引起鼻骨骨折。

【临床表现】

1. 不同的损伤程度和部位可出现相应的临床症状，最常见是鼻出血；局部肿胀、疼痛；鼻中隔撕裂或脱位后可出现鼻中隔移位和血肿，从而出现一侧或双侧鼻塞；皮下出血可出现局部瘀斑和血肿。骨质移位后可出现鼻梁歪斜、鼻背塌陷和外鼻畸形。如空气经撕裂的鼻腔黏膜进入眼周和颊部皮下组织，可出现皮下气肿等。

2. 鼻部局部触痛，骨质移位时可感到鼻骨塌陷和骨摩擦感，皮下气肿时有捻发音。鼻部肿胀明显时鼻部畸形可被掩盖。鼻中隔血肿时，鼻中隔黏膜向一侧或两侧鼻腔膨隆。

【专科检查】

可进行前鼻镜及鼻内镜检查，检查时应注意：

1. 鼻腔有无出血及血性分泌物，鼻腔黏膜有无破损、淤血、出血、肿胀等。

2. 鼻中隔是否偏曲、脱位，鼻中隔软骨有无裸露并注意是否存在鼻中隔血肿或脓肿。

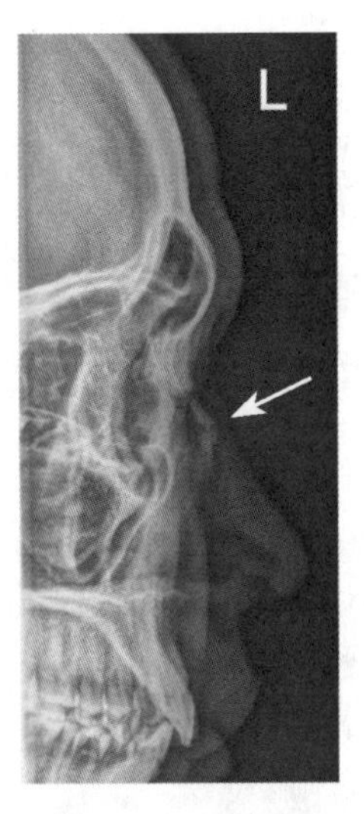

图 2-27-1　鼻骨侧位片(DR)
箭头显示骨折部位。

【辅助检查】

1. **X 线或数字化 X 线摄影**（digital radiography，DR）　鼻骨侧位片可显示鼻骨有无骨折线、移位或游离碎骨片等（图 2-27-1）；鼻颏位可显示有无鼻背塌陷等。

2. CT　CT 可准确地显示有无鼻骨骨折和骨折的位置、部位、类型，有无邻近组织的损伤（图 2-27-2），特别是鼻及颅面区的复合骨折，CT 三维重建图像（图 2-27-3）可清楚显示鼻骨骨折移位情况。根据骨折的范围可以分为单纯线型、粉碎性、凹陷和复合骨折。凹陷骨折可造成鼻骨塌陷；粉碎性骨折可见多条骨折线，断端分离移位成角；复合性骨折经常伴有上颌骨额突和骨性鼻中隔前部的骨折，双侧鼻骨缝和鼻颌缝分离，眼眶内壁骨折。对于怀疑合并眼眶和颅底骨折者可行薄层 CT 扫描，以明确骨折范围和程度，以及有无视神经损伤、颅底骨折、颅脑损伤等合并症。对于鼻腔分泌物呈淡红色者，应注意除外脑脊液鼻漏，必要时进行脑脊液生化检测（诊断标准：葡萄糖定量≥1.7mmol/L）以确诊。

Rohrich 分型具有临床实用性且易于评估，特点是结合骨折范围、是否移位以及是否伴随鼻中隔骨折，将鼻骨骨折及鼻中隔骨折分为 4 型（表 2-27-1）：

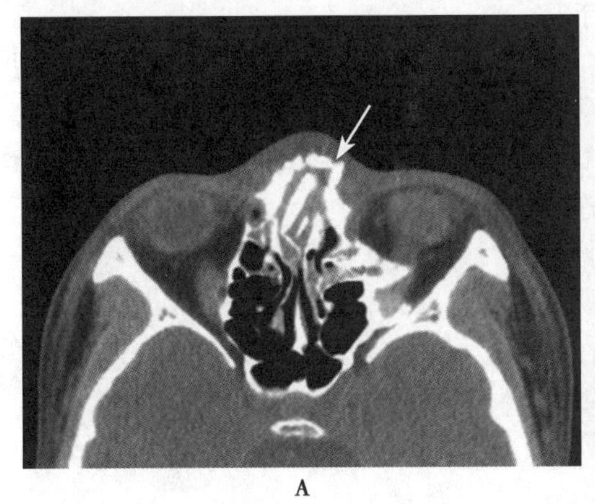

A

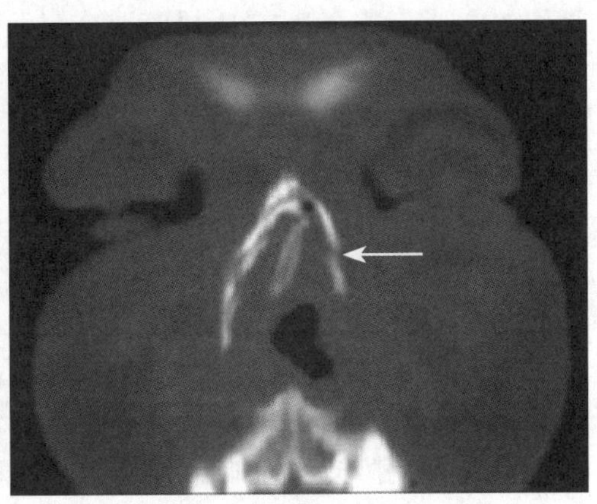

B

图 2-27-2　CT 显示双侧鼻骨骨折
A：轴位 CT，示双侧鼻骨骨折伴移位，并伴有鼻中隔骨折；B：冠状位 CT，示双侧鼻骨骨折伴移位。

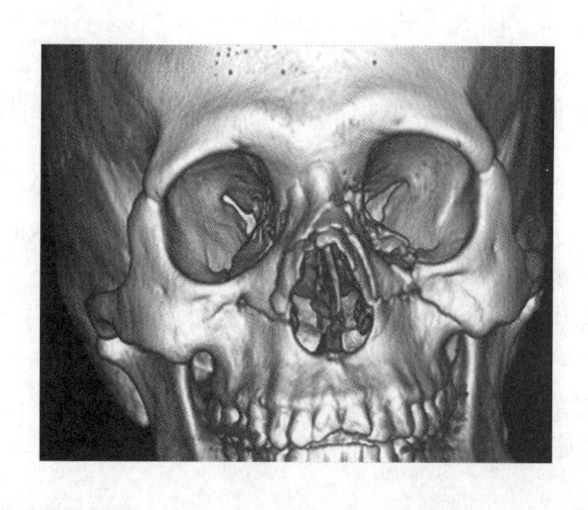

图 2-27-3 CT 三维重建显示鼻骨骨折

表 2-27-1 鼻骨及鼻中隔骨折的 Rohrich 分型

Ⅰ型	单侧或双侧不伴移位的线性骨折，鼻梁无偏斜
Ⅱ型	单侧或双侧鼻骨骨折伴轻度移位或鼻梁轻度偏斜，伴或不伴轻度鼻中隔骨折或脱位
Ⅲ型	单侧或双侧鼻骨骨折伴明显移位，鼻梁明显偏斜，伴严重鼻中隔骨折或脱位
Ⅳ型	鼻骨和鼻中隔的粉碎性骨折，并包括严重的撕裂伤和软组织创伤，外鼻畸形马鞍形，开放性复合伤以及组织撕脱

【诊断及鉴别诊断】

诊断主要依赖于鼻部外伤史、鼻部畸形、鼻部触诊、辅助检查等。如鼻部 X 线或 DR 显示骨折线可明确诊断，CT 可准确判断鼻骨和上颌骨额突有无塌陷移位等形态变化，注意与正常的解剖结构相鉴别：①鼻颌缝间的缝间骨；通常为 1~2 块，边界清晰，骨折形态正常；②鼻骨区和上颌骨额突的血管沟：多位于鼻骨的中下部，双侧对称。对于严重撞击所致鼻骨骨折，应注意排除合并的视神经损伤、颌面和颅底骨折、颅脑损伤。

【治疗】

1. **治疗原则** 鼻腔止血、矫正鼻部畸形和恢复鼻腔通气功能。

单纯鼻骨骨折无移位者：给予鼻腔止血处理即可。对于闭合性骨折伴有鼻畸形者，应在充分检查和评估后进行鼻骨复位术。如鼻部外伤在数小时之内，周围组织尚无明显水肿，影像学检查提示有明确骨折者，可早期复位；若鼻部肿胀明显，可于外伤后 1 周左右，待肿胀消退后再行鼻骨复位术，但一般不宜超过 2 周，因超过 2 周骨痂可能形成，增加复位难度。对于未及时整复后遗畸形者，需行开放式复位或鼻骨成形术矫正，如造成重度鞍鼻畸形，可行鼻整形术。

闭合复位方法：儿童需全麻，成人局麻或全麻下手术。单侧鼻骨骨折伴塌陷时，先在鼻外沿鼻侧用鼻骨整复钳（儿童使用带有橡胶保护套的剥离子为宜）测量出鼻翼至双内眦连线的长度，并予标示。然后将整复钳伸入骨折塌陷处的鼻骨下后方（勿超过两侧内眦连线高度），将其抬起复位，另一手的拇指和示指从鼻骨外侧控制上抬的鼻骨，轻轻施加向下的压力，以控制鼻骨的上抬位置和程度，鼻骨复位时常能感到骨擦音。双侧骨折时，用鼻骨复位钳伸入两侧鼻腔至骨折部位的下后方，向前上轻轻用力抬起鼻骨，用另一只手在鼻外协助复位（图 2-27-4）。复位后仔细观察和触摸，确保鼻骨完全复位。最后用凡士林纱条填塞鼻腔，48 小时后拔除。

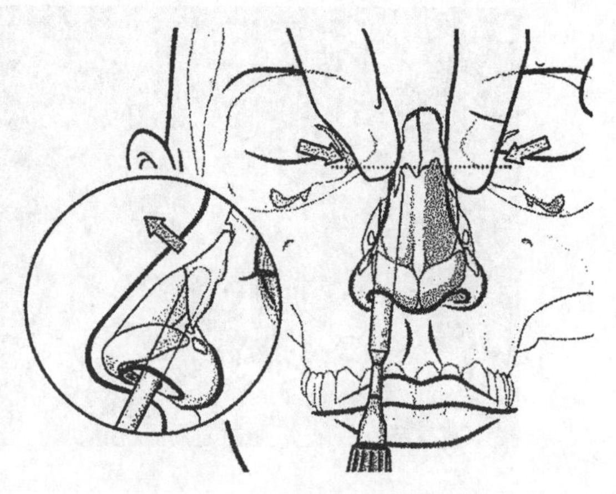

图 2-27-4 鼻骨骨折复位术

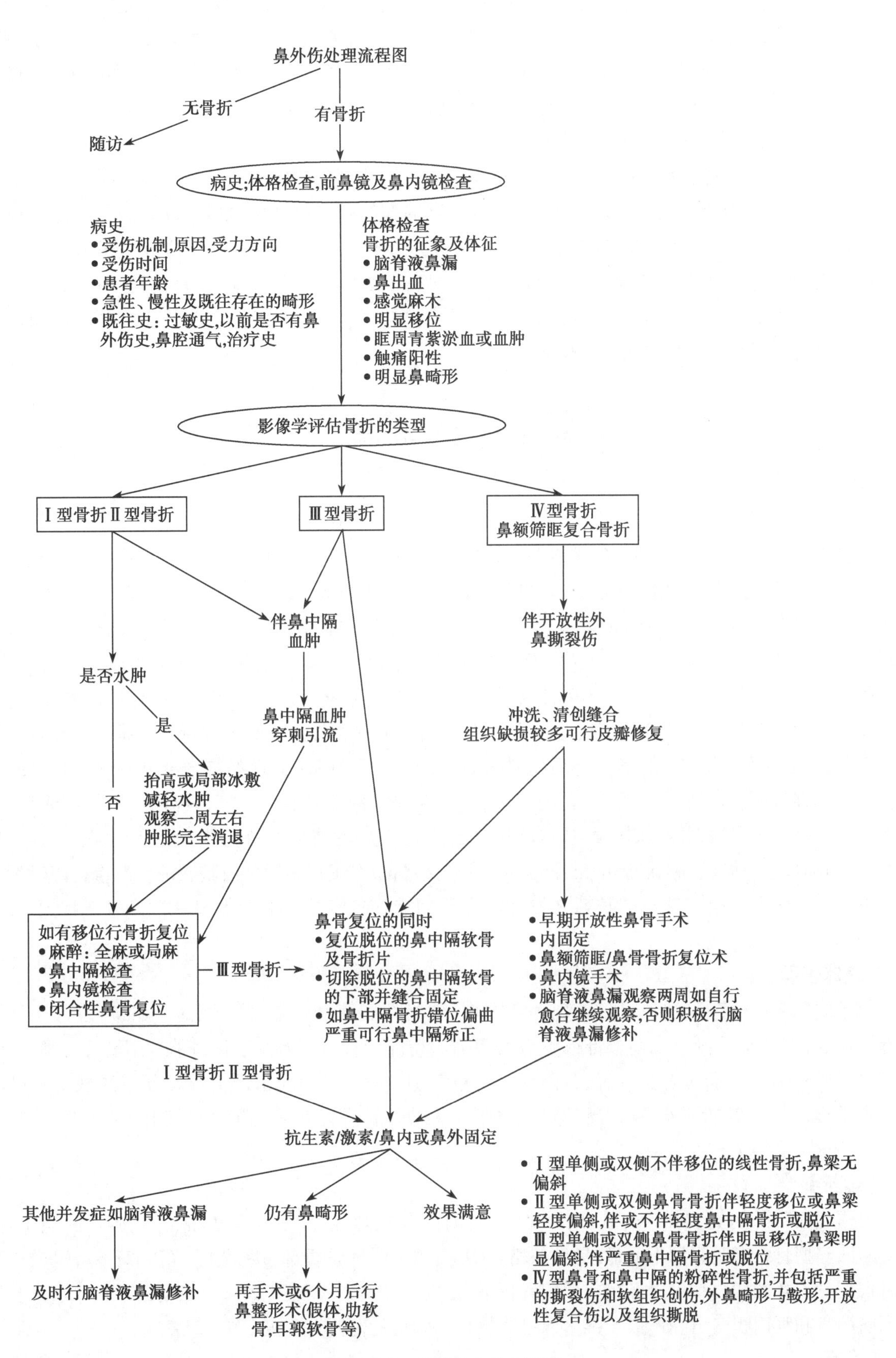

图 2-27-5　鼻外伤的诊疗流程

2. **鼻中隔血肿和脓肿手术** 怀疑鼻中隔血肿时,需要在鼻腔充分收缩状态下进行鼻内镜检查,可发现一侧或者双侧鼻中隔膨隆。也可用12号针头穿刺抽吸进行确诊,但有时候血液凝固难以抽出,确诊后宜尽早手术清除,以免发生血肿机化、软骨坏死和继发感染,血肿切口要足够大,切开后放入吸引管仔细清除全部血块,如果有活动性出血,最好给予双极电凝止血。一般不需要放置引流条引流,双侧鼻腔填塞以防血肿再次形成。脓肿切开引流后则无需填塞,切口内放置引流条充分引流,应用足量敏感抗生素控制感染,以免发生软骨坏死、鞍鼻畸形等并发症。

3. **开放鼻骨骨折复位术、鼻中隔手术及鼻整形术** 外伤后数周或更长,鼻骨骨折端骨痂形成,鼻内复位困难,此时应行开放鼻骨复位和整形术,如有重度的鞍鼻畸形可利用自体肋软骨或假体进行鼻整形术以恢复美观。对于鼻中隔脱位、伴有明显鼻中隔偏曲,影响鼻腔通气者,可行鼻中隔矫正术。

鼻外伤的处理流程(图2-27-5),对伴鼻出血者,可行前后鼻孔填塞止血,或鼻内镜下电凝止血,对外伤后出现反复大出血者要警惕颈内动脉的假性动脉瘤,对合并鼻中隔黏膜撕裂、软骨损伤等导致的鼻中隔穿孔可进行一期或二期鼻中隔穿孔修补术。

第三节 鼻窦骨折

一、额窦骨折

额窦骨折多由直接外伤引起,额骨前壁有较厚骨皮质可以对抗800~1 600磅的力量,故不易发生骨折,当冲击力过强时,也可发生骨折。最常见的原因包括交通事故、爆炸伤、高速气压伤、暴力殴打、运动损伤等。额窦骨折是相对罕见的颌面部损伤(仅占所有面部骨折的5%~15%),根据其骨折部位分为额窦前壁骨折、后壁骨折和底部骨折,大约1/3为单纯的前壁骨折,2/3为前后壁及额窦底部的复合骨折,单纯的后壁骨折比较罕见。随着高分辨率计算机断层扫描技术的发展,对额窦骨折的诊断和治疗水平也不断提高,根据CT骨折类型可分为线型骨折、凹陷型骨折和粉碎型骨折。额窦骨折常与眶、筛、鼻骨骨折同时发生,又称为鼻额眶筛复合体骨折。后壁骨折时应注意有无颅脑损伤(如脑脊液鼻漏、颅内血肿、颅内气肿等),如伴有颅脑损伤可出现严重的并发症,预后较差。额窦骨折的治疗目标包括恢复前额部轮廓,尽可能安全重建额窦的功能,保护颅内内容物以及预防相关的后遗症。额窦骨折治疗不当会导致慢性鼻窦炎、前额部畸形、黏液囊肿、脑膜膨出、脑膜炎、脑脊液鼻漏(CSF)、脑膜炎或脑脓肿。严重粉碎性后壁骨折可进行颅骨化术。额窦骨折的长期并发症可在最初受伤或首次干预后长达10年内发生,建议长期随访。

【临床表现】

前壁线型骨折,症状较轻,可仅表现为鼻出血、软组织肿胀和压痛、皮下淤血。凹陷型骨折急性期额部肿胀,肿胀消退后则显现前额部或眶上区凹陷。粉碎型骨折可有眶上区肿胀、皮下积气、眶上缘后移、眼球向下移位,触诊可有捻发音、台阶感及不稳定感。眶上神经及滑车上神经分布区域皮肤可以出现麻木不适。后壁骨折伴硬脑膜撕裂可出现脑脊液鼻漏、颅内出血、前颅窝气肿,可继发严重颅内感染。

【诊断】

根据颅面部外伤史和临床表现,结合鼻额位、侧位X线片和CT影像学表现,可明确诊断额窦骨折。前壁的凹陷型骨折有时显示不明显,易被忽略。CT扫描可明确骨折部位和范围(图2-27-6),根据文献报道可根据骨折片的凹陷程度对额窦前后壁骨折进行分度(表2-27-2、表2-27-3),以期指导临床治疗。也可显示前颅底和眶内积气、血肿等,三维重建可清楚显示骨折的范围及程度(图2-27-7)。

【治疗】

额窦骨折的治疗原则为整复骨折、恢复外形和功能,避免和处理早期以及晚期并发症,包括脑脊液鼻

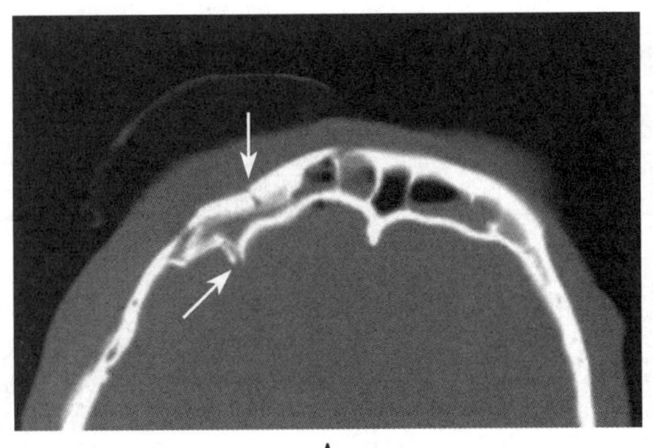
A
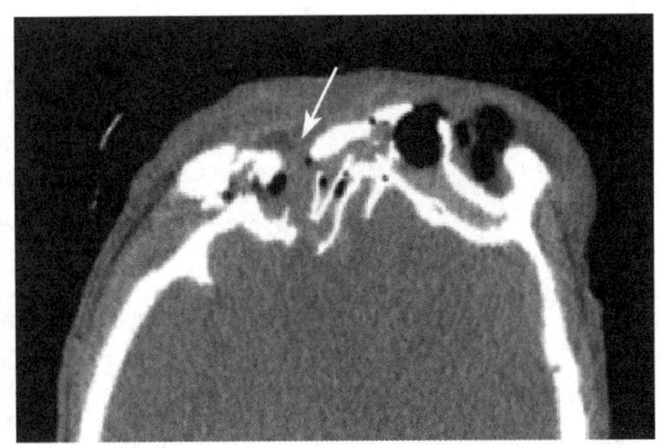
B

图 2-27-6　轴位 CT 显示额窦前后壁骨折
A:额窦前后壁的线型骨折;B:额窦前后壁的粉碎性骨折。

表 2-27-2　额窦前壁骨折分度

分度	CT 表现
轻度	骨折移位≤4mm
中度	4mm<骨折移位≤6mm
重度	骨折移位>6mm

表 2-27-3　额窦后壁分度

分度	CT 表现
轻、中度	骨折移位≤4mm
重度	骨折移位>4mm

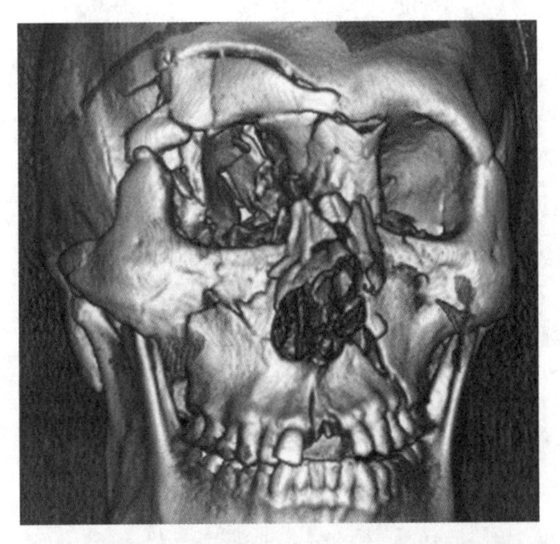
图 2-27-7　颌面部多发骨折的三维重建
显示上颌骨、鼻骨、额骨、眼眶多部位严重骨折。

漏、额窦黏液囊肿或额窦骨髓炎等问题。最佳治疗时间取决于骨折的类型以及严重程度。额窦骨折处理流程如图 2-27-8 所示。

1. **前壁骨折**

(1) 前壁线型骨折:通常无需特殊处理,以预防感染,保持鼻腔、鼻窦引流通畅即可自愈。

(2) 前壁凹陷型或粉碎型骨折:局部软组织有开放性伤口,应该常规清创处理,清除异物和碎骨片、血块,充分止血。轻度(≤4mm)可观察病情;中重度应尽早手术,恢复前额对称性。常用切口有:眉弓切口、头皮冠状切口及上眼睑缘美容切口,这些切口较为美观,同时符合微创原则。暴露骨折部位,用剥离子置于骨折片下方,挑起塌陷的骨折片将其复位,此方法适用于额窦前壁整块骨折的复位。对于严重骨折,复位困难,可自额窦前壁开窗,进行复位;粉碎性骨折或骨质缺损严重者,可用钛板或钛网固定。术后使用抗生素预防骨髓炎。

2. **后壁骨折**　密切观察病情变化,若出现颅内并发症,及时请神经外科协助处理。

(1) 轻中度:判断有无脑脊液鼻漏,存在脑脊液鼻漏者,持续观察 5~7 天仍然不缓解可行内镜下脑脊液鼻漏修补术或额窦腔颅骨化。脑脊液鼻漏根据额窦后壁损伤的位置,采用直接经鼻内镜进行修补,为充分暴露可采用 Draf Ⅱ a、Draf Ⅱ b、Draf Ⅲ 型额窦开放术开放额窦,以充分暴露额窦后壁的漏口,也可利用影像导航进行定位。如果经过上述处理还不足以充分暴露漏口,需要采用联合入路的方法,如额部冠状切口(图 2-27-9)、眉弓切口或者外伤后的皮肤撕裂口,可用肌浆、帽状腱膜、人工硬脑膜、阔筋膜或带蒂鼻中隔黏骨膜瓣修补。无脑脊液鼻漏或观察后症状缓解者,可于外伤后 6 周、1 年复查 CT,如有额窦黏液囊肿或额窦窦腔浑浊,则需行鼻内镜下额窦开放,可选择 Draf Ⅱ a、Draf Ⅱ b、Draf Ⅲ 型额窦开放术清除额窦内病变。

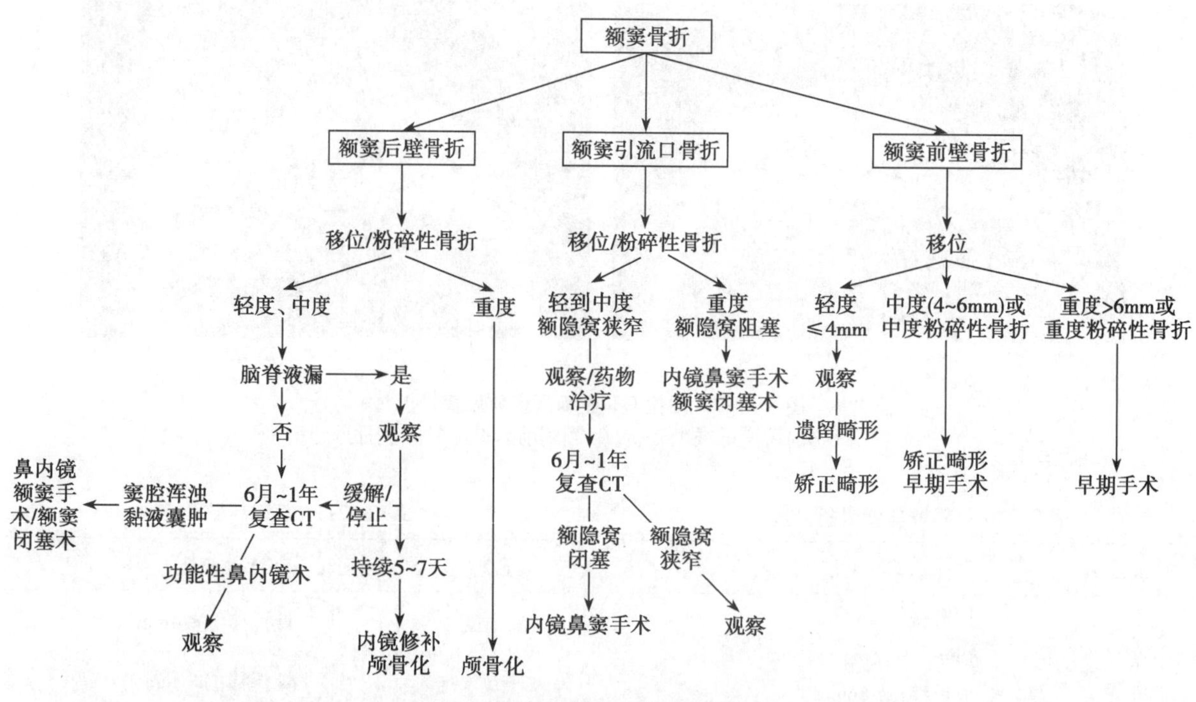

图 2-27-8 额窦骨折的处理流程

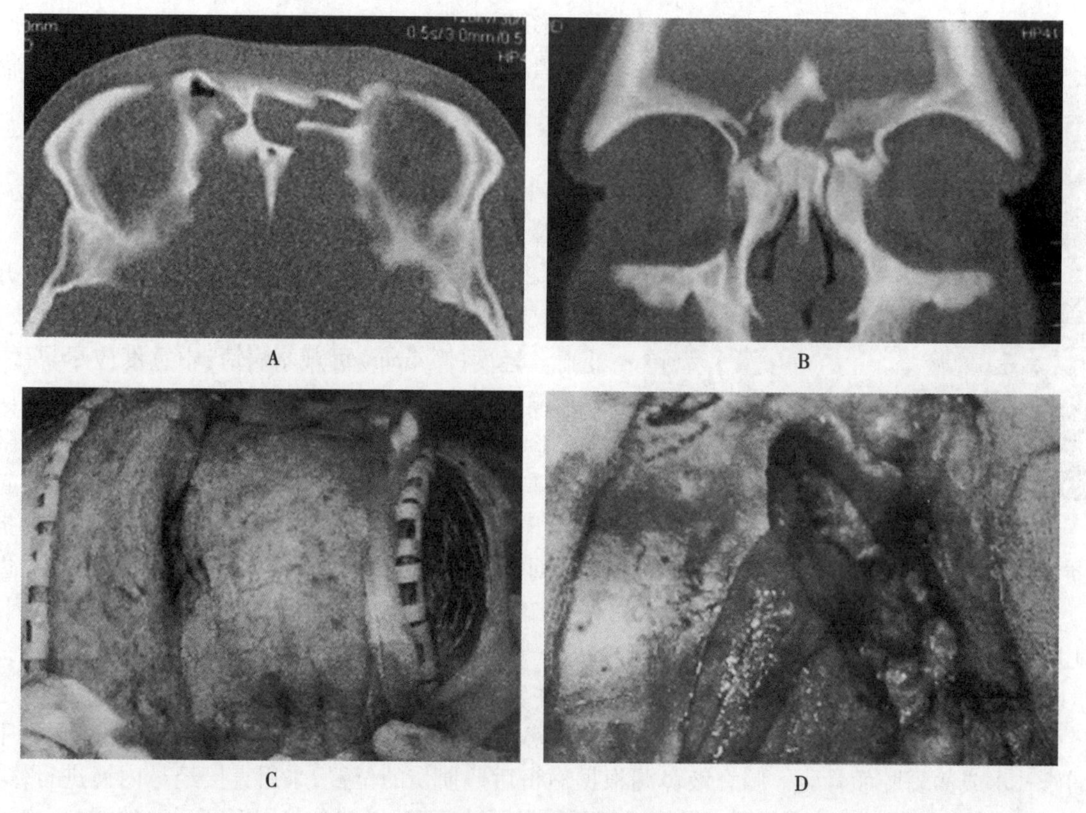

图 2-27-9 额部冠状切口

A:轴位 CT 示双侧额窦前后壁骨折;B:冠状位 CT 示双侧额窦前后壁骨折;C:双冠开颅手术显示颅骨;D:术中见额窦骨折壁。

(2) 重度:应早期行额窦颅骨化手术,避免出现脑膜炎、额窦黏液囊肿等并发症。

3. **额窦引流口骨折或额隐窝阻塞** 额窦口或额隐窝有阻塞者,可早期行内镜下额窦开放手术,清除骨折碎片或磨除塌陷的骨折,恢复窦腔的通气引流功能。无阻塞者,可于外伤后 6~12 个月复查 CT,如出现额窦口、额隐窝区域阻塞，需手术干预，如引流通畅，可继续观察。

二、上颌窦骨折

上颌窦骨折多由外力直接撞击或枪弹、爆炸伤所致，以发生于前壁的凹陷型骨折多见，其次为顶壁和上牙槽突等处。上颌窦骨折常为颌面复合骨折的一部分，可有复合骨折的特点。

【临床表现】

根据上颌窦骨折部位的不同，可表现为局部肿胀、塌陷畸形、左右两侧颌面部不对称。肿胀消退后畸形更加明显，影响患者面容的美观及相关的运动功能，多为颌面复合骨折的一部分，可出现眼球内陷、复视、视力下降、咬合错位、面部畸形等。若骨折合并鼻腔鼻窦黏膜撕裂可以出现鼻出血，合并鼻骨骨折或鼻中隔骨折移位可出现相应症状。骨折累及眶下孔时压迫眶下神经，可出现眶下区及上唇的麻木。上颌窦上壁骨折或眶底骨折时可出现眼球内陷，眼肌嵌顿导致眼球运动障碍，复视。骨折线累及额窦、筛窦及蝶窦时可出现脑脊液鼻漏，若合并颞骨岩部骨折可出现脑脊液耳漏。上颌骨骨折移位累及颧骨可出现张口受限及牙齿咬合错位。

【诊断】

根据外伤史、临床表现、颌面部畸形、左右不对称、触诊可及凹陷、眶下区及上唇麻木等可明确诊断。行颌面部 CT（图 2-27-10）可明确骨折部位，可行三维重建（图 2-27-11）显示其移位情况，但应注意同时可能发生的严重的颅脑损伤、视神经损伤及脑脊液鼻漏等严重并发症。

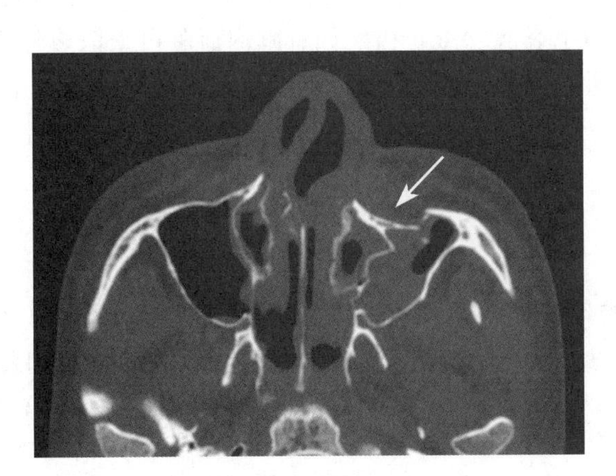

图 2-27-10　上颌窦骨折面部 CT

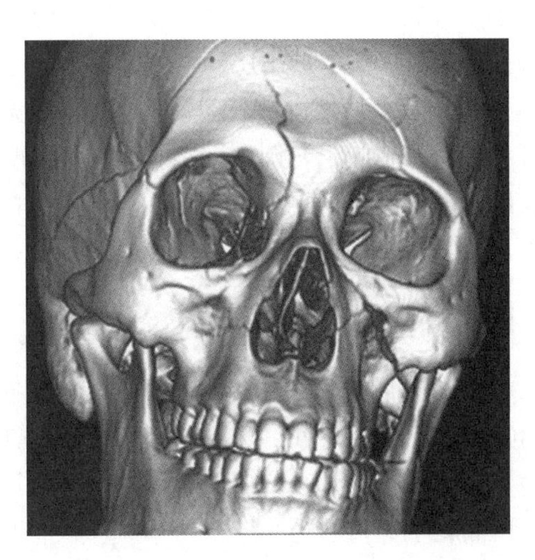

图 2-27-11　上颌骨骨折的三维重建

【治疗】

治疗原则：及时止血，保持呼吸道通畅，必要时可行气管切开术。

1. **上颌窦前壁骨折**　上颌窦裂缝性骨折且无功能障碍者，可不予手术干预。前壁凹陷型骨折可经唇龈切口（柯陆氏入路）进行骨折复位。上颌窦前壁的骨折移位，可在复位后用钛板行内固定。伴有颌面部复合伤者，应请颌面外科协助处理。可在伤后 24 小时之内手术，若超过 24 小时，因软组织肿胀，宜于伤后两周内予以复位。如伴有眶下神经管孔骨折出现面部麻木不适者，需及早行眶下神经松解术，也在内镜辅助下进行。

2. **上颌窦后外壁骨折**　如果没有严重并发症，可以不予处理。也可在鼻内镜下经泪前隐窝入路暴露上颌窦后壁行骨折复位，但应避免血管神经的损伤。

3. **上颌窦顶壁骨折**　可经睑缘下或下睑结膜入路使用人工材料如钛网或自体骨重建，如顶壁骨折眶内容疝入上颌窦，可在鼻内镜下经泪前隐窝入路暴露上颌窦顶壁行骨折复位，压迫填塞固定，如眶下神经管骨折导致面部麻木可同期行眶下神经管减压。

4. **上颌窦内侧壁骨折**　如骨折导致鼻泪管阻塞引起溢泪者，可经鼻行鼻腔泪囊吻合术。

三、筛窦骨折

筛窦位于鼻腔外上方筛骨内，是鼻腔外侧壁上部与眼眶之间、蝶窦之前、前颅底之下的蜂窝状气房，自身变异最多、与毗邻器官联系最密切。因此，筛窦单纯骨折很少见，常合并颅底、额窦、眼眶和鼻骨的损伤，即鼻额筛眶复合体骨折(fracture of naso-fronto-ethmoido-orbital complex)。

【临床表现】

筛窦顶壁和筛骨水平板是颅前窝底的一部分，因其骨质菲薄，又与硬脑膜等连接紧密，故筛顶骨折易伴发脑脊液漏，若合并筛板骨折，大多数患者会出现嗅觉减退。累及贴筛顶行走的筛前后动脉，可出现严重的鼻出血和眶内血肿。筛窦的外侧壁纸样板骨折时可引起眶周淤血或气肿，球结膜淤血，眶内淤血，内眦增宽，眼球突出或凹陷，内直肌损伤出现眼球活动障碍及复视，损伤累及视神经可导致视力下降及失明，泪骨骨折可导致溢泪等。后组筛窦或累及蝶窦骨折，可能损伤视神经管，可出现 Marcus-Gun 瞳孔，视力严重减退甚至失明。

【诊断】

轻微筛窦骨折可无明显临床表现，鼻面部外伤出现鼻根部扁平宽大、眶周淤血、视力障碍、脑脊液鼻漏和较严重的鼻出血等症状，应考虑筛窦骨折，CT 检查可观察到筛窦各壁骨折情况，有助明确颅底、视神经管骨折的部位及眶内病变，可明确诊断。

【治疗】

筛窦单独骨折一般不需手术处理。合并眶周骨折，无复视及眼球下陷者，也可先采取保守治疗；合并眼部症状者，应伤后 7~10 天手术，还纳眶内容物于正常位置、复位骨折片或重建眶壁。有严重鼻出血、鼻腔填塞无效者，可经眶内缘切口结扎筛前动脉或鼻内镜下鼻腔探查止血。如有眶内血肿可采取鼻外筛窦凿开术或经鼻内镜开放筛窦，清除血肿。因视神经管骨折所致的视力下降，应尽早实施视神经管减压术。如有脑脊液鼻漏，经保守治疗无效，可在鼻内镜下修补骨折破损处；如合并颅底骨折，应联合神经外科共同处理。

四、蝶窦骨折

蝶窦位于后组筛窦的后、内、下方，由颅底中央的蝶骨体气化发育而来，上承垂体窝，外侧与视神经管、颈内动脉关系密切。单独的蝶窦骨折罕见，多合并后组筛窦和颅底骨折。颞骨纵形骨折线可横穿蝶窦。

【临床表现】

蝶窦顶壁上方为颅中窝底，骨折易发生脑脊液鼻漏，骨折累及蝶鞍内的脑垂体后叶，可发生创伤性尿崩症。外侧壁与颅中窝、海绵窦、颈内动脉和视神经管毗邻，骨折可出现视力减退、失明或致死性大出血，若在局部形成假性动脉瘤，该瘤破裂可再次或多次严重鼻出血。若为颞骨骨折的一部分，可出现脑脊液耳漏或脑脊液鼻漏。

【诊断】

蝶窦位于颅底中央，大多数颅底骨折合并蝶窦骨折，CT 检查可观察到蝶窦各壁骨折情况，可明确诊断，必要时行颅底 MRI 观察颅底脑组织等的损伤。考虑局部假性动脉瘤，可行头颈联合 CTA 检查来确诊。

【治疗】

单独蝶窦骨折无并发症，一般不需手术处理；合并颅底骨折，病情危及患者生命，应请神经外科先行抢救。骨折局部形成假性动脉瘤可行血管数字减影造影(DSA)，找出受损血管做介入栓塞治疗。因视神经管骨折所致的视力下降，排除局部假性动脉瘤，应尽早实施视神经管减压术。合并后组筛窦筛顶骨折，有脑脊液鼻漏，经保守治疗无效者，可在鼻内镜下修补。

（赵长青　赵玉林）

参考文献

[1] Ogino A, Onishi K, Nakamichi M, et al. Navigation-Assisted Nasal Bone Osteotomy for Malunited Fracture[J]. The Journal of Craniofacial Surgery, 2018, 29:156-158.

[2] Nishioka H, Kondoh S, Yuzuriha S. Convex bone deformity after closed reduction of nasal bone fracture[J]. Journal of Plastic, Reconstructive & Aesthetic Surgery, 2018, 71:85-89.

[3] Namgoong S, Yang JP, Han SK, et al. Clinical Analysis of Nasal Bone Fracture in Patients Who Have Previously Undergone Dorsal Augmentation Using Silicone Implants: A Pilot Study[J]. Aesthetic Plastic Surgery, 2019, 43:1607-1614.

[4] Lennon P, Jaber S, Fenton JE. Functional and psychological impact of nasal bone fractures sustained during sports activities: A survey of 87 patients[J]. Ear Nose & Throat Journal, 2016, 95:324-332.

[5] Lee IS, Lee JH, Woo CK, et al. Ultrasonography in the diagnosis of nasal bone fractures: a comparison with conventional radiography and computed tomography[J]. European Archives of Oto-Rhino-Laryngology, 2015, 273:413-418.

[6] Kim ST, Jung JH, Kang IG. Is Surgical Navigation Useful During Closed Reduction of Nasal Bone Fractures? [J]. The Journal of Craniofacial Surgery, 2017, 28: e208-210.

[7] Kim KS, Yu SC, Han JW, et al. Effect of fentanyl nasal packing treatment on patients with acute postoperative pain after closed reduction of nasal bone fracture: a randomized double-blind controlled trial[J]. Journal of Plastic Surgery and Hand Surgery, 2019, 53:167-172.

[8] Kim KS, Lee HG, Shin JH, et al. Trend analysis of nasal bone fracture[J]. Archives of Craniofacial Surgery, 2018, 19: 270-274.

[9] Kim J, Jung HJ, Shim WS. Corrective Septorhinoplasty in Acute Nasal Bone Fractures[J]. Clinical and Experimental Otorhinolaryngology, 2018, 11:46-51.

[10] Kang BH, Kang HS, Han JJ, et al. A retrospective clinical investigation for the effectiveness of closed reduction on nasal bone fracture[J]. Maxillofacial Plastic and Reconstructive Surgery, 2019, 41:53.

[11] Jung GS, Kwon JH, Lee JW, et al. A new approach to nasomaxillary complex type of nasal bone fracture: Clip operation[J]. Journal of Cranio-Maxillofacial Surgery, 2017, 45:954-961.

[12] Jeon M, Kim Y. Correlation Between the Existing Classifications of Nasal Bone Fractures and Subjective Patient Satisfaction [J]. The Journal of Craniofacial Surgery, 2018, 29:1825-1828.

第二十八章　鼻 眶 外 伤

第一节　眼眶击出性骨折

眼眶击出性骨折(blow-out fracture)又称眼眶爆裂性骨折,或者眶底爆折,是急诊室遇到的最常见的眼眶外伤。指当眼部受钝性外伤时,眶内压力骤增,致使眼眶薄弱处骨折,骨折片和眶内容物如脂肪、眼肌等陷入上颌窦和/或筛窦内。由于外力主要作用于眶内而非眶缘,通常不伴有眶缘骨折,多发生于眶下壁和眶内壁,部分同时发生于眶下壁和眶内壁。

【病因及发病机制】

眶底爆折的原因,临床上以车祸居多,其次为斗殴、拳击、钝器伤、跌伤等引起。

有关致伤机制,一种学说认为眼前部受到钝器撞击,眶内组织向眶尖部挤压使眼内压急剧上升,压力传至眶壁,致眶壁薄弱处发生骨折,可使眶内软组织疝入上颌窦内,并被嵌顿;另一种学说认为眶内压剧增不能立刻引起眶底骨折,作用于眶缘外力先使整个眶壁发生一过性变性屈曲,然后造成骨折。

【临床分型】

1. **线性**　无骨折片移位
2. **天窗型**　移位的骨片常在内侧部保持连接,另一端突入上颌窦内,呈天窗状。
3. **嵌板型**　骨折成为多数碎片,致眶底下坠如吊床状。
4. **凿开型**　骨折片落入上颌窦内。
5. **其他**　眶底全部脱离。

【临床表现】

典型的临床爆裂骨折三联征包括:①限制性斜视导致的复视;②眶下神经损伤导致的眶下麻痹;③眼周淤血。

具体表现如下:

1. **局部症状**　眼睑肿胀、皮下结膜下淤血出血、皮下及眶内气肿等。
2. **复视**　两眼向上或向下看时出现复视,常于急性反应消退后出现。眶缘触诊有阶梯状变性和移位。
3. **眼球内陷**　早期因眶内水肿、出血,仅呈眼球突出,伤后数日眼部肿胀消退后方出现眼球内陷。
4. **眼球下移**　为眶内软组织坠入上颌窦内所致,用一根线在眼前水平拉直,可看出伤侧瞳孔较健侧为低。
5. **眶下神经分布区麻木**　为眶下神经损伤所致,麻木范围为下睑、颊部、鼻翼和上唇。约半数患者麻木可在1年内消退。
6. **眼球运动受限**　常为眼球垂直轴运动受限,可能是由下直肌嵌顿于骨折部位所致,可行下直肌牵拉试验。牵拉试验阳性是存在爆裂性骨折并伴有下直肌嵌顿的强有力证据。

7. **视力障碍**　原因为眼球或视路损伤所致，发生率为 20%～30%。

8. **其他**　严重者合并鼻骨、筛骨纸板、上颌骨及颧骨骨折。

【诊断和鉴别诊断】

1. 明确的外伤病史，并出现上述临床症状。
2. 局部软组织凹陷或淤血肿胀，可扪及骨擦感或骨擦音。
3. **眶部 CT 扫描**　轴位及冠状位 CT 扫描能清晰地显示骨折状态和眶内容物脱出程度，明确损伤的定位，严重程度以及毗邻的解剖情况，也可显示面部其他骨折。

【治疗】

1. 如怀疑或已确定有击出性骨折时，应禁止擤鼻，鼻腔的细菌或分泌物可经外伤的裂隙进入眶内，导致眶内感染或脓肿形成。
2. 单纯眶底爆折，无复视及眼球下陷者，可先采取保守治疗。
3. 对于颅面联合损伤，合并眼部症状者，明显的眼球内陷和眼球下陷，眶底完全破坏者，应尽早进行修复，手术治疗，还纳眶内容物于正常位置、复位骨折片或重建眶底。手术复位时间以伤后 7～14 天为宜。超过 14 天者应警惕眼眶组织过度瘢痕化。
4. **手术治疗**

（1）上颌窦进路：麻醉和切口与上颌窦根治术相同，凿开上颌窦前壁，吸出窦内血块，伸入 70°内镜观察上颌窦上壁情况，将游离的下直肌向上推入眶内，用大的剥离器使骨折片复位。上颌窦内侧壁打对孔，碘仿纱条填入支撑，填塞物 10 天左右抽出。

（2）下睑睫毛下切口进路：下睑睫毛下沿皮肤自然皱纹作横切口，分离眼轮匝肌至眶缘，在皮肤切口中部，缝一丝线将皮瓣向下牵引，显露眶下缘，横行切开骨膜，自眶底骨膜外进行广泛分离，探查眶底骨板，找到骨折处，松解被嵌顿的下直肌和其他眶内组织，将其拉入眶内，根据眶下壁骨缺损的大小与形状，取自体骨或人工材料，盖于骨缺损处修复眶底。

（3）下穹隆切口进路：沿下穹隆作切口，向内、外眦延伸，剥离内、下、外三个眶壁的骨膜，探查眶底骨质缺损，松解嵌顿的下直肌，并将其和眶内软组织一同回纳眶内。根据具体情况行眶底修复术。此进路可将眶底充分暴露，便于操作，并避免了面部瘢痕。

眶内容物回纳后的骨性缺损处可植入人工材料（包括钛网、Medpor、羟基磷灰石补片）或自体骨片，也可使用上颌窦内球囊扩张技术予以支撑，防止眶内容物再度疝出。复杂的眶-面复合体骨折采用手术导航骨折复位具有一定的技术优势，对于避免视神经等重要结构损伤具有指导意义。

【并发症和后遗症】

眼部常见的并发损伤及症状：

1. 视力减退，主要为骨折、血肿压迫所致。
2. 视网膜剥脱及脉络膜破裂。
3. 玻璃体积血。
4. 晶状体脱位或半脱位。
5. 虹膜瘫痪、破裂，瞳孔固定、扩大，继发青光眼。
6. 角膜外伤，溃疡
7. 未处理的眶底爆折可遗留永久性眼畸形及复视。

鼻窦骨折常见的并发损伤及症状：

（1）上颌窦骨折：咬合不良，张口困难，颌面部皮下气肿，鼻出血或涕血，下眼睑皮下淤血。

（2）筛窦骨折：鼻梁凹陷，眶周淤血或气肿，眼结膜淤血，眶内淤血，眼球突出，眼球凹陷，复视，溢泪，脑脊液鼻漏，视力下降，鼻出血等。

【预防】

防护眼镜、汽车的防碎挡风玻璃、摩托或自行车头盔都可有效地预防眼眶外伤的发生。同时对人们进行宣传教育，提高对于意外伤害尤其是眼眶和眼球外伤的防护安全意识。

第二节 眼眶击入性骨折

击入性骨折（blow-in fracture）又称眼眶非爆裂性骨折，比击出性骨折少见，一般指眶缘和眶壁的联合骨折，是相对爆裂性骨折而言的。暴力来自眶外侧，击中眶外侧壁或颧部，使额颧缝骨折，并延续到眶下壁。冲击力使上颌骨转动，导致部分眶底向上旋转进入眶内。这种骨折多由颧骨和上颌骨骨折伴发所致，常发生眶缘连带眶壁的移位，眶壁可呈粉碎性骨折或局部缺损。

【临床表现】

骨折急性期可出现眶周水肿、眶内出血和眶周瘀斑。当骨折波及眶下孔时，眶下神经受损，可引起眶下区麻木。伴随构成眼眶的上颌骨、颧骨等骨段移位，可出现眼球位置的相应移位，眼外肌损伤可出现相应的眼球运动障碍以及复视。

【诊断】

根据外伤史、临床表现、眶下壁阶梯样感、上颌窦诊断性穿刺（可见血性物）及X线片所见（上颌窦窦腔模糊、额颧缝增宽、眶下壁呈帐篷样突起等）均有助于诊断，CT扫描可确诊。

【治疗】

手术治疗可分为两部分。首先经口内入路或面部小切口入路复位固定构成眶缘的移位骨块。然后按照击出性骨折的手术治疗方式进行相应眶壁的重建。根据骨折部位，亦可采用睑缘或结膜内切口同时进行眶缘和眶壁重建。近年来，采用数字化外科技术进行眼眶精确重建技术已逐渐推广。

（史剑波）

参考文献

[1] 田勇泉. 耳鼻咽喉头颈外科学[M]. 7版. 北京：人民卫生出版社，2008.
[2] Cramer LM, Tooze FM, Lerman S. Blow Out Fracture of the Orbit[J]. Br J Plast Surg, 1965, 18: 171-9.
[3] 黄选兆，汪吉宝，孔维佳. 实用耳鼻咽喉科学[M]. 2版. 北京：人民卫生出版社，2008.
[4] 孙虹，张罗. 耳鼻咽喉头颈外科学[M]. 9版. 北京：人民卫生出版社，2018.

第二十九章　鼻眼相关疾病

第一节　慢性泪囊炎

慢性泪囊炎是由于鼻泪管狭窄、阻塞，导致泪液在泪囊内滞留，伴发细菌感染而引起。常见于中老年妇女，与沙眼、泪道外伤、鼻中隔偏曲、鼻息肉、鼻腔肿瘤、下鼻甲肥大、鼻腔手术等有关，常见的致病菌为肺炎双球菌、链球菌、葡萄球菌等。

【解剖】

泪道包括泪小点、泪小管、泪总管、泪囊和鼻泪管，其中泪囊和鼻泪管与鼻腔的关系密切。泪囊位于前后泪嵴之间的泪囊窝内，由上颌骨额突和泪骨组成，前泪嵴属于上颌骨额突，位于泪囊前；后泪嵴属于泪骨，较薄。泪囊的后内侧以泪骨为界与鼻丘气房和前筛房毗邻（图 2-29-1）；泪囊长约 12~15mm，宽 4~7mm，上端为盲端，在内眦上 3~5mm，下端逐渐变窄，移行于鼻泪管。泪囊的后壁相当于钩突上端前部附着缘的前方。上界相当于中鼻甲前端附着处。泪囊内侧壁与鼻腔之间有两层结构：鼻腔黏骨膜、上颌骨额突和泪骨。鼻泪管延续泪囊向下，开口于下鼻道顶端，总长 15~20mm，直径 3~7mm。

泪囊在鼻腔外侧壁的投影位于中鼻甲的前端、鼻丘的外侧（图 2-29-2，彩图见文末彩插）。水平位切面见组成泪囊骨性内壁有两部分：上颌骨额突和泪骨，两者间有一接合骨缝。泪骨依钩突附着处而分为前后两部分，泪骨前部参与泪囊骨性内壁的组成，后部参与眶内壁的组成，因此上界平中鼻甲附着处，前

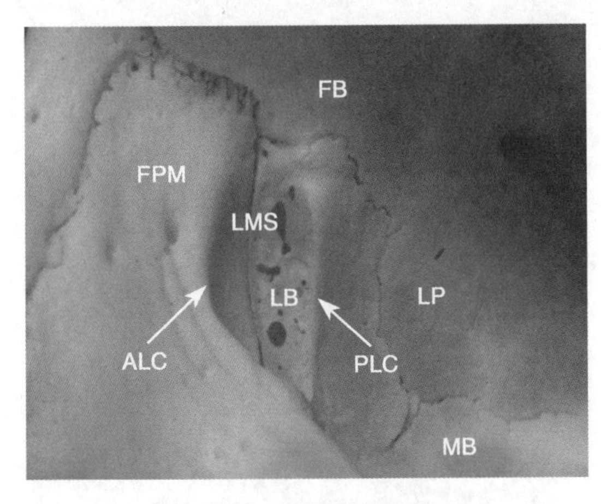

图 2-29-1　泪囊窝的骨性构成

FPM（frontal process of the maxilla）：上颌骨额突；FB（frontal bone）：额骨；LB（lacrimal bone）：泪骨；LP（lamina papyracea）：纸样板；MB（maxillary bone）：上颌骨；LMS（lacrimomaxillary suture）：泪上颌缝。

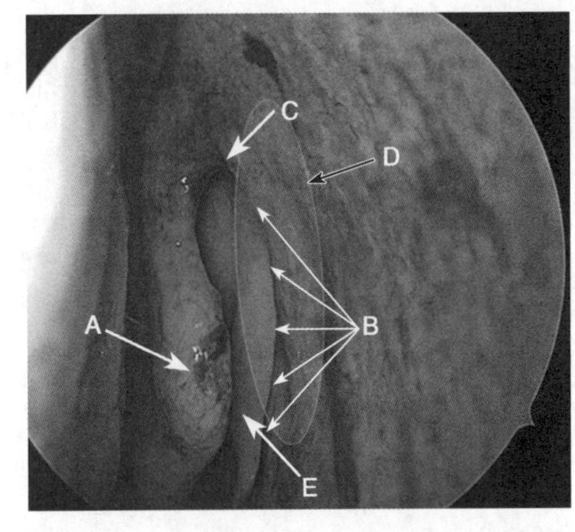

图 2-29-2　泪囊区域的鼻腔外侧壁投影解剖

A：中鼻甲；B：上颌线；C：中鼻甲腋；D：泪囊对应区域；E：钩突垂直部。

界为上颌骨额突,后界是钩突。

【临床表现】

1. 溢泪。

2. 压迫泪囊,有黏液性或者黏脓性分泌物从泪小点流出。

3. 结膜充血。

4. 泪道冲洗不通畅,或有脓性分泌物冲出。

5. 泪囊造影显示鼻泪管不通畅。

6. 泪囊造影可发现泪囊显影,但造影剂不能进入鼻腔。

【治疗】

1. **非手术治疗** 对症处理,用抗生素眼液点眼,每日4~6次,定期进行泪道冲洗,将泪囊中的分泌物冲出来,再滴入抗生素眼液。

2. **手术治疗** 重建泪道与鼻腔通道的手术方式有:

(1) 经泪道激光或高频泪道再通术。

(2) 鼻外进路泪囊鼻腔吻合术。

(3) 经鼻内镜泪囊鼻腔开放术。

(4) 鼻内镜下泪囊鼻腔吻合术。

尽管与传统的鼻外泪囊鼻腔吻合术比较,鼻内镜下泪囊鼻腔吻合术在预后、并发症等方面尚无较好的循证医学证据显示更优,但其在保证同等的手术成功率同时,手术时间显著缩短,避免皮肤切口使患者满意度显著提高。目前该术式已成为治疗慢性泪囊炎的主要手段。

1. 手术适应证

(1) 慢性泪囊炎,长期溢泪。

(2) 炎症、外伤、手术等引起的鼻泪管阻塞。

(3) 泪囊黏液囊肿。

(4) 泪囊结石。

2. 手术禁忌证

(1) 泪小管狭窄或阻塞。

(2) 泪点狭窄或阻塞。

(3) 全身疾病不能耐受手术。

(4) 鼻腔、鼻窦急性炎症。

3. 手术前检查

(1) 泪道冲洗:可用0.9%生理盐水经下泪小点或上泪小点冲洗泪道(图2-29-3)。

(2) 泪囊碘油造影:选用3%碘油,经下泪小点注入后摄颅骨正位片。

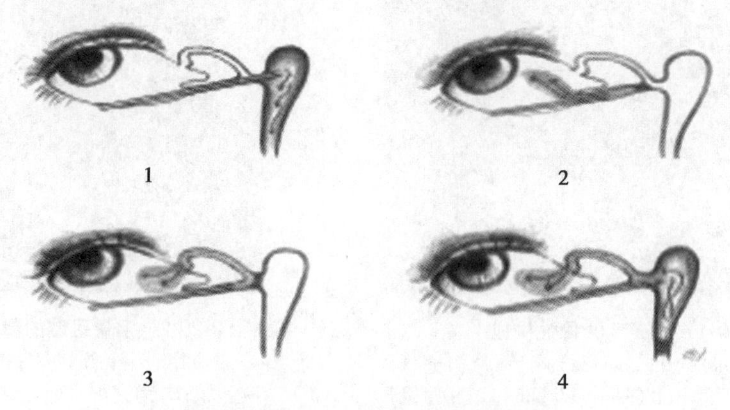

图2-29-3 通过冲洗下泪道确定阻塞位置

1:正常;2:下泪小管阻塞;3:泪总管阻塞;4:鼻泪管阻塞。

（3）鼻腔鼻内镜检查。

（4）鼻窦 CT 扫描：尤其是外伤性或伴有鼻窦炎患者。

4. **鼻内镜泪囊鼻腔吻合术手术步骤**（图 2-29-4，彩图见文末彩插）

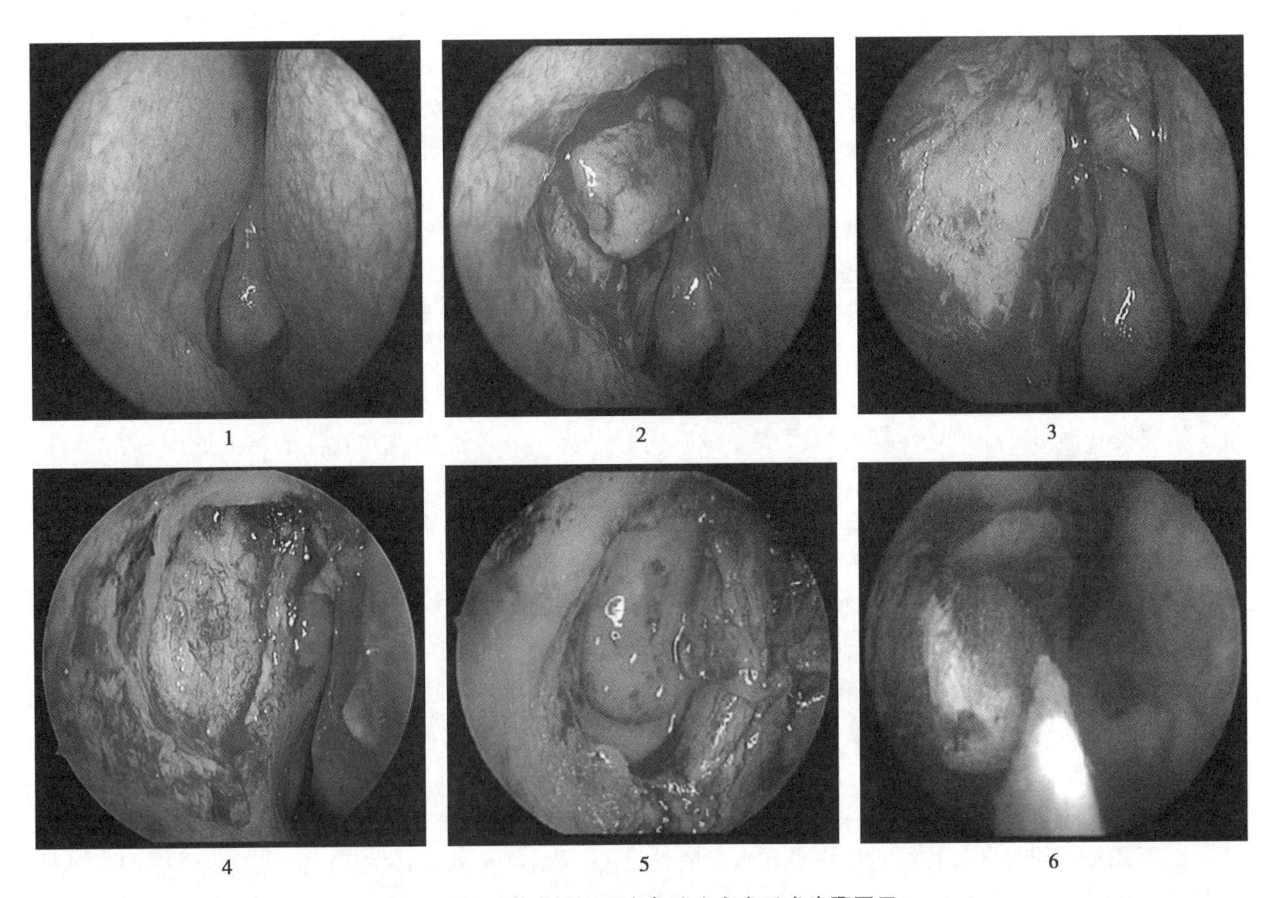

图 2-29-4　鼻内镜下泪囊鼻腔吻合术手术步骤图示

1：暴露上颌骨额突，泪道投影区域；2：切开分离黏膜瓣；3：暴露上颌骨额突，泪囊投影区骨面；4：咬除磨除骨质暴露泪囊内侧壁；5：切开泪囊内侧壁；6：膨胀海绵扩张泪囊，修剪复位黏膜瓣。

（1）鼻腔内表面麻醉及钩突前局麻。

（2）在钩突前方弧形切开鼻腔外侧壁黏膜（长 12~15mm），翻起黏骨膜瓣，暴露上颌骨额突和泪骨内侧前部。

（3）用电钻或骨凿磨去泪囊内侧壁骨质约 10mm×8mm，通过探针在泪囊内的指引，确定泪囊内侧壁，用镰状刀划开泪囊内侧壁（约 8mm）。

（4）将向后掀起的泪囊内壁黏膜瓣与鼻黏膜相贴或用银夹固定在一起。

（5）术后定期冲洗泪道及清理鼻腔。

5. **术后随访处理**　术后复查，术后第 1 个月每周一次，以后每月一次至痊愈。随访主要内容如下：

（1）术后泪道冲洗：主要经上泪小点以 1% 地塞米松-庆大霉素眼药水冲洗泪道，每周 1 次。

（2）鼻腔处理：术后在鼻内窥镜下清除鼻腔内的血痂、分泌物、水肿黏膜及肉芽，注意鼻内泪囊扩张管的位置。如果扩张管脱落，可在鼻内镜下再次放管。

（3）鼻腔用药：使用减充血剂和含激素的鼻喷剂，全身应用抗生素 2 周，并可口服泼尼松，以减少瘢痕形成。

（4）扩张管拔除时间：扩张管一般于手术后 3 个月取出。如果造孔周围尚未上皮化或局部有肉芽，可将拔管时间延长。拔管后至少再观察 3 个月。有文献报道指出扩张管的使用可提高手术成功率，吻合口周围肉芽生成及粘连等并发症发生率降低。

第二节 鼻源性眶内并发症

鼻窦与眼眶关系密切，眼眶2/3为鼻窦骨壁，约有60%~80%眶内并发症起源于鼻窦。额窦与筛窦最易引起眼眶并发症。前组鼻窦如额窦、前筛房与上颌窦骨壁组成眼眶的顶、内壁以及底部。后组筛窦如蝶窦与后筛房与眶内壁的后1/2有密切关系。各窦与眶壁紧密相接，且有直接相通的孔道，如筛骨眶板、额窦底壁、上颌窦顶壁、蝶窦前壁及侧壁都有天然小孔，有血管穿越其间。

鼻窦的静脉回流，均经过眼眶内血管流向静脉丛，如额窦静脉支穿过骨壁而入眼上静脉。上颌窦静脉亦穿过骨壁进入眼上静脉。蝶窦静脉亦流入眼上静脉或经鼻后静脉而进入蝶腭静脉翼丛。因上述解剖上的密切关系，前组鼻窦炎症常引起眼眶骨膜炎和脓肿，发生“眼眶综合征”，即眼睑水肿、球结膜水肿、眼球移位和运动障碍。后组鼻窦炎亦可引起眼眶骨膜下脓肿，但较常见的并发症为球后视神经炎、视神经萎缩和眼肌麻痹。

鼻源性眶内并发症可发生于任何年龄，但在儿童更常见。引起眶内并发症最常见的是筛窦炎，其次是上颌窦炎和额窦炎。独立性蝶窦炎很少导致眶内并发症。鼻源性眶内并发症的主要原因有：①解剖上，鼻腔与眶相邻，眶内侧与筛窦及蝶窦相邻，上方与额窦相接，下方毗邻上颌窦，且彼此之间相隔的骨板较薄；②经鼻腔、鼻窦与眼眶之间有无静脉瓣的丰富的静脉网；③药物治疗不充分，导致病情迁延；④鼻窦手术损伤或创伤泪嵴相关眶壁未及时处理；⑤机体免疫力降低。

鼻源性眶内并发症的临床类型：①眶周蜂窝织炎；②眶内蜂窝织炎；③眶壁骨膜下脓肿；④眶内脓肿；⑤球后视神经炎。此外，若炎症沿眶内静脉向后扩散，则可引起海绵窦和脑膜炎。有文献通过对比近50年鼻源性眶并发症的发病率、诊断和治疗，发现眶周蜂窝织炎最常见，其次为眶壁骨膜下脓肿；前30年需要手术治疗鼻源性眶内并发症的手术方式中80%为鼻外进路，近20年中60%为鼻内镜手术，30%为鼻内镜联合鼻外进路。

【临床表现】

1. 眶周蜂窝织炎 又称眶骨壁骨炎和眶骨壁骨膜炎，是最常见的眶并发症。眶边缘的骨膜向后延伸入眶形成眶隔，向前延伸进入睑板。眶隔是阻止感染从隔前间隙向眶内扩散的屏障，眶周蜂窝织炎炎症局限于隔前间隙，首发症状是眼睑水肿和轻压痛，肿胀组织与骨壁固定，不易推动，因并未累及眶内软组织，无眼球运动受限、眼球突出及移位、视力减退等症状。

2. 眶壁骨膜下脓肿 发生在与鼻窦相邻的骨壁。鼻窦炎感染眶骨壁，首先引起骨壁血栓性静脉炎，继而引起骨膜炎和死骨，最后形成骨膜下脓肿。眼球运动和视力在初期不受影响，但随着感染进展，会出现眼球运动受限、视力减退以及球结膜水肿等。前组鼻窦炎引起者还可表现为眼睑充血、肿胀。蝶窦炎引起者可累及眶上裂及视神经孔，损伤视神经和经过眶上裂的神经血管，出现眶周皮肤感觉障碍、上睑下垂、眼球运动受限、复视甚至失明等症状，称为眶尖综合征。

眶壁骨膜下脓肿往往有明显的全身感染症状，若治疗不及时，脓肿可穿透骨膜扩散至眶内引起眶内蜂窝织炎，或者向前穿透眶隔膜自眼睑破溃、脓液引流而病情缓解。

3. 眶内蜂窝织炎 眶内容物出现弥漫性水肿和炎症而无脓肿形成。可有不同程度的眼球运动受限、眼球突出移位、视力受损和球结膜水肿等症状，如果治疗不积极，蜂窝织炎可进一步发展形成眶内脓肿并致盲。

4. 眶内脓肿 脓肿的发生可为眶蜂窝织炎进一步发展的结果，也可能是眶壁骨膜下脓肿的扩散。临床上主要表现为眼球明显突出，呈轴向性，压之不能退缩，眼球运动受限、视力锐减、球结膜水肿、眶深部剧痛。此病全身症状较重，可伴有高热、恶心、头痛、眼眶疼和白细胞显著增多。炎症若侵入眼球，则发生全眼球炎，导致视力丧失。

5. 球后视神经炎 由于蝶窦和后组筛窦外侧壁参与构成眶尖内侧壁和视神经管内侧壁，此壁菲薄，蝶窦或后组筛窦的炎性病变可累及或压迫视神经，引发视神经水肿，引起急性的球后端或管段的视神经炎。临床表现为视力急剧减退，甚至失明，眼球运动时有牵引痛或眶深部痛。

【诊断】

在急慢性鼻窦感染的基础上，依据上述症状和体征以及眼眶部症状和体征，不难做出诊断。为了明确病变部位及其与眼眶和颅脑的解剖关系，需进行鼻窦冠状位及轴位 CT 扫描，在约 80% 以上的病例，CT 扫描能准确地对眶内并发症进行分类。在区分眶壁骨膜下脓肿与眶内脓肿时，CT 是最好的检查方法。磁共振(MRI)在怀疑存在颅内病变时有重要价值。小儿急性筛窦炎所致的眶内并发症需与急性泪囊炎鉴别。此外，上述眶内并发症可相互转化，应以眼球突出和视力下降的程度作为判断病情轻重的重要依据。

【治疗】

鼻源性眶内并发症的治疗原则主要是在控制感染的同时，积极处理鼻窦感染。Eufinger 等分析了 36 例鼻源性并发症的手术治疗，发现年轻患者发病较重，通常需要立即行手术引流并去除病因治疗。

1. 眶周蜂窝织炎和眶内蜂窝织炎应用足量抗生素结合鼻窦通气引流一般都可取得很好的效果，一旦急性鼻窦炎得到迅速缓解，本并发症即可随之消退。极少情况下会出现眼睑脓肿，一旦出现需切开引流。儿童眼窝蜂窝织炎手术适应证主要包括全组鼻窦炎、脓肿明显形成、并发颅内受累、初始治疗反应差。对于没有眼眶脓肿、脓肿较小的儿童，由于他们往往由单一的微生物感染，单纯药物治疗效果良好，这对小于 1 岁的儿童尤其重要，因为内窥镜手术操作比较困难。

2. 眶壁骨膜下脓肿一旦形成即应切开引流，对前眶部骨膜下脓肿，应及时切开引流，在眼眶内上方作一切口，分离骨膜，引流脓液，如发现死骨，应予取出，在伤口内置一引流条，急性炎症消退后做鼻窦的根治手术，在发病早期及早进行感染鼻窦的引流手术，可以抑制病情发展。同时加强全身抗感染治疗。亦有学者报道通过超声引导细针穿刺眶壁骨膜下脓肿取得较好疗效(图 2-29-5)。

3. 眶内脓肿应在施行鼻窦手术的同时，广泛切开眶骨膜，使创口向外暴露便于引流，同时全身抗感染治疗，必要时需请眼科医生协同处理。

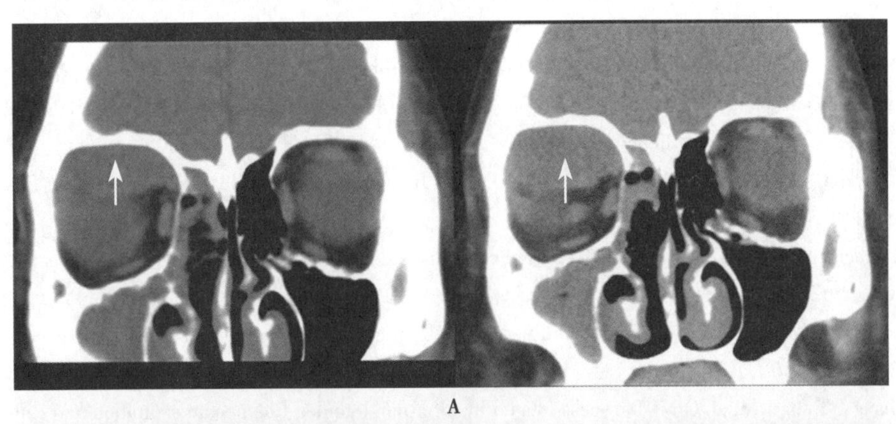

A

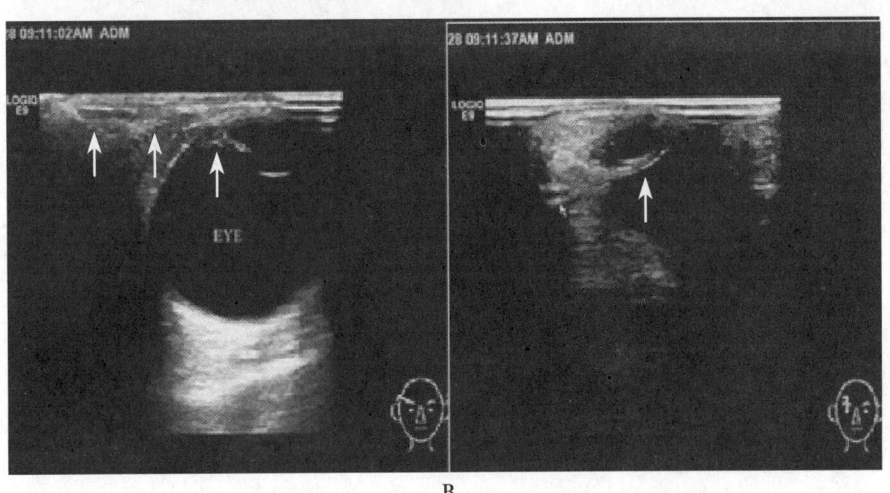

B

图 2-29-5 超声引导下细针穿刺眶壁骨膜下脓肿

A：右侧眶壁骨膜下脓肿(白色箭头)；B：超声引导下脓肿穿刺部位(白色箭头)。

4. 球后视神经炎应及时给予肾上腺皮质激素静脉滴注,以减轻视神经水肿,抗生素控制炎症发展,同时鼻腔滴用黏膜血管收缩剂,以促使改善鼻窦通气引流,静脉或口服营养神经药。应及早行蝶窦和筛窦开放术,术后不填塞鼻腔便于引流;重者同时行视神经减压术,以控制感染和减轻视神经水肿,促进视神经功能恢复。

上述眶内并发症可相互转化,眼球突出和视力下降程度可以作为评估病情的依据。由鼻窦炎引起的眼眶感染可导致视力下降,甚至向颅内扩散导致死亡。急性期眼部表现可预测眶内并发症的分期及预后。眼科医生、耳鼻喉科医生和神经外科医生之间的合作会诊非常必要,影像学对于确定病变的范围及其与周围结构的关系、疾病的初步诊断以及多学科治疗至关重要。

(朱冬冬 宋西成)

参考文献

[1] 韩德民. 鼻内镜外科学[M]. 2版. 北京:人民卫生出版社,2012.

[2] 孔维佳,韩德民. 耳鼻咽喉头颈外科学[M]. 2版. 北京:人民卫生出版社,2014.

[3] 田勇泉. 耳鼻咽喉头颈外科学[M]. 8版. 北京:人民卫生出版社,2013.

[4] Wong WK, Dean S, Nair S. Comparison between Endoscopic and External Dacryocystorhinostomy by Using the Lacrimal Symptom Questionnaire: A Pilot Study[J]. Am J Rhinol Allergy, 2018, 32(1):46-51.

[5] Jawaheer L, MacEwen CJ, Anijeet D. Endonasal versus external dacryocystorhinostomy for nasolacrimal duct obstruction[J]. Cochrane Database Syst Rev, 2017, 2: CD007097.

[6] Grob SR, Campbell A, Lefebvre DR, et al. External Versus Endoscopic Endonasal Dacryocystorhinostomy[J]. Int Ophthalmol Clin, 2015, 55(4):51-62.

[7] Kim DH, Kim SI, Jin HJ, et al. The Clinical Efficacy of Silicone Stents for Endoscopic Dacryocystorhinostomy: A Meta-Analysis [J]. Clin Exp Otorhinolaryngol, 2018, 11(3):151-157.

[8] Rajak SN, Psaltis AJ. Anatomical considerations in endoscopic lacrimal surgery[J]. Ann Anat, 2019, 224:28-32.

[9] Penttilä E, Smirnov G, Tuomilehto H, et al. Endoscopic dacryocystorhinostomy as treatment for lower lacrimal pathway obstructions in adults: Review article[J]. Allergy & Rhinology, 2015, 6(1):12-19.

[10] Chrobok V, Pellant A, Mandysova P, et al. Rhinogenic Orbital Inflammation-What Has Changed over the Past 50 Years? [J]. Acta Medica. 2019, 62(3):94-98.

[11] Eufinger H, Machtens E. Purulent pansinusitis, orbital cellulitis and rhinogenic intracranial complications[J]. J Craniomaxillofac Surg, 2001, 29(2):111-117.

[12] Yang M, Quah BL, Seah LL, et al. Orbital cellulitis in children-medical treatment versus surgical management[J]. Orbit, 2009, 28(2-3):124-136.

[13] Wang Y, Zhang J, Dong L, et al. Orbital abscess treated by ultrasound-guided fine needle aspiration and catheter drainage[J]. Medicine, 2019; 98:39(e17365).

[14] Chang YS, Chen PL, Hung JH, et al. Orbital complications of paranasal sinusitis in Taiwan, 1988 through 2015: Acute ophthalmological manifestations, diagnosis, and management[J]. PLoS One, 2017, 12(10):e0184477.

[15] Samil KS, Yasar C, Ercan A, et al. Nasal Cavity and Paranasal Sinus Diseases Affecting Orbit[J]. J Craniofac Surg, 2015, 26(4):e348-351.

第三十章　先天性甲状舌管囊肿及瘘管

甲状舌管囊肿（thyroglossal duct cyst，TGDC）是上颈部中线附近最常见的包块类型，该病可以发生在甲状舌管走行的任何部位，但最常见的部位还是临近中线区域的舌骨及甲舌膜附近，很少发生在颈侧区域。

【病因】

掌握甲舌囊肿的病因，需要了解甲状腺的胚胎发育经过。甲状腺的原基是从咽底（成人的舌盲孔）处向下凸出，此后甲状腺逐渐循颈部中线向下移行，从而在其移行的轨迹上形成甲状舌管，甲状舌管在发育过程中逐渐退化被吸收，如果甲状舌管未被吸收或者其移行轨迹中残留上皮则可能发生甲状舌管囊肿及瘘管。因此注意此病标准称谓是“甲状舌管囊肿”，简称“甲舌囊肿”，此处的“舌”并非“舌骨”，而是“舌管”，理解该病的名称也就能了解该病的发生机制。

【发病机制】

甲状舌管移行的任何部位均可以发生甲舌囊肿（图 3-30-1）。

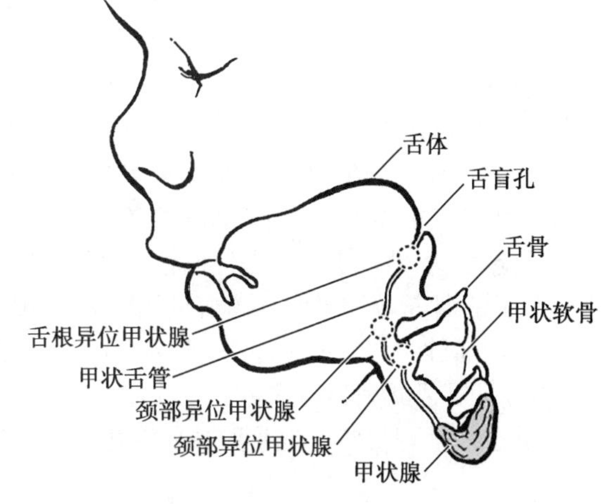

图 3-30-1　甲舌囊肿

只要有残留的甲状舌管上皮均有可能发生囊性变，囊肿继发感染可能会导致皮肤瘘口从而形成继发性甲状舌管瘘管；亦有少数患者的甲状舌管上端与舌盲孔相通连形成内瘘口。

【临床表现】

1. **颈部无痛性包块**　一般是无意中发现颈前中线部位包块，85%的包块位于甲舌膜位置，无明显症状。如果继发感染则可以导致迅速增大，出现疼痛，皮肤红肿等症状。无感染的甲舌囊肿多成半圆形，触诊成囊性，表面光滑，与皮肤无粘连；穿刺可以抽出液体，但有时由于囊液过于黏稠可能无法抽出。借助超声检查可以明确包块内为囊性或者囊实性；颈部 CT 检查可以明确囊肿与周围组织结构的解剖关系；MRI 检查还能提供囊肿内容物的特性。另外甲状腺核素显像可以排除异位甲状腺；如果没有甲状腺核素显像则必须进行甲状腺常规检查，明确常规甲状腺位置是否有甲状腺组织。

2. **颈部包块合并瘘管**　多由于甲舌囊肿继发感染后破溃或切开后皮肤不愈合形成。皮肤瘘口多位于颈部中线附近，其内可以有囊液或脓液外溢。

3. **咽部异物感、构音不清**　由于少数甲舌囊肿可以发生于舌根部，依据肿物的大小可以出现咽部异物感、构音不清（患者说话时可以出现“口若含物”声）等症状，极端情况亦可能出现上呼吸道梗阻症状。喉镜检查可以发现舌根囊性新生物。

【实验室检查】

除非感染，一般甲舌囊肿无特殊实验室检查异常。如果发生感染则会出现白细胞升高等感染指标异常。极少数情况下甲舌囊肿会恶变,其甲状腺球蛋白水平可能会升高,也可以此指标来检测治疗效果。

【诊断和鉴别诊断】

1. **诊断依据** 依据颈前中线附近无痛性包块,查体表面基本光滑,成囊性;影像学检查提示肿物为囊性,排除异位甲状腺后基本可以明确为甲舌囊肿。

2. **鉴别诊断**

(1) 异位甲状腺:借助甲状腺核素显像以及甲状腺 B 超等可以排除,如果包块影像学检查提示为实性组织时,尤其需要行常规甲状腺检查。

(2) 鳃裂囊肿:鳃裂囊肿亦为先天性囊肿之一,但一般位于颈侧。

(3) 甲状舌管癌:甲状舌管囊肿可以发生恶变,称为甲状舌管癌,十分少见(<1%),多是由于残留的甲状腺上皮组织发生癌变而来,病理类型包括:乳头状腺癌(最常见)、滤泡状腺癌、混合性腺癌、鳞癌等。B 超检查如果提示囊肿内有钙化则要考虑癌变可能。

(4) 舌下腺囊肿:舌下腺囊肿口外型,临床表现和甲舌囊肿有相似之处,但质地更柔软,穿刺抽出内容物为黏稠液体。

【病情评估】

评估需要依据症状、体征、实验室检查以及影像学检查等多种手段,综合分析。需要评估包块的性质,位置,大小,成分构成等,评估甲状腺位置也是非常重要的,这样才能有效避免误将异位甲状腺切除。

【临床处理】

甲舌囊肿一经确诊均需要手术切除。感染期不宜手术,但若颈前瘘管长期迁延不愈,亦可以考虑手术切除。

经典的甲舌囊肿切除手术称为"Sistrunk"手术,切除范围包括囊肿、舌骨中段以及舌根的一部分。该术式复发率低,主要原因是依据甲舌囊肿的发生机制,较大程度切除了残留的甲状舌管。

1. **体位及麻醉** 仰卧垫肩头后仰体位,可在全麻或局麻下施行手术。

2. **切口** 一般采用沿皮纹的颈部横切口,如果无明显皮纹则以最隆起处横行切口;如有瘘管,则可在瘘管周围作梭形切口。掀颈阔肌皮瓣,上方过舌骨,下方过肿物下缘。

3. **分离** 仔细分离双侧带状肌,暴露肿物,一般从粘连最轻的位置开始分离,往往其下方为粘连最轻的位置。如果有粘连则可连带部分粘连组织一并分离。

4. **处理舌骨** 将舌骨中段上下附着的颈前带状肌切断,骨剪切断舌骨中段。将中段舌骨及囊肿一并向上追踪。舌骨断端如果明显渗血可用电刀、骨蜡等妥善止血。

5. **切除囊肿** 继续向上追踪,直至舌盲孔处,此时可结扎并切断甲状舌管。必要时可以助手经口将舌根向前顶压,帮助完整切除。

6. **缝合** 生理盐水冲洗术腔并妥善止血后可以逐层关闭术腔,术腔可放置引流条或引流管。

(李五一)

参考文献

[1] Tanitame K, Konishi H. Thyroglossal Duct Cyst[J]. The New England journal of medicine, 2019, 380(26): 2563.

[2] Ng A C W, Yuen H W, Huang X Y. Atypical thyroglossal duct cyst with intra-laryngeal and para-glottic extension[J]. American Journal of Otolaryngology, 2019, 40(4): 601-604.

[3] Chang K V, Wu W T, Ozcakar L. Thyroglossal duct cyst: dynamic ultrasound evaluation and sonoanatomy revisited[J]. Medical ultrasonography, 2019, 21(1): 99-100.

[4] Liaw J, Cochran E, Wilson M N. Primary Papillary Thyroid Cancer of a Thyroglossal Duct Cyst[J]. Ear Nose & Throat Journal, 2019, 98(3): 136-138.

[5] Hsiao J H, Chao W C, Lee Y C. Infected Lingual Thyroglossal Duct Cyst Mimicking Supraglottitis[J]. The Journal of Craniofacial Surgery, 2019, 30(4): e380-e382.

[6] Hoque R, Bliwise D L. Large posterior lingual thyroglossal duct cyst pneumatically splinted with auto-continuous positive airway pressure at low pressures[J]. Sleep Medicine, 2019, 54: 113-115.

[7] Turhan M, Bostanci A. Robotic resection of lingual thyroglossal duct cyst in an infant[J]. Journal of Robotic Surgery, 2019, 13(2): 331-334.

第三十一章 先天性颈侧瘘管及囊肿

先天性颈侧瘘管及囊肿(congenital lateral cervical fistula and cyst)包含来源于第一鳃裂的耳颈瘘管及囊肿(auriculocervical fistula and cyst)和第二、三、四鳃裂的瘘管及囊肿。鳃源性瘘管及囊肿(branchial fistula and cyst)起源于各鳃裂,外瘘口绝大多数位于颈侧,故又称颈侧瘘管、囊肿。恶变者罕见,称为鳃源性癌(branchiogenic carcinoma)。

【病因】

先天性颈侧瘘管及囊肿病因目前尚未阐明,主流病因学说包括:①鳃膜破裂;②颈窦存留;③鳃器发育异常;④鳃沟闭合不全;⑤鳃器上皮细胞残留;⑥遗传因素。几种主要学说如下:

1. **鳃沟闭合不全及闭膜破裂** 因为第二鳃沟较深,且在胚胎期持续时间较长,故介于鳃沟与咽囊之间的闭膜破裂机会较多。鳃沟的外胚层上皮形成颈鳃瘘管通向皮外,咽囊的内胚层上皮形成咽鳃瘘管通向咽内,两者相通则形成完全性瘘管,或形成不完全外瘘管或内瘘管;如内、外不通则形成囊肿。

2. **颈窦存留或未闭** 在人胚鳃器发育过程中,若颈窦未闭锁消失或鳃盖与颈窦口边缘愈合不完全,均可形成颈侧瘘管或囊肿。若颈窦表面闭合不全,则形成不完全性外瘘口;若颈窦表面闭合,闭膜破裂,则形成不完全性内瘘口;若二者同时存在则形成完全性瘘管;若颈窦闭锁消失,而窦腔持续存在,则形成鳃裂囊肿。

3. **胸腺咽管残留** 这种学说因为颈侧瘘管的外口多位于胸锁乳突肌前缘而认为第二、三鳃裂瘘管的形成与第三咽囊(鳃器的一种)形成的胸腺咽管密切相关,认为是其移行所致。但由于过分强调瘘管开口的重要性,没有得到广泛的认可。

【发病机制】

人胚发育第4周时,中胚层增殖形成5~6对弓形隆起状鳃弓,外胚层中每两个鳃弓之间又构成鳃沟,内胚层中每两个鳃弓之间形成咽囊。此后,各鳃弓、鳃沟、咽囊逐渐构成颜面部器官及结构。目前较多学者认同鳃裂瘘管与囊肿的发生与上述各结构的异常穿破、闭合不完全相关。

【临床表现】

可伴有如下症状(发生率由高至低):①颈部肿块逐渐增大;②症状出现前曾有上呼吸道感染史;③瘘口或窦道周围出现分泌物;④局部疼痛;⑤间歇性肿胀;⑥囊肿迅速扩大;⑦吞咽困难;⑧咽部异味;⑨发热;⑩吞咽牵拉感。可伴有招风耳、先天性耳前瘘管、耳前副耳等多种畸形。

约90%的先天性颈侧瘘管及囊肿内衬复层鳞状上皮,可伴有角化。内含皮脂腺、汗腺,部分囊肿可内衬假复层柱状上皮。纤维囊壁内含有大量淋巴样组织,第一鳃裂囊肿的囊壁可不含。按解剖关系分为四型,即第一、二、三、四鳃裂瘘管及囊肿:

1. **第一鳃裂瘘管及囊肿** 第一鳃裂瘘管又称耳颈瘘管,瘘管在咽鼓管的下面、腭帆张肌的后面、颈动脉或茎突咽肌的前面走行,其走行与面神经、后组脑神经及颈内动、静脉关系密切,按照开口部位 Belenky

等(1980)将其分为2型:

(1) Ⅰ型:颈侧开口于乳突尖前下方,少数位于耳后或下颌骨升支后方,内连外耳道或深及咽鼓管的下面,管道位于面神经外侧。

(2) Ⅱ型:颈侧开口于下颌角附近,部分位于下颌下缘与舌骨之间,内连外耳道或深及咽鼓管的下面,管道可位于面神经内、外侧,或穿行于面神经各分支间。

2. **第二鳃裂瘘管及囊肿** 皮肤开口位于胸锁乳突肌前缘中下1/3,穿颈阔肌深部,沿颈动脉鞘上行,于颈内、颈外动脉间,经舌下、舌咽神经与茎突咽肌浅面,在茎突舌骨韧带与二腹肌后腹下、舌骨后缘上,内达扁桃体窝。

3. **第三鳃裂瘘管及囊肿** 皮肤开口位置同第二鳃裂瘘管,瘘管位于颈阔肌深部,沿颈动脉鞘上行,沿迷走神经走行,越过舌下神经,在舌咽神经或茎突咽肌之下,绕过颈内动脉后侧与深侧,穿过舌骨与喉上神经间的甲状舌骨膜,终止于梨状窝内口。

4. **第四鳃裂瘘管及囊肿** 多为窦道,鲜有瘘管。外口位置约同第二、三鳃裂瘘管,内口多位于上段食管。由外至内由胸锁乳突肌前缘上行绕过舌下神经,再下行至颈总动脉后方,再绕过锁骨下动脉(右)或主动脉弓(左),于甲状腺后方平行于喉返神经沿气管食管沟上行,到达内口。

【辅助检查】

1. **影像学检查** 颈部B超、X线、CT,其中食管钡餐、CT碘剂造影对疾病的检查最有意义。

2. 经外瘘口探针探查、囊肿穿刺检查。

【诊断和鉴别诊断】

1. **诊断依据** 详细询问病史及症状,结合B超、CT等辅助检查判断病变范围及走向,排除其他颈部肿物。根据病理结果确诊。

2. **鉴别诊断**

(1) 第一鳃裂瘘管及囊肿:开口于耳垂前、后或下颌角附近的皮肤瘘口,若伴有溢液、流脓,且耳内镜可见外耳道内瘘口,多可确诊第一鳃裂瘘管及囊肿;需与淋巴结核、慢性中耳乳突炎及涎腺恶性肿瘤相鉴别。

(2) 第二、三、四鳃裂瘘管及囊肿:首先根据开口位置及瘘口渗液情况行初步诊断,多开口于胸锁乳突肌前缘中、下1/3交界处(第四鳃裂瘘管少见),内瘘口分别位于扁桃体窝、梨状窝及食管上段,可辅助B超、CT、穿刺、钡餐造影等检查明确诊断。需与囊状淋巴管瘤、甲状腺炎、血管瘤、表皮样囊肿、恶性肿瘤囊性变、颈动脉体瘤、迷走甲状腺、神经纤维瘤、动脉瘤、脂肪瘤、副胸腺等相鉴别。

【病情评估】

根据患者有无发热、局部疼痛、溢液评估患者是否处于感染期,从而行相应治疗。

【临床处理】

鳃裂囊肿及瘘管的治疗以手术治疗为主,手术切除是唯一有效的根治方法。

1. **手术治疗**

(1) 手术原则:彻底切除病变组织,不伤及正常结构。

(2) 手术适应证:①反复出现感染;②非急性感染期;③病变范围及走形明确。

(3) 基本步骤:①一般全身麻醉;②于术前1小时左右注入亚甲蓝、甲紫液等标记溶液,亦可注入快速硬化聚合物,有利于追踪、解剖瘘管;③根据鳃裂瘘管的种类及范围选择合适的切口,其中第一鳃裂瘘管多采取纵行切口,而第二、三、四鳃裂瘘管则可采取阶梯式横切口,通常为2~3个阶梯,由下至上分别为颈侧瘘口周围的横向短切口、平舌骨与颈侧瘘口连线中点的水平切口,以及舌骨上方直达咽壁的水平切口;④分离瘘管或囊肿,解剖周围肌肉、血管、神经;⑤碘伏生理盐水反复冲洗术腔,分层间断缝合,内置细长引流自颈侧切口引出;⑥术后予以抗感染治疗,24小时后拔除引流条,术后第7~8天拆线。

1) 第一鳃裂瘘管及囊肿:所有患者均在全麻下手术,鳃裂囊肿患者沿囊肿壁分离,接近外耳道底壁处切除囊肿,或切除大部分囊肿后吸除干净残余囊肿内豆渣样物,暴露囊肿内上皮组织,显微镜下剥离残余囊肿内的上皮组织或剪除残余囊肿内的上皮组织。鳃裂瘘管患者梭形切除包括外瘘口在内的瘢痕组织，暴露瘘管，瘘管不清楚的在胸锁乳突肌前方、腮腺后方和外耳道下方组成的三角内寻找，找到瘘管后切开，见瘘管内有脓性分泌物及豆渣样物，吸除干净后暴露瘘管内上皮组织，瘘管腔多为不规则形状，显微镜下剥离瘘管内的上皮组织或剪除瘘管内的上皮组织，视野较差情况下需剪开瘘管。切除外耳道底壁或前壁内瘘口周围部分皮肤和软骨后缝合。若瘘管进入腮腺组织内，则需将腮腺组织牵开后将瘘管上皮组织剥离。合并先天性外耳道狭窄同时行外耳道成形术。最后用生理盐水冲洗术腔，缝合切口。

2）第二鳃裂瘘管及囊肿：第二鳃裂来源的瘘管或窦道外口位于颏下、颌下至上颈部之间，盲段可止于胸锁乳突肌上 1/3 处深面。术前注入亚甲蓝便于示踪。采用梯形切口于外瘘口周围行第一横的菱形切口，沿着瘘管分离至最上处接近舌骨水平时再行第二横切口，分离瘘管并从第二切口拉出，再继续向上分离，瘘管通常在二腹肌后腹之下，手术深达腭扁桃体上部，与此同时，行同侧腭扁桃体切除，按常规术式摘除腭扁桃体后分离瘘管，于腭扁桃体窝上部拉出瘘管完整切除。缝合扁桃体窝组织及皮肤切口。术腔放置引流，术后颈部加压包扎。

3）第三鳃裂瘘管及囊肿：用钝性针头插入外瘘口，注入少量亚甲蓝便于术中追踪。在外瘘口或切开引流处周围的皮肤处作一横向的梭形、菱形或椭圆形切口，翻起颈阔肌皮瓣。沿胸锁乳突肌前缘钝性分离瘘管及其表面皮肤，探查并解剖瘘管与颈动脉鞘各结构。若患者瘘管与同侧甲状腺腺体或上极粘连，则行甲状腺腺叶部分切除。沿瘘管向上追踪，切断附着于甲状软骨板后缘的咽缩肌，显露梨状窝，在梨状窝前外侧壁的下咽缩肌组织内仔细分离寻找瘘管内口，将其切断并行内翻缝合。如甲状软骨板影响操作，可剥离甲状软骨上角后截除部分甲状软骨板，注意勿伤及位于甲状软骨上角附近的喉上动脉及喉上神经。继续追踪至内瘘口，沿内瘘口周缘截断瘘管，参照梨状窝肿瘤手术方式，梨状窝创口丝线间断内翻缝合，按照下咽手术步骤逐层加固缝合，置负压引流管。术后给予鼻饲饮食 7~10 天。此外，最近较多研究指出，支撑喉镜下辅助激光或等离子刀行内瘘口封闭可有效治疗第三鳃裂不完全性内瘘管，有些单位已将其列为治疗第三鳃裂瘘的常规术式。

4）第四鳃裂瘘管及囊肿：该型患者颈部多无外瘘口，但由于脓肿反复切开引流可形成假瘘口。全麻下取颈部弧形切口或胸锁乳突肌前半“H”形切口，沿瘘管分离，解剖至气管食管沟，显露喉返神经并予以保护。沿气管食管沟向上检查咽侧壁直至喉上神经入喉处附近，向下检查颈段食管周围，寻找内瘘口。有内瘘口者，对瘘管进行结扎切断、内翻荷包缝合。若病变与甲状腺粘连或穿经甲状腺，做甲状腺腺叶部分切除。若术区瘢痕严重，难以辨认瘘管走行，则行上至二腹肌的Ⅱ、Ⅲ、Ⅳ及Ⅵ区颈清扫术，将瘢痕、炎性肉芽、粘连淋巴组织和病变组织整块切除。

复发性颈侧瘘管及囊肿的治疗：该类病变多由于反复感染、切开引流致窦道无法明确解剖，此时，选择性颈清扫术的运用可有效降低术后的复发率。术中多行Ⅱ、Ⅲ、Ⅳ区颈清扫术，第三、四鳃裂瘘管或囊肿中，病变可能累及甲状腺，需行Ⅵ区颈清扫术。采用选择性颈清扫术有如下优点：①视野大，暴露充分；②术中先解剖颈动脉鞘，保护颈动、静脉及迷走神经等，再将瘘管连同瘢痕、肉芽组织一并切除；③处理鳃裂瘘管内口方便、简单，有利于防止瘘管复发和咽瘘的发生；④虽然该术式创面稍大，但出血量少，并发症少，且复发率低。

手术关键：术前经影像学检查明确瘘管走行或囊肿范围，术中根据示踪剂、探针探查等手段追寻内瘘口，对内瘘口进行结扎切断、内翻荷包缝合可能有效防止复发。

该病手术一般可较为彻底地清除病变，复发率较低。

2. 非手术治疗　可采用各种腐蚀性药物如碘酒、发烟硝酸、高浓度三氯醋酸等烧灼或点灼瘘管试图封闭瘘管；或行造影剂反复灌注，盐酸奎宁、25% 水杨酸钠溶液反复冲洗瘘管以达到封闭瘘管的作用。治疗效果不稳定，有损伤周围血管、神经的风险，多用于不宜手术治疗的患者。

（李进让）

参考文献

[1] 黄选兆，汪吉宝，孔维佳. 实用耳鼻咽喉科学[M]. 2 版. 北京：人民卫生出版社，2008.

[2] 韩东一. 高级卫生专业技术资格考试指导用书：耳鼻咽喉头颈外科学高级教程[M]. 北京：中华医学电子音像出版

社,2016.

[3] 钟贞,赵恩民,刘玉和,等. 先天性第一鳃裂畸形的诊治和分类[J]. 临床耳鼻咽喉头颈外科杂志,2013,27(13):691-694.

[4] 罗五根,金雪玲,张剑. 第一鳃裂囊肿及瘘管的手术治疗[J]. 中国耳鼻咽喉头颈外科,2018,25(10):567-568.

[5] 马兵良,谢招犇,徐珏,等. 先天性第二鳃裂瘘管临床特点及其显微手术治疗的预后分析[J]. 广东医学,2016,37(14):2136-2138.

[6] 李碧澜,樊建刚,何刚. 感染性第三鳃裂瘘管的手术时机选择及治疗分析[J]. 中国耳鼻咽喉颅底外科杂志,2017,23(05):473-475.

[7] 李万鹏,徐宏鸣,赵利敏,等. 儿童先天性梨状窝瘘的内镜治疗进展[J]. 中华耳鼻咽喉头颈外科杂志,2017,12(19):952-955.

[8] 朱霆,华清泉. 第四鳃裂畸形的诊断和手术治疗[J]. 临床耳鼻咽喉头颈外科杂志,2011,22(10):1027-1029.

[9] 柯赛雄,李仁济. 选择性颈清扫术在复发性第二三鳃裂瘘管术中的应用[J]. 临床耳鼻咽喉科杂志,2005,4(17):183-183.

[10] 张勇,李益飞,程友,等. 双内瘘口型不完全性第三鳃裂瘘诊治分析并文献复习[J]. 山东大学耳鼻喉眼学报,2017,6(4):98-100.

[11] 袁永一,张国正,黄德亮,等. 复发性先天性颈侧瘘管及囊肿治疗方式的回顾性分析[J]. 临床耳鼻咽喉头颈外科杂志,2011,24(12):1108-1110.

[12] Shinn JR, Purcell PL, Horn DL, et al. First branchial cleft anomalies: otologic manifestations and treatment outcomes[J]. Otolaryngol Head Neck Surg, 2015, 152(3):506-512.

[13] Lee DH, Yoon TM, Lee JK, et al. Clinical Study of Second Branchial Cleft Anomalies[J]. J Craniofac Surg, 2018, 29(6):e557-e560.

[14] Nicoucar K, Giger R, Jaecklin T, et al. Management of congenital third branchial arch anomalies: a systematic review[J]. Otolaryngol Head Neck Surg, 2010, 142(1):21-28.

[15] Liston SL. Fourth branchial fistula[J]. Otolaryngol Head Neck Surg, 1981, 89(4):520-522.

[16] Li L, Liu J, Lv D. The utilization of selective neck dissection in the treatment of recurrent branchial cleft anomalies[J]. Medicine(Baltimore), 2019, 98(33):e16799.

[17] Blackwell KE, Calcaterra TC. Functional neck dissection for treatment of recurrent branchial remnants[J]. Arch Otolaryngol Head Neck Surg, 1994, 120(4):417-421.

第三十二章 咽 喉 炎

第一节 急性咽炎

急性咽炎(acute pharyngitis or acute oropharyngitis)主要为急性感染性咽炎,即咽黏膜、黏膜下组织及其淋巴组织的急性感染性炎症,常为上呼吸道感染的一部分。

【病因】

可由病毒感染引起,以柯萨奇病毒、腺病毒、副流感病毒多见,鼻病毒及流感病毒次之。也可由细菌感染引起,主要以链球菌、葡萄球菌和肺炎双球菌为主。其中,以 A 组乙型链球菌引起者症状较重,并容易引起全身并发症。部分病例存在病毒、细菌和其他病原体混合感染,过度疲劳、免疫低下及与感染源密切接触均为本病的诱因。

【病理】

病理表现为咽黏膜充血、浆液渗出、黏膜上皮及黏膜下水肿,可有白细胞浸润、黏液腺分泌亢进。由于淋巴细胞的增生积聚,使淋巴滤泡肿大。病情较重者,主要为 A 组乙型溶血性链球菌感染,可有化脓,黏膜表面有白色点状渗出物。

【临床表现】

起病较急,初起时咽部干燥、灼热、咽痛,空咽时咽痛明显并可向耳部放射。全身症状的轻重与年龄、机体免疫力及病原体毒力有关。一般情况下,全身症状较轻或不明显;严重者表现为发热、头痛、食欲缺乏和四肢酸痛等。全身症状较轻且无并发症的患者,一般病程在 1 周左右。

查体可见口咽部黏膜呈急性弥漫性充血,腭弓、悬雍垂水肿,咽后壁淋巴滤泡增生和咽侧索红肿。毒力较强的细菌感染者,咽后壁淋巴滤泡中央可出现黄色点状渗出物。颌下淋巴结可有肿大并有压痛。

血常规检查:如为病毒感染,白细胞总数可正常,但淋巴细胞分类多增高;细菌感染者白细胞总数可增高,并有中性粒细胞比例或绝对值升高。

【诊断】

根据病史、症状及局部检查所见,可做出诊断。怀疑细菌感染时可进行咽部细菌培养。注意与急性传染病(如麻疹、猩红热、水痘、百日咳等)的前驱症状或伴发症状相鉴别,在儿童患者尤为重要。在口腔、咽部、扁桃体出现溃疡、假膜时,应注意与血液病性咽峡炎、风湿免疫疾病及咽部特殊感染(艾滋病、梅毒等)相鉴别。

【并发症】

并发症可引起中耳炎、鼻窦炎、扁桃体炎、喉炎、气管支气管炎及肺炎。如若致病菌及其毒素侵入血液循环,则可引起急性肾炎、风湿热及败血症等全身并发症。

【治疗】

1. **局部治疗** 对全身症状较轻或无全身症状者,可采用局部治疗。复方硼砂溶液含漱、碘含片(如华素片等)含服,或用有消肿止痛、清咽利喉的中成药物局部喷涂。

2. **全身治疗** 对感染较重、全身症状明显者,应多休息、多饮水,全身应用抗病毒药物。细菌感染者,可全身应用抗生素治疗,首选青霉素类对革兰氏阳性菌有效的药物,或根据中医辨证使用中药制剂。

第二节 慢性咽炎

慢性咽炎(chronic pharyngitis)为咽部黏膜、黏膜下及淋巴组织的慢性非特异性炎症。可独立存在,或继发于上呼吸道其他部位的炎症。本病多见于成年人,病程长,症状顽固,不易治愈。

【病因】

病因与慢性感染、变态反应、咽喉反流刺激等有关,部分患者可有多个刺激因素。

1. 慢性感染,包括病毒和细菌的慢性感染。

2. 慢性鼻-鼻窦炎、鼻咽炎、咽囊炎等可因其炎性分泌物经后鼻孔至咽后壁刺激黏膜,亦可因其使患者长期张口呼吸,引起黏膜干燥和刺激。

3. 长期刺激性食物、烟酒,或受粉尘、有害气体的刺激,均可加重相关症状。

4. **变态反应因素** 由免疫应答引起的发生于咽部黏膜的Ⅰ型变态反应性病变,可单独存在,也可作为呼吸道变态反应疾病的一部分,多种慢性病如贫血、消化不良、胃食管反流性疾病、心血管疾病、慢性下呼吸道炎症、肝肾疾病等都可引发本病。另外,内分泌紊乱、自主神经失调、维生素缺乏以及免疫功能紊乱等均与本病有关。

5. **咽喉反流因素** 由咽喉反流引起的咽部黏膜、黏膜下组织呈慢性炎症,称为慢性反流性咽炎。机制主要与胃内容物直接损伤咽喉部、食管功能障碍导致酸清除功能下降、咽喉部黏膜保护机制障碍有关。肥胖、睡眠呼吸暂停、不良生活饮食习惯等是咽喉反流的高危因素。

【病理】

咽黏膜层慢性充血,黏膜下结缔组织及淋巴组织增生,黏液腺肥大,分泌亢进。在慢性萎缩性咽炎(atrophic pharyngitis),可观察到咽部腺体和黏膜萎缩。

【临床表现】

1. **症状** 咽部可有各种不适感,如异物感、灼热感、干燥感、痒感、刺激感和轻微的疼痛等。由于咽后壁常有较黏稠的分泌物刺激,常在晨起时出现较频繁的刺激性咳嗽,严重时可引起作呕,咳嗽时常无分泌物咳出。上述症状在用嗓过度、受凉或疲劳时加重。全身症状一般均不明显。

2. **体征** 黏膜弥漫性充血,血管扩张,呈暗红色,咽后壁常有少许黏稠分泌物附着。咽后壁有较多颗粒状隆起的淋巴滤泡,可散在分布或融合成块。咽侧索也有增生肥厚。

反流性咽炎以黏膜充血、红斑最多见。此外,可合并存在声带突接触性溃疡和肉芽肿等咽喉反流的体征。

慢性萎缩性咽炎:咽黏膜干燥,萎缩变薄,色苍白,咽后壁黏膜上常有黏稠的黏液或有臭味的黄褐色痂皮。

【诊断与鉴别诊断】

诊断根据病史及检查所见,本病诊断不难,但应排除鼻、咽、喉、食管和颈部的隐匿性病变,这些部位的早期恶性病变仅有与慢性咽炎相似的症状,因此应详细询问病史、做全面仔细的检查(特别是内镜检查),以免误诊。可根据患者的潜在患病原因进行辅助检查,如24小时咽喉pH监测、过敏原检查等。

【治疗】

1. **去除病因** 戒除烟酒、改善工作和生活环境(避免粉尘及有害气体等)、积极治疗鼻-鼻窦和鼻咽部慢性炎症、治疗全身性疾病以增强抵抗力,对本病的防治甚为重要。

2. **中医中药** 中医认为慢性咽炎系阴虚火旺,虚火上扰,以致咽喉失养。治宜滋阴降火,用增液汤加减。亦可用双花、麦冬适量,加胖大海2枚,用开水泡代茶饮之。

3. **根据刺激因素治疗** 常用复方硼砂溶液(dobell solution)或含服片,如碘喉片、银黄喉片及服用金嗓利咽丸等。与变态反应有关的咽炎应避免接触变应原,避免接触各种理化强刺激。可应用抗组胺药、肥大细胞膜稳定剂改善症状。反流性咽喉炎可使用质子泵抑制药,辅助以 H_2 受体拮抗药、促动力药等治疗。

第三节 喉的急性炎症性疾病

喉的急性炎症性疾病是指与喉的特殊感染相对应,主要局限于喉黏膜和黏膜下组织的急性炎症性疾病。常见的包括:急性会厌炎,急性喉炎,小儿急性喉炎,急性喉气管支气管炎。

一、急性会厌炎

急性会厌炎(acute epiglottitis)是一种起病突然,发展迅速,容易造成上呼吸道梗阻的疾病,可分急性感染性会厌炎和急性变态反应性会厌炎两类。

(一)急性感染性会厌炎

急性感染性会厌炎(acute infective epiglottis)为以会厌为主的声门上区喉黏膜急性非特异性炎症。炎症不仅累及会厌,同时或多或少地波及声门上区各结构,因此也称为“急性声门上喉炎”。早春、秋末发病者多见。

【病因】

1. 细菌或病毒感染以 β 型流感嗜血杆菌最多。身体抵抗力降低、喉部创伤、年老体弱者均易感染细菌而发病。其他常见的致病菌有金黄色葡萄球菌、链球菌、肺炎双球菌、奈瑟卡他球菌、类白喉杆菌等,也可与病毒混合感染。

2. 创伤、异物、刺激性食物、有害气体、放射线损伤等都可引起声门上黏膜的炎性病变。

3. 邻近病灶蔓延如急性扁桃体炎、咽炎、鼻炎等蔓延而侵及声门上黏膜。亦可继发于急性传染病后。

【病理】

声门上区如会厌舌面与侧缘、杓会厌襞等黏膜下结缔组织较疏松,炎症常从此处开始,引起会厌高度的充血肿胀,有时可增厚至正常的6~10倍。因声带黏膜附着,声带黏膜下层较紧,故黏膜下水肿常以声带为界,声门上区炎症一般不会向声门下扩展。病理组织学的改变可分3型:

1. 急性卡他型黏膜弥漫性充血、水肿,有单核及多形核细胞浸润,会厌舌面之黏膜较松弛,肿胀更明显。

2. 急性水肿型会厌显著肿大如圆球状,间质水肿,炎性细胞浸润增加,局部可形成脓肿。

3. 急性溃疡型较少见,病情发展迅速而严重,病菌常侵及黏膜下层及腺体组织,可发生化脓溃疡。血管壁如被侵蚀,可引起糜烂出血。

【临床表现】

1. **症状** 咽喉疼痛或呼吸困难。成人在发病前可出现畏寒发热,多数病人体温在37.5~39.5℃。病人烦躁不安,精神萎靡不振,全身乏力。发热程度与致病菌的种类有关,如为混合感染,体温大多较高。幼儿出现饮水时呛咳、呕吐。咽喉疼痛为其主要症状,吞咽时疼痛加剧。吞咽困难:吞咽动作或食团直接刺激会厌,导致咽喉疼痛,口涎外流,拒食。疼痛时可放射至下颌、颈、耳或背部。呼吸困难:因会厌黏膜肿胀向后下移位,同时杓状软骨、杓会厌襞等处黏膜也水肿,使喉入口明显缩小,阻塞声门而出现吸气性呼吸困难。如病情继续恶化,可在4~6小时内突然因喉部分泌物阻塞而发生窒息。病人虽有呼吸困难,但发音多正常,有的声音低沉、似口中含物,很少发生嘶哑。

2. **体征**

(1)咽部检查:由于幼儿咽短、会厌位置较高,张大口时易干呕,约30%可见红肿的会厌。压舌根检查时宜轻巧,尽量避免引起恶心,以免加重呼吸困难而发生窒息。切勿用力过猛,以免引起迷走神经反射发生心跳停止。卧位检查偶可引起暂时窒息。

(2)间接喉镜检查:可见会厌舌面弥漫性充血肿胀,重者如球形,如有脓肿形成,常于会厌舌面的一侧肿胀,急性充血,表面出现黄色脓点。

3. **辅助检查**

（1）纤维喉镜检查：一般可以看到会厌及杓状软骨，检查时应注意吸痰，吸氧，减少刺激。最好在有立即建立人工气道的条件下进行，以防意外。

（2）影像学检查：必要时可行影像学检查，CT扫描和MRI可显示会厌等声门上结构肿胀，喉咽腔阴影缩小，界线清楚，喉前庭如漏斗状缩小，会厌谷闭塞。CT扫描和MRI检查还有助于识别脓腔。

【诊断与鉴别诊断】

1. **诊断** 对急性喉痛、吞咽时疼痛加重，口咽部检查无特殊病变，或口咽部虽有炎症但不足以解释其症状者，应考虑到急性会厌炎，应做喉镜检查。咽痛和吞咽困难是成人急性会厌炎最常见的症状，呼吸困难、喘鸣、声嘶和流涎在重症病人中出现。呼吸道梗阻主要见于速发型，在病程早期出现，一般在起病后8小时内。由于危及生命，早期诊断十分重要。此病易与其他急性上呼吸道疾病混淆，必须与以下疾病鉴别。

2. **鉴别诊断**

（1）急性喉气管支气管炎：多见于3岁以内的婴幼儿，常有哮吼性干咳、喘鸣、声嘶及吸气性呼吸困难。检查可见鼻腔、咽部和声带黏膜充血，声门下及气管黏膜亦显著充血肿胀，会厌无充血肿胀。

（2）会厌囊肿：发病缓慢，无急性喉痛，无全身症状。检查会厌无炎症或水肿表现，多见于会厌舌面。会厌囊肿合并感染时，局部有脓囊肿表现，宜切开排脓治疗。

3. **病情评估** 门诊检查应首先注意会厌红肿程度，严重者应急诊观察、治疗，床旁备置气管切开包。有下述情况者，应考虑行气管切开术：

（1）起病急骤，进展迅速，且有Ⅱ度以上吸气性呼吸困难者。

（2）病情严重，咽喉部分泌物多，有吞咽功能障碍者。

（3）会厌或杓状软骨处黏膜高度充血肿胀，经抗感染给氧等治疗，病情未见好转者。

（4）年老体弱、咳嗽功能差者。

出现烦躁不安、发绀、三凹征、肺呼吸音消失，发生昏厥、休克等严重并发症者应立即进行紧急气管切开术。

【治疗】

成人急性会厌炎较危险，可迅速发生致命性上呼吸道梗阻。应取半坐位或侧卧位。必要时行气管切开。治疗以抗感染及保持呼吸道通畅为原则。门急诊检查应首先注意喉梗阻的程度及进展情况、会厌红肿程度，严重者应床旁备置气管切开包、吸引装置及氧气，密切监护。

1. **控制感染**

（1）足量使用强有力抗生素和糖皮质激素：因其致病菌常为β型流感嗜血杆菌、葡萄球菌、链球菌等，故首选头孢类抗生素。地塞米松等肌注或静脉注射。

（2）局部用药：目的是保持气道湿润、稀化痰液及消炎。常用的药物有：吸入用布地奈德，用氧气、超声雾化吸入，每日2~3次。

（3）切开排脓：如会厌舌面脓肿形成，或脓肿虽已破裂仍引流不畅时，可在吸氧，保持气道通畅（如喉插管、气管切开）下，用喉刀将脓肿壁切开，并迅速吸出脓液，避免流入声门下。如估计脓液很多，可先用空针抽吸出大部分再切开。体位多采用仰卧，垂头位，肩下垫一枕垫，或由助手抱头。不能合作者应用全身麻醉。

2. 保持呼吸道通畅建立人工气道（环甲膜切开、气管切开）是保证病人呼吸道通畅的重要方法，应针对不同病人选择不同方法。

3. **其他** 保持水电解质酸碱平衡，注意口腔卫生，防止继发感染，鼓励进流质饮食，补充营养。

4. 注意防治负压性肺水肿，妥善评估下呼吸道及心功能。

（二）急性变态反应性会厌炎

【病因与发病机制】

急性变态反应性会厌炎（acute allergic epiglottitis）属Ⅰ型变态反应，抗原多为药物、血清、生物制品或食物。药物中以青霉素最多见，阿司匹林、碘或其他药物次之；食物中以虾、蟹或其他海鲜多见，个别人对其他食物亦有过敏。多发生于成年人，常反复发作。

【病理】

会厌、杓会厌襞，甚至杓状软骨等处的黏膜及黏膜下组织均高度水肿，有时呈水泡状，黏膜苍白增厚。

【临床表现】

症状与体征：发病急，常在用药 0.5 小时或进食 2~3 小时内发病，进展快。主要症状是喉咽部堵塞感和说话含糊不清，但声音无改变。无畏寒发热、呼吸困难，亦无疼痛或压痛，全身检查多正常。间接喉镜和纤维喉镜检查可见会厌明显肿胀。本病虽然症状不很明显，但危险性很大，有时在咳嗽或深吸气后，甚至病人更换体位时，水肿组织嵌入声门，突然发生窒息，抢救不及时可致死亡。

【检查与诊断】

检查可见会厌水肿明显，有的成圆球状，颜色苍白。杓会厌襞以及杓状软骨处亦多呈明显肿胀。声带及声门下组织可无改变。诊断不难。

【治疗】

首先进行抗过敏治疗，成人皮下注射 0.1% 肾上腺素 0.1~0.2ml，同时肌内注射或静脉滴注氢化可的松 100mg 或地塞米松 10mg。治疗中及治疗后应密切观察。1 小时后，若堵塞症状不减轻或水肿仍很明显，可考虑做预防性气管切开术。因声门被四周水肿组织堵塞而较难找到，可选择紧急气管切开术或环甲膜切开术，有条件时可用气管插管。

【预防与预后】

采用流感嗜血杆菌结合菌苗接种可有效地预防婴幼儿急性会厌炎及其他流感嗜血杆菌感染疾病（脑膜炎、肺炎等）。预后与病人的抵抗力、感染细菌的种类及治疗方法密切相关。如能及时诊断、治疗，一般预后良好。

二、急性喉炎

急性喉炎（acute laryngitis），指以声门区为主的喉黏膜的急性弥漫性卡他性炎症，亦称急性卡他性喉炎。男性发病率较高，多发于冬、春季。小儿患者病情多严重，具有其特殊性。

【病因】

1. **感染** 为其主要病因，多在病毒感染的基础上继发细菌感染。常见感染的细菌有金黄色葡萄球菌、溶血性链球菌、肺炎双球菌、卡他莫拉菌、流感杆菌等。

2. **有害气体** 吸入有害气体（如氯气、氨、硫酸、硝酸、二氧化硫、一氧化氮等）及过多的生产性粉尘，可引起喉部黏膜的急性炎症。

3. **用声过度** 如使用嗓音较多的教师、演员、售货员等，发声不当或用嗓过度时，发病率常较高。

4. 外伤或异物刺激。

5. 烟酒过多、疲劳致机体抵抗力降低，室内干热易诱发急性喉炎。

【病理】

病理初期为喉黏膜急性弥漫性充血，炎症继续发展，渗出液可变成脓性分泌物或成假膜附着，也可形成溃疡。有时病变范围深入，甚至可达喉内肌层，也可向气管蔓延。

【临床表现】

1. **症状**

（1）声嘶是急性喉炎的主要症状，多突然发病，重者甚至仅能耳语或完全失声。

（2）喉痛，发声时喉痛加重，伴有喉部不适、干燥、异物感。

（3）喉分泌物增多，常有咳嗽，起初干咳无痰，常在夜间咳嗽加剧。稍晚则有黏脓性分泌物，因较稠厚，常不易咳出，黏附于声带表面而加重声嘶。

（4）全身症状，一般成人全身症状较轻，小儿较重。重者可有畏寒、发热、疲倦、食欲不振等症状。部分患者可伴有鼻部、咽部的炎性症状。

2. **检查** 喉镜检查可见喉黏膜的表现随炎症发展于不同时期而异，其特点为双侧对称，呈弥漫性。以声门区为主，可向室带和声门下蔓延。声带为淡红色或暗红色，可有声门闭合不全。

【诊断】

根据症状及检查，可初步诊断。

【鉴别诊断】

1. **喉结核** 多继发于较严重的活动性肺结核或其他器官结核。病变多发生于杓状软骨、声带、室带、会厌等处。声嘶是其主要症状，初起时轻，逐渐加重。常有喉痛，吞咽时加重。喉分泌物涂片或培养，必要时活检可明确诊断。

2. **麻疹喉炎** 由麻疹病毒引起，其病情发展与麻疹病程相符。在出疹高峰伴有明显声嘶、咳嗽，随着皮疹消退迅速好转，较少发生喉梗阻。幼儿麻疹病情较重者，大都有轻度喉炎，几乎是麻疹的症状之一。

【治疗】

1. 声带休息不发音或少发音。
2. 给予吸氧、解痉、化痰，保持呼吸道通畅，可进行蒸汽或雾化吸入。
3. 继发细菌感染时使用广谱抗生素，充血肿胀显著者加用糖皮质激素。
4. 护理和全身支持疗法，随时调节室内温度和湿度，保持室内空气流通，多饮热水，注意大便通畅，禁烟、酒等。

【预后】

急性喉炎的预后一般良好。出现急性喉梗阻的患者Ⅱ度呼吸困难时应严密观察呼吸，做好气管切开术的准备，Ⅲ度时可考虑行气管切开术。

三、小儿急性喉炎

小儿急性喉炎（acute laryngitis in children）是小儿以声门下区为主的喉黏膜的急性炎症，常累及声门下区黏膜和黏膜下组织，多在冬春季发病，1～2 月份为高峰期，婴幼儿多见。发病率较成人低，但由于：①小儿喉腔较小，喉内黏膜松弛，肿胀时易致声门狭窄；②喉软骨柔软，黏膜与黏膜下层附着疏松，炎症时肿胀较重；③喉黏膜下淋巴组织及腺体组织丰富，炎症易发生黏膜下肿胀；④小儿咳嗽反射较差，气管及喉部分泌物不易排出；⑤小儿对感染的抵抗力及免疫力差，炎症反应较重；⑥小儿神经系统较不稳定，容易受激惹而发生喉痉挛；⑦喉痉挛除可引起喉梗阻外，又促使充血加剧，喉腔更加狭小。患儿易出现呼吸困难。

【病因与发病机制】

常继发于急性上呼吸道感染。大多数由病毒引起，并可继发细菌感染，最常见的病毒是副流感病毒，此外还有腺病毒、流感病毒、麻疹病毒等，继发细菌感染的细菌多为金黄色葡萄球菌、乙型链球菌、肺炎双球菌等。

【病理】

与成人急性喉炎不同的是病变主要发生于声门下，炎症向下发展可累及气管。声门下黏膜水肿，重者黏膜下可发生蜂窝组织炎，化脓性或坏死性变。

【临床表现】

起病较急，多有发热、声嘶、咳嗽等。早期以喉痉挛为主，声嘶多不严重，表现为阵发性犬吠样咳嗽或呼吸困难。也可突然发病，严重者可出现吸气性呼吸困难、三凹征，进一步发展可出现发绀、出汗、面色苍白、呼吸无力，甚至呼吸循环衰竭乃至死亡。

【诊断】

根据病史、特有的症状和体征可初步诊断。有条件且患儿合作者，可行喉镜检查以明确诊断。

【鉴别诊断】

1. **气管支气管异物** 起病急，多有异物吸入史。气管内活动性异物，胸部触诊可有撞击感，听诊可闻及拍击声。对不透 X 线的异物，X 线片可显示异物形状和存留部位。支气管部分阻塞可引起肺气肿，完全阻塞可使肺不张。

2. **小儿喉痉挛** 常见于较小婴儿。吸气期喉喘鸣，声调尖而细，发作时间较短，症状可骤然消失。

3. **先天性喉部疾病** 如先天性喉软化症等。

4. **其他急性传染病** 如白喉、麻疹、水痘、百日咳、猩红热、腮腺炎等，需与其喉部表现相鉴别。

【治疗】

1. 治疗的关键是解除喉梗阻，及早使用有效、足量的抗生素控制感染。同时给予糖皮质激素以消除肿胀，严重者应做好气管切开准备。

2. 给氧、解痉、化痰，保持呼吸道通畅可用水氧、超声雾化吸入或经鼻给氧。

3. 对危重患儿应加强监护及支持疗法，注意全身营养与水电解质平衡，保护心肺功能。

4. 让患儿保持安静，减少哭闹，降低氧耗。

5. 重度喉梗阻或经药物治疗后喉梗阻症状未缓解者，应及时做气管切开术。

【预后】

发病后及时治疗，一般预后较好。

四、急性喉气管支气管炎

急性喉气管支气管炎（acute laryngotracheobronchitis）为喉、气管、支气管黏膜的急性弥漫性炎症。多见于5岁以下儿童，2岁左右发病率最高。男性多于女性。冬、春季发病较多，病情发展急骤，病死率较高。按其主要病理变化，分为急性阻塞性喉气管炎和急性纤维蛋白性喉气管支气管炎，二者之间的过渡形式较为常见。

（一）急性阻塞性喉气管炎

急性阻塞性喉气管炎（acute obstructive laryngotracheitis），又名假性哮吼（pseudocroup），流感性哮吼，传染性急性喉气管支气管炎。

【病因】

病因尚不清楚，有以下几种学说：

1. **感染** 病毒感染是最主要的病因。多认为与流感病毒、副流感病毒有关。病变的继续发展，与继发性细菌感染有密切关系。常见细菌为溶血性链球菌、金黄色葡萄球菌、肺炎双球菌、流感嗜血杆菌等。

2. **气候变化** 本病多发生于干冷季节，尤其是气候发生突变时。

3. **胃食管反流** 胃食管反流也是常见病因。

4. **局部抵抗力降低**

5. **体质状况** 体质较差者，如患有胸肺疾病的儿童易患本病。

6. **遗传因素** C1-酯酶抑制剂（C1-INH）缺乏或功能缺陷，为染色体显性遗传性疾病。

【病理】

本病炎症常开始于声门下区的疏松组织，由此向下呼吸道发展。自声带起始，喉、气管、支气管黏膜呈急性弥漫性充血、肿胀。初起时分泌物为浆液性，量多，以后转为黏液性、黏脓性甚至脓性，由稀而稠，极难咳出或吸出。小儿症状较成人更为严重，当气管、支气管黏膜稍有肿胀，管腔为炎性渗出物或肿胀的黏膜所阻塞时，即可发生严重的呼吸困难。

【临床表现】

一般将其分为三型。

1. **轻型** 多为喉气管黏膜的一般炎性水肿性病变。起病较缓，常在夜间熟睡中突然惊醒，出现吸气性呼吸困难及喘鸣，伴有发绀、烦躁不安等喉痉挛症状，症状可逐渐消失，每至夜间又再发生。此型若及时治疗，易获痊愈。

2. **重型** 可由轻型发展而来，也可以起病为重型，表现为高热，咳嗽不畅，声音稍嘶哑，持续性呼吸困难及喘鸣，可出现发绀。病情发展可出现明显全身中毒症状及循环系统受损症状。

3. **暴发型** 少见，发展极快，除呼吸困难外，早期出现中毒症状以及呼吸循环衰竭或中枢神经系统症状,可于数小时或1天内死亡。

局部纤维喉镜或纤维支气管镜检查,可见自声门以下,黏膜弥漫性充血、肿胀,以声门下腔最明显,正常的气管软骨环显示不清楚。气管支气管内可见黏稠分泌物。喉镜检查不仅可使呼吸困难加重,还有反射性引起呼吸心搏骤停的危险,因此,最好在诊断确有困难并做好抢救准备时使用。

【诊断和鉴别诊断】

根据典型症状,结合检查,常可明确诊断。须与气管支气管异物、急性细支气管炎、支气管哮喘、百日咳、流行性腮腺炎、猩红热等相鉴别。

1. **气管支气管异物** 见前述。

2. **急性细支气管炎** 临床症状酷似急性喉气管支气管炎,但一般无声嘶,呼气相较吸气相明显增长。可闻及呼气哮鸣音及中小湿啰音,无明显的喉梗阻症状。

3. **支气管哮喘** 病儿有反复发作病史,常突然发作,有哮喘及呼气性呼吸困难,无声音嘶哑,可闻及呼气哮鸣音。麻黄素、氨茶碱等支气管扩张剂能使之缓解。

4. **百日咳** 由百日咳杆菌侵入呼吸道引起,临床上以日益加重的阵发性痉挛性咳嗽为特征。由于咳嗽剧烈,可引起喉部不同程度的损伤。治疗首选红霉素和大环内酯类抗生素,镇静剂能减少因恐惧、忧虑、烦躁而诱发的痉挛性咳嗽。

5. **流行性腮腺炎** 流行性腮腺炎是由腮腺炎病毒引起的急性呼吸道传染病。临床以腮腺的急性肿胀、疼痛为特征,多侵犯儿童,常伴发脑膜炎、胰腺炎及睾丸炎等。

6. **猩红热** 猩红热是由乙型溶血性链球菌引起的一种急性传染病。临床特征为发热、咽峡炎,全身弥漫性猩红热样皮疹。少数病人后期可出现心肾并发症。可并发喉梗阻,亦可发展成为弥漫性急性喉气管支气管炎。

7. **白喉** 由白喉杆菌引起,临床特征为慢性发作性头痛、喉痛、哮吼性咳嗽、声嘶、喘鸣,可发生窒息、中毒性心肌炎、循环衰竭。

【治疗】

对轻型者,治疗同小儿急性喉炎,但须密切观察。对重症病例,治疗重点为保持呼吸道通畅。

1. 给氧、解痉、化痰、解除呼吸道阻塞,对喉梗阻或下呼吸道阻塞严重者须行气管切开术,并通过气管切开口滴药及吸引,清除下呼吸道黏稠的分泌物。
2. 立即静滴足量敏感的抗生素及糖皮质激素。
3. 抗病毒治疗。
4. 室内保持一定湿度和温度(湿度70%以上,温度18~20℃为宜)。
5. 忌用呼吸中枢抑制剂(如吗啡)和阿托品类药物,以免分泌物更干燥,加重呼吸道阻塞。
6. 治疗胃食管反流。

(二)急性纤维蛋白性喉气管支气管炎

急性纤维蛋白性喉气管支气管炎(acute fibrinous laryngotracheobronchitis),多见于幼儿,与急性阻塞性喉气管炎相似,也为喉以下呼吸道的化脓性感染,但病情更为险恶,病死率很高。

【病因】

1. 阻塞性喉气管炎的进一步发展。
2. 流感病毒感染后继发细菌感染。
3. **其他** 创伤、异物致局部抵抗力下降,长时间气管内插管,呼吸道烧伤后等。

【病理】

与急性阻塞性喉气管炎相似,但病变更深。主要特点是喉、气管、支气管内有大块或筒状痂皮、黏液脓栓和假膜。

【症状】

类似急性阻塞性喉气管炎,但发病更急,呼吸困难及全身中毒症状更为明显。

1. 突发严重的混合性呼吸困难。如假膜脱落,可出现阵发性呼吸困难加重。

2. 高热，烦躁不安，面色发绀或灰白，可迅速出现循环衰竭或中枢神经系统症状，发生酸中毒及水电解质失衡者也多见。

【检查与诊断】

检查参见急性阻塞性喉气管炎，常有混合性呼吸困难，胸骨上窝、肋间隙、上腹部等处有吸气性凹陷，伴有锁骨上窝处呼气性膨出。用力可咳出大量黏稠的纤维蛋白性脓痰及痂皮，咳出后呼吸困难可明显改善。如行支气管镜检查，可见杓状软骨间切迹、气管及支气管内有硬性痂皮及假膜。结合症状可确定诊断。

【治疗】

同急性阻塞性喉气管炎，应及早进行血氧饱和度监测和心电监护。较严重者，需行气管切开术，术后通过气管套管口滴药消炎稀释，必要时须施行支气管镜检查，将痂皮及假膜钳出和吸出，以缓解呼吸困难。

【并发症】

常见的并发症为败血症或菌血症，其次是心包炎、弥漫性支气管肺炎、脑膜炎、脑炎等。

【预后】

一般预后良好，如并发麻疹和支气管肺炎者预后较差。

第四节 慢性喉炎

慢性喉炎（chronic laryngitis）是喉部黏膜的非特异性病菌感染引起的慢性炎症，根据病变程度、特性的不同，可分为慢性单纯性喉炎（chronic simple laryngitis）、慢性肥厚性喉炎（chronic hypertrophic laryngitis）和慢性萎缩性喉炎（chronic atrophic laryngitis）。

一、慢性单纯性喉炎

慢性单纯性喉炎（chronic simple laryngitis）是主要发生在喉黏膜的慢性非特异性炎性病变，可累及黏膜下组织，临床常见，多发于成人。

【病因】

1. 鼻-鼻窦炎、慢性扁桃体炎、慢性咽炎等邻近部位炎症直接向喉部蔓延或脓性分泌物的刺激。

2. 鼻腔阻塞，经口呼吸，使咽喉黏膜血管扩张、喉肌紧张疲劳产生炎症。

3. 有害气体（如氯气、氨、二氧化硫等）及烟酒、灰尘等长期刺激。

4. 胃食管反流及幽门螺旋杆菌感染：有学者认为胃食管咽反流是慢性喉炎的基本病因，尤其是在小儿。

5. 用嗓过多或发音不当。

6. 全身性疾病如糖尿病、肝硬化等使全身抵抗力下降或影响喉部。

【病理】

喉黏膜血管扩张，炎细胞浸润，黏膜下可发生血液积聚。上皮及固有层水肿及以单核细胞为主的炎性渗出。继而黏膜肥厚，腺体肥大。

【临床表现】

1. **症状** 不同程度的声嘶为其主要症状，初为间歇性，逐渐加重成为持续性。喉部微痛及紧缩感、异物感等，常做干咳以缓解喉部不适。

2. **体征** 可见喉黏膜弥漫性充血，两侧对称。声带充血，呈浅红色，黏膜表面可有稠厚黏液。杓间区黏膜充血增厚。

【诊断与鉴别诊断】

根据上述症状及体征可作出诊断，但应考虑病史，鼻、咽、肺部及全身情况，除外肿瘤、特殊感染等病因。对声嘶持续时间较长者，应与喉结核、早期喉癌等鉴别，纤维喉镜、电子喉镜检查或活检。

【治疗】

1. **病因治疗** 积极治疗鼻-鼻窦炎、咽炎、肺部及全身疾病，对发音不当者，可进行发音训练。

2. 改变不良的生活习惯，去除刺激因素，包括戒除烟酒、休声。

3. 伴有急性炎症时，可用氧气或超声雾化吸入。

4. **发声矫治** 不少国家具有专业语言矫治师进行矫治。

5. 抗反流治疗。

【预防】

1. 养成良好的发音习惯。

2. 积极治疗全身疾病、去除刺激因素。

二、慢性萎缩性喉炎

慢性萎缩性喉炎(chronic atrophic laryngitis)亦名干性喉炎或臭喉症(ozena of the larynx)，因喉黏膜及黏液腺萎缩，分泌减少所致。中老年女性多见，经常暴露于多粉尘空气环境者更为严重。

【病因】

病因分为原发性和继发性两种。原发性者目前病因仍不十分清楚，多数学者认为是全身疾病的局部表现，可能与内分泌紊乱、自主神经功能失调、维生素及微量元素缺乏或不平衡有关。

【病理】

喉黏膜及黏膜下层纤维变性，黏膜上皮化生，柱状纤毛上皮渐变为复层鳞状上皮，腺体萎缩，分泌减少，加之喉黏膜已无纤毛活动，故分泌液停滞于喉部，经呼吸空气蒸发，可变为脓痂。除去痂皮后可见深红色黏膜，失去固有光泽。可有浅表的糜烂或溃疡。病变向深层发展可引起喉内肌萎缩，炎症向下发展可延及气管。

【临床表现】

1. **症状** 喉部有干燥不适，异物感，胀痛，声嘶，因夜间有脓痂存留，常于晨起时较重。阵发性咳嗽为其主要症状。分泌物黏稠、结痂是引起阵发性咳嗽的原因，常咳出痂皮或稠痰方停止咳嗽，咳出的痂皮可带血丝，有臭气。咳出脓痂后声嘶稍有改善，但常使喉痛加剧。

2. **体征** 喉黏膜慢性充血、发干，喉腔增宽，黄绿色脓痂常覆于声带后端、杓间区及喉室带等处，去除后可见喉黏膜呈深红色，干燥发亮如涂蜡状。少数患者气管上端亦显示相同病变。继发于萎缩性鼻炎、咽炎者可见鼻腔、咽腔增宽，黏膜干燥。

【诊断】

根据以上特点，常易诊断，但应积极寻找病因，进行病因治疗。

【治疗】

一般治疗可予碘化钾 30mg，每日 3 次口服，刺激喉黏液分泌，减轻喉部干燥。蒸汽雾化或用含有芳香油的药物，口服维生素 A、维生素 D、维生素 E、维生素 B_2 等。有痂皮贴附时可在喉镜下湿化后取出。

三、慢性肥厚性喉炎

【定义】

慢性肥厚性喉炎(chronic hyperplastic laryngitis)，为喉黏膜一种慢性炎性增生性疾病。

【病因】

病因与慢性单纯性喉炎相同，多由慢性单纯性喉炎病变发展。有人认为慢性喉炎，尤其是增生性喉炎可能与 EB 病毒、单纯疱疹病毒(HSV)和肺炎支原体的感染有关。黏膜上皮不同程度增生或鳞状化生、角化，黏膜下淋巴细胞和浆细胞浸润，喉黏膜明显增厚，纤维组织增生、玻璃样变性导致以细胞增生为主的非炎性病变。增生性改变可为弥漫性或局限性。部分慢性肥厚性喉炎患者也存在咽喉反流因素刺激。

【临床表现】

1. **症状** 症状同慢性喉炎，但声嘶较重而咳嗽较轻，急性或亚急性发作时喉痛明显。

2. **体征**　声带充血，边缘圆厚，表面粗糙不平，可呈结节状或息肉样。如病变发展至声门下区，两侧声带后端靠拢受阻而出现裂隙。室带亦常肥厚，粗糙不平，有时轻压于声带上，掩蔽声带。

【诊断与鉴别诊断】

根据以上症状和体征，一般诊断不难，但应与喉癌、梅毒、结核等鉴别。喉癌病变常局限于一侧声带，可经活检证实；梅毒较难区别，如有会厌增厚、缺损或结痂，并有其他器官梅毒可诊断；喉结核的病变常在杓间区，黏膜常呈贫血现象，多有浅表溃疡和肺结核。

【治疗】

治疗原则同慢性喉炎。对声带过度增生的组织早期可加用直流电药物离子（碘离子）导入或音频电疗，局部理疗有助于改善血液循环，消炎，软化消散增生组织。重者可在手术显微镜下手术切除肥厚部分的黏膜组织。存在咽喉反流因素者进行相应抗反流治疗。

（徐　文）

参考文献

[1] 孔维佳. 耳鼻咽喉头颈外科学[M]. 北京：人民卫生出版社，2005.
[2] 黄选兆，汪吉宝，孔维佳. 实用耳鼻咽喉科学[M]. 2版. 北京：人民卫生出版社，2008.
[3] 孔维佳，周梁. 耳鼻咽喉头颈外科学[M]. 3版. 北京：人民卫生出版社，2015.
[4] Altman KW, Simpson CB, Amin MR, et al. Cough and paradoxical vocal fold motion[J]. Otolaryngol Heat Neck Surg, 2002, 127:501-511.
[5] Johnston N, Bulmer D, Gill GA, et al. Cell biology of laryngrel epithelial defensens in health and disease: further studles[J]. Ann Otol Rhinol Laryngol, 2003, 112:481-491.
[6] Koufman JA, Amin MR, Panetti M. Prevalence of reflux in 113 consecutive patiense with laryngeal and voice disorders[J]. Otolaryngol Head Neck Surg, 2000, 123:385-388.
[7] Steward DL, Wilson KM, Kell DH, et al. Proton Pump inhibitor therapy for chronic laryngo-pharyngitis: A randomozed placebo-control triol[J]. Otolaryngol Head Neck Surg, 2004, 131:342-350.
[8] Cressman WR, Meyer CM. Diagnosis and management of croup and epiglottitis[J]. Pediatr Clin North Am, 1994, 41:265-276.
[9] Mcnamara MJ, Pierce WE, Crawford YE, Miller IF, Palterns of adenovirus infection and the repiratory disease of naval recruite, A longitudunal study of two companies of naval recrulte[J]. AM REV Respir DIs, 1962, 86:485-497.
[10] D' Angelo AJ, Zwillenber S, Olezsyk, et al. Adult supraglottitis due to herpes simplex virus[J]. J Octalaryngol, 1990, 19:179-181.
[11] Harney M, Hone S, Timom C, Donnell M. Laryngeal tuberculosis: An important diagnosis[J]. J Laryngol Otol, 2000, 114:878-880.
[12] Chandra J, Zhou G, Ghannnoum MA. Fungal biofilms and antimycotics[J]. Curr Drug Targets, 2005, 6:887-894.

第三十三章 扁桃体炎

扁桃体俗称为腭扁桃体。扁桃体炎常分为急、慢性扁桃体炎，由发病的时间及迁延时间来定。数小时内发病，持续1周内，非特异性炎症的腭扁桃体炎称为急性腭扁桃体炎(acute tonsillitis)，通常简称急性扁桃体炎，往往伴有轻重程度不等的急性咽炎。是一种极常见的咽部疾病。多见于10~30岁之间，50岁以上、3~4岁以下患者较少见。春、秋两季气温变化时最多见。慢性扁桃体炎(chronic tonsillitis)则是反复发作的急性扁桃体炎迁延导致的，间歇期也有异物感，刺激性咳嗽，口臭等轻微症状。在儿童多表现为腭扁桃体的增生肥大，在成人多表现为扁桃体局部炎性改变。

【解剖学】

扁桃体是咽部重要的淋巴器官，但咽部淋巴组织非常丰富，构成咽淋巴环(Waldeyer 环)：内环由腺样体、咽鼓管扁桃体、腭扁桃体、舌扁桃体、咽侧索、咽后壁淋巴滤泡等构成，外环由咽后淋巴结、下颌角淋巴结、颌下淋巴结、颏下淋巴结组成。两环内淋巴组织互相通连，且内环淋巴流向外环，外环淋巴流向颈外侧淋巴结。

扁桃体可分为内侧面(游离面)、外侧面(深面)、上极和下极。内侧面覆盖复层鳞状上皮，上皮向扁桃体实质内陷入形成6~20个隐窝，为扁桃体隐窝，其中最高、最大者为扁桃体上隐窝。外侧面为结缔组织包膜，与咽上缩肌相邻，附着不紧密，易于剥离。上端有半月襞，位于舌腭弓和咽腭弓相交处。下端为三角襞，位于舌腭弓延伸覆盖扁桃体前下部。

与咽部淋巴内外环有密切关系的咽旁间隙主要有椎前间隙，位于颈、胸椎的椎前筋膜与颊咽膜之间，上达颅底，下达一、二胸椎平面，两侧以薄层筋膜与咽旁间隙相隔。咽后淋巴结位于咽后间隙内，咽后间隙前界为咽缩肌，后界为椎前筋膜，两侧为颈动脉鞘，上起颅底，向下经食管后间隙与后纵隔相通。这些淋巴结分两组：咽后外侧组淋巴结和咽后内侧组淋巴结。咽后外侧组淋巴结(Rouviere 淋巴结)不仅位于鼻咽后外侧而且分布于口咽后外侧壁的C1~C3颈椎水平。正常情况下每侧有1~3个淋巴结。这些淋巴结在儿童中几乎均可见到，而在成人中可能出现于一侧，且多呈两叶或三叶融合。其中最大的淋巴结位于近颅底区域，在儿童期其直径一般为10~15mm，而在青年时期这些淋巴结在正常情况下一般直径为5~8mm，年长者一般直径为3~5mm。咽后内侧组淋巴结位于外侧组的下方，分为上、下两亚组。评价咽后淋巴结的状态MRI优于CT。当淋巴结表现为坏死或肿瘤包膜外扩散时应考虑为转移，而不考虑淋巴结的大小。在成年人正常的外侧组咽后淋巴结最大直径不应超过4mm，而内侧组出现任何淋巴结应考虑异常。按最新的CT下的淋巴结图谱，椎前淋巴结分为咽后组和茎突肌后组。该间隙感染除局限于此范围外，还可向两侧蔓延至颈外侧区。在儿童期，咽后淋巴结感染化脓后可形成咽后脓肿。

咽及扁桃体的血液供应主要是来自颈外动脉及其分支。扁桃体的血液供应主要来自咽升动脉、颌外动脉的扁桃体支、舌背动脉的扁桃体支和颌内动脉分支的腭降动脉。舌背动脉的扁桃体支、颌外动脉的腭升动脉支及颌外动脉扁桃体支，供应扁桃体下极，而上极的血供主要来自咽升动脉和腭降动脉。口腔、咽及 Waldeyer 环区域的静脉回流是通过多个小的静脉回流至颈内静脉和颈外静脉。

第一节　急性扁桃体炎

【病因】

急性扁桃体炎主要是细菌感染所致,主要致病菌为 A 组 β-溶血性链球菌,其中最常见的是化脓性链球菌。约有 15%~30% 的小儿病例和 5%~10% 的成人病例由此引起。传播途径为直接接触已感染的患者,潜伏期 2~5 天。非溶血性链球菌、葡萄球菌、肺炎链球菌、流感杆菌及一些病毒(包括腺病毒、流感病毒、副流感病毒、E-B 病毒、巨细胞病毒、HIV 病毒、甲型肝炎病毒、风疹病毒等)也可引起本病。EB 病毒感染患者可表现为传染性单核细胞增多症的症候群,可出现病毒性扁桃体炎及咽炎。细菌和病毒混合感染者亦较多见。近年来,还发现有厌氧菌感染病例。上述病原体存在于正常人的口腔及扁桃体内而不会致病,当某些诱因(如受凉、过度劳累、烟酒过度、有害气体刺激、AIDS 等)使全身或局部的免疫力降低时,病原体侵入体内或原有病原体大量繁殖则可致病。急性扁桃体炎的病原体可通过飞沫、食物或直接接触传染,故有一定的传染性。

【病理】

常伴有轻重程度不等的咽黏膜及咽淋巴环的急性炎症。一般分为三类:

1. **急性卡他性扁桃体炎(acute catarrhal tonsillitis)**　多为病毒(腺病毒、流感或副流感病毒等)引起。扁桃体表面黏膜充血,为急性炎症表现,黏膜完整,无明显渗出物。病变较轻。

2. **急性滤泡性扁桃体炎(acute follicular tonsillitis)**　扁桃体充血、肿胀。其黏膜下出现较多大小一致的圆形黄白色点状化脓滤泡。淋巴滤泡内只有增多的白细胞。这些化脓的淋巴滤泡一般不隆起于扁桃体表面,但可透过黏膜表层窥见。这些散在黏膜下脓泡均分布于各个隐窝开口之间。

3. **急性隐窝性扁桃体炎(acute lacunar tonsillitis)**　扁桃体充血、肿胀,隐窝内有由脱落上皮细胞、纤维蛋白、白细胞及细菌等组成的豆渣样物,且可逐渐增多,可从隐窝开口溢出,有时互相连成一片形似假膜,易于拭去。

也有将急性腭扁桃体炎分为两类者,即急性卡他性扁桃体炎和急性化脓性扁桃体炎。而后者从病理上看已包括了急性滤泡性扁桃体炎及急性隐窝性扁桃体炎两种类型。

【临床表现】

从病理角度来分,三类扁桃体炎的基本症状大致相似,只是急性卡他性扁桃体炎的全身症状及局部症状均较轻。

1. **全身症状**　急性滤泡性扁桃体炎及急性隐窝性扁桃体炎较重。表现为急性起病,可伴畏寒、高热,体温最高可达 39~40℃,可持续 3~5 天。幼儿可呕吐、因高热而抽搐、昏睡等。部分患者可有头痛、食欲降低、全身乏力、便秘、腰背及四肢疼痛等症状。其全身症状的表现无特异性。

2. **局部症状**　①咽痛,为急性扁桃体炎的主要症状。初起多为一侧咽痛,继可发展至对侧。吞咽或咳嗽时咽痛加重。疼痛较剧者可致吞咽困难。也可引起耳部放射痛,此乃经迷走神经耳支或舌咽神经鼓室支反射所致;②可表现为言语含糊不清,为软腭运动障碍引起;③若炎症向鼻咽部发展,波及咽鼓管,则可出现耳闷、耳鸣及耳痛症状,有时还可引起听力下降;④葡萄球菌感染者,扁桃体肥大较显著,在幼儿还可引起呼吸困难,一般不重。常发生于儿童,因儿童气道较成人狭窄,故显著肿大的扁桃体可堵塞气道,影响儿童睡眠,可表现为睡眠打鼾或睡时憋醒等;⑤病毒性扁桃体炎特点:高热,淋巴结肿大,咽部布满红斑,稠厚的分泌物和腭部瘀点,高达 50% 的病例出现脾肿大,10% 的有肝大,约 5% 病人会出现不同形式的皮疹。

【检查】

患者呈急性病容,面色潮红,高热,不愿说话或畏痛而惧怕做吞咽动作。口臭,伸舌时见有舌苔。咽部黏膜呈弥漫性充血,以扁桃体及两腭弓最严重。

腭扁桃体肥大,在其表面可见黄白色点状滤泡(脓泡),或在隐窝口处有黄白色或灰白色点状豆渣样渗出物,可连成一片形似假膜,不超出扁桃体范围,易拭去,不易出血。

下颌角淋巴结肿大,且有明显压痛。有时因疼痛而感到转头不便。

血液学检查:细菌感染时可见白细胞总数显著增加,中性粒细胞分类明显增高。病毒感染初期未合并细菌感染时可见白细胞总数增加,淋巴细胞分类增高明显。EB 病毒感染引起传染性单核细胞增多症表现为急性扁桃体炎症时可见白细胞总数、淋巴细胞分类显著增高,血涂片中可见异型淋巴细胞(大于10%),肝脾可有肿大,血沉可加快。

上述症状及检查所见轻重程度因人而异,一般说来,成人症状较轻,儿童症状较重。

【诊断及鉴别诊断】

根据病史、典型症状及检查所见,诊断较易。对于急性隐窝性扁桃体炎来说,须与某些全身性疾病所引起的咽峡炎相鉴别(表 3-33-1)。以免漏诊较严重的全身性疾病,如白血病、粒细胞缺乏症、猩红热、白喉等。

注意 HIV 感染导致的扁桃体炎和咽炎的特点:发热,非渗出性咽炎,淋巴结肿大,关节痛,肌肉疼痛,昏睡。斑丘疹的出现率为 40% ~80%。发热突然、无咽部渗出、斑疹出现率高的特点有别于传染性单核细胞增多症。在急性期,HIV 抗体通常阴性。

表 3-33-1 急性隐窝性扁桃体炎、樊尚咽峡炎与全身疾病引起的咽部病变的鉴别诊断

鉴别点	急性隐窝性扁桃体炎	咽白喉	猩红热	樊尚咽峡炎	单核细胞增多症	粒细胞缺乏症	白血病
发病	突发	亚急性发作	突发	亚急性发作	急发,小儿多见	急发,小儿少见	亚急性发作,多见于青年
咽部症状	咽痛较重	咽痛较轻	咽痛	咽痛偏一侧多	咽痛	咽剧痛	咽痛
病变侵犯部位	双侧扁桃体	扁桃体及周围	全咽	一侧扁桃体	多为一侧	扁桃体及周围	咽淋巴环,主要在扁桃体
局部所见	隐窝栓塞,表面白色伪膜,易拭去,不出血	灰白色伪膜,不易拭去,创面易出血	灰色伪膜咽黏膜广泛深红色,散在红点	扁桃体上黄色或灰色伪膜,腐肉状,臭味,易拭去,下为溃疡	扁桃体溃疡上有灰白渗出物	扁桃体溃疡坏死,恶臭,不限于扁桃体	扁桃体上深溃疡,周围肿胀明显
颈淋巴结	下颌角淋巴结肿大,压痛	有时肿大明显,“牛颈状”	全身淋巴结可能肿大	常患侧肿大	全身淋巴结肿大	无肿大	全身淋巴结肿大
症状	畏寒,高热症状与热度成正比	热度与症状不成比,虚脱明显	热后 12 ~ 36 小时出疹,杨梅舌	一般全身症状不明显	除全身症状外,注意有无肝脾大	脓毒性高热伴严重衰竭	全身症状重,肝脾大,黏膜下出血
诊断	白细胞高,可检出链球菌	可检出白喉菌,流行发作	流行性发作,皮疹及舌是特点	检出梭形杆菌及樊尚螺旋体 一侧病变	白细胞早期减少,以后增高,单核增至 40% ~ 80%,血清嗜异性凝集试验(+)	白细胞减少,血小板减少,血沉快	幼稚白细胞明显增多,骨髓检查异常

【治疗】

1. **一般疗法** 患者应充分休息,清淡饮食、进流食、多饮水、加强营养及疏通大便。禁食辛辣、烧烤、油腻食物,戒烟戒酒。对于高热及吞咽困难者,咽痛较剧或高热时,可口服退热药及镇痛药,适当补充液体及电解质,保持体内水盐平衡。因该病具有一定传染性,故最好能隔离患者或嘱患者戴口罩。

2. **抗生素应用** 为主要治疗方法。以前把青霉素列为首选，但根据近年的致病菌的药敏分析，多数对青霉素耐药。因此，条件允许时，及时做咽拭子培养。对于病情轻者口服阿莫西林胶囊、头孢类抗生素。如病情较重或口服药物后不缓解，可给予对革兰氏阳性球菌较为敏感的第二代头孢抗生素治疗，根据轻重程度选择口服或静脉给药。若已发生局部并发症如扁周脓肿，为防止脓肿扩大引起严重后果，可静脉给予第三代头孢抗生素同时合用甲硝唑或单独使用喹诺酮类抗生素治疗。根据病情的轻重，决定给药途径(静脉或肌肉)。一般用5~7天。若治疗2~3天后病情无好转，须分析其原因，及时复查血常规，最好根据细菌培养，药敏结果用药。糖皮质激素可以改善症状，特别是在扁桃体肥大阻塞气道时，可酌情使用。

3. **局部治疗** 可用复方硼砂溶液、醋柳酸水或1∶5 000呋喃西林液含漱。儿童可用温热糖水漱口。碱性含漱剂有溶化黏稠分泌物的作用，醋柳酸水漱咽部有止痛功效。喉片含服，也有消炎止痛的作用，能缓解症状，可选用碘喉片、杜灭芬喉片、华素含片、泰乐奇含片、健民咽喉片、西瓜霜含片及达芬拉露喷雾剂等。

【并发症】

急性扁桃体炎引起的并发症，特别全身并发症有时比扁桃体炎本身的危害重。

1. **局部并发症** 较容易引起，为急性炎症直接侵犯邻近组织所致，如颈深部感染：最常见者为扁桃体周脓肿，也可引起咽后脓肿及咽旁脓肿等。

急性扁桃体炎向上蔓延可引起急性中耳炎、急性鼻炎及鼻窦炎；向下可引起急性喉气管炎、急性支气管炎，甚至可引起肺炎，颈内静脉血栓性静脉炎等。

2. **全身并发症** 目前一般认为，全身并发症的发生与各个靶器官对链球菌所产生的Ⅲ型变态反应有关。

(1) 急性关节炎：常侵犯肩、肘及膝关节，小关节受累较少。受累关节运动时感疼痛，仅当并发风湿性关节炎时方出现关节肿胀。

(2) 风湿热：其症状常在急性扁桃体炎发作后1~3周出现，有时也可发生于急性炎症期间。

(3) 循环系统疾病：可引起急性心包炎、急性心内膜炎、急性心肌炎或急性全心炎。在急性扁桃体炎后出现风湿热者，心脏并发症尤为多见。

(4) 泌尿生殖系统疾病：可引起急性肾小球肾炎，多在急性扁桃体炎发作后2~3周出现症状。另外，还并发急性尿道炎、急性睾丸炎及附睾炎等。

(5) 其他：还可引起脓毒血症、亚急性甲状腺炎、急性腹膜炎、急性阑尾炎及急性胆囊炎等。

因此，急性扁桃体炎，“抗O”检查很有必要。

【预防】

急性扁桃体炎诱因甚多，故应采取多方面的预防措施方能奏效。目前临床可用细菌溶解产物治疗。对反复发作者，或已有并发症者，宜在急性期过后考虑行扁桃体切除术。

第二节 慢性扁桃体炎

【病因】

反复发作急性扁桃体炎使抵抗力降低，细菌在隐窝内繁殖，诱发本病。也可继发于某些急性传染病之后，如猩红热、白喉、流感、麻疹等。肥大型扁桃体炎常与体质有关，故可以家族性方式出现。

1965年，国内多家医院对扁桃体的细菌培养统计，认为乙型溶血性链球菌、金黄色葡萄球菌、肺炎球菌及流感杆菌等为慢性扁桃体炎的主要致病菌。近年来由于厌氧培养技术的进步致病菌群有明显变化，检出的主要致病菌均为金黄色葡萄球菌、肺炎链球菌、肺炎克雷伯菌、厌氧菌。厌氧菌与需氧菌之比约为10∶1。由于滥用抗生素，某些条件致病菌如甲型及丙型链球菌可致病且容易耐药，在体抗力低时可大量繁殖致病。

【病理】

1. **增生型或称肥大型** 为淋巴组织增生。扁桃体显著肥大,突出于腭弓之外,色淡红,质软者,对于儿童,至青春期后多萎缩,但尚保持一定大小。若因反复发炎而引起扁桃体肥大者,多有结缔组织增生,故较硬。

2. **纤维型或称萎缩型** 扁桃体间质内纤维组织增生,继以纤维组织增生收缩,使扁桃体体积缩小,淋巴组织萎缩。

3. **隐窝型** 主要病变深居扁桃体隐窝之内,扁桃体隐窝及淋巴滤泡有明显慢性炎症表现,如隐窝内有由大量脱落上皮、细菌、淋巴细胞和白细胞集聚形成的脓栓;或隐窝口被瘢痕组织封闭引流不畅,以致隐窝明显扩大,形成小的囊肿或脓肿;或淋巴组织瘢痕化等。

【临床表现】

1. 有反复发作咽痛、易感冒或曾有扁桃体周脓肿的病史,或伴有扁桃体源全身性疾病的症状。
2. 咽部不适或有口臭。
3. 阵发性咳嗽、咽异物感、刺痛感或各种感觉异常。
4. 扁桃体过于肥大,可引起呼吸困难、咽下困难,或言语含糊不清,儿童多见。
5. 隐窝脓栓被咽下,对胃肠敏感患者可引起消化障碍。
6. 由于毒素吸收,可引起头痛,四肢无力、易疲劳或低热。

上述症状并非全部出现,也可全无自觉症状。

【检查及诊断】

扁桃体的检查所见和病理改变一致,隐窝型常有豆腐渣状物被挤出。

临床上常将扁桃体按其大小分为三度。即一度肥大:扁桃体不超过腭舌弓和腭咽弓;二度肥大:超出腭咽弓;三度肥大:两侧扁桃体接近中线或互相接触。但窝内型由于包埋于窝内,检查时又无法牵拉扁桃体检查,因此容易误为"不大",CT 检查时可容易发现。扁桃体大小和炎症的病变程度无关。注意检查有无一侧或两侧下颌角淋巴结肿大。通过询问病史注意有无成为病灶的可能。

【鉴别诊断】

1. **扁桃体生理性肥大** 多见于小儿和青少年,无自觉症状,扁桃体光滑、淡红色,隐窝口结构清晰,无分泌物潴留,与周围组织无粘连,无反复急性炎症发作史。

2. 恶性肿瘤、淋巴肉芽肿和白血病引起的扁桃体肥大发展迅速,可为一侧性。若扁桃体肥大而有溃疡,须考虑有癌的可能。在常规检查中,单侧扁桃体肥大而无症状的患者并不少见。大多数情况下,扁桃体窝内的扁桃体偏内侧,形成了对侧扁桃体较大的错觉。在某些患者,单侧的感染可导致扁桃体增大。儿童因恶性肿瘤引起扁桃体单侧增大极为罕见。

3. **扁桃体角化症** 该病为扁桃体隐窝口上皮细胞过度角化导致,可无明显自觉症状,或反复咽部不适或异物感,可同时发生于咽后壁、咽侧索和舌根等处。附着牢固,用力拉之,常连同邻近组织取下,遗留出血创面。

【并发症】

扁桃体形成病灶后,诱发机体产生变态反应,引起各种并发症。有关病灶发生机制的学说甚多,目前多数学者倾向于变态反应学说(主要是Ⅲ型变态反应)。即存在于病灶器官(如腭扁桃体)中的病原体或毒素可作为异体抗原(heteroantigen),使体内产生特异性抗体。同时,病灶器官本身的实质细胞(parechymal cell)因感染而损伤,脱落离体,又可作为自体抗原(autoantigen),使体内产生自体抗体(autoantibody)。此后,当再有抗原(如细菌)侵入或有更多的自体抗原形成时,则抗原与抗体结合而发生变态反应或副变态反应(para-allergy)。此种反应尤易发生在某些抗体与其细胞紧密结合的器官或组织内,从而引起各种病灶性疾病,如风湿病、血管球性肾炎、风湿性心脏病等。

扁桃体手术常见并发症有咽部、颈部、耳部、肺部、颅内及全身并发症。由于抗生素的可选种类及有效性较前明显增加，与感染有关的并发症明显较少。最常见的并发症仍是术后出血问题。

1. **原发性出血** 即术后24小时内的出血，目前由于双极电凝、等离子手术系统的应用，原发性出血明显减少，术后发生在扁桃体窝中，上部出血由于暴露容易，加上医疗条件先进，床旁的止血电凝或射频的应用可以及时、有效止血。若发生在下极，特别是和舌根交界处部位出血，由于咽反射敏感，较难暴露，但若使用带吸引功能的止血电凝更为有效、准确，常能避免再次全麻下止血。

2. **继发性出血** 即术后24小时后出血，常在术后6~8天，伪膜脱落时发生。一般由于创面有感染，侵及创面血管，或由于创面组织活力差，愈合不良导致。处理方法同上。

【治疗】

1. **非手术治疗** 参加体育锻炼，增强体质和抗病能力，口服细菌溶解产物。

2. **手术治疗** 既往手术方法两种：挤切法和剥离法，都是将全部扁桃体及其被膜一并切除。近年由于新手术设备的应用，扁桃体可全切也可部分切除，或保留被膜下切除。当然各有严格的手术适应证。同时，由于医疗条件的改善及患者的无痛要求逐渐增高，全麻下手术开始占多数。而且减少术中出血，减少术后疼痛成为主要新技术的亮点。挤切法主要适用于儿童，但应用越来越少。

目前对于慢性扁桃体炎治疗方面的进展和争论主要在以下几个方面：

（1）关于手术适应证：一般适应证为急性扁桃体炎反复发作，曾引起咽旁间隙感染或扁桃体周脓肿者，扁桃体过度肥大，妨碍吞咽、呼吸及发声者。或因扁桃体肥大导致阻塞性睡眠呼吸暂停低通气综合征者，下颌角淋巴结肿大原因不明者。不明原因的低热及其他扁桃体源性疾病，扁桃体肿瘤，茎突截短术的前驱手术。慢性鼻炎或鼻窦炎患者经久不愈，可疑与慢性扁桃体炎有关者，可考虑扁桃体切除术。

这些适应证最大的缺点是没有具体的量化，美国耳鼻咽喉头颈外科学会AAO-HNS，2011年1月3日针对1~18岁儿童的扁桃体手术问题有了新的指南，指南根据询证医学的结果，提出1年内至少发生7次，或过去2年每年都会至少发生5次，或之前3年每年至少发生3次，如每次发作都伴有咽喉疼痛和以下一项或多项者都应接受扁桃体切除术：体温>38.3℃，颈部淋巴结肿大，扁桃体化脓或A组β溶血链球菌试验阳性。

（2）全切还是部分切除，被膜是否可保留：由于电刀、吸切器、低温等离子等在临床上的成功应用，对于单纯肥大的扁桃体可以考虑部分切除，也可保留被膜。它们带来最大的好处是减少术后疼痛，减少术后原发及继发出血。Koktai等的研究对243例扁桃体肥大伴有阻塞性睡眠呼吸障碍的儿童进行了回顾性分析，对照组纳入了308例接受扁桃体全切的儿童，研究人员分析的数据包括：患儿的年龄、性别和护理情况；术中失血量和术中、术后的并发症；恢复到能够进行日常活动所需的时间和饮食情况；使用镇痛剂的天数和恢复过程中及病程整体的疼痛状况。研究人员承认扁桃体部分切除不能防止扁桃体再生和剩余扁桃体组织的后继感染。这项研究中的研究对象没有出现这种情况，特别是扁桃体手术只是针对单纯肥大者时。

（3）对手术使用的各种工具的进展：近年主要是低温等离子手术系统、手术头特殊设计的电刀、动力系统囊内切除、超声刀等。这些工具各有优缺点，但它们共同的特点是术中大大减少了出血量，术后疼痛明显减轻，术后继发性出血各报道不一。这些技术获得的最终结论都还需要进一步研究。

【禁忌证】

1. 急性扁桃体炎发作后不满2周。通常以在发作后2~3周施行手术较为合适。但由于目前抗生素的有效性，可考虑在发作消退后数日施行手术。术前、术后均须应用抗生素。

2. 造血系统疾病及凝血功能减退者。

3. 显著的高血压患者，心脏有严重疾病，且代偿功能不良者。

4. 干燥性咽炎患者，除非扁桃体病变严重，最好不行手术，因常在手术后症状加重。尤其是误将扁桃体上窝内的Weber腺（舌的管状黏液腺）切除者，术后可引起咽干。

5. 按照美国最新的指南，适应证覆盖儿童的年龄从1岁开始。

第三节 全麻下扁桃体切除术

【原理】

切除双侧扁桃体达到需要的治疗目的。由于目前扁桃体术式较多,本操作以目前临床使用最广泛,也是最基本的基础性操作全麻下扁桃体剥离法,扁桃体全切为代表。

【适应证】

1. 急性扁桃体炎反复发作,或虽非反复发作,但曾引起咽旁间隙感染或扁桃体周脓肿者,可施行扁桃体切除术(tonsillectomy)。由于目前较强抗生素的应用,急性扁桃体周脓肿时也可考虑手术,在脓肿期施行患侧扁桃体切除术反而剥离较易。

2. 因扁桃体肥大导致阻塞性睡眠呼吸暂停低通气综合征者,或因扁桃体过度肥大,妨碍吞咽、呼吸及发声者。儿童较为多见。

3. 下颌角淋巴结肿大原因不明者。

4. 白喉带菌者经非手术治疗无效时,可切除扁桃体,并继续治疗和观察。

5. 不明原因的低热及其他扁桃体源性疾病,虽然扁桃体仅有轻微病变,或在视诊上看不出病变,也可考虑做诊断性扁桃体切除术。

6. 切除病灶性扁桃体。在急性肾炎的早期施行病灶性扁桃体切除术已不复列为禁忌,但肾炎基本稳定、尿常规检查接近正常时施行手术较妥。通常在发病4~8周后施行手术疗效较好。过早手术易引起肾"激惹"现象(术后发生一过性尿中红细胞、蛋白增加或管型出现与增多)。对慢性肾炎、肾功不全者手术应慎重。并发风湿性心脏病者,扁桃体手术宜早做为佳。伴有慢性扁桃体炎的风湿关节炎者,施行扁桃体切除术后,半数以上可获疗效。低热却未查出其他原因,而扁桃体有明显慢性炎症者可考虑施行手术;银屑病患者,严重湿疹患者每当扁桃体炎发作明显加重;其他扁桃体疾病,如扁桃体角化症及良性肿瘤。对于恶性肿瘤,则应慎重选择适应证及手术范围。

7. 茎突截短术的前驱手术。

8. 慢性鼻炎或鼻窦炎患者经久不愈,可疑与慢性扁桃体炎有关者,可考虑扁桃体切除术。

【禁忌证】

1. 急性扁桃体炎发作后不满2周。通常以在发作后2~3周施行手术较为合适。但若发作频繁,不能久等,可考虑在发作消退后数日施行手术。术前、术后均须应用抗生素。

2. 造血系统疾病及凝血功能减退者,除有条件施行周密的术前检查和正确的术前、术后治疗者外。

3. 有全麻禁忌证的患者,如血压控制尚未理想、显著的高血压患者,心肺功能严重不良者。或口服抗凝药未停药达到10天以上或疾病未进行桥接治疗患者。

4. 妇女月经期间或月经前3~5天内。

5. 干燥性咽炎患者,除非扁桃体病变严重,最好不行手术,因常在手术后症状加重。

【操作前准备】

1. **所需要的物品准备** Davis开口器(有各种型号的压舌板,中间最好要凹槽,将麻醉管置入其中)、止血设备(因条件不一,可选用单极或双极电凝、等离子),扁桃体切除术的成套器械。

2. 手术风险评估,常规的术前和麻醉前的沟通,告知,签署手术及麻醉知情同意书。全麻术前的常规准备。

3. 手术前的三方核查,经口插管全麻,肩下垫枕,头后仰,颈部给予保护,防止悬空。胸前放置可升降托盘(固定开口器用)。

4. 戴口罩、帽子,使用免洗手消毒液洗手,消毒,铺单。再次免洗手消毒液消毒洗手,穿无菌手术衣,戴无菌手套。

【操作步骤】

1. **置入开口器** 坐于患者头部,对好无影灯或使用头灯,经口放入带压舌板的Davis开口器,一定要选择合适大小的压舌板，若舌体大，将舌和麻醉管放正中暴露有困难，可将舌和麻醉管先偏一侧，良好暴露一侧扁桃体至全部下极，一侧手术完毕后，再反向暴露对侧。特别强调选择足够长度的压舌板才能完整暴露扁桃体下极。将开口器压舌板固定于胸前的托盘。

2. **切口** 用扁桃体钳或 Allis 钳抓住扁桃体（尽可能一次抓住，防止反复抓取而抓碎扁桃体），牵之向中线，反复数次，目的是看清扁桃体前弓的黏膜反折处，此处为切口处，这样手术后不会切除过多的前弓黏膜。以扁桃体刀切开反折黏膜，乘势而下到达腭舌弓最低点，然后再从切口上端转越半月襞，顺腭咽弓向下切开黏膜到达扁桃体下端为止，切口不可太深，只切透黏膜即可，切口须紧靠扁桃体。

3. **剥离** 用扁桃体剥离子或扁桃体剪刀沿切口掀起扁桃体周围已切开的黏膜，显出扁桃体被膜，先剥离扁桃体上端被膜，使与扁桃体上窝中的结缔组织分离，然后紧贴扁桃体被膜剥离腭舌弓、三角襞，再剥离腭咽弓及扁桃体外侧面，直至最后只剩离扁桃体下端连着扁桃体窝底部的少许坚韧组织。

4. **切除扁桃体** 剥离完成后，用圈套器通过扁桃体钳由上而下套住扁桃体下端未剥离的“蒂状”组织，慢慢收紧圈套器截断之，或电刀在保留少许末端组织下切断。

5. **止血** 可边剥离，边用双极电凝止血，或在牵拉扁桃体，保持扁桃体被膜和其外侧的肌肉间的疏松组织间电切分离，靠这种张力和电刀的撕裂效应能很好分离切除扁桃体，同时出血很少，遇到出血时及时用凝血键止血，可基本在不用球压迫下完成手术。等离子刀切除方法几乎类似，只是温度更低，术后疼痛更轻，且边切割、边吸引、边止血，视野更清晰，出血更少。遇到较大出血，双极电凝或等离子凝血后不放心时采用缝合止血，注意缝针不能过深，以免伤及外侧较大血管。此侧手术完毕，一定要松开开口器，在无张力下再次检查扁桃体窝有无出血，确认后，将舌及麻醉管移向此侧，行对侧手术。

【注意事项】

1. 手术开始前，检查扁桃体是否有动脉搏动明显情况，若有，检查扁桃体下极、咽侧壁是否有动脉明显搏动，若有此情况，要考虑有颈内静脉路径异常或异常行走的可能，在处理下极时要十分小心剥离及断离，可适当于下极保留部分组织，在处理下极时防止过多向中线牵拉，将异常动脉拉出切断。必要时停止手术，CTA 明确后再手术。

2. 放置开口器过程中，从放置到取出，始终要注意防止牙、口唇、软腭、舌、咽后壁及颞颌关节的损伤。

3. 头适当后仰，防止后仰过度，颈椎寰枢关节损伤。

4. 在使用等离子刀头手术时，防止刀头外层绝缘层破裂，漏水，烫伤口角等组织。使用电刀时，同样注意无烫、误凝。

5. 手术结束后，保留所有器械及手术台不被污染，待麻醉顺利拔管无出血后再撤台，防止拔管前由于挣扎、血压升高后创面出血，需要再止血时已撤台情况。拔管前的最后吸痰，若痰中明显有血，立即停止，继续麻醉后检查，确认无出血后再拔管。

（周成勇）

参考文献

[1] 黄选兆，汪吉宝，孔维佳. 实用耳鼻咽喉科学[M]. 2 版. 北京：人民卫生出版社，2008.

[2] 迈尔斯. 耳鼻咽喉科头颈外科手术学[M]. 倪道凤，陶泽璋，张秋航，等译. 天津：天津科技翻译出版公司，2017.

[3] James B. Snow Jr. P. Ashley Wackym. Ballenger's Otorhinolaryngology Head and Neck Surgery[M]. 17th ed. Shelton: People's Medical Publishing House, 2012.

[4] AAO-HNS Guidelines for Tonsillectomy in Children and Adolescents[J]. Otolaryngology-Head and Neck Surgery, 2011, 144, S1-S30.

[5] Wang H, Fu Y, Feng Y, et al. Tonsillectomy versus tonsillotomy for sleep-disordered breathing in children: a meta analysis[J]. PLoS One, 2015, 10(3): e0121500.

[6] Kasle D, Virbalas J, Bent JP, et al. Tonsillectomies and respiratory complications in children: a look at pre-op polysomnography risk factors and post-op admissions[J]. Int J Pediatr Otorhinolaryngol, 2016, 88: 224-227.

第三十四章　腺样体肥大

【流行病学】

小儿腺样体肥大是儿科较为常见的疾病，腺样体亦称咽扁桃体或增殖体，位于鼻咽顶后壁中线处，为咽淋巴环内环的组成部分。正常生理情况下，在2~6岁发育至最大，青春期后逐渐萎缩，在成人则基本消失，少数成人腺样体不萎缩。若腺样体增生肥大，且引起相应症状者，称腺样体肥大(adenoid vegetation)，好发于10岁以下小儿，尤以6~7岁者最为多见，发病率9.9%~29.9%，青春期逐渐萎缩，无明显性别差异，急性腺样体炎多发生于3~10岁儿童，以细菌和病毒同时感染多见，以鼻塞、打鼾、张口呼吸为主要临床表现，严重者可引起呼吸暂停，影响大脑供氧从而影响智力，且常合并有慢性扁桃体炎，与分泌性中耳炎密切相关。寒冷潮湿地区发生率较高，虽无明显季节性，但在冬、春季多易加重。本病病情反复、迁延难愈，容易导致多种并发症，严重影响小儿的身心健康和生长发育。近年来，由于环境污染及过敏性鼻炎发病率的增高，发病率呈逐年增高的趋势。北京市2015年一项流行病学研究成果，调查了北京市7个区及11 420名儿童睡眠情况，存在睡眠质量问题的儿童比例为8.87%，6~14岁学龄儿童的打鼾比例约为9.08%，其中90%以上的病因为腺样体和扁桃体肥大。

【解剖学】

腺样体位于鼻咽后壁扩展至咽鼓管。与腭扁桃体不同的是，腺样体不含有隐窝，其黏膜上皮是由垂直有折叠的呼吸道上皮形成，扩展至Arey腺。腺样体周围无明显的包膜，咽中线后方、咽上缩肌上方，有一囊性凹陷称为咽囊，发炎时称咽囊炎，其内有时形成的囊肿称为Tornwaldt囊肿。有研究发现2岁前能分泌B淋巴细胞和T淋巴细胞。

腺样体的血液供应来自咽升动脉，部分来自面动脉的腭升支。静脉回流汇入咽静脉丛，少量流入翼丛，最后汇入面静脉和颈内静脉。

【病因】

鼻咽部的炎症及其毗邻部位的炎症或腺样体自身炎症反复刺激使腺样体发生病理性增生，如急性上呼吸道感染、急性传染病(如麻疹、猩红热、百日咳、流行性感冒等)、急性腺样体炎，均可使腺样体肥大。慢性鼻炎或鼻窦炎的分泌物刺激，使腺样体肥大；而腺样体肥大妨碍鼻腔及鼻窦的通气引流，鼻炎或鼻窦炎亦不易治愈，二者互为因果，恶性循环。近年发现，变态反应和胃食管反流是腺样体肥大一重要病因，甚至是术后复发或疗效不佳重要因素。

【症状】

腺样体所在部位与耳、鼻、咽喉相通，故其症状呈多样化，但仍以呼吸道症状为主。

1. 儿童症状

(1) 局部症状

1) 耳部症状：腺样体肥大或咽鼓管口淋巴组织增生均可堵塞咽鼓管咽口，可引起该侧的分泌性中耳炎,出现传导性聋及耳鸣症状。有时可引起化脓性中耳炎。耳部症状有时可为腺样体肥大的首发症状。

2）鼻部症状:肥大的腺样体及黏脓性分泌物可堵塞后鼻孔,分泌物还可积聚于鼻腔内,且不易擤出,故常合并鼻炎及鼻窦炎而出现鼻塞、流鼻涕症状。可有张口呼吸、讲话闭塞性鼻音及睡眠打鼾等症状。腺样体肥大是儿童阻塞性睡眠呼吸暂停低通气综合征(OSAHS)最常见的病因之一。

3）长期鼻塞和张口呼吸,可引起面骨发育障碍,如上颌骨变长、硬腭高拱、上切牙突出、牙列不整齐导致咬合不良、下颌下垂、唇厚、上唇上翘、下唇悬挂、且多伴有鼻中隔偏曲,加上精神萎靡,面部表情愚钝,即所谓“腺样体面容”(adenoid face)。

4）长期用力经鼻呼吸可致鼻翼萎陷,前鼻孔狭窄。

5）咽喉部及下呼吸道症状:后鼻孔滴漏症状,即分泌物向下流并刺激呼吸道黏膜,可出现阵咳,易并发支气管炎,时有低热。下颌角淋巴结可肿大。

(2）全身症状:主要为慢性中毒及反射性神经症状。鼻咽分泌物常被患儿咽入胃中,引起胃肠活动障碍,导致儿童厌食、呕吐、消化不良,继而营养不良。因呼吸不畅,肺扩张不足,可造成胸廓畸形(如鸡胸)。还可出现夜惊、多梦、遗尿、磨牙、反应迟钝、注意力不集中及性情烦躁等症状。有时感到头部钝痛。

2. **成人症状** 成人患者极少。在成人,多表现为张口呼吸,打鼾,鼻咽干燥感、异物感(分泌物附着于鼻咽,不易吸出或擤出),全身症状不明显。

【检查】

1. **鼻内窥镜检查** 腺样体肥大程度可用其占后鼻孔的程度判断:小于1/2为正常,1/2~2/3为轻度肥大;2/3~3/4为中度肥大;大于3/4以上为重度肥大(图3-34-1,彩图见文末彩插)。

2. 若儿童内镜检查困难,可摄头颅侧位像行X线测量。用腺样体厚度(Adeniod,A),鼻咽腔宽度(Nasolpharyngeal,N)比值来测算。A/N的比值可反映腺样体大小及鼻咽腔阻塞程度(图3-34-2)。

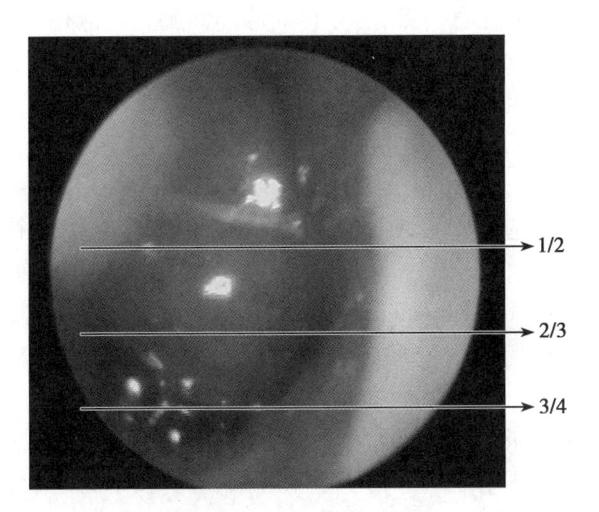

图3-34-1 腺样体肥大程度

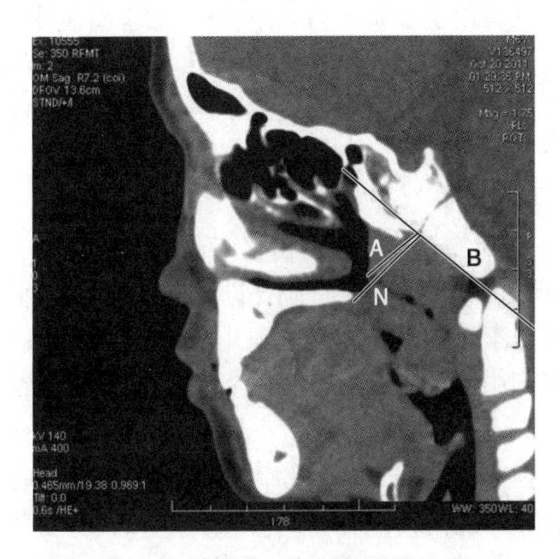

图3-34-2 从X片上测量A、N值

A/N比值是一种简便、准确测定腺样体肥大的方法。A/N值≤0.60属正常范围,0.61~0.70为生理性肥大,A/N值≥0.71属病理性肥大,>0.80为显著肥大(图3-34-3)。

3. **CT、MRI扫描** 可用矢状位的中线片,类似鼻咽侧位片的判断方法,也可判断腺样体的部位及大小,还有助于与鼻咽部肿瘤鉴别诊断。

4. 由于儿童腺样体肥大常引起中耳炎,所以,常规要进行声导抗检查。由于儿童配合差,纯音测听仅为参考。若外耳道耵聍堵塞,儿童又不配合取出,只能术中耳内镜取出耵聍后检查。

5. 儿童腺样体肥大,最常见症状就是打鼾,多导睡眠监测(PSG)是常用检查方法之一。儿童PSG各指标的阳性标准是根据正常值来制定的。然而,目前几乎没有研究能证明PSG指标的异常与白天嗜睡、神经认知功能受损、行为异常以及其他儿童SDB不良后果之间的相关性。PSG指标略微超过正常范围的患儿是否需要治疗目前仍然不清楚。其他方面健康的孩子在进行扁桃体腺样体切除术之前是否需要进

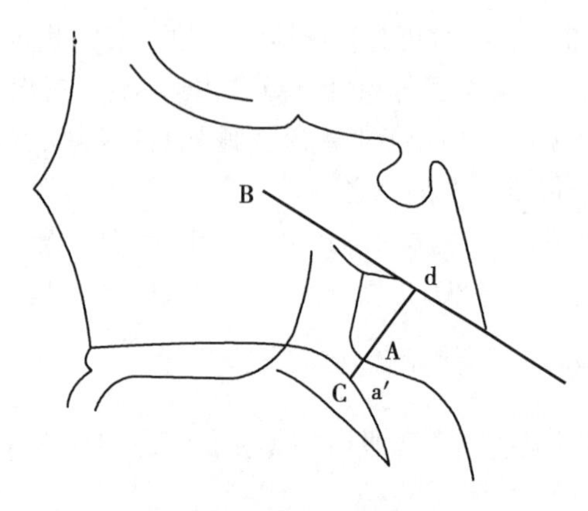

图 3-34-3 图解测量方法

A 线代表腺样体的厚度。a'点为腺样体最突点。B 线为枕骨斜坡颅外面切线。A=a'd，为腺样体最凸点至 B 线垂直距离。C 点为 A 线向下延长与硬腭后端或软腭前中部上缘的交点，N=cd 的宽度，代表腺体最凸部鼻咽腔的宽度。

行 PSG 检查目前仍有争议。有文献证明病史和体格检查提示存在阻塞性睡眠呼吸暂停(obstructive sleep apnea，OSA)的患儿，其 PSG 结果并不一定为阳性。据报道，对于无其他疾病的儿童，利用录音磁带记录的儿童在家里睡眠时的呼吸情况来预测 PSG 阳性结果，其敏感度为 71%~88%，特异度为 52%~72%。而利用家庭录像资料预测 PSG 阳性结果的敏感度为 94%，特异度为 68%。虽然这些录音、录像带在判断患儿是否存在睡眠疾患时，其特异性不是很高，但是这些磁带是验证家长对孩子夜间呼吸困难描述情况准确性的方便、廉价的方法，在临床上非常实用。脉搏血氧监测仪，由于它的敏感度低，故不能作为筛查工具，但是对于高度怀疑为 OSA 的打鼾患儿，脉搏血氧监测的阳性结果是有意义的。

在下列情况时，PSG 对诊断和评估 OSA 的病情是最有用的：小于 2 岁的儿童；有手术禁忌的高危患儿；颅面畸形、病态肥胖或中枢性麻痹的患儿；病史与体格检查不一致的患儿；腺样体扁桃体切除术后仍有症状的患儿。PSG 也是高危患儿或手术失败者进行经鼻 CPAP 治疗或双水平正压通气治疗(BIPAP)前需进行的检查。

6. 对重度 OSA 患儿或有充血性心力衰竭体征的患儿，应该进行心电图、超声心动图、胸片的检查，以了解有无肺动脉高压。

【诊断及鉴别诊断】

具备以上症状中的其中一条，加上检查中 1、2、3 条中的任意一条，即可诊断腺样体肥大。但是，一定要注意对鼻咽部肿瘤的鉴别诊断。临床上偶有将鼻咽癌当成腺样体肥大治疗的教训。因此，当局部检查发现鼻咽部"腺样体"和正常腺样体质地不一样时，一定要高度重视，若由于儿童无法配合活检，可行 MRI 检查；所有的腺样体手术一定要留取组织活检。甚至全麻下活检或先快速病理检查都不为过。

【治疗】

1. **药物治疗** 根据检查，若腺样体肥大在重度以上，应及早手术。轻到中度，若非已有反复的中耳炎，严重后鼻孔滴漏，特别是同时有变态反应性鼻炎的患儿，可试行先保守治疗。研究证实鼻腔局部使用皮质激素可改善鼻腔通气和儿童睡眠呼吸障碍(sleep-disordered breathing，SDB)，同时合理使用抗生素，对于轻到中度的患儿有时疗效明显。特别是年龄小于 2 岁的患儿，更要强调不低于 3 个月的保守治疗。

2. **手术治疗**

(1) 适应证：药物治疗无效，重度腺样体肥大，有中耳炎，鼻窦炎，后鼻孔滴漏等并发症，张口呼吸，打鼾，闭塞性鼻音，或有"腺样体面容"，消瘦，发育障碍者，应考虑手术。由于手术方法、麻醉技术的进步，对年龄的要求没有那么严格，2 岁以上，适应证明显，可考虑。对于 2 岁以下，最好有 PSG 的结果参考。

(2) 禁忌证：手术前，用手触压软腭，若硬腭和软腭交界有明显的深"V"形，说明有黏膜下腭裂，手术后很容易出现鼻咽反流；有先天腭裂畸形者，即使形修补术，术后可导致开放性鼻音或鼻咽反流。这类病人腺样体尽量不要手术。有瘢痕体质患者，手术后容易引起鼻咽粘连，要慎选手术。

3. **手术方法** 腺样体扁桃体切除术是其他方面健康的 OSA 患儿或有明显 SDB 症状患儿的一线治疗方式。

术前检查同扁桃体手术，常和扁桃体手术一同进行。麻醉已和 10 年前大不一样，现尽可能采用全麻。局麻下或无麻下的切除器法或刮匙法已很少采用，除非某些医疗条件差或偏远地区。它最大的缺点除对儿童心理的创伤外，术后出血并发症及残体率高。目前使用率较高的方法为以下两种：

(1) 低温等离子辅助下腺样体切除术

1) 所需要的物品准备：Davis 开口器(有各种型号的压舌板，中间最好要凹槽，将麻醉管置入其中)、70°鼻内镜或间接鼻咽镜，8 号硅胶管(牵引软腭用)，等离子手术系统和相应的刀头，止血设备(因条件不

一,可选用单极或双极电凝)

2) 体位:首先要有正确的体位和良好的暴露。垫肩,头后仰,颈部下面不要悬空,垫软垫保护,防止颈椎损伤。麻醉插管最好用钢丝麻醉插管,这样拉开开口器时不容易将麻醉插管压扁,麻醉插管用防水胶布固定于下颌正中,Davis 开口器的压舌板正中有压槽,正好容放麻醉插管,这样将麻醉插管和舌体正中拉开,左右均可很好暴露,由于中国人多为右利,即右手操作,因此,开口器的弓最好在左侧;反之,在右侧。否则,开口器的弓会影响等离子刀头够不着腺样体的最高点(图 3-34-4)。

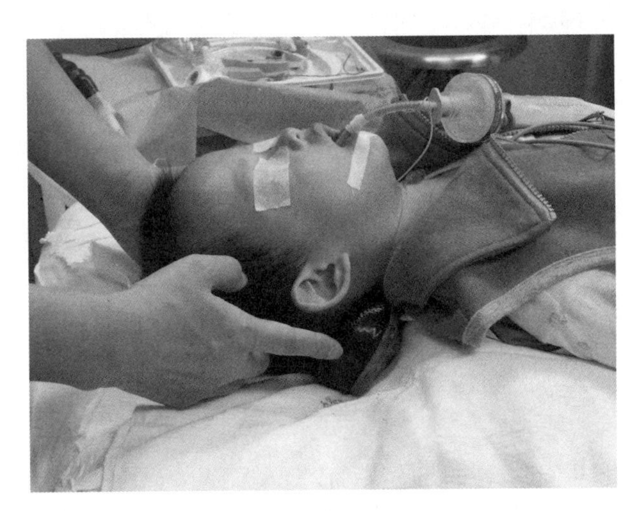

图 3-34-4 腺样体扁桃体切除术手术体位

3) 入路:术者坐于患者头侧,用 8 号硅胶管经鼻孔插入,由咽腔拉出,牵起软腭,打结系于前鼻孔下方。一般一侧牵拉暴露足够时,不要两侧,可减少对软腭的损伤。70°鼻内镜下,反向观察鼻咽腔操作。也可采取术者坐于患者腹侧,在 30°鼻内镜下切除的方法,可根据个人习惯操作。

4) 操作要点:用 70 刀头,一般选 8 档,凝血 4 档,根据实际能量情况适当加或减 1 档,经鼻咽腔置入刀头,将腺样体由浅入深,一点点切除,当使用等离子熟练后,可以直接在腺样体鼻咽筋膜间切开,将腺样体附着处切断,腺样体如苹果断蒂般掉下,既节省刀头,又快,还可送病理。可经口、经鼻,可在 70°鼻内镜辅助下,也可在间接喉镜下手术。根据术者喜好和手术条件灵活掌握。也可用 0°镜,经鼻置入镜体观察,刀头仍从牵拉开的软腭下的鼻咽部进入,切除腺样体。但此种术式一定要注意经鼻置入的内镜对鼻腔损伤的预防。

操作熟练者应是:正确、流畅、无刀头堵塞、无副损伤、腺样体切除彻底(特别是圆枕外沟及咽鼓管扁桃体切除干净)。

5) 注意事项:暴露不佳,无法切除鼻后孔上方组织。前面已述,发生此问题多是体位不正确,如没有垫肩,二是没有合适的开口器;若前面问题均已注意,可适当将刀头弯曲,可容易够达鼻咽后部腺样体。术中刀头经常堵塞常见于操作不熟练;术中渗血,使用不熟练是最重要的原因。等离子误损伤的预防,等离子刀头的绝缘橡皮会因与口角牙齿磨损造成金属部暴露,会误伤口角皮肤及组织,一定要采取措施预防:提前在口角处垫层纱布、术中及时将刀头弯至合适弧度、及时观察有无漏水、提前在此处贴层输液贴胶布等。

6) 并发症及预防:主要的并发症是出血(原发和继发)和复发,少见的发生率有鼻咽部粘连、椎前淋巴结炎。传统腺样体刮除术和吸切器的术中平均出血量约 30~50ml,术后出血的发生率为 2%~5%,复发率为 2%~4%,等离子辅助下出血量约 5ml,术后出血发生率和术者手术技术有关,但总体小于 4%。减少出血率最有效的办法是提高术者的手术技巧和熟练程度。

(2) 动力系统:全麻后,置入 Davis 开口器,暴露方法同上。应用 70°鼻内镜经口腔在监视器下将弯头电动吸引切割器(一般是 40°反切)自鼻咽下缘开始切割,逐渐移至侧缘,再向中央切割并吸除腺样体,直至清晰显露咽鼓管圆枕、鼻中隔后缘、后鼻孔、下鼻甲后端为止。在切除前先确认咽鼓管圆枕等重要解剖标志,切除时注意切割的深度以及保护双侧圆枕。切除后纱布压迫创面止血,然后用专用的弯头电凝器止血,创面无出血后结束手术。若遇止血不佳者,可以后鼻孔膨胀海绵填塞,24 小时后取出。

【术后并发症】

由于抗生素的可选种类及有效性较前明显增加,与感染有关的并发症明显减少。最常见的并发症仍是术后出血问题,由于儿童配合困难,一旦出血,常需要在全麻下处理,严重并发症最易发生在再次手术的麻醉过程中,最常见的问题是误吸,以下几点能很好防止这一严重问题的发生。

1. **频繁吞咽** 儿童常不能将咽部分泌物吐出,出血时常咽入胃内,因此术后特别嘱咐家长注意观察患儿是否有频繁的吞咽。若有此情况,及时压舌板观察咽腔。

2. 呕吐出大量胃内咖啡色液体,说明已将出血咽下。

3. 再次手术麻醉前,适当刺激咽腔,让患儿将胃内容物全部吐出,防止插管过程中胃内容物喷出误吸。

4. 正在出血时,不要立即进入全麻,容易在面罩下呼吸时将血液挤入气管内,可先压迫,待出血暂时停止时再麻醉。

5. 止血手术完成后,插入胃管,吸出胃内容物,防止拔管后误吸。

(周成勇)

参考文献

[1] 黄选兆,汪吉宝,孔维佳. 实用耳鼻咽喉科学[M]. 2 版. 北京:人民卫生出版社,2008.

[2] 迈尔斯. 耳鼻咽喉科头颈外科手术学[M]. 倪道凤,陶泽璋,张秋航,等译. 天津:天津科技翻译出版公司,2017.

[3] 李宏彬,郃隽,冯国双,等. 北京市儿童睡眠质量现况及其相关因素分析[J]. 中华耳鼻咽喉头颈外科杂志,2019,6(54):416-419.

[4] James B. Snow Jr. P. Ashley Wackym. Ballenger's Otorhinolaryngology Head and Neck Surgery[M]. 17th ed. Shelton:People's Medical Publishing House,2012.

[5] Randel Amber. AAO-HNS Guidelines for Tonsillectomy in Children and Adolescents[J]. Otolaryngology-Head and Neck Surgery,American Family Physician,2011,84(5):566-573.

第三十五章　咽后脓肿及咽旁脓肿

咽后脓肿（retropharyngeal abscess）为咽后间隙的化脓性炎症，因发病机制不同，分为急性与慢性两型。急性型较为常见，占94.8%，为咽后淋巴结急性化脓所致，多发生于3个月至3岁的婴幼儿，半数以上病例发生于1岁以内。冬、春两季多见。慢性型较少见，占5.2%，多因颈椎结核引起。

咽旁间隙是头颈部最易受感染的间隙之一。咽旁脓肿（parapharyngeal abscess）为咽旁间隙的化脓性炎症，早期为蜂窝织炎，随后发展而形成脓肿。

【病因】

1. 咽后脓肿

（1）咽后间隙化脓性淋巴结炎：婴幼儿每侧咽后间隙中有3~8个淋巴结，这些淋巴结接受鼻腔后部、鼻咽、口咽、咽鼓管及中耳、腮腺等区域的淋巴引流，故上呼吸道感染，如急性咽炎、扁桃体炎、鼻及鼻窦炎以及化脓性中耳炎、咽鼓管炎等，均可引起咽后间隙化脓性淋巴结炎，最后形成脓肿。致病菌以链球菌与葡萄球菌为多见，卡他球菌、肺炎链球菌次之。另外，本病可并发于猩红热、麻疹、流感等急性传染病。

（2）咽部异物及外伤：咽后壁异物刺入，或者外伤、手术等侵入性损害，消毒不严格时，可引起咽后间隙的感染，多位于喉咽部。

（3）耳部感染：中耳炎所并发的骨岩部炎或硬脑膜外脓肿，可经颅底破裂孔侵入咽后间隙；贝佐尔德脓肿也可经咽旁间隙穿入咽后间隙形成咽后脓肿。

（4）咽后间隙淋巴结结核或颈椎结核形成寒性脓肿：颈椎结核形成的脓肿，早期在椎前间隙，晚期由椎前隙破入咽后间隙。而咽后间隙淋巴结结核形成的脓肿发生时即位于咽后间隙。

另外，咽旁脓肿可直接穿咽后间隙。全身脓毒血症时可在咽后间隙出现转移性咽后脓肿，但极少见。

2. 咽旁脓肿

（1）致病菌与急性扁桃体炎、咽后脓肿等相似，以溶血性链球菌为多见，其次为金黄色葡萄球菌、肺炎链球菌等。导致咽旁间隙感染的进路较多，扁桃体、腺样体、牙、腮腺以及鼻部、咽部所属淋巴结处的急性炎症，均可蔓延至咽旁间隙，导致本病发生。

（2）邻近器官或组织化脓性炎症的扩散：急性扁桃体炎、急性咽炎、急性腺样体炎等，以及颈椎、乳突、颞骨突或岩部的急性感染均可直接侵袭至咽旁间隙。另外，扁桃体周脓肿、咽后脓肿、腮腺脓肿、磨牙区脓肿、颞骨岩部脓肿及耳源性颈深脓肿等可直接溃破或蔓延至咽旁间隙。

（3）医源性感染及外伤：扁桃体切除术或拔牙术，注射器、药液消毒不严；行扁桃体周脓肿切开排脓时，误将咽上缩肌穿透，内镜检查损伤咽侧壁均可导致咽旁间隙的感染。另外咽侧壁异物刺伤、外伤也可引起本病。

（4）经血流和淋巴系：邻近器官或组织的感染，可经血行和淋巴系累及咽旁间隙，导致本病发生。

【发病机制】

咽后间隙为一潜在间隙，上起颅底枕骨部，下连后纵隔，前为颊咽筋膜，后为椎前筋膜。此处的感染，急性型为淋巴结的急性化脓性炎症，位于咽后间隙的一侧，局部隆起，黏膜充血。慢性型中由颈椎结核引起者，脓肿膨突于咽后壁中线上，但淋巴结结核形成的脓肿，也可位于咽后壁一侧，局部隆起，黏膜色淡或苍白。

咽旁间隙位于翼内肌、腮腺深部与咽侧壁之间，呈倒立的锥体形。上达颅底；下达舌骨平面；前界为翼下颌韧带、颌下腺上缘；后界为椎前筋膜。由茎突及茎突诸肌将此间隙分为前后二部。前部称咽旁前间隙；后部称咽旁后间隙。咽旁前间隙较小，咽升动、静脉行于其中，内侧有咽上缩肌及腭扁桃体。腭扁桃体感染可侵及该间隙。咽旁后间隙较大，内有颈内动、静脉及第Ⅸ~Ⅻ脑神经及颈深上淋巴结。咽旁间隙与翼颌间隙、颞下间隙、下颌下间隙、咽后间隙相通。咽旁脓肿及咽后脓肿为典型的化脓性炎症，初为蜂窝织炎，随后组织坏死溶解，形成充满脓液的腔，即脓肿。经适当治疗后，脓肿可吸收消散，较大脓肿，经切排或穿刺抽脓后，由肉芽组织修复，形成瘢痕。

【临床表现】

1. **咽旁脓肿** ①局部症状：主要表现为咽痛及颈部疼痛，吞咽、张口及头部活动时加剧。可伴反射性耳痛，茎突前间隙感染累及翼内肌时，则出现牙关紧闭、张口困难。②全身症状：患者高热、畏寒、食欲不振、头痛、乏力。病情严重时，呈衰竭状态。

2. **咽后脓肿** 急性型者，起病较急，有畏寒、高热、咳嗽、吞咽困难等症状，小儿拒食，吸奶时吐奶或奶汁反流入鼻腔或呛咳不止，说话及哭声含糊不清，如口内含物状，常有呼吸困难，其程度视脓肿大小而定，入睡时有鼾声与喘鸣。患者头常偏向病侧以减少患侧咽壁张力，缓解疼痛，并扩大气道腔隙。如脓肿增大，压迫喉入口，或炎症累及喉部，则呼吸困难加重。严重病例可出现脱水、衰竭等现象。慢性型者，有结核病的全身表现，起病缓慢、隐匿、病程较长，无咽痛；随着脓肿的增大，可逐渐出现咽、喉部阻塞感或吞咽不畅。

【实验室检查】

1. **血常规** 明确有无白细胞、中性粒细胞百分比及绝对值升高，贫血。

2. **凝血常规** 明确有无凝血障碍。

3. C反应蛋白、降钙素原、血沉。

【诊断和鉴别诊断】

1. **诊断依据** 详细询问病史及出血情况，确认有无外伤史，结合间接咽喉镜、电子鼻咽喉镜和/或CT、MRI检查，判断有无脓肿形成，评估患者当前全身状况，有无感染性休克，同时排查全身性疾患。

2. **咽后脓肿需与下列疾病鉴别**

（1）扁桃体周脓肿：一侧咽痛，患侧腭舌弓上段及软腭明显红肿隆起，悬雍垂水肿，偏向健侧，常有张口困难。

（2）急性喉炎、喉水肿、白喉、喉异物：急起声嘶及喉源性呼吸困难是其共同特点，检查时喉部黏膜充血、水肿或见假膜和异物。

（3）咽旁脓肿：为咽旁间隙的化脓性炎症，检查可见患侧咽侧壁隆起，充血。扁桃体及腭舌弓被推向中线，患侧下颌下区及下颌角后方肿胀。

（4）下颌下隙的感染：可出现牙关紧闭及呼吸困难等症状。检查发现患侧下颌下三角区肿胀，口底隆起，舌部向上抬起，伸舌受限。

此外，咽后壁动脉瘤、神经鞘瘤、脊索瘤等可致咽后壁隆起，需仔细鉴别。

3. **咽旁脓肿需与下列疾病鉴别**

（1）扁桃体周脓肿：有急性扁桃体炎病史，脓肿多位于扁桃体前上方，扁桃体充血，被推向内下方。患侧腭咽弓及软腭部明显红肿突出；悬雍垂也红肿，被推向对侧；颈侧肿胀一般不明显。

（2）咽后脓肿：脓肿突起于咽后壁一侧，软腭、腭咽弓不见充血或稍充血，呼吸困难明显，发声含糊不清。

（3）咽旁肿瘤：起病隐匿，初起可无症状，或症状轻微，至溃疡出现，则有显著咽痛、口臭，或吐出血性分泌物等；晚期可出现消瘦、衰竭等恶病质表现。

此外，还需与下颌下淋巴结炎及腮腺炎等鉴别。

【病情评估】

1. **咽后脓肿**　根据典型的病史、症状以及检查所见，诊断不难。幼儿如有上述症状时，首先需考虑本病。因颈椎前软组织在呼吸时有较大的变化，颈侧位 X 线片诊断可出现假阴性。CT 检查，不仅大血管易见，且有利于脓肿与蜂窝织炎的鉴别。

2. **咽旁脓肿**　根据上述症状及体征，一般不难诊断。但因脓肿位于颈深部，由颈外触诊时，不易摸到波动感，且不能以有无波动感作为诊断咽旁脓肿的依据，必要时可在患侧肿胀处穿刺抽脓以明确诊断。

【临床处理】

1. **咽后脓肿**

（1）急性型咽后脓肿：一经确诊，应及早切开排脓，患儿不需麻醉，成年患者可喷用 2% 丁卡因数次即可。取仰卧头低位，以免切开后脓液沿咽后壁流入下呼吸道。用直接喉镜或麻醉喉镜将舌根压向口底，暴露咽后壁，看清脓肿部位，在脓肿最隆起处穿刺抽脓，如有脓液，应尽量抽吸。然后于脓肿最隆起处和最低部位（接近喉咽一端）作一纵形切口，并用血管钳扩大切口，排出脓液并充分抽吸，以免下流。切开后不置引流条。若切开时脓液大量涌出吸引不及时，应将患者立即转身俯卧，便于吐出脓液，不致误吸。必要时，需行气管切开术，尤其对于切开排脓后仍有呼吸困难患儿，更属必要。

手术中，使用直接喉镜或麻醉喉镜时，不可用力过猛，以免引起迷走神经反射，发生呼吸、心搏骤停。因而，对于不用任何麻醉的患者，术前应给予迷走神经抑制剂，如常用阿托品注射液。

术后需使用足量广谱抗生素控制感染。如脓液引流不畅，每日应扩张创口，排尽脓液，直至痊愈。

少数基层单位，不能切开排脓，可考虑抽脓治疗。有些病例经反复抽脓，也能痊愈。对于位置过低，体积过大的脓肿，或有咽旁间隙、颈动脉鞘、纵隔等处并发症者，有时需行颈外径路切开排脓术。一般多采用胸锁乳突肌后缘切口，可避免损伤颈部大血管及神经。

（2）结核性咽后脓肿：除全身抗结核治疗外，可在口内穿刺抽脓，脓腔内注入 0.25g 链霉素注射液，如脓肿再次形成，可同法处理。切忌在咽部切开排脓。并发颈椎结核者，应该由骨科医师在治疗颈椎结核的同时，取颈侧切口行排脓术，由胸锁乳突肌后缘进入，切开后可置引流条。

2. **咽旁脓肿**

（1）感染初期，脓肿尚未形成时，需及时给予足量敏感的抗生素及适量的类固醇激素等药物治疗，以防止感染蔓延和并发症的发生；并结合支持疗法和其他辅助治疗，如局部理疗、多数患者可获痊愈。脓肿形成后，除上述治疗外，应施行脓肿切开排脓术。

（2）颈外径路：若下颌下及颈部肿胀明显，或脓肿位置较深，或咽部及外耳道有出血，病程长，疑有血管糜烂出血者，应从颈侧切开排脓。局麻下，在下颌下区作 T 字形切口，即沿患侧下颌骨下缘作一横切口，再沿胸锁乳突肌前缘作一垂直切口。切开皮下组织、浅筋膜和颈阔肌，分离颌下后部结缔组织，暴露颌下腺，并沿其下缘切开包绕颌下腺的颈深筋膜浅层，再将下颌下腺及面动脉一并拉起，然后用止血钳或手指紧贴颌下腺的深面，沿二腹肌后腹及茎突肌伸向茎突，并在茎突之外侧，从颅底顺动脉鞘向下，即可达到脓腔，充分排脓后，置引流条，切口部分缝合。

（3）经口径路：如脓肿明显突向咽侧壁，且未见或未触及血管搏动，则于咽侧壁最突出部分，作一垂直切口，约 2cm 长，然后用血管钳伸入切口作钝性分离，穿通咽上缩肌到达脓腔，引流脓液。

参考文献

[1] 黄选兆，汪吉宝，孔维佳. 实用耳鼻咽喉科学[M]. 2 版. 北京：人民卫生出版社，2008.
[2] 孙虹，张罗. 耳鼻咽喉头颈外科学[M]. 9 版. 北京：人民卫生出版社，2018.
[3] 孔维佳，周梁. 耳鼻咽喉头颈外科学[M]. 3 版. 北京：人民卫生出版社，2015.
[4] 洪艺云，林功标，林昶，等. 成人咽旁（咽后）间隙脓肿临床危险因素分析[J]. 临床耳鼻咽喉头颈外科杂志，2018，32(17)：1304-1308.
[5] 郑艳，文定厚，乔晓明，等. 颈深部脓肿 50 例临床分析[J]. 中华耳鼻咽喉头颈外科杂志，2005，40(1)：60-63.
[6] Richard L. Drake，A. Wayne Vogl，Adam W. M. Mitchell. Gray's Anatomy For Students[M]. 3rd ed. Amsterdam：Elsevier

Inc. 2014.

[7] Paul W. Flint, Bruce H. Haughey, et al. Cummings Otolaryngology Head and Neck Surgery[M]. 6th ed. Amsterdam: Elsevier Inc. 2015.

[8] Simard RD, Socransky S, Chenkin J. Transoral Point-of-Care Ultrasound in the Diagnosis of Parapharyngeal Space Abscess[J]. J Emerg Med, 2019, 56(1): 70-73.

[9] Cramer JD, Purkey MR, Smith SS, et al. The impact of delayed surgical drainage of deep neck abscesses in adult and pediatric populations[J]. Laryngoscope, 2016, 126(8): 1753-1760.

[10] Huang CM, Huang FL, Chien YL, Chen PY. Deep neck infections in children[J]. J Microbiol Immunol Infect, 2017, 50(5): 627-633.

第三十六章　咽　异　物

咽异物(pharyngeal foreign body)是指异物因各种原因,停留、嵌顿于咽部所致的临床常见急症。异物在多数情况下均较表浅易于取出,但严重者易伴发局部感染,甚至脓肿形成。

【病因】

引起咽异物的原因很多,以下几种最为常见:

1. 因匆忙进食,误将鱼刺、肉骨、果核等咽下。
2. 儿童将玩物含入口中,哭闹、嬉笑或跌倒时,异物坠入喉咽部。
3. 精神异常、昏迷、酒醉或麻醉未醒时发生误咽。
4. 老年人义齿松脱坠入喉咽。
5. 企图自杀者,有意吞入异物。
6. 医疗手术中误将止血棉球、纱条留置于鼻咽部或扁桃体窝中,未及时清除而形成异物。

【临床表现】

1. 咽部有异物刺痛感,吞咽时症状明显,部位大多比较固定。
2. 如刺破黏膜,可见少量血液或唾液中带血。
3. 较大异物存留喉咽,或者异物存留时间过长局部炎性改变,可引起吞咽及呼吸困难。
4. 异物大多存留在扁桃体窝内、舌根、会厌谷、梨状窝等处。鼻咽部异物少见,偶见于因呕吐或呛咳而将食物、药片等挤入鼻咽部。

【实验室检查】

通常咽异物并无特殊实验室检查,若患者合并感染,可行血常规检查。

【诊断和鉴别诊断】

1. **诊断依据**　此类患者通常有明确的异物史,经过仔细的病史询问,口咽部查体、鼻咽镜、喉镜,或电子喉镜检查,一般都可以做出咽异物的诊断。对于症状明显,但是内镜检查又没有阳性发现的患者,可以考虑行薄层CT检查,以明确异物的形态、大小以及位置。

2. **鉴别诊断**

(1) 咽部黏膜损伤:为误吞异物后所出现的咽喉部异物感,多为硬性异物通过咽腔或滞留咽腔期间对咽部黏膜造成的损伤。此类患者咽喉部查体通畅无阳性发现,个别患者可见黏膜划痕、溃疡或者充血表现,症状无明显加重因素,且异物感位置容易出现变化,可随时间推移逐渐减轻、消失。

(2) 咽异感症:常见于有慢性咽炎、扁桃体结石等慢性病史的患者。此类患者可合并异物史,查体亦无特殊发现。

【病情评估】

通常根据患者主诉异物感出现的部位,来评估异物嵌顿的可能位置。对于异物史时间长、怀疑脓肿形成的病人,还需注意评估患者的气道通畅情况。若是进入黏膜下的金属或者较大的骨性异物,还需注意其与周围血管的关系。

【临床处理】

咽异物属于急症,治疗时应对因治疗,及时取出异物。口咽部异物如鱼刺、竹签等,可用镊子夹出。舌根、会厌谷、梨状窝等处异物,可在间接喉镜或电子喉镜下用异物钳取出。对已继发感染者,应用抗生素控制炎症后,再取异物。异物穿入咽壁而并发咽后或咽旁脓肿者,酌情选择经口或颈侧切开排脓,同时取出异物。少部分病人的误咽异物病史很明确,但详细的临床检查也未能发现异物,这时需要对患者耐心解释,嘱密切随访,也许再次就诊时发现异物,也许无异物患者症状消失。

【预防措施】

1. 进食时细嚼慢咽,勿进食过快,勿嬉戏。
2. 对于有牙齿松动或者义齿的老人,注意对牙齿以及义齿的固定。
3. 治疗或手术前后,所使用的棉球、纱条一定要点数。

(刘世喜)

参考文献

[1] Oyama L C. Foreign Bodies of the Ear, Nose and Throat[J]. Emergency medicine clinics of North America, 2019, 37(1): 121-130.

[2] Sun MC, Chen JD, Song L, et al. The expericence of diagnosis and treatment of foreign body within the pharyngeal soft tissue(3 cases)[J]. Journal of Clinical Otorhinolaryngology Head and Neck Surgery, 2016, 30(10): 833-834.

[3] Liu ZH, Wang G, Jiang WG, et al. Pharyngeal foreign body sensation and slurred speech as starting symptoms of internal carotid artery malformation: a case report[J]. Chinese Journal of Otorhinolaryngology Head and Neck Surgery, 2016, 51(2): 140-141.

第三十七章 咽异感症

咽异感症(abnormal sensation of throat)泛指除疼痛外的多种咽部异常感觉或幻觉,如球塞感、黏着感、瘙痒感、烧灼感、蚁行感、无咽下困难的吞咽梗阻感等,是为症状描述。中医上称为“梅核气”。目前咽异感症以中年女性患者居多,患病女性精神类型多敏感、多疑或抑郁等。

【病因】

病因较复杂,与局部的感觉神经受刺激或心理情绪相关。

1. **咽及咽邻近器官的因素** 咽喉部以及邻近器官的炎症、肿块、肿瘤以及瘢痕、静脉曲张等病变均可引起咽异感症,如:各型咽炎、慢性扁桃体炎、舌扁桃体炎、咽部异物、咽部肿瘤、舌根部静脉曲张、咽部憩室、鼻咽部疾病、鼻部疾病、甲状腺疾病、茎突综合征、牙病、颈动脉炎、颈椎病、舌咽神经痛等均可引起咽异感症。

2. **远处器官和全身性因素**

(1) 远处器官的病变:如消化系统(咽喉反流性疾病、食管痉挛、食管上段异位胃黏膜、憩室、失弛缓症、早期恶性肿瘤、贲门痉挛、横膈裂孔疝等)、心血管系统疾病(左心扩大、高血压性心脏病、心包炎伴积液、主动脉瘤等)、呼吸道疾病(气道高反应性、咳嗽变异性哮喘等)。

(2) 全身因素:如饮酒过度、妇女更年期内分泌失调、重症肌无力、破伤风早期、严重的缺铁性贫血、自主神经功能失调、关节僵直、肠寄生虫、长期慢性刺激(烟酒、粉尘和化学药物)等,均可导致咽部发生异常感觉。

3. **精神因素** 患者精神和情绪的变化,对于咽异感的发生和发展有着明显的影响,如神经衰弱、神经官能症、精神分裂症、恐癌症、癔症及焦虑、抑郁状态等。医务工作者对病人的异常感觉解释不当或不仔细,未消除病人的疑虑或做过多的检查、治疗,引起病人的疑虑也可导致本病。

【发病机制】

咽部的神经支配极为丰富,咽部的感觉与运动主要受位于咽后壁的咽丛神经控制,包含迷走、舌咽、副神经和颈交感神经的分支,此外三叉神经的上颌支也参与支配咽部的感觉,故咽部的感觉非常灵敏。此外,全身许多器官的疾病也可通过神经反射和传导作用,使咽部产生异常感觉。

1. **咽及咽邻近器官的因素** 无论原发性还是继发性,凡是累及咽腔或咽壁的任何病变均可使咽部的感觉神经受到刺激,神经兴奋性发生变化,引起咽肌痉挛或强直,或使吞咽功能受到影响,产生咽异感症。

2. **远处器官和全身性因素**

(1) 远处器官:由于迷走神经在全身器官广泛分布,当脏器患病时,可通过迷走神经的反射或刺激迷走神经,使环咽肌发生痉挛而引起咽部产生异常感觉。

(2) 全身性因素:咽部可因长期的慢性刺激、内分泌、自主神经功能紊乱,咽肌无力或痉挛等,导致咽部发生异常感觉。

3. **精神因素** 有研究认为患者颈部神经敏感，长期频繁的刺激，可在大脑形成局灶兴奋点。间脑，尤其是丘脑下部的功能被认为与咽异物感有关。有研究者认为咽异物感可能是精神疾病的躯体化症状，也可能是长期器质性疾病导致的精神性疾病。

【临床表现】

本病主要表现为咽部异常感觉，如球塞感、黏着感、瘙痒感、蚁行感、异物感、无咽下困难的吞咽梗阻感等。此外部分病人有颈部紧迫感、自觉呼吸不畅以及咽喉部有物上下移动不定感等。咽部异物感多位于口咽和胸骨上窝之间，以咽喉部较多，此类感觉在病人做空咽动作时明显，进食时则减轻或消失，一般无疼痛或仅有轻度咽痛。症状常随病人情绪起伏波动，异物感也随之改变。

临床分型 根据不同病因可分为5型：

1. **精神创伤型** 除有咽部异物感外，全身和局部检查无任何改变，但有确切的精神创伤病史，如抢劫、杀人、丧事、惊骇等遭遇。

2. **心理障碍情绪紧张型** 均有工作紧张、思想压力大，或恐惧、失眠等症状，有的有恐癌症，有的有异物停留咽食管的强迫思维症等。患者咽部、食管检查无异常。

3. **咽喉反流型** 除咽异物感外，常有嗳气、腹胀、烧心、反酸等胃肠不适和胃反流病史，喉镜检查见环后、杓间黏膜充血、肿胀。24小时喉咽食管腔内阻抗-pH监测咽喉反流事件>3次。

4. **更年期综合征内分泌紊乱型** 均有月经紊乱和近期闭经史，有内分泌失调的症状。

5. **自主神经功能失调型** 无确切致病的心理和精神因素，除咽异物感外，常伴有自主神经功能紊乱的症状，如：忽冷忽热、颜面潮红、心慌、出汗等。

【检查】

每个病例都应进行详细认真的检查，要注意鼻咽、喉咽、颈部、上呼吸道、上消化道等部位细微病变，特别注意排除恶性肿瘤。

1. 咽部触诊：很重要，常能发现问题。触诊方法有：以手指或卷棉子进行咽部触诊，颈部扪诊一手咽内一手颈外联合触诊等。

2. 内镜检查：顺次仔细观察鼻腔、鼻咽、舌根、梨状窝、会厌谷、喉部乃至声门下。

3. 邻近器官以及全身的检查：如血常规、胸片、茎突X线拍片或CT检查、颈椎拍片、下咽食管造影、电子胃镜、食管镜检查、甲状腺B超或ECT检查等。

【诊断和鉴别诊断】

1. **诊断依据** ①先要分辨是咽异常感觉，还是真正的吞咽困难，如为后者，应考虑到咽、喉和食管等处的器质性病变，尤其是肿瘤；②详细询问异物感的特点，如性质、部位、发作时间和有无伴发症等；③问清楚过去的检查、治疗经过以及治疗效果，以作诊断参考；④必要时询问全身疾病的病史、月经史及有无烟酒嗜好等。职业也与咽异感症有密切关系，如用嗓过度，经常接触粉尘和受化学物质的刺激等，也应加以注意。

2. **鉴别诊断**

（1）咽部异物：表现为咽部异物感，吞咽刺痛、针扎感，查体可见扁桃体、扁桃体窝、舌根部、会厌谷、咽侧壁或梨状窝等处异物存在，异物可为鱼刺、竹签、蟹皮、虾皮等，取出后症状缓解。

（2）慢性咽炎：成年人多见，主要表现为咽部不适感、异物感、痒感、灼热感、干燥感和刺激感，还可有微痛等，患者晨起时可出现频繁的刺激性咳嗽、干咳、伴恶心，有时黏膜可出血，咳出带血分泌物。检查可见咽部黏膜慢性充血，咽后壁淋巴滤泡增生，可有分泌物或痂皮附着，咽侧索增生变粗。对症治疗、改变饮食习惯、戒烟酒及改变生活工作环境症状可缓解。

（3）茎突综合征：指茎突过长或方位、形态异常等引起咽部异物感、咽痛感、反射性耳痛或头颈部疼痛不适感等症状，常为一侧性，颈部转动或吞咽时疼痛加重。通过扁桃体窝触诊、X线茎突片、茎突CT扫描三维重建等可明确诊断。茎突截短术效果较好。

（4）更年期综合征：好发于40~60岁女性，常诉咽部不适，胃痛或烧灼感，检查无明显咽部病变或咽部仅有轻微充血，查血清雌二醇明显降低，经艾司唑仑减轻焦虑，适量补充雌激素，谷维素调节自主神经功能治疗,效果明显。

【治疗】

1. **病因治疗** 针对病因进行治疗,是本病的主要疗法。如咽喉反流病引起的咽异感症的治疗,可分为一般疗法,即辅助治疗:①抗反流饮食,高蛋白、低脂肪;②餐后保持直立位;③抬高床头,避免睡前饱食或喝水;④避免服用促反流药物,如安定、茶碱类、黄体酮、多巴胺;⑤戒烟酒,忌酸辣食物。药物治疗:病情较重者,一般治疗无效时,可采用药物治疗,包括抑酸药物、促胃肠动力药、胃肠黏膜保护剂。咽喉反流严重、药物治疗无效者,可考虑手术治疗。对于气道高反应引起的咽异感症可适当应用茶碱类药物,咳嗽变异性哮喘可应用 β_2 受体激动剂、抗组胺药等,此外有低温等离子射频消融祛除咽后壁淋巴滤泡,微波、射频凝固肥大的舌扁桃体治疗咽异感症等方法。

2. **对症治疗** 病因不明的,多采取对症治疗。

(1) 颈部穴位封闭法,可取廉泉、双侧人迎,或加阿是穴进行封闭,0.2%利多卡因1ml加0.9%氯化钠1ml稀释局部注射。

(2) 中医中药:①中药:临床上将咽异感症分为气滞痰郁、气滞血淤、肝郁脾虚等证型,采用疏肝理气、健脾化湿、活血化瘀、补益脾肾等法则。方药选用半夏厚朴汤、越鞠丸、四七汤、逍遥散、一贯煎、杞菊地黄丸、抑气散、清音汤、化梅汤等,临床均有一定效果;②中成药:有多种可选用,以减轻症状;③针刺疗法:可取廉泉、天突、人迎、阿是、合谷、内关、神门等穴,或在颈前中线或沿两侧甲状软骨后缘找出敏感点,进行针刺。

3. **心理精神治疗** 认真检查后,确无器质性病变,则给予精神治疗,颈前封闭,暗示治疗及耐心解释等。用通俗易懂的语言向患者耐心解释和沟通,如言语治疗、认知治疗、抗抑郁治疗、行为治疗等,必要时请心理科、精神科协助。

(李进让)

参考文献

[1] 黄选兆,汪吉宝,孔维佳.实用耳鼻咽喉头颈外科学[M].2版.北京:人民卫生出版社,2008:366-368.

[2] 胡连生.中医耳鼻咽喉科学[M].北京:中国中医药出版社,2004.

[3] 陈旭青,周龙云,等.关于梅核气辨证论治的思考[J].浙江中医药大学学报,2013(12):1461-1462.

[4] 况光仪,易慧明,吴克利,等.咽异感症临床分型及治疗的初步探讨[J].中华耳鼻咽喉头颈外科杂志,2006(5):355-358.

[5] 楼正才,龚旭红,楼放毅,等.咽异感症病因学分析及个体化治疗[J].临床耳鼻咽喉头颈外科杂志,2009(14):21-23,27.

[6] 杨华.难治性咽异感症200例临床分析[J].临床肺科杂志,2010(2):35-36.

[7] 王林娥,丁康,蒋昌灿.首诊为咽异物感的甲状腺病变临床分析[J].临床耳鼻咽喉头颈外科杂志,2010(19):39-40.

[8] 林士军,王桂杰,叶建华,等.以咽喉部异物感为主诉的鼻后滴流综合征65例临床分析[J].中华全科医学,2014,12(7):1073-1075.

[9] 毛诗昊,顾竹影.上消化道疾病与咽异感症[J].国际消化病杂志,2011(5):23-26.

[10] 李进让.咽喉反流性疾病规范化诊断和治疗[J].中国耳鼻咽喉头颈外科,2015(9):435-437.

[11] 褚志华,孟彬彬,张晓莹.伴不同程度焦虑症状的咽异感症患者临床特征分析[J].临床耳鼻咽喉头颈外科杂志,2017(6):38-42.

[12] 傅云春.咽异感症患者心理因素评析及心理干预疗效分析[J].山东大学耳鼻喉眼学报,2014,28(6):47-49.

[13] 蔡林利,李银喜,高启学.咽异感症及其相关伴发疾病被漏诊的197例临床分析[J].中国中西医结合耳鼻咽喉科杂志,2013(4):305-306.

[14] 柳庆君,尹建平,张玲燕,等.女性更年期咽异感症的病因学探讨[J].华西医学,2012(9):74-76.

[15] 张庆丰,佘翠平,王慧,等.低温等离子治疗舌扁桃体肥大所致的咽异感症[J].临床耳鼻咽喉头颈外科杂志,2014(3):48-50.

[16] Tang B, Cai H D, Xie H L, et al. Epidemiology of globus symptoms and its associated psychological factors in China[J]. Journal of Digestive Diseases, 2016:17(5)319-324.

[17] Gale C R, Wilson J A, Deary I J. Globus Sensation and Psychopathology in Men: The Vietnam Experience Study[J]. Psychosomatic Medicine, 2009, 71(9): 1026-1031.

[18] Chen C L, Szczesniak M M, Cook I J. Evidence for oesophageal visceral hypersensitivity and aberrant symptom referral in patients with globus[J]. Neurogastroenterology & Motility, 2009, 21(11): 1142-e96.

[19] Gale C R, Wilson J A, Deary I J. Globus Sensation and Psychopathology in Men: The Vietnam Experience Study[J]. Psychosomatic Medicine, 2009, 71(9): 1026-1031.

[20] Tsikoudas A, Ghuman N, Riad M A. Globus sensation as early presentation of hypopharyngeal cancer[J]. Clinical otolaryngology: official journal of ENT-UK; official journal of Netherlands Society for Oto-Rhino-Laryngology & Cervico-Facial Surgery, 2008, 32(6): 452-456.

[21] Weijenborg P W, De Schepper H S, André J. P. M, et al. Effects of antidepressants in patients with functional esophageal disorders or gastroesophageal reflux disease: a systematic review[J]. Clinical Gastroenterology and Hepatology, 2015, 13(2): 251-259.

[22] Wood J M, Hussey D J, Woods C M, et al. Biomarkers and laryngopharyngeal reflux[J]. The Journal of Laryngology & Otology, 2011, 125(12): 1218-1224.

[23] Kirch S, Gegg R, Johns M M, et al. Globus Pharyngeus: Effectiveness of Treatment with Proton Pump Inhibitors and Gabapentin[J]. Annals of Otology, Rhinology & Laryngology, 2013, 122(8): 492-495.

第三十八章　声带息肉及小结

声带息肉及小结是临床常见的声带良性病变。其中，声带息肉是一种发生于声带固有层浅层的良性增生性病变。声带小结又称歌唱家小结、教师小结，在儿童称喊叫小结，表现为双侧声带前中 1/3 交界处边缘的对称性结节状隆起，以 4 岁至青春期男孩、成年女性发病率较高。长期用声不当、过度用声、咽喉反流等因素，可能与声带小结、息肉的发病有关。声带小结、息肉最主要的临床症状为声嘶。通过喉镜检查可以做出临床诊断。贯彻始终的治疗要点是要避免和治疗可能的致病因素如用声不当或用声过度、咽喉反流等。

【病因】

1. **用声过度或不当**　长时间和/或过度说话，使用不适当的音调，过度咳嗽和清嗓，是常见的嗓音误用、滥用行为，也是造成声带应激、创伤性非肿瘤性改变的最常见的危险因素。声带小结多见于双侧声带游离缘前中 1/3 交界处，因该处是声带发声区膜部的中点，振动时振幅最大，易受损伤；发声时此处频繁撞击致使疏松的间质血管扩张，通透性增强，渗出增多，渗出液随发声时声带震颤聚集至该处形成突起，继之增生、纤维化；该处存在振动结节，如振动剧烈可发生血管破裂形成血肿，继发炎性细胞浸润形成小结。

2. 急性上呼吸道感染、鼻窦炎、变态反应等上气道炎症可能与良性声带病变的形成有关。

3. 胃食管反流、咽喉反流者，咽喉黏膜脆弱性增加，易受损伤，声带小结和声带息肉发病率高。Wang 等的研究表明，声带息肉组织中的胃蛋白酶表达水平比正常对照的后联合组织高，而胃蛋白酶与非酸反流、咽喉反流症状相关，提示咽喉反流的炎症性黏膜反应可能与声带疾病的发生发展存在联系。

4. **内分泌因素及其他**　声带小结男童较女童多见，青春期有自愈倾向。成年女性声带小结发病率高于男性，50 岁以上者少见，除与用声习惯相关外，可能与内分泌因素有关。报道指出，声带息肉组织中的 β 防御素 2(一类抗菌药物，与固有免疫相关)相比对照声带组织或小结组织明显升高，可能可以用于区分息肉和结节。另有研究指出载脂蛋白 A 与息肉的形成存在负相关；声带息肉组织凋亡指数明显高于正常对照组织，提示凋亡级联机制失调可能是参与声带息肉形成的原因之一。

【临床表现】

声带息肉及小结的最常见临床表现是嗓音的变化。典型的症状可表现为声音嘶哑、语音质量的变化以及言语费力。

喉部检查可能显示声带的单侧或双侧病变。声带小结多见于双侧声带游离缘前中 1/3 交界处，一般对称，呈灰白色的小隆起。声带息肉大小、形态及部位可有不同。可表现为声带游离缘前中份表面光滑、半透明、带蒂如水滴状肿物，或声带游离缘宽基底的梭形息肉样变，或遍及整个声带呈弥漫性肿胀的息肉样变。声带息肉通常是单侧的，并且更可能干扰发声期间声门的正确闭合，从而引起话声/歌声质量的更显著的变化。轻者间歇性声嘶，发声易疲劳，音色粗糙，发高音困难，严重者声音沙哑明显。巨大息肉紧嵌声门甚至可导致呼吸困难引起窒息。

【实验室检查】

纤维喉镜和动态频闪喉镜是目前临床常用的检查技术。

频闪喉镜检查能够显示声带外观、柔韧性和黏膜波特征(对称性,周期性,振幅,垂直相位差)的微小差异,对于检测和区分声带病变类型更为敏感。在频闪喉镜检查中,声带小结一般不会显著干扰黏膜波的传播,但是可能对声门闭合产生影响,导致声带不完全闭合。声带息肉可位于声带上缘、声带下或内侧面表面,因此在视频喉镜检查中对声带的上下垂直唇缘进行仔细辨识对于息肉的检测更为重要。

除此以外,尚有一些未广泛应用于临床的检查技术:包括有窄带成像技术(NBI)、超声波、光学相干断层扫描等。NBI 虽有助于提高声带囊肿的检测率,但对声带息肉或任克氏水肿的直接检测无明显裨益,总体而言,对声带良性病变的检测辅助效果有限。曾有研究报道超声检查应用于儿童声带小结的检测,但是由于受限于喉部组织/空气界面分辨率等因素,加上不能区分喉部良性病变的类型,目前超声检查在声带疾病辅助诊断方面作用十分有限。光学相干断层扫描,是一种可提供清晰的声带振动横截面的成像技术,在耳鼻喉临床应用上尚不成熟,可能有助于用于病变识别和边缘评估,但是其诊断价值尚未得到充分验证。

【诊断和鉴别诊断】

根据临床表现和喉镜检查一般可明确诊断。

鉴别诊断

1. **声带囊肿** 一般位于单侧边缘声带表面,发声时隆起明显,频闪喉镜检查有助于鉴别诊断。但临床上有时较难鉴别,最终需手术切除后经病理检查确诊。

2. **其他慢性喉炎** 双侧声带慢性充血、肥厚或萎缩,有时闭合不全。

【病情评估】

对声带良性病变的病情评估,应充分综合临床病史、喉镜检查、患者嗓音使用习惯、客观嗓音评估以及生活质量评估,以明确诊断及可能的病因诱因,针对性采用干预措施。

【临床处理】

1. **声带休息** 通过纠正潜在的诱发因素,如过度用声和不当用声习惯,适当发声休息,声带小结常可变小或消失。较大的声带小结即使不能完全消失,声音亦可改善。若声休 2~4 周小结仍未明显变小,应采取其他治疗措施。

2. **嗓音矫治** 主要是改变错误的发声习惯,在嗓音训练师的指导下进行发声训练。通过 3 个月的训练,声带小结常可自行消失。

除了标准嗓音训练外,新近研究还强调了特异性嗓音训练。其中,"Expulsion"技术主要是通过剧烈咳嗽、快速吸气和呼气以及强力元音超声,产生"重复性微型创伤",来使息肉发生损伤并最终将其排出。单就生活质量而言,"Expulsion"技术优于采用外科疗法联合标准嗓音训练。除此以外,还有"Thrill"技术等。尽管这些特异性嗓音训练技术的评估欠缺全面,且非常规,但对改善患者主客观不适可提供帮助,改善发声舒适性。

3. 避免其他潜在的诱发因素,忌吸烟、饮酒、辛辣饮食刺激。

4. **药物治疗** 诊间进行声带病变内激素注射(经口或经颈)可用于治疗声带息肉,短期内对患者症状有较明显改善,但长期疗效维持欠佳,症状复发率高。复发者多与专业语音使用职业和不当发声行为相关。有学者建议类固醇作为声带良性病变切除后的辅助治疗,认为类固醇可降低切除术后的病灶复发。需要指出,声带病变内注射技术可能由于药物自固有层浅层弥散或者注射不当进入肌肉,可能引发声带萎缩的不良结局。

对合并咽喉反流患者,临床使用质子泵抑制剂。Lee 等进行的前瞻性随机对照研究结果显示,声带息肉术后接受质子泵抑制剂治疗与否不影响多维语音分析结局:可能是由于两组均有明显改善,进一步使难以辨别哪一组改善更明显;也可能是由于反流并不总是质子泵反应性的单一酸性问题,胃蛋白酶可能不是充当炎症的主要介质。目前为止,相关报道未能达成统一共识。

5. **外科干预** 声带小结若经保守治疗无效，声嘶症状明显，可考虑手术切除。儿童的声带小结常不需手术切除，一般至青春期可自行消失。

声带息肉若单纯通过保守治疗可能仅有症状的改善，语音质量难以恢复到正常水平，较小的无蒂息肉可能对单纯保守治疗效果响应较好。当向患者建议在保守措施和手术之间权衡时，应考虑保守治疗的潜在疗效，但手术也应作为一线治疗手段。一般来说，以最大程度恢复语音质量为导向时，声带息肉的治疗主要以手术切除为主。

声门暴露良好的带蒂息肉，可在间接喉镜、纤维或电子喉镜下摘除。局麻不能配合者，可在全麻下经支撑喉镜切除息肉，冷器械及激光切除各有千秋，手术要点在于切除病变并最大可能减少对正常黏膜结构的损伤。对于靠近前联合处的双侧病变，宜分次手术切除，以防两侧相近的创面发生粘连。切除的病变标本常规送病理检查，避免漏诊早期癌变。

激光辅助和微瓣技术均可用于声带良性病变切除手术。越来越多的证据表明，使用血管溶解性激光对于处理小息肉尤其有用，亦不会使声音结局恶化。声带充血是激光辅助手术术后并发症，但发生率不高。

【预防措施】

1. 合理发声，避免经常大声喊叫等用嗓习惯。
2. 避免烟酒、咖啡、浓茶、辛辣等刺激性饮食。
3. 积极控制咽喉反流、过敏、鼻窦炎等疾病。

（文卫平）

参考文献

[1] Braut T, Krstulja M, Marijic B, et al. Immunohistochemical analysis of vocal cord polyps applying markers of squamous cell carcinogenesis[J]. Pathology, Research and Practice, 2019, 215(1): 144-150.

[2] Milovanovic J, Vukasinovic M, Jotic A, et al. Relationship between socio-demographic characteristics and vocal fold nodules, polyps and oedema[J]. Acta Otorhinolaryngologica Italica, 2018, 38(5): 424-430.

[3] Comunoglu N, Kocak I, Saygi H I, et al. Dilated Minute Chambers in Laryngeal Vocal Fold Polyps: Histopathological and Ultrastructural Features[J]. Journal of Voice, 2020, 34(2): 289-293.

[4] Vasconcelos D, Gomes A O C, Araujo C M T. Vocal Fold Polyps: Literature Review[J]. International Archives of Otorhinolaryngology, 2019, 23(1): 116-124.

[5] Lee S H, Yu J F, Fang T J, et al. Vocal fold nodules: A disorder of phonation organs or auditory feedback? [J]. Clinical Otolaryngology, 2019, 44(6): 975-982.

第三十九章　阻塞性睡眠呼吸暂停低通气综合征

阻塞性睡眠呼吸暂停低通气综合征(obstructive sleep apnea hypopnea syndrome,OSAHS)是指患者在睡眠过程中,由于上气道的塌陷阻塞引起的呼吸暂停和通气不足,伴有打鼾、睡眠结构紊乱、频繁发生血氧饱和度下降、白天嗜睡等症状。OSAHS 是一类临床常见的具有潜在危险的疾病,在人群中患病率西方国家报道为 2%~5%,我国目前尚无大样本的流行病学报道。

【相关定义】

1. **呼吸暂停(apnea)**　睡眠过程中口鼻气流消失或明显减弱(较基线幅度下降≥90%),持续时间≥10 秒。

2. **低通气(hypopnea)**　睡眠过程中口鼻气流强度较基线水平降低≥30%,同时伴有动脉血氧饱和度下降≥4%,持续时间≥10 秒;或者口鼻气流强度较基线水平降低≥50%,同时伴有动脉血氧饱和度下降≥3%或微觉醒,持续时间≥10 秒。

3. **阻塞性呼吸暂停(obstructive apnea, OA)**　指呼吸暂停事件发生时,胸腹式呼吸仍然存在。

4. **中枢性呼吸暂停(central apnea, CA)**　指呼吸暂停事件发生时,口鼻气流与胸腹式呼吸同时消失。

5. **混合性呼吸暂停(mixed apnea, MA)**　指一次呼吸暂停事件中,一开始口鼻气流与胸腹式呼吸同时消失,数秒或数十秒后出现胸腹式呼吸运动,仍无口鼻气流。即一次呼吸暂停过程中,先出现 CA,后出现 OA。

6. **呼吸暂停低通气指数(apnea hypopnea index, AHI)**　是指平均每小时睡眠中呼吸暂停和低通气的次数(单位:次/h)。

7. **成人 OSA**　在夜间 7 小时睡眠时间内至少有 30 次呼吸暂停及低通气(每次呼吸暂停和低通气至少持续 10 秒钟),AHI≥5 次/h。

8. **儿童 OSA**　每夜睡眠过程中阻塞性呼吸暂停指数(obstructive apnea index,OAI)≥1 次/h,或 AHI >5 次/h。

9. **低氧血症**　成人夜间最低动脉血氧饱和度(lowest oxygen saturation,$LSaO_2$)低于 90%,儿童夜间最低动脉血氧饱和度低于 92%。

【病因及危险因素】

1. **年龄和性别**　男女患病率约 2∶1,女性绝经后患病率明显增加。

2. **肥胖**　肥胖是 OSAHS 的重要原因,且 OSAHS 又可加重肥胖。

3. **家族史**　OSAHS 具有家族聚集性,有家族史者患病危险性增加 2~4 倍。遗传倾向性可表现在颌面结构、肥胖、呼吸中枢敏感性等方面。

4. **上气道解剖异常** 包括鼻中隔偏曲、鼻甲肥大、鼻息肉、鼻部肿瘤等；Ⅱ度以上扁桃体肥大、腺样体肥大、软腭松弛、悬雍垂过长或过粗、咽腔狭窄、咽周围组织肿瘤、咽腔黏膜肥厚、舌体肥大或巨舌、舌根后坠；颅颌面畸形，如狭颅症、小颌畸形；感染、创伤或手术等各种原因造成的颌骨缺损和瘢痕挛缩闭锁等。

5. **饮酒或镇静催眠药物** 可使呼吸中枢对缺氧及高 CO_2 敏感性下降，上气道扩张肌肉的张力下降，进而使上气道更易塌陷而发生呼吸暂停，还能抑制中枢唤醒机制，延长呼吸暂停时间。

6. **吸烟** 可通过引起上气道的慢性炎症等因素及睡眠期一过性戒断效应引发或加重 OSAHS 病情。

7. **其他相关疾病** 脑血管疾病、充血性心衰、甲状腺功能低下、肢端肥大症、声带麻痹、脑肿瘤、神经肌肉疾病、咽喉反流、胃食管反流、压迫大气道的上纵隔肿物等。

【发病机制】

1. **上气道解剖结构异常** 鼻腔狭窄（如鼻中隔偏曲、鼻息肉、鼻甲肥大、腺样体肥大、慢性鼻窦炎和变应性鼻炎等）可造成鼻腔、鼻咽部狭窄阻塞，在儿童可造成张口呼吸，从而引发颌面部的发育异常，使得上气道进一步狭窄，被认为是 OSAHS 的一个主要致病因素。咽腔解剖狭窄被认为是 OSAHS 发病的关键，扁桃体肥大、软腭肥厚、咽侧壁肥厚等都可引起咽腔狭窄。此外舌体组织肥厚、舌扁桃体肥大、会厌组织塌陷、上颌骨或下颌骨发育不全，小下颌畸形等都是 OSAHS 常见的发病因素。

2. **神经-肌调节因素** 由于肌肉本身的原因或神经控制能力缺陷，可使咽部气道壁的塌陷性增加，在吸气时，咽腔内的负压增加，超过了气道扩张肌所能承受的最大负压时，气道就会关闭，出现呼吸暂停。睡眠时神经-肌调节能力减弱，缺乏对抗上气道阻力增加的补偿呼吸用力，因而可产生上气道阻塞。

3. **全身因素** 即体液、内分泌因素，主要由患者的颈动脉体化学感受器对低氧与高 CO_2 的刺激作用减弱引起。如肥胖、妊娠、更年期、肢端肥大症、甲状腺功能减低或注射睾丸酮的患者中 OSAHS 均高发。呼吸肌控制系统不稳定（高环路增益）及上气道内液体表面张力增高也可对 OSAHS 的产生起作用。

【临床表现】

1. **睡眠时表现** 打鼾、频繁发作的呼吸暂停、睡眠时动作异常、失眠、多梦、噩梦、多尿、遗尿、憋气等。

2. **觉醒时表现** 嗜睡、疲劳、睡后不解乏、记忆力减退、工作能力下降、学习成绩差、激动易怒、晨起头痛、头晕、口干等。

3. **伴随多系统并发症** 高血压、冠心病、夜间心绞痛症状、心肌缺血、心律失常、难治性心力衰竭；糖尿病、血脂代谢异常、代谢综合征；呼吸衰竭、哮喘、难治性慢性咳嗽、肺动脉高压、肺栓塞、肺间质疾病；性功能障碍、妊娠高血压、先兆子痫和子痫；胃食管反流、低氧性肝功能损害、非酒精性脂肪性肝病；认知功能损害及情绪障碍、脑血管疾病等。

【辅助检查】

1. **多导睡眠监测（polysomnography，PSG）** 值守整夜 PSG 是确诊 OSAHS 及其严重程度分级的金标准。PSG 记录脑电图、眼电图、肌电图，可以准确反映患者的睡眠状况和分期；口鼻气流、胸腹活动和血氧饱和度可以分析呼吸事件类型和程度。此外还有心电图、鼾声、体位、体动和腿动，必要时添加上气道持续压力测定、pH 值和脉搏传导时间等指标，全面评估睡眠状态。

2. **气道评估**

（1）鼻咽内窥镜检查及 Müller 试验有助于初步评估上气道解剖异常程度以及上气道易塌陷程度。

（2）头颅定位测量分析有助于评价是否存在颌面骨骼结构的异常。

（3）上气道三维 CT 重建或上气道磁共振成像。

（4）上气道持续压力测定或药物诱导睡眠纤维喉镜检查有助于精确判断患者睡眠期气道塌陷部位。

3. **其他相关评估**

（1）Epworth 嗜睡量表（ESS）量表、斯坦福嗜睡量表（Stanford Sleepiness Scale，SSS）、鼾声量表、柏林问卷（BQ）、STOP-Bang 量表等评估睡眠相关生活质量，现多采用 ESS。

（2）血常规、血气分析及肺功能检查、甲状腺激素水平、空腹血糖、血脂、口服葡萄糖耐量试验、动态心电图检查、动态血压监测等。

【诊断和鉴别诊断】

1. 诊断 结合病史和体格检查，根据 OSAHS 的危险因素对患者进行分度，对于高危的患者应该尽快做出诊断和严重程度评估。通过主观问卷了解患者嗜睡程度。PSG 检查确诊 OSAHS，并评估疾病严重程度。

对于 OSAHS 诊断标准，国内外略有不同，我国《成人阻塞性睡眠呼吸暂停多学科诊疗指南》推荐临床有典型的夜间睡眠打鼾伴呼吸暂停、日间嗜睡（ESS 评分≥9 分）等症状，查体可见上气道任何部位的狭窄及阻塞，AHI≥5 次/h 者可诊断 OSAHS；对于日间嗜睡不明显（ESS 评分<9 分）者，AHI≥l0 次/h 或 AHI≥5 次/h，存在认知功能障碍、高血压、冠心病、脑血管疾病、糖尿病和失眠等 1 项或 1 项以上 OSAHS 合并症也可确立诊断。美国睡眠医学会（AASM）诊断标准为 AHI≥15 次/h，伴或不伴症状；或 AHI≥5 次/h，伴有症状（如日间嗜睡、疲乏、失眠、情绪障碍、认知受损、心血管合并症如高血压、缺血性心脏病、既往中风等）。

2. 鉴别诊断

（1）单纯鼾症：夜间有不同程度打鼾，但无日间症状，PSG 提示 AHI<5 次/h。

（2）中枢性睡眠呼吸暂停：患者 PSG 以中枢性事件为主，诊断标准为中枢性呼吸暂停低通气指数≥5 次/h，中枢性呼吸事件占所有呼吸事件的 50% 以上。

（3）肥胖低通气综合征：肥胖（BMI>30kg/m^2）且清醒时动脉血 CO_2 分压（$PaCO_2$）>45mmHg（1mmHg=0.133kPa），可出现明显日间思睡，而打鼾可能不作为基本特征，此类患者多可合并 OSAHS。

（4）发作性睡病：主要临床表现为难以克制的日间思睡、发作性猝倒、睡眠瘫痪和睡眠幻觉，多在青少年起病，主要诊断依据为多次小睡，睡眠潜伏期试验 MSLT 显示快速眼动（REM）睡眠期起始的异常睡眠和平均入睡潜伏期<8 分钟。

（5）不宁腿综合征和周期性腿动：不宁腿综合征患者有日间困倦、晚间难以控制的腿动，常伴异样不适感，安静或卧位时严重，活动时缓解，夜间入睡前加重。周期性腿动在入睡后出现，PSG 监测具有典型特征，但应与睡眠呼吸事件相关的腿动鉴别。

（6）引起夜间呼吸困难的其他疾病：如惊恐发作、胃食管反流、支气管哮喘、充血性心力衰竭和夜间心绞痛发作等。根据临床症状和 PSG 结果可以鉴别。

【病情分度】

1. 成人（表 3-39-1）

表 3-39-1 成人 OSAHS 病情程度判断依据

指标	程度	指标	程度
AHI（次/h）		最低 SaO_2（%）	
5~15	轻度	85~90	轻度
>15~30	中度	80~<85	中度
>30	重度	<80	重度

注：OSAHS：阻塞性睡眠呼吸暂停低通气综合征；AHI：呼吸暂停低通气指数；SaO_2：动脉血氧饱和度。

2. 儿童（表 3-39-2）

表 3-39-2 儿童 OSAHS 病情程度判断依据

病情程度	AHI 或 OAI（次/h）	$LSaO_2$（%）
轻度	5~10 或 1~5	85~91
中度	>10~20 或>5~10	75~84
重度	>20 或>10	<75

注：OSAHS：阻塞性睡眠呼吸暂停低通气综合征；AHI 为呼吸暂停低通气指数；OAI 为阻塞性呼吸暂停指数；$LSaO_2$ 为最低血氧饱和度。

【治疗】

OSAHS 的治疗应该以安全有效、减少损伤、保留功能、降低费用为治疗原则，采用个体化分析和内外科结合的综合治疗措施。

1. **一般治疗措施**　应嘱患者戒酒、控制体重、慎用安眠药、侧卧位睡眠、预防上呼吸道感染和过敏反应。

2. **持续气道正压通气**（continuous positive airway pressure，CPAP）　是治疗大多数 OSAHS 患者的有效方法。其工作原理是通过一定压力的机械通气保证 OSAHS 患者睡眠时呼吸道通畅。对接受 CPAP 治疗的患者需要根据病情设定特定的压力值，此压力应定为最低有效治疗压力。CPAP 治疗效果良好，其缺点是需要终生应用，在治疗过程中需要反复到睡眠实验室复查，观察是否需要重新设定治疗压力。对于有反复鼻出血、脑脊液鼻漏、各种原因导致的严重鼻腔阻塞、严重肺部疾病者不适合 CPAP 治疗。

3. **口腔矫治器**　口腔矫治器可以使下颌及舌前移，防止睡眠时舌根后坠，减轻上气道塌陷。适用于舌根平面塌陷为主的轻-中度 OSAHS 患者。

4. **手术治疗**　目的是解除上气道的狭窄。如果患者上气道存在明显的解剖性狭窄因素，无手术禁忌证，可考虑进行手术治疗。应用于 OSAHS 治疗的手术方式很多，包括鼻部手术、悬雍垂腭咽成形术（uvalopalatopharyngoplasty，UPPP）或改良术 H-UPPP、鼻腔扩容术、下颌骨前徙术、舌骨悬吊术、舌成形术和传统的气管切开术。尽管手术方式多种多样，针对上气道不同的阻塞部位要正确地选择相应的术式。术前必须进行严格的检查，确定上气道可能的阻塞部位，制订因人而异的合理手术方案。严格筛选手术适应证和手术技巧是提高手术总有效率的关键。

（1）鼻部手术：若存在因鼻腔解剖结构异常和鼻腔炎性疾病引起的通气障碍，可依据病变部位行不同鼻腔手术治疗，包括鼻中隔矫正、鼻息肉切除、下鼻甲等离子消融、鼻窦开放等。研究发现，单独鼻腔手术并不能有效降低 AHI，故不推荐作为 OSAHS 的一线治疗。但鼻腔手术有助于降低鼻腔阻力从而提高 CPAP 治疗依从性，但需注意保证鼻腔支架的稳定性，推荐术后再次行压力滴定调整相关参数后继续 CPAP 治疗。

（2）扁桃体及腺样体切除术：对于扁桃体Ⅱ度及以上肥大的成人 OSAHS 患者，单纯扁桃体切除术可显著改善患者的客观及主观指标。术前 AHI<30 次/h 的扁桃体肥大患者可行单纯扁桃体切除术。被发现腺样体明显肥大的患者，应同期行腺样体切除手术。儿童 OSAHS 应密切关注扁桃体和腺样体肥大，做到早发现，早治疗，避免对患儿面容、智力、生长发育等造成影响。肥胖、3 型及 4 型舌位可能会降低单纯扁桃体切除治疗成人 OSAHS 的手术成功率。

（3）悬雍垂腭咽成形术（UPPP）：适合于阻塞平面在口咽部，黏膜组织肥厚致咽腔狭小，悬雍垂肥大或过长，软腭过低过长，扁桃体肥大或腭部狭窄为主者。手术长期有效率为 40%～50%。不推荐瘢痕体质、未成年患者行该手术治疗，对于语音要求高的患者，应谨慎行该手术。

目前对于 UPPP 疗效的预测方法中“TCM 手术疗效评分预测系统”（表 3-39-3），继承了 Friedman 分型系统中扁桃体的分度方法，并且可获得更准确细化的预测效果，应用该评分系统所得 TCM 总分，以 14、17、22 为临界分层，其手术有效率分别为 100%、76.3%、48.1%和 10.0%。

表 3-39-3　TCM 手术疗效评分预测系统

预测因子	系数	对应分值/分			
		1	2	3	4
扁桃体分度	2.7	4	3	2	1
CT90/%	2.2	<10	10～<20	20～<40	≥40
MH/mm	1.6	<10	10～<15	15～<20	≥20

注：TCM：以扁桃体分度、动脉血氧饱和度<90%时间占总睡眠时间的比例（CT90）、舌骨下缘距下颌骨下缘的垂直距离（MH）3 项指标建立的基于国人数据的手术疗效评分预测系统；TCM 总分＝扁桃体分度×2.7+CT90 得分×2.2+MH 得分×1.6。

（4）软腭前移术：对于以腭咽平面阻塞为主的患者，腭咽平面狭窄的原因不是或不完全是肥大的扁桃体或过长的软腭组织，而是骨性鼻咽腔狭窄，特别是上颌后缩形成骨性鼻咽腔前后径明显狭窄的患者，可采用软腭前移术。

（5）软腭植入术：软腭植入术可能对轻中度 OSAHS 患者有效。可用于治疗 BMI<32kg/m^2 且没有任何其他解剖部位狭窄及有 OSAHS 手术治疗史的轻中度患者，该项治疗目前在国内尚未广泛开展，远期疗效有待进一步观察。

（6）舌根及舌骨手术：舌根手术主要包括舌根射频消融术及舌根部分切除术。舌根部分切除术的手术疗效较舌根射频消融术可能更高。舌骨悬吊术可作为多层面手术的一部分用于治疗轻度至中度 OSAHS。舌根及舌骨手术与其他外科手术联合进行，即多层面手术，可提高手术疗效。

（7）舌下神经刺激治疗：是通过固定于舌下神经远端的电极，在吸气开始前放电刺激颏舌肌使舌体前伸以扩大舌后气道的治疗方式。可用于治疗中度至重度 OSAHS 患者，或 CPAP 无效及不耐受患者。该项治疗目前在国内尚未开展；国外相关研究结果提示该项治疗对患者主、客观指标均有较好改善，但远期疗效有待进一步观察。

（8）牵引成骨术：通过将骨切开后应用牵引装置缓慢牵拉使截骨间隙中形成新骨从而达到延长骨骼的目的，用于颅颌骨畸形且需要大幅度成骨的成年严重 OSAHS 患者。

（9）单颌手术：通过颌骨截骨前移，牵拉附着于颌骨的软组织，扩大气道容积和改变咽壁顺应性。适用于单颌畸形继发 OSAHS，如小下颌或上颌，通常与正畸联合治疗。

（10）双颌前移术：是颌骨畸形、肥胖伴严重 OSAHS 患者的主要方法，也为各种 OSAHS 手术失败的后续治疗手段。建议 AHI>70 次/h 或 BMI32~40kg/m^2 患者可行双颌同期前牵引术治疗。

（11）减重代谢手术（BMS）：BMS 在减重的同时，能有效改善患者上气道塌陷，减轻和消除呼吸暂停事件。腹腔镜微创手术在术后早期的病死率及并发症发生率方面明显低于开腹手术。

（12）气管切开术：气管切开术是首先被用于治疗 OSAHS 的术式，手术成功率几乎是 100%，目前仍被用作某些重度患者的最后治疗手段。气管切开术可单独作为重度 OSAHS 治疗方式，但由于可导致生活质量下降，一般在无其他治疗选择或临床紧急情况下考虑此操作。

5. 其他 药物治疗主要用于低通气综合征的治疗，可用安宫黄体酮、乙酰唑胺、阿咪三嗪、茶碱类药物的呼吸兴奋剂。此外一些原发性肺泡低通气患者对长期夜间氧疗反应良好，可缓解低氧血症、改善红细胞增多症和肺动脉高压，但要注意可能加重 CO_2 的潴留和出现神经症状。

【预防与随访】

1. 预防

（1）一级预防：主要针对 OSAHS 危险因素预防采取的措施，包括针对打鼾者的戒烟、戒酒、体重管理、睡眠卫生教育等。

（2）二级预防：针对 OSAHS 高危人群的早发现、早诊断、早治疗，防止 OSAHS 发展为中重度。

（3）三级预防（康复、护理及出院后随访）：对于确诊的 OSAHS 患者，要积极治疗，减少疾病带来的不良作用，预防并发症，提高患者生活质量和劳动能力。

2. 随访评估

（1）确诊为 OSAHS 的患者如未接受积极的治疗方法（如 CPAP、口腔矫治器及外科手术等），应注意病情的变化，特别是其家属应注意患者夜间鼾声的变化，有无憋气及白天嗜睡的情况，鼾声时断时续或白天嗜睡加重均提示患者病情可能恶化或进展，应及时就诊复查 PSG，必要时采取积极的治疗。

（2）CPAP 治疗的患者：治疗初期需进行密切的随访，并纳入长期管理，一般要求接受治疗的第 1 周、第 1 个月和第 3 个月时应进行严密的随访，并及时处理相关问题，必要时应行 CPAP 压力再调定，以保证患者长期治疗的依从性。长期管理是提高疗效的基础，每半年或 1 年应进行规律随访。

（3）口腔矫治器及外科手术的患者：治疗后 3 个月、6 个月应复查 PSG，以了解其疗效，对于不能耐受或效果不佳的患者应尽快改用疗效更肯定的治疗方法，如 CPAP 等。

悬雍垂腭咽成形术

【原理】

该方法通过解剖腭帆间隙多余的脂肪组织，及对咽腔的成形、重塑，从而达到扩大腭咽腔、减轻或消除呼吸暂停的目的。

【适应证】

适合于阻塞平面在口咽部，黏膜组织肥厚致咽腔狭小，悬雍垂肥大或过长，软腭过低过长，扁桃体肥大或腭部狭窄为主者。单纯鼾症、上气道阻力综合征患者存在口咽部阻塞。

【禁忌证】

1. **绝对禁忌证**　气道阻塞不在口咽平面；急性扁桃体炎或急性上呼吸道感染发作不满2周；常规手术禁忌证；瘢痕体质、严重心脑血管病、重叠综合征。

2. **相对禁忌证**　伴有严重低氧血症的OSAHS患者；对发声有特殊要求者；过度肥胖者；年龄>65岁或<18岁。

【常见并发症】

常见并发症有：出血、上气道阻塞、心脑血管意外、腭咽关闭不全、发音异常、咽腔狭窄等。

【操作步骤】

1. **扁桃体切除术**　手术应在全麻下进行，常规切除扁桃体以扩大口咽腔有效截面积，并缝合扁桃体窝，扩大咽腔。

2. 以镰状刀或CO_2激光分别于悬雍垂两侧行倒"U"形切口，切开软腭黏膜，软腭切线最高点根据OSAHS轻、中、重度取不同位置，中度最高点位于上颌第二磨牙平行向内与软硬腭中线的连线；轻、重度分别位于上颌第二磨牙向下或向上30°，向内与软腭中线的连线。

3. **解剖腭帆间隙**　钝性分离，切除黏膜下多余的脂肪组织，注意保留腭帆张肌及腭帆提肌，沿悬雍垂两侧切开软腭咽面黏膜，切除咽侧壁与软腭相接处多余部分黏膜。

4. **成形**　完整保留悬雍垂黏膜及肌肉，两侧扁桃体窝和软腭黏膜分别端端对位缝合，注意消除无效腔并尽量将软腭咽面黏膜及后弓黏膜前拉缝合，以提高咽部组织张力，扩大咽腔。剪除过长的悬雍垂，保留悬雍垂长度约1.5cm，断端荷包缝合。

【术后处理】

1. 常规静脉应用抗生素预防感染，必要时予糖皮质激素以缓解水肿和术后疼痛。

2. 密切监测病人生命体征及术腔情况，及时吸除术腔分泌物，并做好气管切开准备，避免窒息等风险。

3. 控制血压，慎用镇痛药。

4. 符合以下标准的OSAHS病人需术后带气管插管转入ICU：①$LSaO_2 \leq 70\%$；②AHI≥40次/h；③BMI≥30.1kg/m^2；④合并舌根平面阻塞；⑤既往有高血压病Ⅱ期、心绞痛、凝血机制异常；⑥术前心电图提示室性心律失常或ST段、T波改变。

5. 在病情允许的情况下接受CPAP治疗，可对扩张咽腔起到积极作用，对提高手术疗效具有一定意义，建议术后尽早接受CPAP治疗至术后1~2月。

6. 对于并发非软腭平面阻塞的病人，要积极治疗其他部位的阻塞，如行鼻腔手术、舌根手术等

7. 控制体重、减少饮酒等是保证手术远期疗效的重要措施。

（叶京英）

参考文献

[1] 孙虹，张罗. 耳鼻咽喉头颈外科学[M]. 9版. 北京：人民卫生出版社. 2018.

[2] 黄选兆，汪吉宝，孔维佳. 实用耳鼻咽喉头颈外科学[M]. 2版. 北京：人民卫生出版社. 2008.

[3] 韩德民. 睡眠呼吸障碍外科学[M]. 北京：人民卫生出版社. 2006.

[4] 中国医师协会睡眠医学专业委员会. 成人阻塞性睡眠呼吸暂停多学科诊疗指南[J]. 中华医学杂志,2018,98(24):1902-1914.

[5] 谢宇平,惠培林,王旭斌等.《成人阻塞性睡眠呼吸暂停多学科诊疗指南》外科部分解读[J]. 世界睡眠医学杂志,2018,5(11):1323-1327.

[6] 中华耳鼻咽喉头颈外科杂志编委会,中华医学会耳鼻咽喉科学分会. 儿童阻塞性睡眠呼吸暂停低通气综合征诊疗指南草案(乌鲁木齐)[J]. 中华耳鼻咽喉头颈外科杂志,2007,42(2):83-84.

[7] 中华医学会,中华医学会杂志社,中华医学会全科医学分会等. 成人阻塞性睡眠呼吸暂停基层诊疗指南(2018年)[J]. 中华全科医师杂志,2019,18(1):21-29.

[8] 王建丽,张立强. 美国内科医师学院关于阻塞性睡眠呼吸暂停低通气综合征诊疗指南解读[J]. 临床内科杂志,2015,32(6):431-432.

[9] 中华医学会呼吸病学分会睡眠呼吸障碍学组. 阻塞性睡眠呼吸暂停低通气综合征诊治指南(2011年修订版)[J]. 中华结核和呼吸杂志,2012,35(1):9-12.

[10] Young T,Palta M,Dempsey J,et al. The occurrence of sleep disordered breathing among middle-aged adults[J]. N Engl JMed,1993,328(17):1230-1235.

[11] Al Lawati NM,Patel SR,Ayas NT. Epidemiology,risk factors,and consequences of obstructive sleep apnea and short sleep duration[J]. Prog Cardiovasc Dis,2009,51(4):285-293.

[12] Lim DC,Pack AI. Obstructive Sleep Apnea:Update and Future[J]. Annu Rev Med,2017,68:99-112.

[13] Magdy Younes. Pathogenesis of Obstructive Sleep Apnea[J]. Clinics in Chest Medicine,2019,40(2):317-330.

[14] Sheu JJ,Wu CS,Lin HC. Association between obstructive sleep apnea and sudden sensorineural hearing loss:a population-based case-control study[J]. Arch Otolaryngol Head Neck Surg,2012,138(1):55-59.

[15] Gadi G,Wali S,Koshak E,et al. The prevalence of allergic rhinitis and atopic markers in obstructive sleep apnea[J]. J Epidemiol Glob Health,2017,7(1):37-44.

[16] Zhang J,Li Y,Cao X,et al. The combination of anatomy and physiology in predicting the outcomes of velopharyngeal surgery[J]. Laryngoscope,2014,124(7):1718-1723.

[17] Chung F,Yegneswaran B,Liao P,et al. STOP questionnaire:a tool to screen patients for obstructive sleep apnea[J]. Anesthesiology,2008,108(5):812-821.

[18] Boris A. Stuck,Madeline J. L. Ravesloot,Till Eschenhagen,et al. Uvulopalatopharyngoplasty with or without tonsillectomy in the treatment of adult obstructive sleep apnea - A systematic review[J]. Sleep Medicine,2018,50:152-165.

[19] Zhu Y,Long H,Jian F,et al. The effectiveness of oral appliances forobstructive sleep apnea syndrome:A meta-analysis[J]. J Dent,2015,43(12):1394-1402.

[20] Camacho M,Li D,Kawai M,et al. Tonsillectomy for adult obstructive sleep apnea:A systematic review and meta-analysis[J]. Laryngoscope,2016,126(9):2176-2186.

[21] Friedman M,Ibrahim H,Joseph NJ. Staging of obstructive sleep apnea/ hypopnea syndrome:a guide to appropriate treatment[J]. Laryngoscope,2004,114(3):454-459.

[22] Tan SK,Leung WK,Tang ATH,et al. How does mandibular advancement with or without maxillary procedures affect pharyngeal airways? An overview of systematic reviews[J]. PLoS One,2017,12(7):1-19.

[23] Lu X,Zhang H,Wei S,et al. Counterclockwise maxillomandibular advancement:a choice for Chinese patients with severe obstructive sleep apnea[J]. Sleep Breath,2017,21:853-860.

[24] Lu XF,Yu W. Combined counterclockwise maxillomandibular advancement and UPPP surgeries for severe obstructive sleep apnea[J]. J Craniofac Surg,2017,28(2):366-371.

第四十章　咽喉反流性疾病

咽喉反流性疾病(laryngopharyngeal reflux disease,LPRD)是指胃十二指肠内容物反流至食管上括约肌以上部位,引起一系列症状和体征的总称。临床表现为声嘶或发音障碍、咽喉疼痛、咽喉部异物感、持续清嗓、慢性咳嗽、呼吸困难、喉痉挛等症状,以及声带后连合区域黏膜增生肥厚、室带肥厚、喉室消失、声带弥漫性充血水肿、肉芽肿、声门下狭窄等喉部体征。这些症状和体征,可诊断为慢性咽炎、慢性喉炎、喉接触性肉芽肿、喉痉挛等疾病,因此,咽喉反流性疾病不是某一种疾病,一些学者建议将其称咽喉反流综合征。目前认为,与咽喉反流有关的疾病有:慢性咽炎、慢性喉炎、喉接触性肉芽肿、阵发性喉痉挛、任克间隙水肿、声带白斑、声门型喉癌、慢性咳嗽、哮喘、儿童声门下狭窄、儿童分泌性中耳炎、鼻窦炎等。

【流行病学】

咽喉反流性疾病是临床上的常见疾病,据美国的一项研究估计,来耳鼻喉门诊就诊的患者中有10%存在反流症状和体征,研究还发现50%以上的嗓音疾患与咽喉反流有关。国内的多中心流行病学研究发现,咽喉反流性疾病在耳鼻喉科门诊就诊患者中的发病率为10.15%。

【发病机制】

目前认为咽喉反流性疾病可能存在两种发病机制:反流物对咽喉黏膜的直接损伤作用(反流理论)和食管远端酸刺激引起的迷走神经反射(反射理论)。

1. **反流理论**　胃酸、胃蛋白酶、胆盐和其他胃肠道蛋白回流到上呼吸道黏膜导致黏膜改变,包括黏膜损伤、炎症反应、黏液干燥、上皮增厚和微创伤,黏膜炎性反应过程中出现的黏性黏液堆积也可导致鼻后滴流、咽异物感、清嗓和咳嗽等症状。机体内存在4种抗反流屏障阻止咽喉黏膜受到反流的胃肠内容物损伤:食管下端括约肌(LES)、食管清除能力、食管黏膜的酸抵抗能力和食管上端括约肌(UES)。正常情况下静息时LES和UES均为高压区,吞咽时两者松弛使食物进入胃内,吞咽后两者又恢复为高压以防止胃内容物反流。生理情况下,胃食管反流发生时,食管可通过蠕动性收缩将反流物迅速清除。当LES功能和食管清除能力发生障碍时,反流将会增多。但目前很少有文献评价LES、UES功能和食管清除能力在LPRD中的作用。已知食管黏膜中富含的碳酸酐酶(Ⅰ~Ⅳ型)能促使二氧化碳生成碳酸氢根离子,使食管黏膜pH从2.5提高到接近7,防止黏膜受到胃酸的损害。而咽喉某些部位(如声带附近黏膜)的Ⅲ型碳酸酐酶会在反流物作用下迅速耗竭而碳酸氢根离子产生减少,因此咽喉黏膜对酸刺激更敏感。此外,现有研究证明胃内容物中的胃蛋白酶和十二指肠内容物(如胆酸等)在酸性环境下的活性更高,反流物对咽喉部黏膜的损伤大小可能和局部pH环境相关。因此,如果能提高咽喉部pH值,就可能明显降低反流物对咽喉的损伤。

2. **反射理论**　迷走神经介导的食管气管反射,可对咽喉造成间接损伤而出现LPRD。由于咽喉和食管存在共同的反射中枢和通路,胃十二指肠内容物进入食管下部可能刺激黏膜化学感受器,通过神经反射引起支气管痉挛和黏液分泌,导致咽喉部黏液分泌、咳嗽、咽喉异物感和频繁清嗓。

【临床表现】

1. **症状** LPRD 的症状多种多样,无特异性,常见的症状有:

(1) 咽喉异物感:咽喉部持续或间断异物感,有时表现为无痛性团块、烧灼感、痒感、紧迫感、黏着感等。

(2) 频繁清嗓:胃内容物刺激咽部黏膜引起咽部组织的慢性炎症反应,造成咽部不适、异物感,患者为减轻症状而经常清嗓。

(3) 咽痛:咽喉部炎症引起的疼痛,持续或间断出现,吞咽时加重。

(4) 声音嘶哑:常为波动性,晨起重,白天逐渐减轻,这是咽喉反流性疾病引起声音嘶哑的特有症状。出现声带水肿等器质性病变时,可表现为持续性声嘶。

(5) 慢性咳嗽:慢性咳嗽常为阵发性,躺下后或进食后明显,或由于激烈咳嗽而从睡眠中惊醒。这是由于胃液反流至喉、气管,刺激喉气管黏膜所致,有时可引起哮喘发作。

(6) 阵发性喉痉挛:喉黏膜对外界刺激非常敏感,当胃内容物反流至喉部,刺激喉黏膜可引起反射性喉痉挛。阵发性喉痉挛是咽喉反流的一个典型症状,但常被忽视。此外,其他症状还可以有痰多、口臭、发音疲劳、呼吸不畅、吞咽不利、鼻涕倒流、耳闷耳胀等。部分合并胃食管反流病(gastroesophageal reflux disease,GERD)症状,如烧心、胸痛、反酸等。

2. **体征** LPRD 可以出现的体征有:

(1) 后部喉炎:杓区、后连合区域黏膜红斑、水肿、增生。

(2) 假声带沟:由于声门下黏膜水肿造成的声带内侧缘一凹陷,贯穿整个声带,甚至跨过声带突至后连合。

(3) 接触性肉芽肿:声带突区域黏膜受损伤后声带黏膜发生溃疡、组织增生堆积形成的肉芽肿。

(4) 喉室消失:由于声带和室带水肿使喉室变浅或消失,为咽喉反流等原因引起喉内黏膜广泛水肿所致。

(5) 声带水肿:可表现为轻度到重度水肿,轻度水肿只是声带边缘变得圆滑,而重度声带水肿即任克间隙水肿。

(6) 后连合黏膜增生:长期咽喉反流可刺激后连合黏膜增生,正常向后的弧度消失或突向喉腔。

(7) 声门下狭窄:咽喉反流是造成后天性声门下狭窄的原因之一。但是,应用喉镜判定喉部病变是否是由于咽喉反流有一定困难,因为:①不同种类的喉镜(如纤维喉镜、电视喉镜、频闪喉镜、电子喉镜等)显示的清晰度和色泽有差异;②医生对喉镜的判定带一定主观性,不同医生对同一患者的判定结果有差异;③喉部病变的非特异性。因此,喉镜检查的体征与咽喉反流的严重程度并不相符。

【客观检查】

目前,LPRD 的客观诊断手段主要包括 pH 监测和胃蛋白酶检测,前者根据反流引起的喉咽部 pH 值的变化诊断 LPRD,后者通过检测咽喉部胃蛋白酶含量诊断 LPRD。

1. **pH 监测** 目前,用于诊断 LPRD 的 pH 监测技术包括 24 小时多通道腔内阻抗(multichannel intraluminal impedance,MII)联合 pH 监测和 Dx-pH 咽喉反流监测。24 小时 MII-pH 监测的 pH 感受器需要在喉镜直视下放置于环后区域以监测食管反流,阻抗电极可识别反流物性质和方向。因此,24 小时 MII-pH 监测不仅可以发现喉咽部 pH 值的变化,还可以明确 pH 值的变化是否由反流引起。对于咽喉部酸反流和非酸反流,目前认为 MII-pH 监测是最好的诊断方法。但是,MII-pH 还没有一个公认的诊断标准,既往较多的研究将 24 小时内咽喉部 pH<4 反流次数大于等于 3 次作为诊断标准,近年来更多的研究采用 24 小时内咽喉部反流次数大于等于 1 次或食管全柱反流(反流至上食管括约肌下 2cm)大于 4 次的诊断标准。此外,由于该监测设备的 pH 感受器是根据氢离子浓度对 pH 值进行测量,而氢离子存在于液态或雾态环境,不存在于气态环境,所以 24 小时 MII-pH 监测对气体反流形式的 pH 值测量不准确。

Dx-pH 监测 pH 感受器表面有一层湿化膜,可使呼出气体在探头表面液化,故可准确测量气体反流的 pH 值,同时 pH 感受器也可以悬置于口咽部的气道内。直立位 pH<5.5 或卧位 pH<5.0 记为是一次 Dx-pH 监测反流阳性事件,计算 Ryan 指数后,直立位评分大于 9.41 分和/或卧位大于 6.81 分可诊断 LPRD。

2. **胃蛋白酶检测** 胃蛋白酶由胃主细胞分泌，在咽喉部检测到胃蛋白酶，提示有咽喉反流的存在。胃蛋白酶检测一般基于酶联免疫吸附法，可直接对咽喉分泌物或对活检的病变组织进行检测。此外，胃蛋白酶试纸条检测已处于临床验证阶段，该技术具有无创、价廉、操作简单和快速显示结果的优点，可检测唾液或痰液有无胃蛋白酶，以判定有无反流。

【诊断和鉴别诊断】

1. **诊断** LPRD 的诊断需要根据患者的病史、体征、客观检查结果和质子泵抑制剂试验性疗效做综合判断(图 3-40-1)。为了全面掌握患者的症状和体征情况以便于诊断，Belafsky 等根据多年的临床研究和患者常见症状、喉镜检查及 pH 监测结果，设计了反流症状指数量表(reflux symptom index，RSI)(表 3-40-1)和反流体征评分量表(reflux finding score，RFS)(表 3-40-2)，如 RSI 大于 13 分和/或 RFS 大于 7 分，可认为异常。这两个量表，在国际上已广泛用于筛查和初步诊断 LPRD，这两个量表的中文版已经过信度和效度验证。

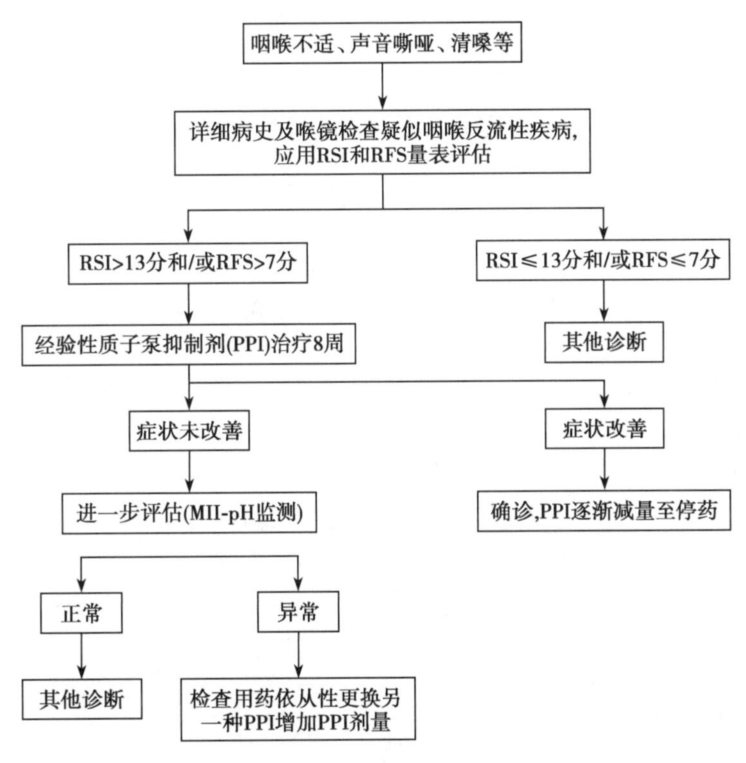

图 3-40-1 LPRD 诊疗流程图

表 3-40-1 反流症状指数量表

在过去几个月哪些症状困扰你?	0=无症状 5=非常严重					
声嘶或发音障碍	0	1	2	3	4	5
持续清嗓	0	1	2	3	4	5
痰过多或鼻涕倒流	0	1	2	3	4	5
吞咽食物、水或药片有阻塞感	0	1	2	3	4	5
饭后或躺下后咳嗽	0	1	2	3	4	5
呼吸不畅或反复气喘发作	0	1	2	3	4	5
烦人的咳嗽	0	1	2	3	4	5
咽喉异物感	0	1	2	3	4	5
烧心、胸痛、消化不良或反酸	0	1	2	3	4	5

表 3-40-2 反流体征评分量表

体征	评分	体征	评分
假声带沟	0=无 2=存在	弥漫性喉水肿	0=无 1=轻度 2=中度 3=重度 4=堵塞
喉室消失	0=无 2=部分 4=完全	后连合增生	0=无 1=轻度 2=中度 3=重度 4=堵塞
红斑和/或出血	0=无 2=局限于杓状软骨 4=弥漫	肉芽肿	0=无 2=存在
声带水肿	0=无 1=轻度 2=中度 3=重度 4=息肉样	喉内黏稠黏液附着	0=无 2=存在

2. **鉴别诊断** 长期以来对是否存在咽喉反流性疾病，或其仅仅是 GERD 的一部分，一直存在争议，毕竟胃内容物必须经过食管才能到达咽喉部。但经过多年的研究，普遍认为 LPRD 确实存在，而且明显不同于 GERD（表 3-40-3）：

表 3-40-3 GERD 与 LPRD 的主要差别

要点	GERD	LPRD
症状		
烧心和/或反胃	++++	+
声嘶、咳嗽、呼吸困难	+	++++
检查		
食管炎	++++	+
喉炎	+	++++
辅助检查		
食管镜	+++	+
异常的食管 pH 监测	++++	++
异常的咽部 pH 监测	+	++++
食管蠕动异常	+++	+
食管抗酸功能异常	++++	+
反酸模式		
夜间反流	++++	+
白天反流	+	++++
全天反流	+	++
疗效		
饮食及行为治疗	++	+
一天 1 次 PPI 治疗	+++	+
一天 2 次 PPI 治疗	++++	+++

（1）症状：GERD 主要表现为烧心、反胃、胸痛，而 LPRD 主要表现为声嘶、慢性咳嗽、吞咽痛、咽异物感，很少有烧心、反胃症状。

（2）临床检查：GERD 主要为食管炎表现，如食管弥漫或区域性充血、水肿、溃疡等，而咽喉部无明显阳性发现。LPRD 多为喉炎表现，较特征的是后连合黏膜增生、声带和气道内黏膜充血水肿，有时可出现肉芽肿、声门下狭窄等。

（3）辅助检查：24小时pH监测发现GERD主要为夜间反流，反流次数大于50次，少有咽喉部反流。而LPRD主要为白天反流。

（4）治疗：GERD的治疗可采用改善生活方式，如夜间睡觉时抬高头部，每天少食多餐，少进高脂食物等以减少反流。严重时加用抗酸剂、H_2受体拮抗剂或质子泵抑制剂（PPI）治疗。LPRD因多在白天反流，故仅改善生活方式往往无效，治疗需应用质子泵抑制剂，如按传统的GERD治疗方法每日1次给药，小剂量、短期用药往往治疗失败。LPRD治疗常需每日2次用药，持续用药6个月以上才能达到疗效，严重者甚至需行内镜下胃底折叠术才能达到疗效。

【临床处理】

1. **一般治疗** 嘱改善睡眠，减轻工作负担，调理生活规律，劳逸结合，并以通俗易懂的科学道理解除患者“恐癌”或“强迫思维症”的心理障碍。以及通过改善生活方式和饮食习惯以助于咽喉反流性疾病的康复，这些措施主要包括减肥、戒烟和控制饮酒量；减少巧克力、脂肪、柑橘类水果、碳酸饮料、番茄酱、红酒和咖啡的摄入，避免午夜进食等。

2. **内科治疗** 首先，可通过抑制胃酸分泌起到抗反流治疗的目的，目前抑酸治疗一般首选PPI药物，其原理是通过抑制胃酸分泌，降低了胃蛋白酶活性（胃蛋白酶在酸性环境有活性），减少胃酸和胃蛋白酶对咽喉的直接损伤，阻滞炎症反应过程。PPI给药剂量及时间为每天2次，每次20mg（等效奥美拉唑），饭前30~60分钟服用，症状消失后逐渐减量至停药。治疗后症状消失者应逐渐减量停药，以免快速停药引起胃酸分泌反跳，导致症状复发。一般认为逐渐停药不少于1个月，开始药量减半10~14天，之后改为每天早晨1次10~14天，可以再隔天1次至停药。对于PPI试验性治疗8周无效者，应进行24小时pH监测，进一步诊断或除外诊断。对于有效，但症状控制欠佳者，询问患者药物依从性，增加药物剂量或更换PPI。此外，可联合促胃动力药物治疗，促胃肠动力药可通过加速胃排空，增强食管黏膜对反流内容物的清除功能，增强食管下括约肌的静止压力以减少反流。一般将第三代促胃肠动力药如莫沙必利、西沙必利等作为首选，因其可选择性地促进肠肌层神经丛节后处乙酰胆碱的释放而起到作用。系统综述研究发现促胃肠动力药在改善咽喉反流患者症状或体征方面有显著意义，联合使用效果优于单纯应用PPI的效果，认为促胃肠动力药是咽喉反流治疗的一个可选药物。

3. **外科治疗** 腹腔镜下胃底折叠术或胃镜下食管下括约肌处射频治疗是文献中胃食管反流病或咽喉反流性疾病的主要手术方式。胃食管反流病手术治疗的文献相对较多，但咽喉反流性疾病手术治疗的文献有限。文献报道对PPI反应好的患者，手术效果也好。因此，多数专家推荐手术治疗的适应证为积极内科药物治疗有效，但停药后反复复发的患者，或因酸反流危及患者生命的并发症持续存在时，可考虑行增加食管下括约肌张力的外科治疗。手术前必须进行食管和喉咽部24小时pH监测，证实咽喉反流性疾病的存在。

【预防和预后】

现代生活方式和饮食习惯造成了咽喉反流性疾病的高发，注意改善生活方式及饮食习惯有助于预防咽喉反流性疾病的发生。注意入睡前3小时不要再进食，平时进食不要过饱，饭后不要立即躺下；吃些低脂饮食，避免进食容易引起反流的食品和饮料，如油炸食品、巧克力、薄荷、咖啡、茶和苏打饮料；戒烟酒；睡眠时可抬高头肩部，尽量不穿紧身服。有效的药物或手术治疗，注意生活方式，一般患者的症状能得到有效控制。

（李进让）

参考文献

[1] 李可亮，李进让. 质子泵抑制剂联合胃肠动力药治疗咽喉反流性疾病的Meta分析[J]. 中国耳鼻咽喉头颈外科，2014，21(7)：367-371.

[2] 万苡辰，闫燕，马芙蓉. 咽喉反流的机制及诊断方法[J]. 听力学及言语疾病杂志，2013，21(2)：200-204.

[3] 汪安江，陈旻湖. 反流性咽喉炎的发病机制和诊治进展[J]. 国际内科学杂志，2008，35(4)：213-217.

[4] 王嘉森，李进让，吴慕坤. 胃蛋白酶试纸条检测诊断咽喉反流性疾病的可行性分析[J]. 中华耳鼻咽喉头颈外科杂志，

2019,54(7):501-505.

[5] 李进让,Peter C Belafsky,张立红. 中国喉科医师应用反流体征评分量表的信度研究[J]. 中国耳鼻咽喉头颈外科,2012,19(7):388-390.

[6] 郑杰元,张立红,李晶兢,等. 咽喉反流症状指数量表中文版的信度及效度[J]. 中华耳鼻咽喉头颈外科杂志,2012,47(11):894-898.

[7] 彭莉莉,李进让,张立红. 三位不同职称喉科医师对咽喉反流体征评分量表的应用研究[J]. 中华耳鼻咽喉头颈外科杂志,2013,48(6):461-464.

[8] Lechien JR,Akst LM,Hamdan AL,et al. Evaluation and Management of Laryngopharyngeal Reflux Disease:State of the Art Review[J]. Otolaryngol Head Neck Surg,2019,160(5):762-782.

[9] Pontes P,Tiago R. Diagnosis and management of laryngopharyngeal reflux disease[J]. Curr Opin Otolaryngol Head Neck Surg,2006,14(3):138-142.

[10] Koufman JA,Amin MR,Panetti M. Prevalence of reflux in 113 consecutive patients with laryngeal and voice disorders[J]. Otolaryngol Head Neck Surg,2000,123(4):385-388.

[11] Adhami T,Goldblum JR,Richter JE,et al. The role of gastric and duodenal agents in laryngeal injury:an experimental canine model[J]. Am J Gastroenterol,2004,99(11):2098-2106.

[12] Johnston N,Bulmer D,Gill GA,et al. Cell biology of laryngeal epithelial defenses in health and disease:further studies[J]. Ann Otol Rhinol Laryngol,2003,112(6):481-491.

[13] Amarasiri DL,Pathmeswaran A,de Silva HJ,et al. Response of the airways and autonomic nervous system to acid perfusion of the esophagus in patients with asthma:a laboratory study[J]. BMC Pulm Med,2013,33(13):1-8.

[14] Noordzij JP,Khidr A,Desper E,et al. Correlation of pH probe-measured laryngopharyngeal reflux with symptoms and signs of reflux laryngitis[J]. Laryngoscope,2002,112(12):2192-2195.

[15] Smit CF,Tan J,Devriese PP,et al. Ambulatory pH measurements at the upper esophageal sphincter[J]. Laryngoscope,1998,108(2):299-302.

[16] Vincent DA,Garrett JD,Radionoff SL,et al. The proximal probe in esophageal pH monitoring:development of a normative database[J]. J Voice,2000,14(2):247-254.

[17] Hoppo T,Sanz AF,Nason KS,et al. How much pharyngeal exposure is "normal"? Normative data for laryngopharyngeal reflux events using hypopharyngeal multichannel intraluminal impedance(HMII)[J]. J Gastrointest Surg,2012,16(1):16-24.

[18] Suzuki T,Seki Y,Okamoto Y,et al. Hypopharyngeal multichannel intraluminal impedance leads to the promising outcome of antireflux surgery in Japanese population with laryngopharyngeal reflux symptoms[J]. Surg Endosc,2018,32(5):2409-2419.

[19] Saritas Yuksel E,Hong SK,Strugala V,et al. Rapid salivary pepsin test:blinded assessment of test performance in gastroesophageal reflux disease[J]. Laryngoscope,2012,122(6):1312-1316.

[20] Castell DO. Laryngopharyngeal reflux:to be or not to be? [J]. Clin Gastroenterol,2013,47(3):193-194.

[21] Koufman JA. Laryngopharyngeal reflux is different from classic gastroesphageal reflux disease[J]. Ear Nose Throat J,2002,81(Suppl 2):7-9.

[22] Park W,Hicks DM,Khandwala F,et al. Laryngopharyngeal reflux:prospective cohort study evaluating optimal dose of proton-pump inhibitor therapy and pretherapy predictors of response[J]. Laryngoscope,2005,115(7):1230-1238.

[23] Hom C,Vaezi MF. Extra-esophageal manifestations of gastroesophageal reflux disease:diagnosis and treatment[J]. Drugs,2013,73(12):1281-1295.

[24] Glicksman JT,Mick PT,Fung K,et al. Prokinetic agents and laryngopharyngeal reflux disease:a systematic review[J]. Laryngoscope,2014,124(10):2375-2379.

第四十一章 喉 外 伤

喉外伤(injuries of larynx)是指喉部受到外力等损害因素而导致的喉部组织结构和功能损伤,是耳鼻咽喉头颈外科常见的一类急症。主要临床表现是呼吸困难、声音嘶哑、吞咽障碍,组织损伤和出血等。及时准确的病情判断和恰当的治疗方案对挽救患者的生命、保留生理功能非常重要。

喉部外伤分为闭合性喉外伤和开放性喉外伤,此外还可见喉烧灼伤和化学腐蚀伤等。

第一节 闭合性喉外伤

闭合性喉外伤(closed injury of larynx)指颈部皮肤完整无创口,与喉腔或喉咽腔无贯通的一类喉外伤。多为钝器所伤或扼勒伤,轻者仅有颈部软组织挫伤,重者可有喉软骨脱位、骨折碎裂、声带损伤等喉组织结构损伤。主要临床表现为声嘶、喉痛、颈部肿胀和不同程度的呼吸困难。轻者可密切观察、对症保守治疗;重者需行气管切开、手术整复。

【病因】

1. **直接外力打击** 如被拳击、钝器打击、交通意外、工伤事故等。来自侧方或侧前方的外力可因喉体向对侧的滑动而缓冲,故损伤一般较轻,以局部软组织挫伤为主,常无骨折,但可有环杓关节脱位;而来自正前方的外力造成的损伤一般较重,因喉体和颈椎处于作用力直线方向上,可造成甲状软骨、环状软骨骨折,也可造成喉部软组织损伤、环甲关节及环杓关节脱位。

2. **颈部扼勒伤** 如掐伤、绳索勒伤、自缢等。遭遇绳子之类物正面或环形勒扼伤可能造成喉气管离断、喉软骨支架甚至舌骨挤压性骨折。

3. **医源性损伤** 可见于气管插管、胃镜检查所致的环杓关节脱位等。在进行气管插管操作时如果插管困难或用力过大可以造成环杓关节向外脱位;如果进行胃镜检查通过食管入口不顺利仍强行插入则可能造成环杓关节向内脱位。

【临床表现】

1. **颈部肿胀瘀斑** 通常可见受伤区域皮肤肿胀,皮肤呈斑片状或条索状瘀斑。可触及喉软骨畸形或摩擦感。

2. **呼吸困难** 通常呼吸困难不重,但可因局部疼痛导致呼吸动作受限,严重喉挫伤或喉气管断裂呼吸困难较重。

3. **疼痛** 可有喉痛,随吞咽动作加重。

4. **声嘶** 声带及喉部黏膜水肿可出现声音嘶哑甚至失声。

5. **咯血** 喉腔黏膜如有破损或剧烈咳嗽都可导致咯血。

6. **皮下气肿** 如喉黏膜损伤可有空气窜入软组织间隙和皮下形成气肿,可扪及捻发感或握雪感。

【检查及诊断】

1. **颈部检查** 颈部受伤部位触诊可扪及触痛，喉结可能变形，喉气管之间可能触及软陷。

2. **喉镜** 间接喉镜或电子显微喉镜检查可见喉腔黏膜充血肿胀、黏膜下淤血，甚至可发现声带及喉黏膜撕裂、出血、喉软骨裸露等。还应注意声门裂的幅度、声带运动是否受限或固定，声门下及气管是否受累。但注意受伤之初不宜勉强进行具有强刺激性的喉镜检查，以免搅动喉体，加重病情。

3. **影像学检查** 颈部X线正侧位片可以显示舌骨骨折形态。颈部CT扫描可以诊断舌骨、甲状软骨及环状软骨骨折、移位及喉部其他结构变化。胸部X线片或CT可以显示是否有气胸及纵隔气肿。

【治疗原则】

对于轻症患者，观察、对症治疗即可；对于重症患者，为了解决呼吸困难和整复喉部结构需进行手术治疗。

【观察要点】

1. **关注呼吸状态** 通常伤后24~48小时是呼吸困难最为严重或具有加重趋势的关键时期，所以保持呼吸道通畅，密切注意患者有无呼吸困难加重，必要时进行气管切开术是最重要的注意事项。注意在吸氧状态下患者接近正常的血氧饱和度可能与实际病情不符，仅供参考。

2. **防止次生性损伤** 通常闭合性喉外伤患者只需要颈部制动即可，不必进行包扎处置。如无必要尽量不做对喉部刺激较重的直达喉镜检查和气管插管术，防止搅动喉体发生次生性损伤致使病情加重。

【治疗要点】

1. **对症治疗** 应立即全身和局部给予皮质类固醇激素控制创伤性炎症肿胀。可雾化吸入布地奈德。没有感染征象不必使用抗生素。可适当给予镇痛剂以减轻不适，但不宜使用具有抑制呼吸作用的强烈镇静剂。

2. **暂禁食水** 必要时可留置鼻饲管。鼻饲饮食可以减少喉部由于吞咽产生的活动，有助于较重喉部创伤的愈合。

3. **气道开放** 对于伤后具有三度以上呼吸困难征象的患者应该立即实施气管切开术；对于二度呼吸困难者可以进行皮质类固醇激素抗炎治疗，短期观察。如果呼吸困难有加重的趋势，或需要进行开放性喉软骨整复手术则应尽早进行气管切开术。以下情况建议进行气管切开术为宜：双侧甲状软骨板骨折、单侧甲状软骨板错位凹陷骨折，环状软骨骨折、双侧喉返神经损伤致双侧声带外展受限、喉气管离断伤等。对于严重的喉挫裂伤、喉气管离断伤等毁损性气道损伤难以进行气管切开或气管插管，如有条件可建立体外膜肺氧合或体外循环，然后在手术中重建气道。

4. **喉腔整复术** 对于喉软骨支架遭受严重破坏的病例，如有明显的骨折错位、声带断裂、喉气管离断等都应进行手术整复。主要目的是保存和修复喉软骨支架，最大限度地保留喉的形态和功能。

【手术要点】

对于多发性甲状软骨骨折、骨折错位、喉黏膜或声带严重撕裂、环状软骨骨折和气管离断者应该先行气管切开术，然后进行喉裂开喉腔黏膜、声带缝合修复，软骨复位术。黏膜修复时注意尽可能对位、对线缝合，以黏膜覆盖全部创面以防止后期形成喉瘢痕狭窄或喉粘连，必要时在喉腔内可留置喉模扩张1~2个月。对于不稳定性骨折的修复也可以采用钛金属板进行固定。

第二节 开放性喉外伤

开放性喉外伤(open trauma of larynx)指颈部皮肤和软组织具有创口，并且创口可与喉腔或喉咽贯通的一类喉外伤。多为锐器所伤或战伤，可伤及喉部软骨、肌肉、神经、筋膜等结构，也可伤及颈部大血管、食管及颈椎。可因大出血和呼吸困难危及生命，对喉部形态和功能损失也比较严重。止血、纠正休克、保证呼吸道通畅、清创整复缝合是主要的治疗项目。

【病因】

开放性喉外伤多因武器或锐器所伤，如战场或械斗中枪炮弹片伤、刀剑刺伤，意外事故中碎玻璃或金属工具等切割伤或刺伤，也可见于精神病患者或自杀者刀剪自伤等。

【临床表现】

1. 局部创口

（1）喉部创伤：正面横行切割伤口多位于喉部的甲舌膜、环甲膜、环气管韧带等骨或软骨连接部位，也可见甲状软骨横断伤。一般甲舌膜等喉上部损伤仅可伤及舌根和会厌，对喉功能影响相对较轻；而环甲膜、环气管韧带以及喉软骨损伤因可伤及声带、室带、喉返神经和食管等，对喉功能破坏较大。还应注意全身多处复合伤的存在。

（2）颈部创口：颈侧多为斜行伤口，对颈部肌肉、血管和神经可能造成损伤，深部创伤可能伤及颈椎或食管。颈部刺伤和弹片贯穿伤等小创口的病情反而可能相对严重，容易因咳嗽诱发皮下气肿、气胸或纵隔气肿，表现出与病情不符的呼吸困难，更有深部出血容易被忽略，所以对于小切口应该常规进行扩创探查。

2. 全身状态 注意有无其他部位的复合伤，有无血压下降、脉搏细数、四肢厥冷等休克表现，也要关注意识状态和精神状态。

3. 出血 如创伤位于颈侧可损伤大血管造成大出血。如无必要，在术前勿过早清除凝血块，以免诱发再出血。

4. 呼吸困难 喉部及气管损伤可直接导致呼吸困难；由于损伤造成的出血、吞咽障碍可导致喉咽部血性分泌物潴留，阻碍气道造成呼吸困难，严重的可出现呛咳、窒息。

5. 声嘶 喉部损伤可出现声音嘶哑，下位气道开放可因漏气而发声障碍，甚至失声。

6. 气肿 如颈部损伤可有空气窜入软组织间隙形成皮下气肿，向下延伸可形成纵隔气肿。

【治疗要点】

控制和治疗出血性休克，解除呼吸困难是开放性喉外伤初期急救的两个要点。

1. 失血性休克的处置 应该立即急检血液分析和血型，做好输血准备，同时立即开放静脉通道。在等待输血期间可以快速滴注平衡盐溶液和代血浆纠正休克。对于活动性出血，如果身边有手术器械应立即进行钳夹或结扎；如果没有止血器械或出血点不清则应该以无菌纱布压迫或填塞创口转送手术室进行处理。

2. 呼吸困难的处置 如果患者创口开放，喉腔与外界相通或贯通，呼吸困难症状多不严重，可以沿创口直接插入气管插管或套管，吸出气道内血液和分泌物，套囊充气，防止血液或分泌物继续误吸入呼吸道，然后转送手术室进行气管切开术和后续治疗；如果创口与喉腔无直接相通，但呼吸困难症状严重或濒临窒息，应该立即进行气管切开或环甲膜切开；如果发生喉气管断裂分离，则应该将坠入胸腔的气管断端钳拉提出，插入气管套管，然后转送手术室继续治疗。通常由于出血和分泌物潴留以及喉部结构破坏的影响，经口气管插管术不作为气道开放的首选方法，如有完备抢救条件可考虑接入体外膜肺氧合或体外循环，然后在手术中探查重建气道。

【术中要点】

1. 保证呼吸道通畅 无论病情轻重，均应首先进行预防性气管切开术或其他的气道开放措施，以保证呼吸道通畅和全身麻醉的实施。在安全、平稳、术野暴露良好的前提下进行后续手术。

2. 谨慎处理出血点 在术野暴露不良和失血性休克没有得到纠正时不宜急于清除凝血块暴露出血点，以免造成难以控制的再度大出血使一般状态恶化。如遇活动性出血，可以先用纱布压迫或填塞创腔暂时控制出血，待扩创术野暴露良好、一般状态好转后进行止血操作。注意仔细清除凝血块，检查创缘断面，寻找回缩的血管断端。对于一般中小血管，断端结扎处理即可；对于侥幸存活的颈内静脉或颈动脉等大血管破裂出血病例，应先以手指压迫止血，然后进行专科血管修补。

3. 对位修复受损组织 对于受损的喉软骨、声带等喉部框架和黏膜组织都应仔细对位缝合固定，除游离坏死组织外都应该予以保留。如果可能喉返神经断端也应该尽量给予吻合修复。对于低位创伤还应注意有无食管损伤。喉咽黏膜创缘、颈部肌肉等也都应该予以解剖复位、缝合，以期最大限度地恢复局部形态和功能。

4. 辅助处置和治疗 对于喉软骨框架多发或粉碎性破坏以及喉腔黏膜大面积损伤的病例，为了防止喉体畸形愈合或喉腔粘连、闭锁，可以采用喉外钛板固定，喉内留置喉模的处理方式。关闭咽喉腔前留置鼻饲管有助于喉部制动、休息，促进愈合。

【术后要点】

1. 监护生命体征 术后仍不能放松对重要生理指标的观察。观察尿量和血气分析有助于客观判断失血性休克的恢复进展；如遇呼吸道通畅但仍表现为血氧不恢复时需关注有无气胸和纵隔气肿，应及时进行床旁X线影像学检查。

2. 抗感染治疗 由于开放性外伤修复术属于潜在感染手术，加上可能有组织损伤坏死，使用广谱抗生素预防感染是必要的。对于深在、不洁创口，还应注射破伤风抗毒血清。此外，规范换药，适度延长负压引流时间，加强气管套管护理，及时清除和吸出分泌物，也可起到防止伤口感染、下呼吸道分泌物潴留引发感染的作用。

3. 喉镜检查 如果术后恢复顺利，应在术后两周时进行电子喉镜检查，可观察到咽喉形态和功能恢复情况，指导拔出气管套管的时机。术后两个月还应复查喉镜以了解喉部功能恢复情况、喉腔有无瘢痕狭窄等。

（李慧军）

参考文献

[1] 孙虹，张罗. 耳鼻咽喉头颈外科学[M]. 9版. 北京：人民卫生出版社，2018.
[2] 王天铎. 喉科手术学[M]. 2版. 北京：人民卫生出版社，2007.

第四十二章 喉 狭 窄

喉狭窄(laryngostenosis)是由于各种原因引起的喉部疾病后期瘢痕组织增生性病变,可导致不同程度的喉腔狭窄甚至闭锁,影响喉的呼吸和发音功能。主要临床表现是呼吸困难、声嘶、喉鸣以及相应的全身症状。通常治疗比较棘手,主要是喉腔扩张或手术整复再通。

【病因】

多由外伤或手术所致,也可见于某些喉部特异性炎症或先天性疾病。

1. 外伤及手术

(1) 喉部外伤

1) 闭合性或开放性喉外伤:如车祸、暴力击伤、勒缢等,可造成喉部软骨性支架碎裂,特别是环状软骨损伤,是外伤后喉狭窄的主要原因。

2) 咽喉烫伤和腐蚀伤:各种蒸汽、燃爆误吸以及吞咽强酸、强碱都可造成喉腔黏膜的大面积损伤,随后的瘢痕愈合可导致咽喉狭窄。

(2) 喉部手术

1) 各种治疗喉肿瘤的喉部分切除术的术后都有发生喉腔狭窄的风险,尤其是切除甲状软骨板或切除部分环状软骨的喉侧壁切除术以及相应的喉成形术后,如果肌瓣等成形组织过厚也可造成拔管困难;内镜下激光或等离子手术术后也可发生前联合粘连狭窄,但通常不甚严重。

2) 医源性损伤:长期留置呼吸机气管插管,佩戴过粗的气管插管或套管,气管插管套囊不按时放气都可能压迫声门区及声门下区造成内壁环形组织缺血坏死,后期愈合过程中可能出现环形瘢痕狭窄;高位气管切开损伤气管第一环或环状软骨也可造成声门下区损伤以致遗留瘢痕狭窄。

2. 特异性炎症 喉部结核、狼疮、梅毒、麻风和白喉等特异性感染发病期间,可有喉腔黏膜糜烂、溃疡、肉芽形成,后期可演变为瘢痕愈合或增生。

3. 自身免疫性疾病 喉部淋巴瘤、恶性肉芽肿、喉淀粉样变、多发性软骨炎、喉结节病等,都可因病变组织的异常增生造成喉腔狭窄。

4. 先天性畸形 先天性喉软骨发育不良导致的小喉畸形、先天性喉蹼等。

【临床表现】

主要是以不同程度的喉阻塞为代表的局部和全身病理变化。

1. 呼吸困难 具有不同程度的吸气性呼吸困难或混合性呼吸困难,即使已行气管切开或气管插管,虽呼吸困难得以缓解但不能堵管或拔管。

2. 喉喘鸣 气流通过狭窄部位产生喘鸣音。

3. 发声障碍 由于喉腔狭窄性病变,发声器官的形态和功能均可受到影响,因而导致声音嘶哑、发声无力甚至失声等发声障碍。气管插管过粗或严重的喉闭锁,气管切开术后也无法利用残余气流发音。

4. **咳嗽咳痰** 长期的喉阻塞可导致下位气道分泌物潴留，诱发炎症反应。

5. **全身症状** 长期通气功能障碍所致的缺氧和二氧化碳潴留可引发心肺功能异常，可出现紫绀、头痛、烦躁等全身症状。

【检查和诊断】

1. **喉镜检查** 间接喉镜或电子喉镜检查，推荐常规首先进行电子软式喉镜检查，检查时应注意狭窄的部位、界限、纵深以及声门裂大小和运动幅度。可见喉入口、声门上区、声门区、声门下甚至气管腔内局部或全部环形狭窄和喉运动受限等表现。狭窄可呈膜性局限性，也可呈大范围纵深性，有的只呈小孔状，以致深度难以判别。

2. **影像学检查** 首选颈部 MRI 检查，配合喉镜检查，矢状位及平扫影像对喉气管狭窄的具体位置、长度范围、口径均有很好的显示。也可行颈部 X 线侧位片或包括颈部的胸部 CT 扫描，CT 空气造影或仿真内镜检查对喉狭窄的判断也有帮助。

【治疗原则】

解除喉阻塞，维持长期稳定的气道通畅，保留喉功能是治疗喉狭窄的基本原则。气管切开术是治疗各种喉狭窄通气障碍的基础，在缓解呼吸困难的前提下方可讨论或进行喉部检查和后期治疗。应根据病人的各自病情特点选择合理的治疗方案，如仍处于炎症活动期则不宜过早进行狭窄修复性手术。喉狭窄再通手术主要是狭窄段的瘢痕切除成形术和与之配合的喉扩张术，内镜手术仅限于治疗较局限的薄层狭窄，各种复杂的软骨、肌瓣、黏膜瓣喉气管再建术受客观条件制约实际应用有限。由于喉狭窄瘢痕组织具有顽固的再生性，通常治疗周期较长，再次手术的风险较大。

【手术方法】

1. **气管切开术** 是治疗喉狭窄的应急处置和基础治疗。如果可能，应在术前评估喉狭窄的节段，如涉及到声门下或气管狭窄可考虑做低位气管切开术。一般在喉狭窄瘢痕切除术或扩张术后气道成形稳定后方可考虑拔管。

2. **T 型硅胶管喉扩张术** 是治疗喉狭窄最常用的手术方式，多用于治疗声门下喉气管狭窄，通常在全麻喉裂开瘢痕切除后留置 T 型硅胶扩张管。术中应注意尽量保留喉腔黏膜，在黏膜下剔除瘢痕组织。可根据喉腔的大小选择不同口径的扩张管并修剪上下端长度以适应修复后的喉腔形态。一般上端口位于声带下平面，下端口超越声门下气管狭窄段平面以下，侧端口引出气管切开口。为防止拔管后再次狭窄，T 型硅胶管一般留置半年以上，甚至 1~2 年。拔管可在局麻直达喉镜下进行。拔管后也应密切观察 2 个月，如有再狭窄趋势应再度植入扩张管。

3. **内镜下喉狭窄再通术** 随着内镜手术设备和技术的不断进步，部分狭窄范围不大、薄片型的瘢痕组织也可尝试在内镜下用 CO_2 激光切割或等离子射频消融的方式予以切除。手术通常在全麻支撑喉镜下进行，除非范围较小的前联合蹼状粘连，一般都应预先进行气管切开术。气管切开全麻插管后可全面暴露喉腔，有利于手术操作，术后亦不应急于拔管，应根据病情及术中情况继续观察 2 周至 2 个月。一般对于薄型喉蹼样瘢痕狭窄应选用喉显微器械剪切或用 CO_2 激光切割，操作时应注意判断声带的边缘，防止误损伤声带；如果狭窄范围偏大，纵深超过 1cm，声带结构已不明显，可采用等离子射频消融的方式对瘢痕带予以切除。应注意等离子射频消融虽然在切除较大瘢痕组织时具有速度和效率的优势，但也会遗留较大的创面，必要时应在术腔留置喉模 1~2 个月，待喉腔创面愈合后方可撤出。内镜手术虽然有微创的优势，但也有其局限性，仍具有术后发生瘢痕增生再狭窄的风险，如再次内镜手术仍不能控制建议改为开放性手术。

4. **喉成形术** 适用于喉部毁损较严重，喉软骨支架或喉腔组织结构瘢痕增生明显或闭锁的病例，需根据病情特点选择成型修复方式。一般采用喉裂开的术式切开喉腔，切除喉腔大面积瘢痕组织后采用皮肤移植的方式覆盖创面以防止肉芽或瘢痕愈合，甲状软骨可与舌骨缝合固定以整复喉软骨支架的形态。为保持整复后喉腔的形态，在关闭术腔前常规留置喉模或扩张管，注意扩张管不可太粗，以免过度压迫移植皮片造成坏死。此外，由于喉体瘢痕化过重，解剖标志不清，在处理后部病变时应注意勿损伤食管。

5. **甲状气管吻合术** 主要用于治疗重度声门下环气管段狭窄，前提是已出现双侧声带麻痹，喉返神经不可保留。术中将狭窄闭锁的环状软骨段喉体和与之连接的第一、甚至第二气管环狭窄段一同切除，上提下位气管断端与环甲膜以上甲状软骨段喉腔进行端端吻合，注意黏膜缘的环形对位缝合。术后嘱病人低头位，防止吻合口张力过大。

【预防措施】

1. **喉外伤的早期处理**　喉部外伤后应及时处理，争取一期对开放性喉外伤以及损伤到喉腔结构的闭合性喉外伤进行手术处理，应注重黏膜缘的对位吻合，尽量不遗留无黏膜覆盖的创面，对于双侧喉侧壁的大面积损伤，可于术中留置喉模或扩张硅胶片。对于碎裂的甲状软骨板，除非已完全游离，都应复位处理，必要时可用人工辅助支架协助固定。

2. **喉部分切除术的术腔处理**　在各种因喉肿瘤而行的喉部分切除术关闭喉腔时，都应设计好既能恢复喉腔形态又不造成喉腔狭窄的合理尺度。进行垂直半喉切除时，在不影响肿瘤完全切除的前提下，可保留甲状软骨板；在进行喉侧壁肌瓣成型时注意肌瓣不宜过厚，喉腔面应选择光滑平整侧，与创缘完整对位缝合。

3. **气管插管的处理**　应关注长期气管插管病人的护理，如原发病近期不能解决应尽早改行正规气管切开术。注意使用呼吸机时气管插管套囊压力不能长时间过高，一般应维持在 22~32H_2O 水平，如无恒压装置应每隔 4~6 小时放气 5~10 分钟。如喉气管长期受压，可造成黏膜环形缺血坏死，后期瘢痕愈合有可能遗留喉气管狭窄，而这在管腔狭小、黏膜疏松稚嫩的患儿尤易发生。

4. **紧急气道开放后的处理**　环甲膜切开或高位气管切开后应及时改为正规气管切开术，如病情允许应及时拔管，防止出现因对喉组织结构干扰时间过长导致的不可逆损伤。

（李慧军）

参考文献

[1] 孙虹，张罗. 耳鼻咽喉头颈外科学[M]. 9 版. 北京：人民卫生出版社，2018.
[2] 王天铎. 喉科手术学[M]. 2 版. 北京：人民卫生出版社，2007.

第四十三章 喉 阻 塞

喉部或邻近器官的病变使喉部及上气道变窄以致发生呼吸困难者,称为喉阻塞。其并非一独立的疾病,而是一组症候群。由于喉阻塞可引起缺氧,如处理不及时可引起窒息,危及病人生命。

【病因】

1. **炎症** 急性会厌炎、小儿急性喉炎、急性喉气管支气管炎。喉部邻近部位的炎症,如咽后脓肿、咽侧感染、颈部蜂窝组织炎等。

2. **外伤** 喉部挫伤、切割伤、烧灼伤、火器伤、喉气管插管损伤等,以及后期的瘢痕性气道狭窄。

3. **异物** 喉部、气管异物不仅造成机械性阻塞,并可引起喉痉挛。

4. **水肿** 除炎症、外伤所致的水肿外,还有变态反应所引起的喉血管神经性水肿,如药物过敏反应引起的水肿。

5. **肿瘤** 常见于晚期恶性肿瘤、较大的良性肿瘤及声带息肉可发生喉阻塞,此类喉阻塞一般发展较缓慢。

6. **畸形** 后天性畸形多为手术、外伤所致的喉气管软骨支架塌陷畸形,往往伴有瘢痕狭窄。先天性者较少见,如喉软骨软化、喉蹼、先天性声门下狭窄等。

7. **声带瘫痪** 单侧声带麻痹一般无喉阻塞现象,双侧麻痹者声带固定不动,可发生喉阻塞。

【临床表现】

1. **吸气性呼吸困难** 正常情况下,吸气时气流推声门斜面向内下,但因声带外展,声门开大,呼吸通畅,但当喉部黏膜充血肿胀时,声门裂变窄,吸入的气流将声带推向下方,使两侧声带游离缘彼此靠近,故声门更为狭小而出现吸气困难。

2. **吸气性喉喘鸣** 因气流通过狭窄的喉腔产生振动和涡流而发生的鸣声。当声门下黏膜肿胀时,可产生犬吠样咳嗽。

3. **吸气性软组织凹陷** 由于喉阻塞,吸气时胸腔内负压加大,将胸壁及其周围的软组织吸入,出现胸骨上窝、锁骨上、下窝、肋间隙、剑突下和上腹部等处的软组织吸气性凹陷现象,称为“三凹征”或“四凹征”。

4. **声音嘶哑** 常有声音嘶哑,甚至失声。病变发生于室带或声门下者,声嘶出现较晚或不出现。

根据病情轻重,喉阻塞可分为四度:

Ⅰ度:安静时无呼吸困难表现。活动或哭闹时,有轻度吸气期呼吸困难。

Ⅱ度:安静时也有轻度吸气期呼吸困难,吸气期喉喘鸣和吸气期胸廓周围软组织凹陷,活动时加重,但不影响睡眠和进食,亦无烦躁不安等缺氧症状,脉搏尚正常。

Ⅲ度:吸气期呼吸困难明显,喉鸣声甚响,胸骨上窝、锁骨上、下窝、上腹部、肋间等处软组织吸气期凹陷明显。因缺氧而出现烦躁不安、难以入睡、不愿进食。患者脉搏加快,血压升高,心跳强而有力,即循环系统代偿功能尚好。

Ⅳ度：呼吸极度困难。由于严重缺氧和体内二氧化碳积聚，患者坐卧不安，出冷汗、面色苍白或紫绀，大小便失禁，脉搏细弱，心律不齐，血压下降。如不及时抢救，可因窒息、昏迷及呼吸循环衰竭而死亡。

【诊断】

根据病史、症状、体征，不难做出诊断。但对于诊断喉阻塞产生的原因，则需根据患者的病史、检查酌情考虑。对于Ⅰ、Ⅱ度呼吸困难，可做间接喉镜、纤维喉镜、喉 CT 等检查，来明确喉阻塞的病因及阻塞部位。对于Ⅲ、Ⅳ度呼吸困难的患者应先解决呼吸困难后，再行进一步检查，避免加重呼吸困难，引起患者死亡。其中，Ⅲ度呼吸困难确实需要检查了解病因及梗阻的部位时，也要做好气管切开或插管的准备。

另外，应注意与肺源性、中枢性和心源性呼吸困难相鉴别。

1. **肺源性呼吸困难** 吸气和呼气均困难。支气管哮喘时出现明显的呼气性困难，无声嘶。肺部听诊可闻及哮鸣音。如为肺部炎症，则肺部听诊可有湿啰音。X 线检查可协助诊断。

2. **中枢性呼吸困难** 由于呼吸中枢受抑制而引起。呼吸次数慢或不规则，如潮式呼吸、间歇性呼吸、点头呼吸等。

3. **心源性呼吸困难** 呼吸气都困难，坐位或立位时减轻，平卧时加重，患者有心脏病变的症状和体征。

【治疗】

1. **治疗原则** 尽快解决患者呼吸困难，Ⅲ度以上者，需分秒必争，及时解除呼吸道阻塞，治疗上应在迅速消退喉部黏膜水肿或解除病因的基础上，保持呼吸道通畅。临床上常结合病因，根据呼吸困难的程度分别采用相应的处理。

Ⅰ度：进行系统检查，确定喉阻塞原因。如为炎症性原因引起，给予抗生素、足量糖皮质激素治疗，一般可解除喉阻塞不需做气管切开。

Ⅱ度：明确喉阻塞原因。一般炎症性疾病，给予足量抗生素及糖皮质激素，大多可避免气管切开，但应密切关注病情变化，做好气管切开准备。异物应尽快取出。对于喉肿瘤或双侧声带麻痹等短期不能去除病因的患者，可行气管切开术。

Ⅲ度：由炎症引起短时间的喉阻塞，可在床旁准备气管切开包，严密观察病情下试行糖皮质激素等药物治疗。若病情未见好转或全身情况较差时，应立即行气管切开术，或可经口气管插管。其他病因包括肿瘤等原因短期内无法排除病因者应先行气管切开，待呼吸困难解决后再给予进一步治疗。

Ⅳ度：立即行气管切开，若病情十分紧急可先做环甲膜切开术。

2. **治疗措施**

（1）药物治疗

1）糖皮质激素类药物：包括全身性糖皮质激素及吸入性糖皮质激素，用于炎症导致的喉阻塞，有利于肿胀的消退和分泌物的减少，改善通气情况。①吸入性糖皮质激素：炎症、过敏、痉挛等病因引起的Ⅰ、Ⅱ度呼吸困难。雾化吸入布地奈德 2~4mg，重复 2~3 次，稳定后布地奈德 2mg，每日 2 次。若无气道损伤、炎症等情况则无需使用雾化吸入疗法。②全身性糖皮质激素：一般成人氢化可的松的用量为 100~200mg/次，地塞米松用量为 10mg/次。

2）抗生素：口服或注射，应用足量抗生素以控制感染。

（2）开放气道解除梗阻

1）莫晓急救管：在食指直接扪触下，插入喉下，以解除呼吸困难。

2）气管内插管：病情紧急，全身状况不能承受气管切开术者，可用气管内插管迅速解决呼吸困难。也可用于估计呼吸困难短期内可缓解不必做气管切开术者。插管可以长期保留，但时间一般以不超过 48 小时为宜。

3）气管切开术：①传统的气管切开术；②经皮扩张气管切开术：与传统的气管切开术相比，手术时间、出血量、并发症等情况均显著降低。经皮导丝扩张钳法、经皮旋转扩张法、经皮逐步扩张法、气管穿刺导入气管套管术、经喉气管切开术、改良单步扩张技术法等 6 种方法。目前最新进展还包括纤维支气管镜引导下的经皮气管切开术。

4）持续正压通气治疗：CPAP 为无创操作，可维持有效呼气末正压，改善患者通气功能，有效为药物治疗赢得了宝贵的时间，但不推荐顺应性低的儿童使用。需严密观察患者病情变化，做好气管切开准备，若病情未得到有效控制，应及时行气管插管或气管切开。

5）环甲膜切开及穿刺术：用于病情十分紧急来不及进行气管切开的暂时性急救方法。窒息的患者单纯环甲膜穿刺无法解除呼吸困难，反而易耽误抢救时间。

（3）氧气吸入：常规均给予吸氧气，但喉阻塞合并发绀患者，单纯给氧需慎重，不应给予高浓度高流量的氧，以免使缺氧兴奋化学感受器的作用减弱，使呼吸更加受抑制，甚至停止。应及时解除梗阻的气道，不应单纯依靠吸氧治疗。

【临床技能操作】

（一）环甲膜切开术

环甲膜切开术（cricothyroid laryngotomy）为病情危重、需紧急抢救的喉阻塞者的一种紧急抢救手术。一般经此手术待呼吸困难缓解后，应尽快行常规气管切开术。其操作特点为：

1. 用左手拇指和中指固定甲状软骨及环状软骨，于环状软骨与甲状软骨之间的环甲膜为中心颈中线上下作一个长 3~4cm 的纵切口，分离软组织达环甲膜间隙及环甲膜后，用尖刀横行切开环甲膜 1cm，以止血钳撑开切口，放入硅胶或金属套管并固定，一般可放置 24 小时。手术避免切伤环状软骨，以防造成环状软骨损伤、狭窄。

2. 危急情况下，有使用粗大的静脉穿刺针进行环甲膜穿刺的情况，但效果并不好，此时应予放弃，必要时可直接使用特制的环甲膜切开器。

（二）气管切开术

气管切开术（tracheotomy）是一种在颈段气管前壁切开、插入气管套管或麻醉插管，使患者直接经套管呼吸的一种急救或预防性手术，具有解除喉阻塞、吸出下呼吸道分泌物和给氧、预防手术后呼吸道阻塞的治疗作用。

【应用解剖学】

1. 环状软骨水平线以下与双侧胸锁乳突肌前缘、胸骨上窝构成的倒置三角区，即气管切开术的操作区，称安全三角区，可避免伤及颈部重要血管、神经。

2. 颈段气管位于颈部正中，上接环状软骨下缘，下至颈静脉切迹平面，有 7~8 个“C”形软骨环，软骨环的缺口向后，构成气管后壁，与食管前壁相接。咳嗽时，气管后壁常向前突入管腔，术中切开气管时，切入不宜过深，以免伤及气管后壁和食管。

3. 气管上段位置距皮肤较浅，下段较深，头后仰时，气管自胸腔提向颈部，使颈段气管拉长，位置变浅，手术时较易暴露气管。

4. 气管前面覆有皮肤、皮下组织及筋膜，两侧胸骨舌骨肌及胸骨甲状肌借颈深筋膜于颈前中线处相连形成白色筋膜线，术时沿次分离肌肉，可使手术限于中线，较易暴露气管。气管前方有颈前静脉及其吻合支，术时可拉向两侧或结扎。

5. 甲状腺峡部一般位于第 2~4 气管环前，为气管前筋膜所包绕，手术时可将其向上牵拉，肥厚不易暴露气管者偶需切断、缝扎。

6. 第 7~8 气管环前方与甲状腺下动、静脉或无名动、静脉邻近，损伤后可引起严重的大出血，故切开气管的位置不应低于第 6 环。

7. 两侧肺尖的胸膜顶可随呼吸向颈根部膨出而高出第 1 肋骨，小儿尤为常见，术时分离不宜过于向下，以免损伤胸膜，并发气胸。

【适应证】

1. **喉阻塞** 如喉部炎症、外伤、肿瘤、异物或喉旁组织病变引起的喉阻塞或上呼吸道狭窄，病因不能迅速解除时应及时行气管切开术。

2. **下呼吸道分泌物潴留阻塞** 如昏迷、颅脑病变、神经麻痹、胸部外伤或胸腹部手术后，吞咽与咳嗽反射减弱或消失，致使分泌物潴留，行气管切开术可吸出分泌物，维持下呼吸道的通畅。

3. **某些头颈部手术的前置手术**　如颌面部、口腔、鼻咽、口咽、喉或颈部大手术，为保持术中、术后呼吸道通畅，可先行预防性气管切开术，全身麻醉手术患者可经此插管麻醉。

4. **辅助呼吸**　各种原因造成的呼吸功能减退，如慢性支气管炎、肺气肿、肺源性心脏病等致呼吸功能不全时，行气管切开术，予以人工辅助呼吸，可改善气体交换。

5. **经气管切开途径取出气管异物**　偶可从气管切开处插入支气管镜进行检查或支气管异物取出术。

【术前准备】

1. **备好气管切开包**　包括手术刀、切口拉钩、甲状腺拉钩、止血钳、剪刀、镊子、吸引器、注射器、针线、敷料等。

2. **选择适宜型号的气管套管（带套囊或不带套囊）**　可根据年龄、性别和需要选用。一般成人男性选择 10mm 内径套管，女性选择 9mm，7mm 以下用于儿童。

3. 备好照明灯具、氧气、气管导管、喉镜及抢救药品等。

【手术方法】

1. **体位**　一般取仰卧位，垫肩，头后仰，由助手固定，保持正中位。如垫肩呼吸困难加重，可先取平卧位，待暴露气管后，再垫肩切开气管。如呼吸困难严重不能仰卧者，可取半卧位或坐位进行手术。

2. **消毒与麻醉**　按外科手术方法消毒。麻醉一般采用局部麻醉，通常用 1% 普鲁卡因（注意过敏者）或 1% 利多卡因做颈前中线皮下及筋膜下浸润麻醉。紧急情况（病情危急或昏迷）可不予麻醉。

3. **切口**　有纵、横两种。纵切口：从环状软骨下缘至胸骨上窝上一横指处，沿颈正中线纵行切开皮肤、皮下组织，并分离、结扎血管，暴露颈前正中白线。横切口：在环状软骨下约 3cm 处，沿颈前皮肤横纹作 4~5cm 切口，切开皮肤、皮下及颈阔肌后，向上、下分离。

4. **分离颈前带状肌**　用小圆刀沿颈前白线锐性切开或以止血钳纵行钝性分离，结扎切断颈前横行静脉。用甲状腺拉钩将胸骨舌骨肌、胸骨甲状肌从中线均匀拉向两边，防止偏斜。

5. **暴露气管**　用左手示指触摸气管前壁，遇甲状腺峡部时，可沿其下缘稍行分离，向上推移暴露气管或将其切断、缝扎。

6. **切开气管**　充分暴露气管前臂，但不宜过多分离气管前筋膜和向气管两侧分离，避免发生气肿。明确气管可先用空针刺入气管回抽空气证实，并可向气管腔内注射 2% 利多卡因 1~2ml。在第 3~4 气管环范围内，用尖刀刀尖正中向上挑开 1~2 个气管环软骨，也可以造瘘。注意勿损伤气管后壁和食管。

7. **插入气管套管**　用气管扩张钳或止血钳撑开气管切口，插入适合的带有管芯的气管套管，迅速抽出管芯，即有分泌物咳出，吸出分泌物，并置入套管内管。如无分泌物咳出，可用少许棉絮置于管口，视其是否随呼吸飘动，如无飘动，则套管不在气管内，应拔出套管，重新插入。

8. **固定气管套管**　将两侧系带缚于颈部，其松紧要适当，以免套管脱出。

9. **缝合切口**　检查术野，充分止血，纵行切口仅缝合套管上方的切口 1~2 针，套管下方的切口不予缝合，以免发生气肿。在气管套管周围及系带之间放置开口纱布。

【术后并发症】

1. **皮下气肿**　最常见，其发生原因主要有：①气管前软组织分离过多；②气管切口过长及皮肤切口缝合过紧；③切开气管或插入套管时发生剧烈咳嗽；④气管套管半脱管。轻者仅限于颈部切口附近，一般不需要特殊处理，数日后可逐渐自行吸收。重者蔓延至颌、面、胸、背、腹部等处，应及时拆除切口缝线，以利气体逸出，严重者多处切开皮肤至皮下放气，必要时请胸外科协助诊治。

2. **出血**　因术中处理欠充分、患者凝血功能障碍等所致。少量渗血可以压迫或在切口周围填压明胶海绵、凡士林纱布或碘仿纱条即可止血；如出血较多，需打开伤口结扎止血。

3. **纵隔气肿**　由于过多分离气管前筋膜，致使气体自气管切开口逸出进入纵隔形成。应于胸骨上方，沿气管前下区向下分离，放出纵隔气体，严重者请胸外科协助诊治。

4. **气胸**　手术暴露气管时过于向下分离，伤及胸膜顶引起；或呼吸极度困难，胸膜腔内负压过高，剧烈咳嗽使肺泡破裂，形成自发性气胸。气胸明显时应抽除积气，或于锁骨中线第 2 肋间处做胸腔闭式引流术。

5. **拔管困难** 气管造口肉芽组织形成,切除气管环位置过高伤及环状软骨,过多切除气管环造成前壁塌陷,多次进行气管切开导致瘢痕狭窄,原发疾病未彻底治愈,套管型号偏大,依赖性心理等,造成拔管困难。此时应行必要的辅助检查,查明原因予以治疗。

【术后护理】

1. 体位取半卧位或平卧位,床旁准备吸引器、氧气、气管切开包、立灯等。

2. 定时经气管套管吸出分泌物,进行雾化吸入、滴入药物(抗生素、化痰药及黏液促排剂等),每4~6小时清洗内套管一次。1周内气管前软组织尚未形成窦道,不宜更换套管。

3. 室内保持空气清洁、适当的温度和湿度(一般温度20~22℃,相对湿度60%左右为宜)。

4. 每日更换有口纱布垫,防止伤口污染。

5. 防止气管外套管脱出。

6. 在呼吸道阻塞解除后,可在拔管前实行堵管观察。若连续24~48小时确无呼吸困难,可以拔除气管套管。

(刘 鸣)

参考文献

[1] 陈谦,王家东. 经皮气管切开术的临床进展[J]. 中华耳鼻咽喉头颈外科杂志,2010,45(4):342-345.

[2] 王炜,朱金龙. 持续正压通气在急性喉梗阻抢救治疗中的应用[J]. 中国耳鼻咽喉头颈外科,2017(24):52.

[3] 李海艳,翟翔. 经皮扩张气管切开术在困难气道患者中的应用[J]. 临床耳鼻咽喉头颈外科杂志,2019(10).

[4] 黄选兆. 实用耳鼻咽喉头颈外科学[J]. 2版. 中国医学文摘(耳鼻咽喉科学),2008(2):237-237.

[5] Carron J D, Derkay C S, Strope G L, et al. Pediatric Tracheotomies: Changing Indications and Outcomes[J]. The Laryngoscope, 2000, 110(7): 1099-1104.

第四十四章　喉运动神经性疾病

喉的运动神经疾病,广义上指的是支配喉内肌群的运动神经传导通路受损导致声带运动障碍,狭义上是指喉返神经和喉上神经损伤所引起的喉肌功能障碍,也称为喉麻痹(laryngeal paralysis)。主要表现为声音嘶哑、呼吸困难、吞咽障碍等喉神经肌肉功能异常,影响患者生活质量,严重者甚至危及生命。

【病因】

喉运动神经麻痹的病因复杂,喉运动神经传导通路上的任何损害,都有可能导致其发生。病因主要分为中枢性损伤和外周性损伤。外周性多见,由于左侧迷走神经与喉返神经行程较长,故左侧发病率较右侧高。

1. **中枢性喉运动神经元**　中枢位于疑核,而大脑皮层的喉运动中枢有神经束与双侧疑核相联系,每侧喉部运动均接受双侧皮层冲动支配,因此皮层病变引起的喉麻痹极为罕见。引起喉麻痹的中枢性病变有脑出血、脑外伤、帕金森病、延髓肿瘤、脑脊髓空洞症、小脑前下动脉血栓等,迷走神经颅内段受损也可引起喉麻痹。中枢性损害可分为上运动神经元和下运动神经元障碍。上运动神经元障碍常见疾病包括帕金森综合征、进行性核上性麻痹、多系统萎缩症、夏伊-德雷格综合征、假性延髓性麻痹、多发性硬化症、肌阵挛等。下运动神经元障碍常见疾病包括肌萎缩侧索硬化症、瓦伦贝格综合征(延髓背外侧综合征)、脊髓灰质炎后综合征等。

2. 外周性迷走神经出颈静脉孔后以及喉返神经至其支配喉内肌的行进通路上任意位置的损伤,都可导致喉麻痹。按病因性质可分为:

(1) 外伤:包括颅底骨折、颈部外伤、医源性外伤(如甲状腺手术、胸腔纵隔手术、侧颅底颈部手术等)。

(2) 肿瘤:鼻咽癌颅底侵犯,颈部转移性癌、甲状腺肿瘤、颈动脉体瘤等压迫或侵犯喉返神经,胸腔段喉返神经受主动脉瘤、肺癌、食管癌等侵犯压迫。

(3) 炎症:白喉、流感等传染病,重金属中毒、风湿病、麻疹、梅毒等均可能导致喉返神经周围神经炎。此外,不明原因导致的神经脱髓鞘病变也可导致特发性喉麻痹。

【发病机制】

喉返神经是喉的主要运动神经。在迷走神经及喉返神经走行径路上任何一段神经因为各种原因损伤、压迫导致神经功能受损均可致声带麻痹。迷走神经出颅后沿颈部下行进入胸腔后在胸腔上部分出喉返神经,左侧喉返神经绕主动脉弓,右侧喉返神经绕右锁骨下动脉,继而上行,走行于甲状腺深面的气管食管沟内,在环甲关节的后方进入喉内。另外,约千分之五的人右侧存在喉不返神经,在环状软骨处自迷走神经处分支,直接进入喉。喉返神经左侧径路较右侧长,故临床上受损伤的机会也较多。

【临床表现】

外周性喉返神经损伤的临床表现与损伤性质、程度、病程有关,由于喉返神经损伤后,绝大多数病人均有不同程度的喉返神经自然再生,即亚临床神经支配(subclinical reinnervation)。亚临床神经支配的不同程度决定了麻痹的声带所处的不同的位置及声带和声门的不同形态。临床上,喉麻痹主要分为单侧喉返神经麻痹、双侧喉返神经麻痹、喉上神经麻痹、特发性喉返神经麻痹、混合神经麻痹和联合神经麻痹。

1. **单侧喉返神经麻痹** 主要表现为不同程度的声嘶,可伴有呛咳、误吸,起病初期症状往往较重,之后多有减轻,通常不会产生呼吸困难。间接喉镜和电子喉镜下早期可见声带固定于旁正中位,后期可能仅为运动受限,或完全固定于旁正中位、中间位或正中位,发音时声带闭合不全,吸气时声带不能外展。后期声带位置变化的机制是由于随着病程的延长,损伤程度较轻的部分患者,声带可能恢复正常运动。部分病人内收外展运动功能可获得部分恢复;部分患者的损伤侧声带外展受限,但声带内收运动功能可获得一定程度的恢复,这是由于喉返神经的内收神经纤维数量是外展神经的三倍,容易自然再生恢复。上述不论是单纯的内收恢复或内收外展运动部分恢复,均称之为不完全性声带麻痹。部分病人声带运动无任何程度的恢复,完全固定不动,称为完全性声带麻痹,有 2 种类型:一种类型是神经损伤并不严重,声带由于存在较好的亚临床神经支配,声带内移固定于近正中位或正中位,加之健侧声带代偿内收超越,发音时声门闭合尚可,嗓音质量接近于正常或正常;另一种类型是神经损伤程度较重,损伤后喉返神经的自然再生程度即亚临床神经支配程度较差,使声带固定于旁正中位至中间位不等,声带萎缩明显,喉镜下可观察到声带菲薄、弓形声带、声带缩短等。

2. **双侧喉返神经麻痹** 临床表现以呼吸困难为主要症状,伴有声嘶、呛咳。喉镜表现为双侧声带内收外展运动障碍,完全固定于旁正中至正中位不等,声门闭合程度不一,此为完全性双侧声带麻痹。也可表现为吸气时双侧声带不能外展或外展幅度减弱,发音时声带可内收,患者嗓音质量较好,此为不完全性双侧声带麻痹。其原因可能是病变主要累及双侧喉返神经外展支或外展支容易受损伤,或喉返神经损伤后内收神经容易恢复而外展神经则不易恢复。声带固定的位置取决于神经损伤的性质、病程、损伤程度以及神经自然再生程度。在损伤早期,喉返神经外展和内收支均受损,使得声带固定于旁正中位;随着病程的延长,声带内收肌群更易获得神经再支配,故声带逐渐内移至中间位或正中位,此阶段患者可表现为声音嘶哑逐渐好转,而呼吸困难程度逐渐加重,若伴有上呼吸道感染等炎症,可导致窒息。因此,对于双侧喉返神经损伤的患者,虽然早期可无或呼吸困难较轻,但随着喉返神经的自然再生,声带逐渐内移至旁正中位,甚至正中位,从而出现呼吸困难,甚至窒息,少部分患者首次出现呼吸困难的时间距喉返神经损伤发生的间隔可长达数年甚至数十年之久。

3. **喉上神经麻痹** 多为甲状腺手术等医源性损伤引起,表现为声带张力丧失,不能发高声,声音粗而弱,声时缩短。一侧麻痹时,因健侧环甲肌收缩,使环状软骨前缘向同侧旋转,其后缘向对侧旋转,故喉镜下见声门偏斜,前联合偏向健侧,后联合偏向病侧,声带皱缩,边缘呈波浪形,但外展、内收运动仍正常。两侧麻痹者,喉黏膜感觉丧失,易发生吸入性肺炎。

4. **特发性喉返神经麻痹** 指的是排除外伤、肿瘤等病因不明的喉麻痹,双侧病变罕见。起病较急,常有上呼吸道感染史,病理机制可能是神经脱髓鞘病变相关。

5. **混合神经麻痹** 指的是喉返神经和喉上神经同时损伤,症状表现为声嘶、高音无力,往往伴有呛咳。早期喉镜检查见患侧声带固定于中间位,后期声带位置决定于喉返神经、喉上神经自然再生的程度。喉肌电图检查提示喉返神经及喉上神经均有损害。

6. **联合神经麻痹** 喉返神经损伤同时伴有后组脑神经(舌咽神经、舌下神经、副神经)损伤,多为颅底或颈静脉孔区肿瘤、外伤或手术引起。临床表现除了喉返神经麻痹的症状体征外,可伴有后组脑神经麻痹的表现如软腭抬举无力、悬雍垂偏斜、伸舌偏斜、胸锁乳突肌斜方肌萎缩等。

【实验室检查】

血常规、梅毒抗体等。由白喉、梅毒、流行性感冒等病毒、细菌感染导致的喉返神经周围神经炎可有相应的实验室检查异常。

【诊断和鉴别诊断】

1. **诊断依据** 喉麻痹的诊断主要依据临床表现和相关辅助检查结果,应强调的是病史、体格检查、内镜、嗓音功能检查以及影像学检查是必不可少的。此外,相关实验室检查可以排除一些特殊原因导致的喉麻痹。听感知评估及嗓音声学参数分析有助于鉴别神经源性和功能性嗓音障碍。动态喉镜能够观察评估声带振动的特点。其他检查如高速摄影、超声、电视透视检查、磁共振检查也具有较大的诊断价值。

自发和诱发喉肌电图检查对诊断神经源性功能障碍，鉴别中枢还是周围神经损伤很有价值。上述参数量化分析可记录疾病的状态和进展，判断病变程度、发展情况，指导选择治疗方案，评价治疗效果。

2. **鉴别诊断**　应首先明确导致喉麻痹的病因是中枢性还是外周性的神经损伤，需要鉴别诊断的疾病如下：

（1）杓状软骨脱位：常有全麻气管插管手术史或颈部外伤史。电子喉镜检查可见患侧声带固定。两侧声带不在同一平面，两侧喉室不对称，患侧室带可有超越。频闪喉镜检查可见患侧声带黏膜波减弱或消失，运动幅度减弱等。喉部薄层 CT 可提示杓状软骨脱位。杓状软骨脱位患者的喉肌电图常表现为喉返神经损伤的特点，但程度较轻。

（2）环杓关节炎：多为全身性关节疾病的局部表现，如风湿性或类风湿性关节炎、痛风、强直性脊柱炎等；也可由喉炎、喉软骨炎等累及环杓关节，多见于链球菌感染；也可继发于急性传染病，如伤寒、流感之后；放射治疗也可引起环杓关节炎。急性环杓关节炎较易诊断，喉痛、声嘶、杓状软骨区充血肿胀，发声时声门呈三角形裂隙是主要诊断依据，声嘶及呼吸困难视炎症程度和声带固定的位置而定。慢性环杓关节炎极似喉返神经麻痹，杓状软骨拨动及喉肌电图检查有助于鉴别诊断。

（3）环杓关节损伤：多继发于喉外伤后，造成环杓关节的损伤，可表现为杓状软骨运动丧失，声带可呈外展、旁正中位或中间位。喉动态镜可见声带振动的对称性、周期性、振幅、黏膜波等均存在异常，喉肌电图基本正常。探查可发现关节水肿、关节面粘连。环杓关节固定易漏诊，杓状软骨拨动和喉肌电图检查有助于诊断。

（4）头颈部肿瘤：喉癌、下咽癌、颈段食管癌可侵及梨状窝、环后、杓区等部位，表现为杓区局部隆起，累及的声带常表现为声带不完全麻痹。

（5）重症肌无力：是最常见的神经肌肉接头疾病，如累及咽喉部肌肉，可表现为声嘶、发音无力、吞咽障碍等。此类患者症状的典型特点是晨轻晚重，休息后症状有所缓解。喉镜检查多表现为发声时声带运动减弱，声门闭合有裂隙，黏膜波减弱等。喉肌电图检查有重要的诊断价值。

【病情评估】

首先判断是单侧还是双侧声带麻痹。若双侧声带麻痹要引起高度重视，因可能引起窒息而危及生命。神经损伤程度的评估可以通过喉肌电图来进行。若肌肉电位为干扰相，则损伤较轻，有可能自行恢复。若为混合相或单纯相，则神经损伤程度较重，自行恢复的可能性极小。

【临床处理】

总的治疗原则及目的是在明确病因的基础上，对因治疗，改善或恢复嗓音质量、解除呼吸困难、预防并发症。

1. **病因治疗**　在明确喉麻痹病因的前提下，给予相应的治疗措施，积极解除病因。全身或局部给予神经营养药物如维生素 B_{12}、呋喃硫胺等，改善微循环药物，必要时给予激素治疗，可能对神经功能恢复有一定的效果。

2. **言语矫治**　言语矫治适用于中枢性病变患者，通过一定的言语矫治方法，可一定程度上改善患者的嗓音质量。对于部分外周性单侧喉麻痹者，也有一定效果，即使对于最终需接受外科手术干预的患者，言语治疗也是等待阶段的有效手段，有利于患者的康复。

3. **外科治疗**　外科治疗需关注以下几个问题：①声带麻痹在进行任何改变喉结构的手术治疗前应至少观察 6 个月，对于迷走神经损伤、颅底损伤、特发性声带麻痹甚至观察 9 个月以上，未恢复者方可进行手术；②手术方式的选择应根据病因、麻痹类型、病程、严重程度、患者的特殊需求、全身情况而定；③上述观察窗后仍有症状者且条件允许应尽早行喉返神经修复手术；④应及时处理声带麻痹引起的喉梗阻、误吸、呛咳等症状。

（1）单侧喉返神经麻痹：对于明确的喉返神经损伤患者，应首先考虑喉返神经修复手术。具体方法中，以颈袢主支或颈袢前根喉返神经吻合为首选，也可用颈袢分支喉返神经吻合术、喉返神经端-端直接吻合术等。颈袢肌蒂、神经植入一般不单独采用。对于神经损伤病程超过 3 年者，颈袢喉返神经吻合手术的同时往往需要联合甲状软骨成形术Ⅰ型、杓状软骨内移等喉框架手术，以克服病程长单纯神经修复效果可能不够理想的不足。还可采用声带注射填充术，如自体脂肪及人工材料注射。喉框架手术也是治疗单侧喉返神经麻痹的较常用方法，包括杓状软骨内移术、甲状软骨成形术Ⅰ型以及上述两种术式的联合手术。杓状软骨内移术适用于声门后裂隙较大者，而甲状软骨成形术Ⅰ型则适用于弓形声带和声门前裂隙较大者。

（2）双侧喉返神经麻痹：双侧声带麻痹的治疗非常棘手。治疗的目的和原则是解除呼吸道梗阻，尽可能保留发音功能。目前，临床上开展较多的手术治疗方式包括喉外或喉内径路杓状软骨切除声带外移术、CO_2激光杓状软骨切除或声带后端切断术以及传统的气管切开术、气管造口术等，上述方法均以牺牲发音为代价，还易引起误吸。理论上，选择性喉返神经修复术是最为理想的选择。目前，可采用喉返神经内收、外展联合神经修复术，可理想地恢复声带的生理性吸气性外展和发音内收的运动功能。但此类术式复杂，手术技巧要求高，需严格掌握手术适应证，目前要求年龄60岁以内、病程1年半以内的患者方可取得良效。

【预防措施】

1. 若患白喉、梅毒、流行性感冒等细菌、病毒感染时应积极治疗，避免喉返神经周围神经炎。
2. 避免铅、砷、乙醇等有毒物质的接触。
3. 在进行甲状腺、肺部、食管、心脏手术时应注意解剖并保护好神经，避免损伤迷走神经或喉返神经。

（郑宏良）

参 考 文 献

[1] 孙虹，张罗. 耳鼻咽喉头颈外科学[M]. 9版. 北京：人民卫生出版社，2018.

[2] 陈世彩，郑宏良，周水淼，等. 杓状软骨内移联合喉返神经修复术治疗单侧声带麻痹[J]. 中国耳鼻咽喉头颈外科，2007，14(4)：223-226.

[3] 徐文，韩德民，侯丽珍，等. 声带外侧自体脂肪植入填充术治疗声门闭合不良[J]. 中国耳鼻咽喉头颈外科，2006，13(7)：499-502.

[4] 陈世彩，陈东辉，王伟，等. 双蒂肌转入充填联合杓状软骨内移喉成形术治疗单侧声带麻痹[J]. 中华耳鼻咽喉科杂志，2010，45(9)：708-712.

[5] 孙丽，郑宏良，陈世彩，等. 双侧声带麻痹内镜激光与喉外径路杓状软骨切除手术量化分析[J]. 临床耳鼻咽喉头颈外科杂志，2015，29(12)：1059-63.

[6] 柳端今，徐文. 支撑喉镜下CO2激光杓状软骨切除术治疗双侧声带外展麻痹[J]. 中华耳鼻咽喉科杂志，1999，34：365-367.

[7] 李孟，郑宏良，陈世彩，等. 一侧膈神经上根联合舌下神经甲舌肌支选择性喉返神经修复术治疗双侧声带麻痹的临床分析[J]. 中华耳鼻咽喉头颈外科杂志，2020，55(11)：1016-1021.

[8] Chen D, Chen S, Wang W, Zhang C, Zheng H. Spontaneous Regeneration of Recurrent Laryngeal Nerve Following Long-term Vocal Fold Paralysis in Humans: Histological Evidence[J]. Laryngoscope, 2011, 121(5): 1035-1039.

[9] Li M, Chen S, Wang W, et al. Effect of duration of denervation on outcomes of ansa-recurrent laryngeal nerve reinnervation[J]. Laryngoscope, 2014 Aug, 124(8): 1900-5.

[10] Zheng H, Li Z, Zhou S, et al. Update: laryngeal reinnervation for unilateral vocal cord paralysis with the ansa cervicalis[J]. Laryngoscope, 1996, 106(12): 1522-1527.

[11] Wang W, Chen S, Chen D, et al. Contralateral Ansa Cervicalis-to- Recurrent Laryngeal Nerve Anastomosis for Unilateral Vocal Fold Paralysis: a Long-term Outcome Analysis of 56 Case[J]. Laryngoscope, 2011, 121(5): 1027-1034.

[12] Junlapan A, Sung CK, Damrose EJ. Type I thyroplasty: A safe outpatient procedure[J]. Laryngoscope, 2019, 129(7): 1640-1646.

[13] Wong E, Smith M, Stone DB, et al. Arytenoid vertical height discrepancy in predicting outcomes after unilateral vocal cord medialization[J]. Laryngoscope, 2020, 130(2): 418-422.

[14] Li M, Zheng H, Chen S, et al. Selective reinnervation using phrenic nerve and hypoglossal nerve for bilateral vocal fold paralysis[J]. Laryngoscope, 2019, 129(11): 2669-2673.

[15] Dennis DP, Kashima H. Carbon dioxide laser posterior cordectomy for treatment of bilateral vocal cord paralysis[J]. Ann Otol Rhinol Laryngol, 1989, 98(12 Pt 1): 930-4.

第四十五章 茎突综合征

茎突综合征也称茎突过长症、茎突神经痛、茎突痛及 Eagle 综合征等，是一种因茎突形态、长度、方位的变异，茎突附着的韧带骨化或茎突周围炎症等原因刺激邻近的神经、血管和其他组织而导致的以腭咽部疼痛、咽异物感、反射性耳痛等为主要表现的综合征。

【解剖】

1. **茎突的发生与形成** 茎突来源于胚胎期第二鳃弓 Reihert 软骨(舌骨弓软骨)上部。Reihert 软骨前下基部发展成舌骨，该基部借由两端的软骨链连于颞骨。每侧软骨链由上至下分为四段，分别为鼓舌段(茎突根部)、茎舌段(茎突体部)、角舌段(茎突舌骨韧带)和下舌段(舌骨小角)，借纤维组织连接成一条茎突舌骨链。茎突舌骨链逐渐骨化，茎突根部与茎突体部融合成为茎突，呈细长圆柱状，位于颞骨岩部底面和乳突部连接处，归属于颞骨。骨化从胚胎时期开始，出生后开始钙化，一般到 8 岁结束。骨化的程度不尽相同，也可能形成假关节、骨不连或骨性融合，两侧茎突舌骨链也可能不相同或不对称。

2. **茎突的肌肉、血管和神经** 茎突起于茎乳孔前内方，呈细长圆柱状。茎突舌肌、茎突咽肌、茎突舌骨肌起源于茎突，行向前下方，分别止于舌、咽、舌骨。茎突舌肌和茎突舌骨肌分别受舌下神经和面神经支配，茎突咽肌受舌咽神经支配。另有茎突舌骨韧带及茎突下颌韧带起于茎突尖端，分别行向前下、下方，前者止于舌骨小角。茎突行向内、前、下方，位于颈内动脉前、颈外动脉后。动脉鞘有交感神经分布，颈动脉体、颈动脉窦有迷走神经与舌咽神经分支分布。舌咽神经与茎突关系密切，其出颅后上方位于茎突内侧，后至茎突咽肌后方，绕前方，沿茎突舌骨韧带向下、内至咽上缩肌、咽中缩肌至咽部、扁桃体等，其分支进入鼓室形成神经丛，并与面神经耳支组成岩浅小神经至腮腺。

【病因】

1. **茎突过长** 茎突过长是导致茎突综合征的一个重要因素。国人正常茎突长度，男性左侧为 1.65±0.01cm，右侧为 1.59±0.11cm，女性左侧为 1.57±0.19cm，右侧为 1.50cm±0.15cm，均在 2cm 以内。关于茎突过长的标准，国内一般认为茎突长度>2.5cm 是过长的。茎突过长时其尖端可机械刺激周围神经，引起咽异物感、疼痛及头、颈、耳部的反射性痛。有几种理论可解释茎突过长的病理变化：

(1) 反应性增生：咽部创伤后茎突受到刺激，茎突韧带骨化，这个过程可能发生于咽部创伤的愈合期，这个理论可以解释扁桃体术后的茎突综合征。

(2) 反应性化生：这个过程也可能来源于咽部创伤刺激，这可解释茎突的弯曲和许多茎突韧带附着处新骨的形成，这种理论有组织学证据，在韧带附着的附近骨膜下可见细胞的化生改变。

(3) 组织学改变：随着年龄的增长，茎突的韧带失去了弹性纤维，茎突舌骨韧带与舌骨小角连接处在下颌运动的过程中，形成继发性肌腱炎。这一理论可解释一些发生于儿童或未接受过咽部创伤成年人的茎突综合征。

2. **茎突方位异常** 茎突方位异常时，可压迫颈内动脉或颈外动脉，是引起颈动脉压痛症的重要病因。

茎突综合征中不典型的眩晕感或漂浮感，是否与方位异常的茎突压于颈内、外动脉有关尚待研究。

3. **其他** 扁桃体术后的瘢痕牵引；血管畸形异位或颈部其他疾病所致的血管、神经移位。

【诱因】

扁桃体炎症、扁桃体切除术后、年龄、遗传、局部的刺激或损伤、内分泌、精神等因素可能诱发茎突综合征。

【临床表现】

1. **临床症状**

（1）咽痛：可源于扁桃体区、舌根部或舌骨区（部分病人可导致舌骨骨折），疼痛可为剧烈疼痛或钝痛，可为持续性或一过性，可因吞咽、说话、头位改变加重。

（2）咽异物感或梗阻感：可引起吞咽梗阻或频频吞咽，空咽时加重；扁桃体切除后自觉切口未愈或鱼刺样刺痛感。

（3）颈部疼痛：主要为下颌角部位疼痛，可为胀痛、钝痛、刺痛、牵扯痛、压迫感，可因头位变动加重，疼痛可向下至肩部、锁骨区、胸部或颈后，还可能引起颞下颌关节活动障碍。

（4）头痛：包括颊、眶、额、颞或枕部的疼痛，多为胀痛、搏动性痛、钻痛，可因吞咽、头位变动、冷风刺激加重。也可合并眩晕感、漂浮感。

（5）耳痛或乳突区痛：表现为突发性、搏动性痛，可合并或仅表现为耳内异物感或闭塞感，并在吞咽或左右摆动颈部时加重。

（6）耳鸣：呈持续性或搏动性，可因压迫颈动脉或头位改变而有所改变。

（7）舌痛：除患侧有疼痛外，可感舌发硬，舌运动不灵活，多发生于患侧，可有味觉下降，牙痛或流涎等。

2. **查体** 正常的咽部触诊方法是，由扁桃体下极沿扁桃体前缘向上滑动，直到扁桃体窝上极。如未能触及茎突尖端，再沿扁桃体后缘、前缘自下向上滑动，最后再沿扁桃体表面滑动，可触及过长茎突的隆起。呈条索状或刺状突起，有压痛，也可在下颌角、颈上部、肩部摸到压痛点。茎突尖端多位于扁桃体中、下部，触诊时应重点触诊扁桃体窝中下部，触痛后进一步行咽部1%丁卡因或利多卡因扁桃体周围封闭试验，症状暂时消失，可为重要诊断依据之一。

【辅助检查】

1. **X线检查** 行正侧位或曲面体层摄片，正位片体位取仰卧位，头部垫起使听眶线矢状位与床面垂直，侧位片取俯卧或站立位，身体稍倾斜。在正位片上测量茎突角度，从茎乳孔向下做一垂直于颅底的垂线，测量茎突与此直线的夹角。多数茎突与此线前、内方向均成角30°，>40°或<20°认为是茎突方位异常。侧位片观察茎突长度，一般认为>2. 5cm认为是茎突过长。

2. **CT三维重建** 颅底解剖结构复杂，受周围骨质重叠影响，X线数据测量可能不够精确。有研究显示，20. 8%的患者X线测量数据与CT测量数据有差异。患者取仰卧位，下颌抬高，听眶线与扫描床垂直。三维重建可显示茎突全貌，还可识别茎突舌骨韧带，判断韧带骨化或部分钙化的情况，可多平面、多角度地观察茎突的实际长度和角度，为治疗方案的选择提供重要依据。

【诊断】

应慎重根据上述典型的症状和体征、结合影像学长度、方位异常检查作出诊断，特别强调仅有影像学检查不能诊断。临床症状、扁桃体窝扪及尖锐突起并有压痛、影像学提示茎突长度>2. 5cm为茎突综合征的最重要依据。

【鉴别诊断】

扁桃体窝异物，多有异物史，有时可见异物；肿瘤性病变，如舌、扁桃体、下咽、喉癌，可组织活检鉴别；舌咽神经痛、三叉神经痛或蝶腭神经痛、慢性咽炎、治疗不当的咽部瘢痕等，结合影像学鉴别。

【治疗】

1. **非手术治疗** 综合评估患者情况后，对不宜手术的患者行保守治疗，如年老体弱、心因性因素为主者，包括对症止痛治疗，非甾体类抗炎药、糖皮质激素或局部注射麻醉剂等，但疗效较短暂。

2. **手术治疗** 以手术治疗为主，但应严格把握手术适应证。仅有影像学异常，病人无主观症状或症状对其不造成困扰，不建议手术；符合诊断标准，有迫切治疗愿望的，可行手术。

手术径路主要分为以下4种：

（1）经颈径路：经颈径路的优点是术野好，直视重要的血管神经，利于血管、神经保护，术后不影响呼吸进食，其缺点是术后遗留手术瘢痕和表皮神经损伤，如耳大神经感觉异常。适用于张口受限、切除茎突范围较长、茎突向外偏斜、不能经口摸到茎突或茎突摆动者。以下简单阐述手术步骤：沿胸锁乳突肌前缘至舌骨大角水平作长弧形切口，显露二腹肌后腹，在其上方深面寻找茎突，注意将颈动脉鞘及神经牵拉向后方。自茎突根部将茎突咽肌、茎突舌骨肌、茎突舌肌用剥离器剥离至茎突尖端，切断茎突尖端附着肌腱，切开骨膜，向根部将茎突骨膜剥离，用圈形牵开器或细线套住茎突后，咬骨钳咬断茎突。

（2）传统的经口径路：一般在切除扁桃体后即时进行，经扁桃体窝暴露茎突，再将其截短、取出，曾在临床上广泛应用。但扁桃体作为免疫器官不可随意切除，且茎突过长引起的症状与扁桃体本身无关，对于没有反复发作扁桃体炎的患者，不应轻易切除扁桃体。

（3）经口内镜辅助下保留扁桃体的手术：改良后的径路保留扁桃体，保留了患者的免疫防御功能，若切除扁桃体，咽部的炎症可经分散的咽缩肌侵入咽旁间隙，引起咽旁感染，保留扁桃体发生咽旁感染的概率明显降低，进一步减少了术后并发症。主要适用于能经口触及隆起的茎突综合征，若经口不能触及茎突尖端，但影像学提示茎突向内偏斜，可经口探查。以下简述手术步骤：先从腭舌弓游离缘外侧1cm处，从腭舌弓中份作长约2~3cm的纵行切口，切开黏膜及腭舌肌。扁桃体被膜外纵行切开咽上缩肌进入咽旁前间隙，分离软组织，尽可能把茎突游离出来。由于筋膜和脂肪组织的遮挡，常常不能直视茎突，需用器械或手指触探后，逐层分离。将茎突下端附着的肌肉剥离，再切断尖端的韧带，暴露出茎突尖端。用筛窦刮匙套入茎突尖端，将茎突周围的软组织向上推开，同时用剥离器由下往上紧贴茎突钝性分离附着的肌肉和其他软组织，尽可能往上分离靠近其根部，用咬骨钳将其折断后取出。最后复位扁桃体，分层缝合2~4针。

（4）经内镜辅助耳后径路：随着内镜技术发展，内镜辅助下耳后径路也有尝试。在患侧耳后沟后约0.5cm处作弧形切口，依次切开皮肤及皮下组织，在内镜辅助下于胸锁乳突肌侧缘与腮腺后极包膜间切开颈深筋膜，用拉钩牵拉提起腮腺，逐步分离软组织及周围肌肉，显露二腹肌后腹，于其上方深面寻找茎突，余操作同经颈径路。内镜辅助下耳后径路，手术损伤小、视野清晰，切口及术后形成的瘢痕隐蔽，美容效果确切，但存在损伤耳大神经的风险。目前临床上应用较少。

（胡国华）

参考文献

[1] 张庆泉，迟作强. 茎突综合征的诊断和治疗[J]. 中华耳鼻咽喉头颈外科杂志，2009，44(3)：262-264.

[2] 中国解剖学会体制调查委员会. 中国人解剖数值[M]. 北京：人民卫生出版社，2002.

[3] 陈怀宏，程勇，刘雄，等. 茎突三维CT重建对茎突综合征患者手术的指导作用[J]. 临床耳鼻咽喉头颈外科杂志，2014(21)：1688-1690.

[4] 姜绍红，张庆泉，王强，等. 颈外径路与口内径路治疗茎突综合征的对比分析[J]. 临床医学工程，2011，18(3)：343-345.

[5] 姜绍红，张庆泉，宋西成. 口内径路保留扁桃体的茎突截短术[J]. 山东大学基础医学院学报，2005，19(2)：113-114.

[6] 王振晓，曹晓明，张奥博，等. 以头颈部疼痛为首发症状的茎突综合征分析[J]. 中国耳鼻咽喉头颈外科，2018，25(5)：15-17.

[7] Kaufman S M. Styloid-process variation. Radiologic and clinical stydy[J]. Arch Otolaryngol，1970，91.

[8] Eagle WW. Elongated styloid process[J]. Aech Otolaryngol，1958，67：172.

[9] Chrcanovic B R，Custódio A L，De Oliveura DR. An intraoral surgical approach to the styloid process in Eagle' s syndrome[J]. Oral & Maxillofacial Surgery，2009，13(3)：145-151.

[10] Piagkou M，Anagnostopoulou S，Kouladouros K，et al. Eagle' s syndrome：A review of the literature[J]. Clinical Anatomy，2009，22.

第四十六章　临床嗓音学

第一节　发 声 障 碍

人的发音器官具有复杂的结构,功能主要是发音和言语。发音系统包括动力器官、振动器官、共鸣器官和构音器官,同时还需要神经系统的控制协调。

动力器官为呼吸器官,自肺呼出的气流是声带振动的动力。振动器官以声带为主体,发音时闭合的声带经呼出气流冲击、振动后发出最为原始的声音即基音。共鸣器官包括胸腔、咽腔、口腔、鼻腔和鼻窦等,其形状和大小的变化可形成独特的音色。构音器官包括口腔、舌唇、齿、腭等,形成各种元音和辅音,并使言语清晰可辨。

【病因】

嗓音疾病多与用嗓过度和用嗓不当有关,全身状况异常也可为其诱因之一。器质性发声障碍可由炎症、外伤、肿瘤、神经肌肉系统异常或先天性发育异常所致;功能性发声障碍常与神经类型、心理状态、情绪等因素有关。

【临床表现】

主要表现为不同程度的声音嘶哑,可并发吞咽或呼吸困难。症状较轻者,在日常讲话时症状不明显,但在发某些音或音区时出现双音或发音粗糙、断续。病情严重时,可完全失声。

1. **先天性发声障碍**　出生后即出现,常伴有先天性喉喘鸣或呼吸困难。

2. **用嗓不当所致发声障碍**　最为常见,常常与发音或歌唱时方法不当有关。

3. **炎症性发声障碍**　①急性炎症:发病急,轻者嗓音粗糙、发音费力,严重者喉部分泌物较多且黏稠,声门闭合不良,声音嘶哑明显,可出现失声,并伴有全身不适的症状;②慢性炎症:缓慢发病,初为间断性,用嗓过度后声嘶加重,后逐渐发展成为持续性声音嘶哑。

反流性咽喉炎所引起的发声障碍,除声音嘶哑外还常伴有咽部异物感、反复清嗓动作及咽痛等症状,喉部检查可见咽喉部黏膜充血,杓间区黏膜增厚、水肿,假性声带沟或声带突接触性肉芽肿等。

4. **肿瘤引起的发声障碍**　良性肿瘤导致的声音嘶哑发展缓慢,恶性肿瘤导致的声音嘶哑可在短期内进行性加重,最后完全失声,同时可伴有呼吸困难、吞咽困难及相邻器官累及的征象。

5. **外伤性发声障碍**　各种外伤、异物、手术等原因使喉部软骨、软组织、关节损伤或移位,引起声音嘶哑。患者多有明确的外伤或手术史。

6. **神经肌肉病变导致发声障碍**　由中枢神经系统、周围神经系统或肌肉疾病引起的声带运动障碍,均可出现不同程度的声音嘶哑。症状的严重程度多取决于麻痹声带的位置及喉功能的代偿程度。喉上神经麻痹者声音低而粗糙,不能发高音;双侧喉上神经麻痹者可伴有吞咽时食物或唾液误吸入呼吸道引起呛咳;单侧喉返神经麻痹表现为不同程度的声门闭合不全,发音易疲劳嘶哑,气息声明显,伴有误吸,但经对侧代偿后也可无症状；双侧喉返神经麻痹可伴有不同程度的呼吸困难。痉挛性发声障碍作为一种中枢运动神经系统病变，影响神经-肌肉接头处神经递质的释放，发音时喉部肌肉非随意运动，导致发音痉挛、中断。其他如重症肌无力等疾病，累及咽喉部肌肉时也会出现相应的发音嘶哑、易疲劳及吞咽障碍等症状。

7. **功能性发声障碍**　喉结构正常，多见于女性。患者突发声音嘶哑，自耳语至完全失声程度不同，但咳嗽、哭笑声正常。声嘶恢复快，可再发，常发生于精神创伤或情绪激动后。喉镜检查见双侧声带色泽、形态正常，发音时不向中线靠拢，很少振动，但咳嗽或哭笑时，声带运动正常。

8. **其他**　室带肥厚或室带功能亢进为发声障碍的原因之一，常为代偿性行为。声带运动障碍或手术切除声带后，可致室带代偿性肥厚。喉部炎症也可使室带充血、肥厚。

【诊断】

嗓音及言语的产生过程非常复杂，如何运用各种现代化的技术手段和评估检查方法对嗓音疾病进行早期、专业化诊断成为亟待解决的问题。

有效的病史获取与体格检查包括全身体检和详细的耳鼻咽喉科检查，是嗓音疾病诊断的基础，在此基础上还要进一步进行专业的嗓音功能评估。目前嗓音功能评估主要包括：声带振动特征评价，发音质量的主、客观评估，喉肌电生理功能评估，气流动力学评估，pH 监测，感觉功能评估，吞咽功能评估，影像学评估等方面。

1. **喉部常规检查**　主要包括喉的外部检查、间接喉镜、直接喉镜、喉纤维内镜和电子喉镜检查，以及必要的影像学及实验室检查等。此外，还应对鼻腔、鼻窦、咽腔、口腔等共鸣及构音器官进行常规检查。

2. **喉部病变与声带振动评估**　对于高速振动的声带需运用特殊方法对其振动特性进行定量、定性研究。目前除喉纤维内镜、电子内镜外，频闪喉镜检查与其他测量技术联合，通过观察声带快速振动的慢相，进一步了解声带振动状况，已在临床广泛应用。喉高速摄影与超高速摄像技术可观察高速运动的声带，但目前尚未广泛开展。其他还包括喉记波扫描分析、声门图等评价手段。

3. **发音质量评估**　从主、客观不同角度对嗓音声学特征进行分析。

（1）主观声学评价：训练有素的专业人士的“耳朵”对声音具有最佳辨别能力，主要根据音调、响度、音质、持续时间等特征进行判定。目前对于声音嘶哑的主观感知评价应用最为普遍的是日本言语与语音学会提出的 GRBAS 评估标准：①G（grade），声音嘶哑总评分；②R（roughness），粗糙声；③B（breathiness），气息声；④A（asthenic），弱音；⑤S（strained），紧张型音质。

（2）发音质量另一主观判定方法为与患者嗓音功能相关的生活质量的评价，可通过直接询问或特殊设计的问卷进行分级，最常应用的为嗓音障碍指数（voice handicap index，VHI）量表。

（3）客观声学评估：嗓音客观物理声学分析是运用专用计算机软件对嗓音的物理学特性进行客观分析，临床应用比较多的参数包括频率、声强、微扰值、噪声谱、倒谱分析、共振峰等。

4. **喉肌电图检查**　喉肌电图（laryngeal electromyography，LEMG）通过测试喉肌及其支配神经肌电活动，对喉神经肌肉病变的诊断具有决定性作用，有助于确定声带运动障碍的性质（如喉神经麻痹或环杓关节固定）、辨别喉神经损伤的部位（喉上神经或喉返神经损伤）、评估声带麻痹患者的预后等。随着甲状腺及其他颈部手术的广泛开展，为防止喉返神经损伤，还可在手术的同时进行喉返神经功能监测。

5. **气流动力学评估**　有利于了解生理与病理状态下发音时生物动力学改变，确定发音的有效性。评估除了传统的肺功能检查项目外，还包括平均气流率、口内压、声门下压、最长发音时间等参数。

6. **其他**　感觉与吞咽功能评价主要应用于合并吞咽功能障碍者，动态 24 小时双探头 pH 监测已应用于研究发音障碍与反流性疾病间的相关性研究，影像学检查有助于发音障碍病因的查找和鉴别诊断。

【治疗与预防】

嗓音治疗需要多学科共同参与才能完成，主要由耳鼻咽喉科医生、言语病理师组成。治疗过程中还需要声乐教师、肿瘤学专家、影像学专家、病理学专家、放射治疗学专家、吞咽治疗学专家、心理学专家及家庭成员的共同参与。嗓音治疗范围包括各种类型嗓音疾病、无喉言语康复等。近年来各类吞咽障碍、咽喉反流性疾病等的诊断和治疗也纳入研究范围。

嗓音疾病的病因较复杂,目前治疗以综合治疗为主,包括非手术治疗和外科治疗。

1. **非手术治疗** 对于嗓音的维护与改善至关重要,以嗓音保健、嗓音、言语矫治为主,还包括药物治疗、物理治疗。

(1) 嗓音保健与嗓音-言语康复治疗:加强嗓音保健,引导、传授并教会患者正确运用发音技巧,避免环境、不良生活习惯的影响,可以明显减少嗓音亚健康状况的发生。

与嗓音及言语康复治疗相关的言语病理学(speech pathology)又称言语-语言病理学(speech-language pathology),主要致力于交流障碍(communication disorders)的诊断、治疗研究及教学。言语病理学作为一个专业,在欧美于20世纪初发展起来。言语-语言病理师(speech-language pathologist,SLP),又称言语病理师,主要负责对嗓音、言语、语言和/或吞咽功能障碍进行专业评估及康复训练治疗。嗓音疾病患者在言语病理师的指导下,调整呼吸和发音,充分利用胸腔、喉腔、口咽腔、鼻腔及头颅的共鸣作用,并通过听觉反射不断循序渐进,纠正不良的发音习惯及方法,以求达到最佳发音效果,通过上述训练,可以使一部分患者的发音功能恢复正常,有些患者甚至可以避免手术治疗。

(2) 药物治疗:根据发声障碍患者症状及喉部病变特点可给予相应的对症药物,如中药,在一定的适应证下必要时给予抗生素、激素等,可以配合以局部雾化吸入治疗。同时对于咽喉部反流性疾病还可以给予 H_2 受体阻滞药或质子泵抑制药控制咽喉部酸性物质反流,改善发音。肉毒素A局部注射还应用于痉挛性发声障碍、声带接触性肉芽肿及环咽肌痉挛等发音、吞咽障碍的治疗。

(3) 物理治疗:一些患者必要时可以辅助以物理治疗。

(4) 精神心理治疗:对于功能性发声障碍等在应用嗓音及言语矫治的同时配合心理治疗会获得良好的疗效。

2. **嗓音外科治疗** 对于非手术治疗无效者,可通过外科手段恢复、提高发音质量。近年来,发展迅速的嗓音外科手术技术主要包括嗓音显微外科技术、喉成形嗓音外科或喉框架手术及声带注射成形手术等。

(1) 嗓音显微外科技术(phonomicrosurgery):是在显微镜或内镜引导下,应用显微器械或激光进行操作,最大限度保留声带基本组织结构及功能。主要适用范围包括喉良性增生性病变、喉乳头状瘤、喉淀粉样变性、癌前病变及早期声门癌、喉狭窄、双侧声带麻痹、声带瘢痕、声带沟等。

(2) 声带注射喉成形手术(injection laryngoplasty):是指根据声带不同性质的缺陷,将自体或异体生物材料注射或填充至声带不同层次或声门旁间隙,使声带体积增加、声带内移,主要应用于单侧喉返神经麻痹、病理性声带沟及声带瘢痕、声带萎缩等引起明显发音及吞咽障碍者,以改善声门闭合状况及恢复声带振动特性,恢复发音和吞咽功能。

(3) 喉成形嗓音外科手术(laryngoplastic phonosurgery)或喉部框架手术(laryngeal framework surgery):主要是通过改造喉部构架以调整声带位置和/或声带张力,改善或恢复嗓音功能。通过手术可以改善声门闭合不良,增加或减小声门裂隙,改善声带振动或改变发音音高。

(4) 喉神经修复手术:主要用于治疗喉神经损伤,力求重建喉肌的神经再支配,恢复声带的运动功能。

(5) 其他:与喉癌康复相关的保护与重建手术也是嗓音医学关注的课题,此外,喉全切除术后,言语能力的丧失,患者术后可通过食管发音、人工喉及各类喉发音重建等方法最终获得“新声”。

吞咽与言语交流过程多涉及相同器官(唇、舌、齿、喉等),不少情况下还会同时伴有吞咽功能的障碍。因此在嗓音疾病的诊断、治疗过程中,还需要同时处理所伴随的吞咽障碍,吞咽障碍外科治疗等也是当今研究的重点。喉移植等的研究也有待进一步深入。

第二节 言 语 障 碍

言语形成的过程较为复杂。眼、耳等感觉器官接受环境中事物后,传递至大脑,经言语中枢、神经系统和唇、舌、腭、牙等言语器官的配合和协调,最终形成言语。形成正常言语需具备的基本条件是:①听觉、视觉功能良好;②完善的言语中枢。习惯用右手者,言语中枢在左侧大脑颞叶,惯用左手者,则在右侧颞叶;③与形成言语有关的各神经通路畅通;④小脑的协调功能良好;⑤声带、唇、舌、腭、牙等发音及构音器官正常。

【病因】

形成言语的各环节有病变时,均可引起言语障碍,其常见病因如下。

1. **神经系统病变** 如先天性大脑发育不全、颅脑损伤等可致学语迟缓等言语障碍;脑血栓、脑脓肿等,如病变累及大脑颞叶言语中枢时,可引起失语症;小脑病变使与形成言语有关的肌肉功能不协调,讲话费力,含糊不清。

2. **听力障碍** 是儿童言语障碍的常见原因之一。

3. **言语器官结构异常** 腭裂、唇裂等先天性畸形,可致构音障碍,言语不清。咬合不佳、切牙缺失、舌系带过短、舌体肥大、软腭运动障碍等,也是构成言语障碍的原因。

4. **其他** 如小儿与外界接触过少,能影响其正常的言语发育。对于小儿不正确的言语方法,如不及时纠正,可使言语不清晰。

【临床表现】

1. **学语迟缓** 小儿言语发育的年龄存在个体差异,一般将2岁时仍不会任何言语者,列入学语迟缓。听力障碍为常见原因,或与大脑发育不全、智力低下、脑外伤等原因有关。轻者表现为表达能力低于同龄儿童,或表现为所用词汇与其年龄不相适应。严重患儿不会讲话。

2. **发音困难** 多因中枢运动神经功能障碍或周围性肌肉病变,如脊髓空洞症、重症肌无力时,舌、软腭等言语器官的肌肉发生痉挛、瘫痪或共济失调而致病。表现为讲话缓慢、费力、含糊不清,但无语句结构方面的缺陷。

3. **言语困难** 常发生于脑血管意外、颅脑外伤、脑炎后遗症等病症时,以言语表达能力缺陷或接受能力障碍为其临床特点。

4. **失语症** 是一种由大脑病变引起的言语功能障碍。脑脓肿、脑血栓、脑肿瘤等病变时,如侵犯大脑颞叶言语中枢,可引起失语症。

5. **构音障碍** 由于腭裂、舌体肥大、舌系带过短、咬合不佳等原因,致语音不清,吐字不准。神经系统疾病、听力障碍、不良发音习惯等也可导致构音障碍。轻者,仅某些字读不准,如舌齿音、卷舌音发声障碍,一般不影响言语可懂度;严重者,较多字音含糊不清,所讲的话不易听懂。

6. **口吃** 是言语节律异常,多发生于儿童言语发育时期。病因不明,可能与大脑对言语器官的支配不协调、不正确的模仿、遗传等因素有关。常表现为首字难发,语句中断或语词重复,说话不流畅。较重者,说话时伴有皱眉、面肌抽搐、摆动手臂等现象,讲话时情绪常较紧张。

【治疗与预后】

应针对病因,采取相应的治疗措施:

1. 听力障碍致病者,应及时进行听力检查,根据病变原因及听力减退程度,积极治疗,提高听力,并加强言语训练。

2. 治疗矫治腭裂、唇裂等构音器官疾病,尽早进行言语训练。

3. 言语康复训练,对于学语迟缓、口吃、脑血管意外遗留的言语障碍,应加强言语康复训练。训练应有耐心,持之以恒,并应克服紧张情绪,树立信心,增加实践机会。

4. 其他原发病的治疗,如脑脓肿、脑肿瘤引起的失语症等,应从治疗原发病着手。

(徐 文)

参考文献

[1] 周水淼. 电子喉镜和纤维喉镜诊断治疗学[M]. 上海:第二军医大学出版社,2002.
[2] 江德胜. 嗓音外科学[M]. 北京:世界图书出版公司,2004.
[3] 韩德民. 嗓音医学[M]. 2版. 北京:人民卫生出版社,2017.

[4] 于萍.嗓音疾病与嗓音外科学[M].北京人民军医出版社,2009.
[5] Sataloff RT,Hawkshaw MJ,Anticaglia J. Medications and the voice[M]. San Diego(CA):Plural Publishing,2006.
[6] Yang Y,Lewis JD,Epstein S,et al. Long term proton pump inhibitor therapy and risk of hip fracture[J]. JAMA,2006,296:2947-2953.
[7] Van Lierde KM,Claeys S,De Bodt M,et al. Response of the female vocal quality and resonance in professional voice users taking oral contraceptive pills:a multiparameter approach[J]. Laryngoscope,2006,116:1894-1898.
[8] Heimdal JH,Roskund OD,Halvorsen T,et al. Continuous laryngoscopic exercise test:a method for visualizing laryngeal dysfunction during exercise[J]. Laryngoscope,2006,116:52-57.

第四十七章　喉乳头状瘤

喉乳头状瘤（laryngeal papilloma）是喉部最常见的良性肿瘤，约占喉部良性真性肿瘤的70%。根据发病时间通常分为两型：①幼年型喉乳头状瘤（juvenile laryngeal papilloma）：表现为多发性，一般在出生后6个月至5岁发病，极易复发，随年龄增长疾病有自限趋势；②成人型喉乳头状瘤（adult-onset laryngeal papilloma）：多为单发性，一般在20岁以后发病，平均年龄为50岁，有癌变倾向。

【病因】

喉乳头状瘤与人乳头瘤病毒（human papilloma virus，HPV）感染有关，其中的HPV6和HPV11是儿童的致病因素，而成人型考虑与HPV16和HPV18感染有关。发病机制有两种学说：①病毒潜伏感染激活学说；②乳头状瘤细胞或病毒颗粒播散学说。临床上对喉乳头状瘤患者行气管切开术后可加速肿瘤的广泛浸润的现象支持后一种学说。幼年型喉乳头状瘤在青春期后有自然消退现象，部分成年女性患者在妊娠、分娩后病变也可逐渐消退，提示本病与机体的内分泌、免疫以及性激素水平有关。

【病理】

喉乳头状瘤为来自上皮组织的肿瘤，由多层鳞状上皮及其下的结缔组织向表面作乳头状突出生长，好发于纤毛上皮和鳞状上皮移行的解剖部位，包括会厌喉面中央、喉室上下缘、声带表面或下缘。气管切开术可以形成医源性的鳞状-纤毛柱状上皮，致使肿瘤向下气道播散，据统计超过70%的气管切开患者会出现下气道的播散。典型病变呈粉白色，表现为乳头状突起的有蒂团块，外部由复层扁平上皮聚集而成，中心有含丰富血管的结缔组织，常不浸润基底层组织。镜检见上皮中有凹空细胞，为病毒感染细胞的组织学特征。

【临床表现】

喉乳头状瘤的常见症状为进行性声音嘶哑，肿瘤较大者甚至失声。随着病变的发展，可出现喉喘鸣和呼吸困难，成人患者还有咽喉异物感、咯血性痰等。喉镜下可见肿瘤呈乳头状突起，基底宽窄不一，颜色灰白、淡红或暗红（图3-47-1，彩图见文末彩插）。原发于气管的乳头状瘤较为罕见，可以咳嗽为唯一症状，易被误诊为气管炎或哮喘。

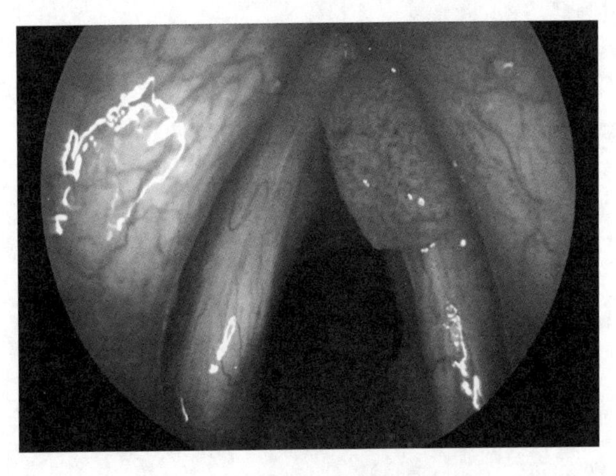

图3-47-1　喉乳头状瘤喉镜下表现

【诊断】

根据症状及典型的体征，诊断多无困难，NBI检查可见典型点状扩张血管，有助于区别肉眼不明显的病变。肺部乳头状瘤的CT多表现为双肺散在多发、大小不一的结节影及环形薄壁空洞影，结节边缘较光整，可见有部分薄壁空洞与支气管腔相通。依靠病理可确诊。

【治疗】

1. **外科治疗** 外科治疗的原则是切除病变的同时应尽可能保持正常组织结构的形态和功能，避免造成声门狭窄、气管狭窄等并发症。以手术切除为主，现已广泛应用显微镜下支撑喉镜下 CO_2 激光切除、气化瘤体，有准确、出血少、损伤小、无瘢痕、术后并发症少、缓解期长和气管切开率低等优点。术中应避免损伤喉部正常黏膜，不宜采用喉裂开等手术途径，要尽量避免行气管切开术，否则易引起肿瘤向气管内播散。喉显微切割钻也已广泛应用于呼吸道乳头状瘤的手术治疗，可缩短手术时间，减少并发症。

2. **辅助治疗** 自体瘤疫苗、转移因子及干扰素治疗，但疗程长、疗效不确切，仍需进一步研究。

（黄志刚）

参考文献

[1] Awad R, Shamil E, Aymat-Torrente A, et al. Management of laryngeal papillomatosis using coblation: another option of surgical intervention[J]. Eur Arch Otorhinolaryngol, 2019, 276: 793-800.

[2] Benninger MS, Derakhshan A, Milstein CF. The Use of Cryotherapy for Papilloma and Early Laryngeal Cancers: Long-term Results[J]. The Annals of Otology, Rhinology and Laryngology, 2015, 124: 509-514.

[3] Chitose S, Sakazaki T, Ono T, et al. Immunological responses against human papilloma virus and human papilloma virus induced laryngeal cancer[J]. The Journal of Laryngology and Otology, 2010, 124: 659-662.

[4] Davids T, Muller S, Wise JC, et al. Laryngeal papillomatosis associated dysplasia in the adult population: an update on prevalence and HPV subtyping[J]. The Annals of Otology, Rhinology and Laryngology, 2014, 123: 402-408.

[5] Hibi H, Hatama S, Obata A, et al. Laryngeal squamous cell carcinoma and papilloma associated with Equus caballus papillomavirus 2 in a horse[J]. The Journal of Veterinary Medical Science, 2019, 81: 1029-1033.

[6] Hirai R, Makiyama K, Matsuzaki H, et al. Gardasil Vaccination for Recurrent Laryngeal Papillomatosis in Adult Men Second Report: Negative Conversion of HPV in Laryngeal Secretions[J]. Journal of voice: official journal of the Voice Foundation, 2018, 32: 488-491.

[7] Makiyama K, Hirai R, Matsuzaki H, et al. Assessment of human papilloma virus infection in adult laryngeal papilloma using a screening test[J]. Journal of voice: official journal of the Voice Foundation, 2013, 27: 230-235.

[8] Orita Y, Gion Y, Tachibana T, et al. Laryngeal squamous cell papilloma is highly associated with human papillomavirus[J]. Japanese Journal of Clinical Oncology, 2018, 48: 350-355.

[9] Xiao Y, Wang J, Han D, et al. Stagewise treatment of anterior commissure laryngeal web and recurrent laryngeal papillomatosis under endoscope[J]. American Journal of Otolaryngology, 2014, 35: 427-430.

第四十八章　扁桃体良恶性肿瘤

第一节　扁桃体良性肿瘤

扁桃体良性肿瘤中，常见的有乳头状瘤和血管瘤等，较为少见的有多形性腺瘤、腺瘤、纤维瘤、脂肪瘤、神经鞘瘤及畸胎瘤等。

【临床表现】

1. 症状

（1）肿瘤较小时一般无症状，多于体格检查时偶然发现。

（2）有时有咽异物感、咽部轻微不适，偶有干咳等症状。

（3）少数较大的肿瘤可出现吞咽、呼吸和发音障碍。

2. 体征　扁桃体乳头状瘤位于扁桃体表面，呈颗粒状或桑葚状，白色或粉红色，多数基底部有蒂，一般仅3~5mm大小，发展慢，有时呈簇状多发。儿童乳头状瘤常多发。多形性腺瘤表面平滑，呈结节状，肿瘤外有包膜。

【诊断及鉴别诊断】

1. 诊断　根据肿瘤的外观特点可作出初步诊断，确诊需组织病理学检查。

2. 鉴别诊断　扁桃体良性肿瘤需与扁桃体息肉、局限性扁桃体瘤样增生等非肿瘤性疾病和扁桃体恶性肿瘤鉴别。扁桃体息肉常无症状，发生于扁桃体隐窝或周围，光滑、带蒂、可活动，质软；局限性扁桃体瘤样增生突出部分的表面及颜色与扁桃体一致，常带蒂或呈结节状。扁桃体恶性肿瘤多为单侧扁桃体肥大，表面溃烂，质较硬，伴同侧颈淋巴结肿大；也有一侧扁桃体肥大、充血，表面光滑者。

【治疗】

乳头状瘤一般采用表面麻醉手术切除，也可采用激光切除。多形性腺瘤可将肿瘤连同扁桃体完整切除。其他良性肿瘤须根据病变特点选择手术治疗方法。对较小的、没有恶变倾向的扁桃体良性肿瘤，可行肿瘤切除，不必切除整个扁桃体。

第二节　扁 桃 体 癌

扁桃体癌（tonsil carcinoma）是头颈部常见肿瘤，约占头颈部肿瘤的3%~10%；是口咽癌中最常见者，约占口咽癌的2/3。扁桃体癌是扁桃体恶性肿瘤中最常见的一类，其次为扁桃体淋巴瘤。此外还可发生原发于扁桃体的网织细胞肉瘤、横纹肌肉瘤、恶性黑色素瘤等其他恶性肿瘤，也可有其他部位的恶性肿瘤转移至扁桃体，但均较为少见。扁桃体癌的好发年龄为50~70岁，男性较女性多见。扁桃体癌以鳞状细胞癌（鳞癌）最为多见。近年来，人们对人乳头状瘤病毒（human papilloma virus，HPV）感染相关扁桃体鳞状细胞癌的研究取得较大进展,许多认识得以更新。

【病因】

扁桃体癌的发病与吸烟和酗酒、HPV 感染等因素有关,具体的病因仍在进一步研究中。

1. **吸烟与酗酒** 一般认为,吸烟和酗酒是扁桃体癌的重要发病危险因素,该两个因素有强的协同作用。长期的炎症刺激可能与扁桃体癌的发病有关。咀嚼槟榔或含有槟榔的烟草会增加口咽癌的发病率。

2. **HPV 感染** 近年来越来越多的研究表明部分口咽癌患者不具备吸烟、酗酒等传统致癌因素,而与HPV 感染有关,高危型 HPV 感染在扁桃体鳞癌的发生中起重要的病因作用。HPV 相关扁桃体鳞癌发病的主要危险因素为性行为方式和性传播疾病史。有 Meta 分析显示国内外文献中扁桃体癌 HPV 的总阳性率约为 55%。张永侠等(2015)报道国内扁桃体癌 HPV 感染率达 29.5%,其中高危的 HPV16 型占全部感染者的 72.2%,HPV 感染的扁桃体癌所占构成比有逐年增加的趋势。研究表明,HPV 相关扁桃体鳞癌为一种具有独特的病因和临床病理特点的疾病,其更易发生于年轻的患者,女性比例相对较高,对放、化疗具有较高的敏感性,疗效较 HPV 阴性者好,复发和死亡风险相对较低。扁桃体癌 HPV 感染状态有提示预后的意义。

【发病机制】

扁桃体癌的发病机制有待进一步研究。一般认为可能与长期炎性刺激、角化症、白斑病等癌前病变及吸烟、饮酒等因素有关。HPV 相关的扁桃体鳞癌可能是在长期 HPV 感染、多种机制共同作用下发生癌变。

扁桃体癌常发生于扁桃体黏膜,易向邻近结构蔓延,侵犯磨牙后区域、软腭、舌根、咽侧、咽后壁等,晚期可侵及咽缩肌、咽旁间隙、硬腭、下颌骨等结构。

扁桃体癌的组织学类型以鳞状细胞癌最为多见,其次为淋巴上皮癌。腺癌和未分化癌较为少见。扁桃体癌常发生颈淋巴结转移,转移率约为 30%~80%,最常累及颈部Ⅱ区淋巴结。晚期扁桃体癌也可发生远处转移,较常见的部位为肺部等。未分化癌的恶性程度极高,易发生全身转移。

除扁桃体原发癌外,有文献报道肺腺癌、肺未分化癌、胃腺癌、结肠印戒细胞癌、原发性肝细胞癌、透明细胞性肾细胞癌、甲状腺未分化癌、前列腺癌、神经内分泌癌及睾丸精原细胞瘤等恶性肿瘤转移至扁桃体。

【临床表现】

1. **症状**

(1) 咽部不适和咽异物感:小的扁桃体癌通常无症状。随着肿瘤的增大,可出现咽部不适、咽异物感等早期症状。

(2) 咽痛:一侧自发性咽痛,吞咽时明显,可放射至同侧耳部。

(3) 吞咽困难:肿瘤增大阻塞咽腔或侵犯软腭、舌根或磨牙区,影响吞咽动作的协调而出现吞咽困难,严重时影响呼吸和言语。

(4) 吐出分泌物带血:肿瘤所致的溃疡可有少量出血,可伴有口臭等症状。

(5) 耳鸣、听力减退:肿瘤侵犯鼻咽和软腭,影响咽鼓管功能所引起。

(6) 颈淋巴结肿大:扁桃体癌患者易出现颈部淋巴结转移,可为首发症状或就诊时的主要症状。

(7) 远处转移表现:晚期可出现远处转移,肺是最常见的转移部位,肝、骨等远处转移相对较少。纵隔转移属远处转移。

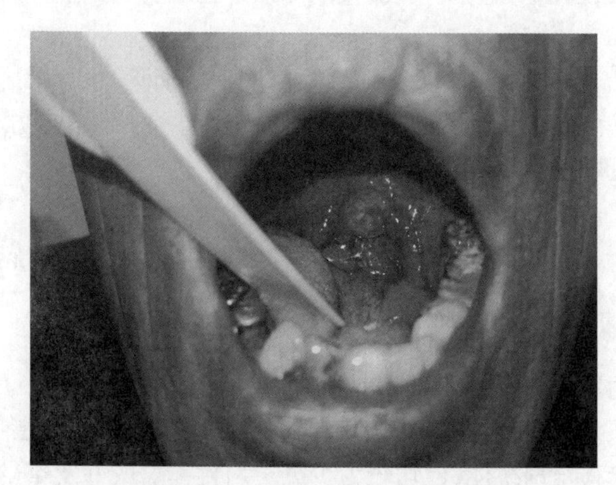

图 4-48-1 左侧扁桃体鳞状细胞癌

2. **体征** 扁桃体癌多呈外生性生长或呈溃疡状(图 4-48-1,彩图见文末彩插)。易累及腭舌弓,也可累及舌根及咽后壁等口咽部结构、侵犯磨牙三角区及颊黏膜等口腔结构；向深部侵犯可累及下颌骨、舌咽神经、舌神经、下牙槽神经等出现牙齿松动、吞咽困难及感觉障碍；向后可侵犯腭咽弓、累及翼肌出现张口困难；向侧方可经咽旁间隙侵犯颅底，导致脑神经症状。扁桃体癌最常转移的颈淋巴结为Ⅱ区，其次是Ⅰ区和Ⅲ区淋巴结和咽后淋巴结、咽旁淋巴结，再逐级向较远的淋巴结转移；有些患者可出现对侧淋巴结转移。

【实验室检查】

1. **内镜检查** 纤维鼻咽喉镜检查有助于进一步明确肿瘤的原发部位、原发灶的情况。由于扁桃体癌患者同时存在多原发性肿瘤的可能性，需仔细检查上呼吸消化道是否存在多原发灶。

2. **影像学检查** 颈部增强CT扫描对评估扁桃体癌原发灶的范围、了解原发灶周围的状况和颈部淋巴结转移情况有重要意义（见图4-48-2）。CT扫描显示扁桃体癌初期表现为不规则肿块突向口咽腔，呈浸润性生长，边界常不清晰，易伴发感染和坏死；肿块较大时多与周围结构分界不清，周围间隙内脂肪界面消失，正常结构被异常密度的肿瘤取代，口咽腔有不同程度的变形；扁桃体癌易沿咽旁间隙、血管或肌束间隙向周围组织侵犯，病灶较大时将腭舌弓向前推移，并进一步侵犯舌根、口底；扁桃体癌颈部淋巴结转移发生率较高，不规则环形强化伴中央低密度或低信号区为颈部淋巴结转移的典型影像表现。

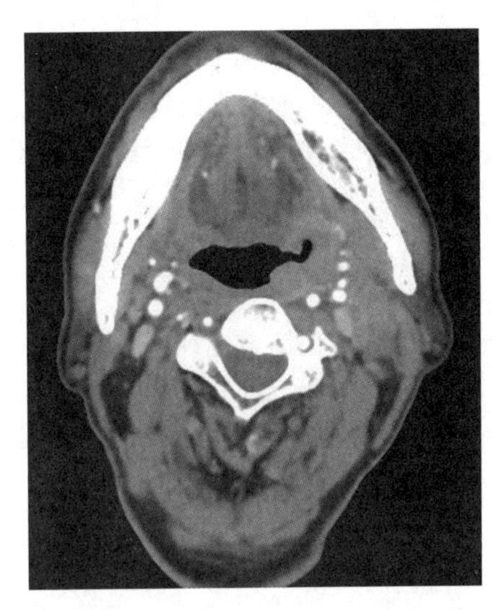

图4-48-2 左侧扁桃体鳞状细胞癌的增强CT扫描

注：与图4-48-1为同一患者。

MRI扫描有助于进一步了解周围软组织、脑神经及硬脑膜等受累情况，以便确定能否手术切除。有指征时可进行PET/CT检查，近年来PET/CT越来越多地用于分期、治疗评估和监测；其在发现隐匿性扁桃体原发癌方面存在优势，亦可更准确、完整地评估远处转移。

3. **活组织检查** 对原发灶进行活检，必要时对颈部转移淋巴结进行细针穿刺抽吸活检。不宜盲目地进行颈淋巴结的切开活检。

4. **HPV检测** HPV持续性感染宿主细胞，会造成细胞异常增殖，导致p16过度表达，故p16可作为HPV相关检测的标志物。p16蛋白表达是检测HPV感染及评估预后的重要指标，免疫组织化学检测p16蛋白表达方法简便、经济，推荐作为HPV相关扁桃体癌检测的标志物，为必查项目。HPV原位杂交检测可作为替代方法。2017年AJCC第8版头颈癌分期方案中，p16阳性与p16阴性的口咽癌已有不同的TNM分期方案，若不做p16检测，则只能按p16阴性口咽癌进行分期和治疗。

【诊断及鉴别诊断】

1. **诊断依据** 对咽部不适、异物感、持续轻微咽痛经药物治疗无效或症状加重者应警惕扁桃体癌的可能。查体应注意观察扁桃体的大小、形态，有无肿物和溃疡；观察舌体的活动度、腭部的运动情况，间接喉镜检查喉咽部是否受累。对扁桃体、腭舌弓、腭咽弓、舌根、口腔等仔细触诊，检查质地、压痛、有无血性分泌物等；咽部和颈部双合诊检查咽旁间隙是否受累；检查三叉神经第三支分布区域有无感觉减退，检查颈部有无肿大的淋巴结。病变部位的活检是扁桃体癌确诊必需的检查。即使颈部淋巴结活检确诊为癌，扁桃体原发灶的活检也是必需的。p16检测有助于区分HPV相关和非HPV相关的扁桃体鳞癌。

2. **鉴别诊断** 扁桃体癌需与扁桃体炎、扁桃体良性肿瘤和扁桃体淋巴瘤等疾病鉴别。典型的扁桃体炎呈双侧性、扁桃体常有脓栓，有急性咽部感染反复发作等病史，扁桃体质软；而扁桃体癌多为单侧扁桃体肥大，常有溃疡形成，质地较硬，生长较快，可侵犯软腭等周围组织，可伴有淋巴结肿大。扁桃体良性肿瘤病程较长、生长较缓慢，质软或质韧，表面无坏死物。扁桃体淋巴瘤多为黏膜下肿物，少数可发生溃疡，溃疡后与癌相似，淋巴瘤可出现多部位淋巴结肿大，可累及全身的淋巴结及多个脏器。扁桃体癌与上述疾病的鉴别最终靠病理检查。

【病情评估】

1. **TNM分期系统** 2017年美国癌症联合委员会（AJCC）第8版头颈癌分期方案中，对口咽癌TNM

分期方案有较大变动,针对 p16 阳性的 HPV 相关口咽癌患者建立了一个新的 TNM 分期系统,以提高其实用性和准确性。

（1）适用于 p16 阴性口咽癌的 TNM 分期方案

1）原发肿瘤(T)

Tx:原发肿瘤不能评估。

Tis:原位癌。

T1:肿瘤最大径≤2cm。

T2:2cm<肿瘤最大径≤4cm。

T3:肿瘤最大径>4cm,或侵犯会厌的舌面。

T4:中等晚期或非常晚期局部疾病。包括 T4a:中等晚期局部疾病(肿瘤侵犯喉、舌的外部肌肉、翼内肌、硬腭或下颌骨);T4b:非常晚期局部疾病(肿瘤侵犯翼外肌、翼板、鼻咽侧壁、颅底或包绕颈动脉)。

注意:舌根或会厌谷的原发肿瘤侵犯至会厌舌面黏膜并不意味着侵犯喉。

2）区域淋巴结(N)

临床 N(cN):

Nx:区域淋巴结不能评估。

N0:无区域淋巴结转移。

N1:同侧单个淋巴结转移,最大径≤3cm,且淋巴结外侵犯阴性。

N2:同侧单个淋巴结转移,3cm<最大径≤6cm,且淋巴结外侵犯阴性;或同侧多个淋巴结转移,最大径≤6cm,且淋巴结外侵犯阴性;或双侧或对侧淋巴结转移,最大径≤6cm,且淋巴结外侵犯阴性。N2 包括以下 3 种情况:①N2a——同侧单个淋巴结转移,3cm<最大径≤6cm,且淋巴结外侵犯阴性;②N2b——同侧多个淋巴结转移,最大径≤6cm,且淋巴结外侵犯阴性;③N2c——双侧或对侧淋巴结转移,最大径≤6cm,且淋巴结外侵犯阴性。

N3:转移淋巴结最大径>6cm,且淋巴结外侵犯阴性;或任何淋巴结转移和临床明显的淋巴结外侵犯阳性。N3 包括以下 2 种情况:①N3a—转移淋巴结最大径>6cm,且淋巴结外侵犯阴性;②N3b—任何淋巴结转移和临床明显的淋巴结外侵犯阳性。

病理 N(pN):

Nx:区域淋巴结不能评估。

N0:无区域淋巴结转移。

N1:同侧单个淋巴结转移,最大径≤3cm,且淋巴结外侵犯阴性。

N2:同侧单个淋巴结转移,3cm<最大径≤6cm,且淋巴结外侵犯阴性;或同侧多个淋巴结转移,最大径≤6cm,且淋巴结外侵犯阴性;或双侧或对侧淋巴结转移,最大径≤6cm,且淋巴结外侵犯阴性。N2 包括以下 3 种情况。①N2a—单个同侧或对侧淋巴结转移,最大径≤3cm,且淋巴结外侵犯阳性;或同侧单个淋巴结转移,3cm<最大径≤6cm,且淋巴结外侵犯阴性;②N2b—同侧多个淋巴结转移,最大径≤6cm,且淋巴结外侵犯阴性;③N2c—双侧或对侧淋巴结转移,最大径≤6cm,且淋巴结外侵犯阴性。

N3:转移淋巴结最大径>6cm,且淋巴结外侵犯阴性;同侧单个淋巴结最大径>3cm,且淋巴结外侵犯阳性;或者多个同侧、对侧或双侧淋巴结转移,伴淋巴结外侵犯阳性。N3 包括以下 2 种情况:①N3a—转移淋巴结最大径>6cm,且淋巴结外侵犯阴性;②N3b—同侧单个淋巴结最大径>3cm,且淋巴结外侵犯阳性;或者多个同侧、对侧或双侧淋巴结转移,伴淋巴结外侵犯阳性。

3）远处转移(M)

M0:无远处转移。

M1:远处转移。

4）预后分期:Ⅰ期:T1N0M0;Ⅱ期:T2N0M0;Ⅲ期:T3N0M0,T1-3N1M0;ⅣA 期:T4aN0-1M0,T1-4aN2M0;ⅣB 期:任何 T N3M0,T4b 任何 N M0;ⅣC 期:任何 T 任何 N M1。

5）组织学分级(G)

GX:级别无法评估。

G1:高分化。

G2:中分化。

G3:低分化。

G4:未分化。

(2) 适用于 p16 阳性口咽鳞癌的 TNM 分期方案

1) 原发肿瘤(T)

T0:无原发肿瘤证据。

T1:肿瘤最大径≤2cm。

T2:2cm<肿瘤最大径≤4cm。

T3:肿瘤最大径>4cm,或侵犯会厌的舌面。

T4:中等晚期局部疾病—肿瘤侵犯喉、舌的外部肌肉、翼内肌、硬腭或下颌骨或超出。

注意:舌根或会厌谷的原发肿瘤侵犯至会厌舌面黏膜并不意味着侵犯喉。

2) 区域淋巴结(N)

临床 N(cN):

Nx:区域淋巴结不能评估。

N0:无区域淋巴结转移。

N1:同侧单个或多个淋巴结转移,最大径≤6cm。

N2:双侧或对侧淋巴结转移,最大径≤6cm。

N3:转移淋巴结最大径>6cm。

病理 N(pN):

Nx:区域淋巴结不能评估。

pN0:无区域淋巴结转移。

pN1:淋巴结转移≤4 个。

pN2:转移淋巴结>4 个。

3) 远处转移(M)

M0:无远处转移。

M1:远处转移。

4) 预后分期

临床分期:Ⅰ期:T0-2N0-1M0;Ⅱ期:T0-2N2M0,T3N0-2M0;Ⅲ期:T0-3N3M0,T4N0-3M0;Ⅳ期:任何 T 任何 N M1。

病理分期:Ⅰ期:T0-2N0-1M0;Ⅱ期:T0-2N2M0;Ⅲ期:T3-4N0-2M0;Ⅳ期:任何 T 任何 N M1。

5) 组织学分级(G):HPV 介导的口咽肿瘤无分级系统。

2. **治疗前评估** 进行麻醉前评估。有临床指征,可行以下检查:PET/CT 检查,胸部平扫或增强 CT 扫描,牙科评估(包括口腔全景 X 线检查),进行营养、言语和吞咽功能评价和/或治疗,听力图检查,麻醉下内镜检查等。如有临床指征,进行多学科会诊。

【临床处理】

扁桃体癌的治疗包括放疗、化疗和手术等方法。必须根据肿瘤的分期、患者的治疗要求和患者的全身情况综合考虑,选择相应的治疗方案。扁桃体癌的预后相对较差,由于扁桃体的淋巴引流十分丰富,易发生颈淋巴结转移。口咽部的结构和功能复杂,病变的切除和结构与功能的重建技术要求颇高,治疗常需多学科协作完成。近年的研究表明,p16 阳性扁桃体癌与 p16 阴性扁桃体癌是两类不同的疾病,治疗方式亦不完全相同。

1. **治疗模式** 许多学者认为,对扁桃体癌的治疗,Ⅰ、Ⅱ期病变可单纯放疗或外科手术,两者生存率相近;因放射治疗效果较好,功能保存更好,常被作为首选。单纯外照射放疗已成为大多数早期病变的治疗选择。T1 或 T2 的早期病变,无或伴有小的颈部淋巴结转移(N0 或 N1)患者,可行根治性放射治疗。由于Ⅲ、Ⅳ期患者放疗的效果较差,故强调Ⅲ、Ⅳ期病变应采取综合治疗,如放疗加手术,或手术加放疗。

许多研究显示,扁桃体癌放疗或同步放化疗可以获得与手术加放疗相当的肿瘤学效果,且避免了手术的创伤和并发症。因而有学者认为,手术已不再是一线的治疗手段,放射治疗和化疗已成为首选的方法,手术则作为放化疗失败的挽救治疗,多主张以放射治疗和手术挽救为主要的治疗模式。但这种治疗模式在改善扁桃体癌治疗后功能的同时,也带来了新的问题,如采用根治性放疗或放化疗后,一旦肿瘤复发,挽救性外科治疗往往极具挑战性,而且适应证的选择也多有争议。

总之,扁桃体癌的治疗方案应根据肿瘤的临床分期、病变的部位、HPV 是否阳性、患者的年龄和全身情况等因素来选择。目前不同学者和不同的医疗中心存在着较大的差异和争议,这些问题唯有在进一步临床研究的基础上,获得更好的循证医学证据的前提下逐步趋于共识。

2. 扁桃体癌的手术方式 扁桃体癌的手术方法包括:①经口切除或经口激光手术:主要用于表浅和较小的扁桃体原发癌;②经咽侧切开:适用于累及软腭及舌根的扁桃体癌;③联合径路:包括下颌骨部分切除,咽侧切开和经口腔切除,适用于中等大小或范围较大的扁桃体癌。这些手术方法也适用于化疗和放疗后肿瘤残存或肿瘤复发的患者。近年来有学者尝试早期扁桃体癌的经口腔机器人手术。

对于有颈部淋巴结转移的扁桃体癌患者,应行颈清扫术。对于治疗前颈淋巴结转移较严重者,在化疗和放疗结束后无论缓解情况如何,均应行计划性颈清扫术。对于颈部淋巴结 N0 的患者,不同学者有不同的主张,包括:①随诊观察;②择区性颈清扫术;③选择性放疗。

3. 美国国立综合癌症网络口咽癌临床指南 近年来,美国国立综合癌症网络(National Comprehensive Cancer Network,NCCN)发布的口咽癌临床指南发生较大变化,以体现不断更新的循证医学依据,2018 年 NCCN 修订的口咽癌治疗指南首次为 HPV 阳性(p16+)口咽癌制订专有指南,2019 年 3 月发布的口咽癌的治疗指南又再次修订。该指南的分期基于 2017 年 AJCC 第 8 版口咽癌分期方案。现简介 NCCN 2019 年发布的口咽癌治疗指南。

该指南指出,口咽癌患者的原发灶和颈部,如果采用手术治疗,对原发灶位于舌根、咽后壁、软腭以及侵犯舌根的扁桃体癌,应考虑双侧颈清扫术。只有局限于扁桃体的肿瘤才考虑一侧颈清扫术。这一原则适用于几乎所有临床分期、采用手术治疗的口咽癌患者。

(1) p16 阴性口咽癌的治疗方案:p16 阴性口咽癌的临床分期、原发灶和颈部治疗及术后辅助治疗根据临床分期,治疗方案主要分为 3 类:①T1-2、N0-1;②T3-4a、N0-1;③T1-4、N2-3。

1) 临床分期 T1-2、N0-1 的治疗方案:

①根治性放疗,按放化疗或放疗后推荐的原则随访。

②原发灶切除和同侧或双侧颈清扫术。术后辅助治疗策略:如无不良特征,密切随访。如有不良特征淋巴结外侵犯和/或切缘阳性,行全身治疗/放疗;若切缘阳性,如有可行性应再切除,或放疗,或全身治疗/放疗;如有其他危险特征,行放疗,或全身治疗/放疗。

③仅 T1-2、N1 可行同期化疗/放疗。

④参加临床试验。

2) 临床分期 T3-4a、N0-1 的治疗方案:

①同期放全身治疗/放疗,按放化疗或放疗后推荐的原则随访。

②原发灶切除和同侧或双侧颈清扫术。术后辅助治疗的策略:如无不良特征,行放疗。如有不良特征—淋巴结外侵犯和/或切缘阳性,应选化疗/放疗;如有其他危险特征,行放疗,或化疗/放疗。

③诱导化疗(NCCN 存在较大争议),接着行放疗,或化疗/放疗,按放化疗或放疗后推荐的原则随访。

④参加临床试验。

3) 临床分期 T1-4、N2-3 的治疗方案:

①同期放全身治疗/放疗,按放化疗或放疗后推荐的原则随访。

②原发灶切除和同侧或双侧颈清扫术。N2a-b、N3,应行原发灶切除,同侧或双侧颈清扫术;N2c(双侧),应行原发灶切除和双侧颈清扫术。术后辅助治疗策略:如无不良特征,随访;如有不良特征—如淋巴

结外侵犯和/或切缘阳性,行化疗/放疗;如有其他危险特征,应行放疗,或行化疗/放疗。

③诱导化疗(NCCN 存在较大争议),接着行放疗,或化疗/放疗,按放化疗或放疗后推荐的原则随访。

④参加临床试验。

T_{4b},任何 N,或不可切除的淋巴结病变,或不适合手术者,以及初诊时存在远处转移(M1),按非常晚期头颈部肿瘤治疗。

(2)p16 阳性口咽癌的治疗方案 根据临床分期,治疗方案主要分为 4 类:①T1-2、N0;②T1-2、N1(单个淋巴结转移≤3cm);③T1-2、N1(单个淋巴结转移>3cm,或 2 个和多个同侧淋巴结转移≤6cm),或 T1-2、N2,或 T3、N0-2;④T1-3、N3,或 T4、N0-3。

1)临床分期 T1-2、N0 和 T1-2、N1(单个淋巴结转移≤3cm)的治疗方案:

①原发灶切除或联合同侧或双侧颈清扫术。术后辅助治疗策略:如无不良特征,应密切随访。若有不良特征如淋巴结外侵犯和/或切缘阳性,选化疗/放疗,或放疗;若只是切缘阳性,如有可行性应再切除,或行化疗/放疗,或行放疗;如有其他危险特征,行放疗,行化疗/放疗。

②根治性放疗,按放化疗或放疗后推荐的原则随访。

③仅 T2、单个淋巴结转移≤3cm 可行同期化疗/放疗。

④参加临床试验。

2)临床分期 T1-2、N1(单个淋巴结转移>3cm,或 2 个和多个同侧淋巴结转移≤6cm),或 T1-2、N2,或 T3、N0-2 的治疗方案:

①同期化疗/放疗,按放化疗或放疗后推荐的原则随访。

②原发灶切除和同侧或双侧颈清扫术。cN1(单侧)行原发灶切除,颈淋巴清扫术;cN2(双侧),行原发灶切除和双侧颈淋巴清扫术。术后辅助治疗策略:如无不良特征,随访;若有不良特征—淋巴结外侵犯和/或切缘阳性,选化疗/放疗;如有其他危险特征,应行放疗,或考虑化疗/放疗。

③诱导化疗(NCCN 存在较大争议),接着行放疗,或化疗/放疗,按放化疗或放疗后推荐的原则随访。

④参加临床试验。

3)临床分期 T1-3、N3,或 T4、N0-3 的治疗方案:

①同期化疗放疗(推荐),按放化疗或放疗后推荐的原则随访。

②原发灶切除和同侧或双侧颈清扫术。cN1-3(单侧)行原发灶切除,颈淋巴清扫术;cN2-3(双侧),行原发灶切除和双侧颈清扫术。术后辅助治疗策略:如无不良特征,随访;如有不良特征—淋巴结外侵犯和/或切缘阳性,应选化疗/放疗;如有其他危险特征,应行放疗,或考虑化疗/放疗。

③诱导化疗(NCCN 存在较大争议),接着行放疗,或化疗/放疗,按放化疗或放疗后推荐的原则随访。

④参加临床试验。

总之,对于 p16 阳性口咽癌原发灶和颈部治疗选择的一般原则是:①原发灶≤4cm(T1-2),且无淋巴结转移或单个淋巴结转移≤3cm 时,可选择手术治疗或单纯放疗(手术和放疗地位等同);②原发灶超过 4cm(>4cm),淋巴结无论转移与否;或原发灶无论大小,只要淋巴结转移数目变多(>1 个)、或大小变大(>3cm)、或双侧转移时,应选择同期化放疗或手术治疗(化放疗的地位在上升);③如原发灶增大至 T4;或转移淋巴结>6cm 时,则应首选同期化放疗,或手术治疗(手术治疗的地位在下降)。

【预防措施】

1. 大力鼓励戒烟、避免酗酒,有效减少槟榔咀嚼物中有害物质或管控其生产和销售。

2. 广泛宣传 HPV 感染的危害及其预防措施,避免导致口腔、口咽 HPV 感染的行为。HPV 预防性疫苗的应用已有初步尝试。

第三节 扁桃体淋巴瘤

淋巴瘤(lymphoma)是一组起源于淋巴结和结外淋巴组织的免疫系统的恶性肿瘤。扁桃体是淋巴瘤的好发部位。淋巴瘤可分为霍奇金淋巴瘤(Hodgkin lymphoma,HL)和非霍奇金淋巴瘤(non-Hodgkin lymphoma,NHL)两大类。扁桃体淋巴瘤的病理类型以NHL常见,HL少见。据报道,扁桃体NHL约占全身淋巴瘤的4.7%,占头颈部淋巴瘤的35.0%,60.0%~75.0%的咽环淋巴瘤为扁桃体NHL。

【病因和发病机制】

一般认为感染、免疫因素在淋巴瘤的发生过程中起重要作用。物理因素、化学因素及遗传因素也有不可忽视的作用,病毒学说颇受重视。

【临床表现】

1. **全身症状** 可有发热、贫血、消瘦、盗汗及衰竭等症状。

2. **咽部表现** 咽部异物感。扁桃体肥大,常呈结节性增殖,质韧,不易出血,少数可有破溃。可有吞咽困难。

3. **淋巴结肿大** 颈部及锁骨上淋巴结肿大,腋窝、腹股沟淋巴结也可肿大。常为对称性和多发性。可伴有纵隔、肺门等深部淋巴结肿大。

4. **其他** 扁桃体淋巴瘤常有腹腔内淋巴结及腹腔脏器受累,尤其是胃。

【实验室检查】

1. **全身检查** 包括血常规、肝肾功能、血清乳酸脱氢酶、红细胞沉降率、心电图,以及胸腔、腹腔、盆腔的检查。

2. **CT和MRI扫描** 扁桃体淋巴瘤CT和MRI表现具有特征性,均表现为类圆形等密度(等信号)软组织肿块,密度均匀,无钙化、囊变或坏死,向口咽腔突出生长,肿块轮廓规整,可轻度强化,一般无咽旁间隙及相邻结构受侵犯,多数可发现同侧颈深部淋巴结肿大,肿大淋巴结的形、密度(信号)改变与扁桃体原发灶相似。

【诊断和鉴别诊断】

1. 扁桃体淋巴瘤的诊断靠组织病理学确诊,换而言之,病理诊断是金标准。对切片进行免疫组织化学染色及荧光原位杂交检测进一步确定淋巴瘤亚型。

2. **鉴别诊断** 扁桃体肿物或肿大需与扁桃体癌、扁桃体炎以及扁桃体良性肿瘤等相鉴别。对肿大的颈部和其他部位的淋巴结,需与淋巴结炎和淋巴结转移癌相鉴别。

【临床处理】

扁桃体淋巴瘤的治疗通常采用免疫化疗为主,有些患者需采用放射治疗。近年来对一些不同亚型患者结合生物靶向治疗。外科操作仅限于活检进行组织学诊断,或紧急解除梗阻等情况。

(孙 彦)

参考文献

[1] 屠规益.现代头颈肿瘤外科学[M].北京:科学出版社,2004.

[2] 屠规益,唐平章,徐震纲.颈淋巴结转移癌临床经典与现代理念[M].北京:人民卫生出版社,2010.

[3] 中国临床肿瘤学会指南工作委员会.中国肿瘤临床学会(CSCO)头颈部肿瘤诊疗指南2018.V1[M].北京:人民卫生出版社,2018.

[4] 尚伟,郑家伟.口腔及口咽癌新版TNM分期与NCCN诊治指南部分解读[J].中国口腔颌面外科杂志,2018,16(6):533-546.

[5] 尚伟,郑家伟.2019年NCCN口腔口咽癌诊疗指南更新解读[J].中国口腔颌面外科杂志,2019,17(6):481-485.

[6] 王辰,王建安.内科学[M].3版.北京:人民卫生出版社,2015.

[7] Shah JP,Patel SG,Singh B. Jatin Shah's head and neck surgery and oncology[M]. 4th ed. Philadelphia:Elsevier,2012.

[8] Amin MB. AJCC cancer staging manual[M]. 8th ed. New York:Springer,2017.

[9] The NCCN clinical practice guidelines in oncology,head and neck cancers[M]. Version 1. National Comprehensive Cancer Network,Inc. 2019.

第四十九章 喉 癌

喉癌(laryngeal carcinoma)是一类发生于喉解剖部位(如声门上区、声门区或声门下区)的恶性肿瘤的总称,是头颈部常见恶性肿瘤之一,多见于50~70岁以上男性,2018年全球癌症分析显示,新发喉癌177 422例,死亡94 771例;人群发病率男性约3.6/100 000,女性约0.5/100 000。发病在全球范围内以中欧、东欧、古巴、巴西以及乌拉圭等地较高,我国东北、华北地区相对较高,可能与吸烟率较高有关。临床上,喉癌病理类型以鳞状细胞癌最为常见。

【病因】

喉癌的病因目前认为是多种致癌因素协同作用的结果。

1. **生活方式** 是影响喉癌发生最重要的危险因素。吸烟是压倒性的危险因素,吸烟与不吸烟者之间喉癌发生的优势比超过17倍,并随着吸烟的时间与剂量呈正相关。过量饮酒也是危险因素。二者在喉癌发生中具有协同作用。咀嚼烟草或槟榔也增加罹患喉癌的风险。戒烟6~20年可以减低喉癌发生风险。蔬菜水果摄入少、红肉及加工肉摄入过多也是危险因素之一。

2. **遗传易感性因素** 如细胞色素P450酶基因多态性增加吸烟对机体的影响,使喉癌发病风险增高。既往家族头颈癌病史也会增加喉癌风险。

3. **相关疾患** 胃食管反流、幽门螺杆菌感染、营养因素缺乏、性激素代谢紊乱、HPV-16/18感染和HIV感染等。

4. **其他** 空气污染和职业暴露。

【病理】

喉的癌前病变主要有:喉角化症、喉白斑、成年型慢性肥厚性喉炎及成年型喉乳头状瘤等,其主要病理学改变为上皮细胞异常增生,可出现细胞多态性、去极化、核形不规则、核分裂象增多等。

原位癌为局限于上皮层的癌性病变,基底膜完整。

鳞状细胞癌根据角化珠、细胞间桥、病理性核分裂象和细胞的分化程度可分为高、中、低三个级别。病理学上喉癌95%以上为鳞状细胞癌,其他少见的病理类型如腺癌、基底细胞癌、腺样囊性癌、黏液表皮样癌、神经内分泌癌、疣状癌和间叶组织恶性肿瘤(如纤维肉瘤和软骨肉瘤等)等也偶有发生。根据大体形态不同可分为:溃疡型、菜花型、浸润型和混合型四种。

【临床分型及扩散转移】

根据解剖部位和特点,喉可分为声门上区、声门区和声门下区三部分,对应的癌肿也以原发主要解剖部位来命名,即声门上型、声门型、和声门下型三种临床分型,晚期喉癌就诊时有的不能确定其原发部位,需要根据询问患者的初始症状进行甄别。喉的胚胎发育和解剖学分区决定了不同解剖区域血液供应和淋巴引流的特点,从而决定了不同分型喉癌其各自的转移扩散规律,这也是喉癌部分喉切除手术的肿瘤学基础。喉癌的扩散转移与原发部位、分化程度相关,其途径有:直接扩散、颈淋巴结转移和血行转移三种途径。淋巴结转移主要发生在颈Ⅱ、Ⅲ、Ⅳ区，声门下区肿瘤可以转移至颈Ⅵ区。远处转移的部位常见的有肺、肝、骨和脑等器官。

【临床表现】

1. **声音嘶哑** 声门型喉癌的常见表现，但不具有特异性。声门上癌和声门下癌只有在影响声带震动、闭合或运动时才会出现声嘶症状。

2. **疼痛、咽喉不适、异物感、咳嗽、咳血痰或咯血** 也属于非特异性症状。

3. **进食呛咳** 肿瘤侵犯会厌、环杓关节时可出现饮水和进食呛咳。

4. **呼吸困难** 声门为上呼吸道最狭窄部位，喉癌占据气道、引起声带外展受限或固定，达到一定程度时可出现呼吸困难。

5. **吞咽困难** 多见于声门上型喉癌，瘤体占位效应，如病变侵犯梨状窝或食管入口也可产生吞咽障碍。

6. **颈部肿物** 晚期肿瘤侵犯颈前软组织，转移淋巴结增大相互融合等。

7. **远处转移灶** 晚期出现远处转移部位症状。

【检查】

年龄超过40岁，2周以上的声嘶，4周以上的单侧头颈部（特别是咽喉疼痛向耳部放射，但耳部检查正常）疼痛、3~6周内新出现或既往存在但近期出现变化的颈部肿块，或有烟酒嗜好者，都应该详细检查喉部。

1. **间接喉镜检查** 是最基本的专科检查手段，常受患者配合程度影响，用于初步观察喉部病变情况。

2. **触诊** 判断喉体形态、活动度，发现颈部肿块，对于喉部和颈部需要采取正规有序的触诊方法。

3. **B超检查** 具有操作简便无创，实时动态，价格低廉等优点。用于检查颈部淋巴结情况。

4. **电子喉镜检查** 观察喉部具有放大作用，结合动态喉镜或窄带成像技术，可以清晰显示黏膜波及黏膜表面微小病变。

5. **喉部增强CT** 明确喉癌局部侵犯范围，发现颈部转移淋巴结。增强CT是喉癌治疗前评估的常规和有效方法。

6. **核磁共振（MRI）** 软组织显示和评估软骨受侵优于CT，多用于判断血管及软组织受累情况。

7. **病理活组织检查** 是临床诊断的金标准，如果不能通过常规电子喉镜下获取可疑肿瘤病变组织，需要全麻内镜下或切开切取可疑病变组织，进行冰冻或常规病理学检查。

8. **PET/CT** CT解剖部位结合细胞功能性显像，能够早期发现远处转移和重复癌病灶，对肿物性质判断有帮助。但不作为常规检查手段，在怀疑有远处转移时可以实施该项检查。

【诊断和鉴别诊断】

1. **诊断依据** 详细询问既往烟酒嗜好，结合病史，体格检查或辅助检查发现喉部占位或颈部转移灶，病理证实为癌组织即可确诊。

2. **鉴别诊断**

（1）喉淀粉样变：由于代谢紊乱等因素引起喉及气管等呼吸道黏膜下淀粉样物质沉积，以声嘶为主要表现，检查可发现呼吸道内暗红色肿块，表面光滑，确诊需病理。

（2）喉乳头状瘤：HPV病毒感染引起的呼吸消化道黏膜病变，可单发或多发，呈乳头状，成人反复发作易恶变。

（3）喉结核：结核杆菌感染引起的喉部病变，主要症状为喉痛和声嘶，喉痛往往较剧烈。检查可见喉部黏膜弥漫性苍白水肿，多发浅表溃疡，偶可见结核瘤样肿块，可合并肺部或肠道结核。痰液涂片查见抗酸杆菌或病理活检可确诊。

（4）喉梅毒：声嘶为主，喉痛较轻微。喉部检查见黏膜充血肿胀，可有局限隆起和深溃疡，愈合后遗留瘢痕挛缩，血清学和病理活检可确诊。

【病情评估】

根据喉癌的原发部位和肿瘤分级评估病情。原发部位评估主要是判定肿瘤的发生部位和分型，分级评估主要根据肿瘤的大小、侵及范围、淋巴结转移情况和有无远处转移进行 TNM 分期(具体原则见本章章末附录)。病情评估时应该考虑:①患者因素:患者的年龄、基础疾病、营养状态、职业、生活习惯、文化程度、宗教、家庭状况、经济条件、精神心理状态、对疾病的认知、对治疗方式的选择、功能需求和治疗期望等;②疾病因素:根据病史、症状和体征收集,结合体格检查和辅助检查对病变性质、侵犯和扩展范围进行评估,明确在保证彻底切除肿瘤的前提下能否保留功能。

【临床治疗】

喉癌治疗包括:手术、放疗、化疗、靶向、免疫治疗等多种手段。目前多采取以手术为主和辅助放化疗的综合治疗方法。其手术治疗原则是在保证足够安全边界、整体切除并达到肿瘤学根治的前提下,尽可能保留和重建喉功能,并重建上呼吸消化道的连续性和完整性,以达到改善患者生存质量和延长患者生存时间的目的。

1. 喉癌手术 包括喉显微外科激光手术、各种开放式喉部分切除和喉全切除术。术者应熟练掌握各种喉切除技术和重建方法,正确合理选择适应证。

(1) 喉癌喉显微外科激光手术:与传统手术相比具有以下优点:①损伤小,无需颈部切口和气管切开;②功能保留好,术后恢复快;③手术时间短,患者痛苦小。缺点是:暴露和切除存在一定的局限性。适应证:①T1-T2 期声门型喉癌:首选声带原位癌、T1a 期病变,以及可暴露完全的 Tlb、T2 期声带癌;②T1-T2 期声门上型喉癌;③局限的杓会厌皱襞癌。

(2) 喉癌开放式喉部分切除术

1) 声门上型喉癌保留喉功能手术方式的选择

①T1 期声门上型喉癌,支撑喉镜暴露不佳者,可选择喉水平部分切除术。

②T1-T3 期病变局限于会厌、喉前庭或杓会厌皱襞,未累及杓状软骨、喉室底及前联合者,可选择喉声门上水平部分切除术。

③T3 期声门上型喉癌累及一侧杓状软骨,该侧声带固定,对侧声带活动好,可选择扩大的喉声门上水平部分切除术或喉水平加垂直(3/4)部分切除术。也可选择环状软骨上喉部分切除术的环-舌骨固定术(SCPL-CHP)。

④T4 期声门上型喉癌累及会厌谷或舌根,向前未超过轮廓乳头,术前肺功能评估患者能够耐受吞咽训练时的误吸,双侧声带活动好,可选择扩大的喉声门上水平部分切除术,带状肌筋膜瓣延长修复舌根。

2) 声门型喉癌保留喉功能手术方式的选择

①支撑喉镜下暴露不佳的 T1a 或 T2 期声门型喉癌,可选择喉垂直部分切除术。

②T1b 期声门型喉癌,可选择喉垂直部分切除术。

③T2 期声门型喉癌向前累及前联合者,可选择喉垂直部分切除术。

④T3 期声门型喉癌,肿瘤累及半喉,声带固定者,可选择喉垂直部分切除术。

⑤T3 期声门型喉癌,肿瘤累及一侧半喉及前联合、对侧声室带前端,一侧声带固定,对侧声带活动正常,可选择喉次全切除术。也可以选择环状软骨上喉部分切除术的环-舌骨-会厌固定术(SCPL-CHEP)。

⑥T4 期声门型喉癌,肿瘤位于前联合,仅累及双侧声室带前端,甲状软骨前半受累,喉腔后部未受累,至少有一侧杓状软骨活动正常,选择喉垂直次全切除术。也可以选择 SCPL-CHEP 或 SCPL-CHP。

⑦T1a 期声门型喉癌伴有前联合受累、T1b 期声门型喉癌伴或不伴前联合受累、单侧或双侧 T2 期声门型喉癌伴或不伴一侧声带固定、部分 T3 期声门型喉癌至少一侧杓状软骨活动好,也可选择 SCPL-CHEP 或 SCPL-CHP。

3) 声门下型喉癌保留喉功能手术方式的选择

①原发于一侧声门下区的肿瘤,向上累及声带、喉室、室带,对侧喉腔正常,声带活动好,可选择喉垂直部分切除术。

②原发于前连合声门下区的肿瘤,累及双侧声、室带前端,会厌未受累,双侧杓状软骨未受累,可选择扩大的喉垂直部分切除术。对于治疗后局部复发的病例,根据病变的范围仍然可以选择部分病例实施保留喉功能的喉部分切除术,最常用的手术方式为环状软骨上喉部分切除术,包括 CHEP 或 CHP。

喉部分切除术(特别是喉垂直部分切除术)后缺损可采用颈前带状肌筋膜瓣(如单蒂或双蒂胸骨舌骨肌筋膜瓣、双蒂接力肌甲状软骨膜瓣)、颈阔肌皮瓣、胸锁乳突肌锁骨骨膜瓣和会厌下移等单独或联合应用进行修复,以重建喉的结构和功能。颈前带状肌筋膜瓣是最常用和有效的修复方法。

(3) 喉全切除术 适用于不宜行喉部分切除的 T3、T4 期喉癌,放疗失败、治疗后复发的喉癌以及喉部分切除后功能不良难以纠正或部分年老体弱的患者也是喉全切除的适应证。全喉切除术后患者发音功能重建的方法有:食管发音、电子喉、机械人工喉、气管口腔分流、气管食管瘘、发音假体(如 Blom-Singer 和 Provox 发音钮)等。

2. **放疗、化疗** 除手术外,喉癌治疗还包括放疗、化疗、靶向和生物治疗等手段。但其适应证需要根据不同情况灵活掌握。

(1) 放疗主要适用于有手术禁忌、广泛病变术前控制、手术切缘不充分的患者。

1) 早期喉癌单纯根治性放疗与手术效果类似。

2) 中晚期喉癌可行计划性术前放疗和/或术后放疗,必要时辅助化疗。

3) 不能够实施手术治疗的晚期喉癌身体条件允许时可采取姑息性放疗或同步放化疗。

放疗方案:

①根治性放疗:给予原发灶及受侵淋巴结早期病灶的放射总量≥63Gy,中晚期病灶≥70Gy(2Gy/次);

②手术前后放疗:术前给予放射总量 40~50Gy(2Gy/次),2~3 周后手术;术后 4~6 周内进行放疗(2Gy/次),原发灶给予 60~66Gy,颈部受侵区域 60~66Gy,未受侵区域 44~64Gy。

(2) 化疗作为辅助和姑息治疗方案,分为诱导化疗、同步放化疗和免疫治疗等。

化疗方案:

①诱导化疗:推荐以铂类药物为基础,铂类单药(如顺铂)或顺铂+多西他赛+5-氟尿嘧啶方案,也可联合靶向药物(如 EGFR 单克隆抗体西妥昔单抗或尼妥珠单抗)。

②同步放化疗:仍以铂类药物为基础,包括:a. 顺铂单药(Ⅰ类推荐);b. 西妥昔单抗(Ⅰ类推荐);c. 卡铂/5-氟尿嘧啶(Ⅰ类推荐);d. 顺铂/紫杉醇;e. 顺铂/5-氟尿嘧啶。

③姑息化疗:对无法治愈的复发、转移病变可采用联合或单药方式的姑息化疗。联合化疗推荐顺铂或卡铂+5-氟尿嘧啶+/-西妥昔单抗,顺铂或卡铂+多西他赛或紫杉醇,顺铂+西妥昔单抗。单药化疗可根据需要选用顺铂、卡铂、5-氟尿嘧啶、西妥昔单抗、多西他赛、紫杉醇、博来霉素、氨甲蝶呤、异环磷酰胺等。

3. **免疫治疗** 用于治疗头颈部肿瘤尚处于初步临床研究阶段,目前国外把适应证定为复发和转移的头颈部鳞状细胞癌(包括喉癌)的治疗。

【预后】

总体说来,大约 60% 的喉癌患者生存期超过 5 年,其中约 50% 超过 10 年。肿瘤分期不同,生存率结果各不相同。但总体趋势是声门型喉癌预后最佳,声门上型其次,声门下型最差。影响喉癌预后的因素主要有:肿瘤的原发部位、TNM 分期、患者年龄、肿瘤切缘阳性、淋巴结转移的数目及包膜外侵犯等。随着 T/N 分期增加,预后不良。有文献报道喉癌诊断后出现第二原发癌的概率 10 年为 26%,20 年为 47%,也是影响喉癌预后的一个重要因素。

颈部淋巴清扫术

【历史沿革和分类】

颈淋巴清扫术(neck dissection)的发明距今已有 100 余年的历史。1905 年,Crile 根据 Halsted(1894 年)在乳腺癌手术治疗中确立的外科原则而发展形成,是治疗颈部淋巴结转移癌的最主要、最有效手段,也是头颈外科医师需要掌握的最基本、最常用的手术方法。通常,根据清扫的范围分为四种:

1. **全颈清扫术(radical neck dissection)** 清扫上界为下颌骨下缘、二腹肌后腹深面及乳突尖;下界为锁骨;后界为斜方肌前缘;前界为对侧二腹肌前腹、舌骨及胸骨舌骨肌外侧缘;浅面为颈阔肌深面,深面为椎前筋膜。清扫内容包括:Ⅰ~Ⅴ区淋巴结,脂肪结缔组织、胸锁乳突肌、肩胛舌骨肌、颈内静脉、副神经、颈丛2~4神经皮支、颌下腺和腮腺尾叶。喉、下咽和甲状腺恶性肿瘤清扫时应包括Ⅵ区淋巴结。

2. **改良颈清扫术(modified neck dissection)** 清扫范围同全颈清扫术,但根据保留的结构不同Medina等将其分三型:Ⅰ型只保留副神经;Ⅱ型保留副神经和颈内静脉;Ⅲ型保留副神经、颈内静脉和胸锁乳突肌。可见保留副神经是改良颈清扫的核心和重要环节。

3. **择区性颈清扫术(selective neck dissection)** 根据原发肿瘤转移区域不同,对颈部不同区域淋巴结进行选择性清扫,如既往的肩胛舌骨肌上清扫术(颈Ⅰ、Ⅱ、Ⅲ区)、颈侧清扫术(颈Ⅱ、Ⅲ、Ⅳ区)、颈前清扫术(颈Ⅵ区)等。目前择区性颈清扫以手术中实际的清扫区域进行记录,如择区颈清扫(Ⅱ、Ⅲ、Ⅳ区)等。

4. **扩大颈清扫术(extended neck dissection)** 除全颈清扫涉及的范围外,同时切除其他淋巴结群(如Ⅶ区淋巴结)和非淋巴结构(如颈动脉、舌下神经、迷走神经、肩胛提肌、颈动脉和颈部其他软组织与结构等),有时需要对切除的重要组织和结构(颈部软组织及皮肤和颈动脉等)进行一期修复。

【适应证】

1. 原发癌已确诊、可根治或已根治,颈部淋巴结阳性,或原发灶不明,单纯出现颈淋巴结转移者。
2. 颈转移癌未侵犯颈椎、臂丛神经、颅底、双侧颈总动脉。
3. 晚期头颈癌,颈淋巴结转移高危者,如声门上型喉癌和下咽癌等。
4. 低分化或未分化癌颈转移灶放疗后局部未控制或复发。
5. 择区性颈清扫术后和/或放疗后复发者可选择性实施全颈清扫术进行挽救治疗。

【禁忌证】

1. 晚期头颈癌,原发病灶无法控制或无法手术。
2. 转移病灶局部浸润广泛,手术无法彻底切除,姑息治疗无意义。
3. 出现肺、肝、骨、脑等远处转移。
4. 全身情况差,无法耐受手术者。

【术前准备】

1. **全身检查** 同一般大手术要求。

2. **颈部检查** 包括触诊、B超、颈部增强CT和MRI等,以明确淋巴结的大小、部位,与大血管、椎前、颅底等重要结构关系。

3. 原发灶检查,评估原发肿瘤的部位、范围和程度。

4. 必要时完善DSA或PET/CT检查,对原发灶和转移灶进行进一步评估。

5. 颈部备皮,范围自睑裂以下、耳后四指、乳突尖至上胸部。

6. 如预估肿瘤与血管关系密切,术中出血风险较高,必要时备血,以备术中急需。

7. 进行充分的沟通,向患者或其家属解释说明手术的目的意义,同时告知手术的风险和术后可能的并发症。

【麻醉与体位】

通常采用经口气管插管或气管切开插管全身麻醉。取仰卧位,肩下垫枕,颈部充分伸展,头后仰并转向非手术侧。

【手术步骤】

手术的范围和步骤根据颈清扫的方式和范围不同而有所区别,基本的原则是由后向前、由下至上整块切除的步骤和原则。下文以单侧改良颈清扫术为例进行阐述,择区性颈清扫术的原则和手术技巧与本术式相同,只是在清除颈淋巴结的区域和范围上有所区别。

1. **切口** 既往报道的切口类型较多,但目前常用的有"U"形和低位领形切口,其中后者更加具有美容效果。总体上讲,颈部切口的主要原则为:充分暴露、便于原发癌切除、保证皮瓣血运、避开颈部大血管、减少术后瘢痕和兼顾美容效果。

2. **暴露术野** 颈阔肌深面分离皮瓣,上至下颌骨下缘,下至锁骨,前至颈前中线,后至斜方肌。皮瓣向四周丝线缝合固定,达到充分暴露术野。

3. **分离胸锁乳突肌** 结扎颈外静脉上下端，切开胸锁乳突肌表面颈浅筋膜，向前、后分离，暴露肌肉。

4. **辨认副神经** 胸锁乳突肌中部后端，耳大神经穿出处 Erb 点为辨认标志，锁骨上 3~5cm 斜方肌前缘可发现斜方肌支。

5. **暴露颈内静脉** 游离胸锁乳突肌，向后外牵拉暴露颈内静脉，沿静脉壁自下而上充分游离。

6. **清除颈部淋巴结组织** 解剖颈部血管周围淋巴结，上方前至二腹肌、后至颅底，下方至锁骨上窝，前方至带状肌外侧缘，后方至斜方肌前缘，深面至椎前筋膜。注意保护面神经下颌缘支、迷走神经、副神经、舌下神经、臂丛和膈神经，避免损伤淋巴导管和胸导管。

7. **闭合术腔** 充分止血，反复冲洗术腔，肌肉复位保护颈部血管，留置负压引流管，依次缝合肌肉、皮下、皮肤，无菌敷料加压包扎。

【注意事项】

1. 术中应仔细辨识副神经，胸锁乳突肌上段深面、中部后缘、斜方肌前缘中下 1/3 为关注要点，解剖时避免破坏血供，操作轻柔，勿过度牵拉。

2. 注意保护胸锁乳突肌肌膜完整，牵拉时避免肌肉撕裂。

3. 保留功能的前提是安全切除颈部淋巴结转移灶，根据具体情况实施，不可勉强。

4. 为保护面神经下颌缘支，分离皮瓣上方一般不高于下颌缘下 1cm；为保护舌下神经，应以二腹肌后腹为参照物。

5. 术中深面界限以椎前筋膜为界，清扫后如锁骨上三角有淘米水样渗出，考虑为淋巴漏，应结扎后肌肉填塞加压固定。

6. 注意各类并发症的防治。如：各种神经、血管损伤；皮下气肿、纵隔气肿和气胸、出血、喉阻塞、颅内压增高、腮腺漏、乳糜漏、皮瓣坏死、感染、淋巴水肿、断端神经瘤、颈部瘢痕挛缩功能障碍等。

【附喉癌的 TNM 分期（2017 年 AJCC 第八版）】

适用于：声门上、声门、声门下喉癌。

T——原发肿瘤

Tx 原发肿瘤不能估计；

Tis 原位癌。

声门上型

T1 肿瘤位于声门上一个亚区，声带活动正常；

T2 肿瘤侵犯声门上一个亚区以上，侵犯声门或侵犯声门上区以外（如舌根、会厌谷及梨状窝内壁的黏膜），无喉固定；

T3 肿瘤局限于喉内，声带固定，和/或下列部位受侵：环后区、会厌前间隙、声门旁间隙和/或伴有甲状软骨内板侵犯；

T4

T4a 肿瘤侵透甲状软骨板和/或侵及喉外组织。如：气管、深/浅部舌肌（颏舌肌、舌骨舌肌、舌腭肌、茎突舌肌）、带状肌、甲状腺及食管等的颈部软组织；

T4b 肿瘤侵及椎前间隙、侵及纵隔结构，或包裹颈总动脉。

声门型

T1 肿瘤局限于声带（可以侵及前联合或后联合），声带活动正常；

T1a 肿瘤局限于一侧声带；

T1b 肿瘤侵犯双侧声带；

T2 肿瘤侵犯声门上和/或声门下，和/或声带活动受限；

T3 肿瘤局限于喉内，声带固定和/或侵犯声带旁间隙，和/或伴有甲状软骨局灶破坏（如：内板）；

T4

T4a 肿瘤侵透甲状软骨板或侵及喉外组织。如：气管、深/浅部舌肌（颏舌肌、舌骨舌肌、舌腭肌、茎突舌肌）、带状肌、甲状腺及食管在内的颈部软组织；

T4b 肿瘤侵及椎前间隙，侵及纵隔结构，或包裹颈总动脉。

声门下型

T1 肿瘤局限于声门下；

T2 肿瘤侵及声带，声带活动正常或受限；

T3 肿瘤局限于喉内，声带固定，和/或侵犯声门旁间隙，和/或侵犯甲状软骨内板；

T4

T4a 肿瘤侵透环状软骨或甲状软骨板和/或侵及喉外组织。如：气管、深/浅部舌肌（颏舌肌、舌骨舌肌、舌腭肌、茎突舌肌）、带状肌、甲状腺及食管在内的颈部软组织；

T4b 肿瘤侵及椎前间隙，侵及纵隔结构，或包裹颈总动脉。

N——区域淋巴结

Nx 不能评估有无区域性淋巴结转移；

N0 无区域性淋巴结转移；

N1 同侧单个淋巴结转移，最大径≤3cm，ENE（-）；

N2

N2a 同侧或对侧单个淋巴结转移，最大径≤3cm，ENE（+）；同侧单个淋巴结转移，3cm<最大径≤6cm，ENE（-）；

N2b 同侧多个淋巴结转移，最大径≤6cm，ENE（-）；

N2c 双侧或对侧淋巴结转移，最大径≤6cm，ENE（-）；

N3

N3a 转移淋巴结中最大径>6cm，ENE（-）；

N3b 同侧单个淋巴结转移，最大径>3cm，ENE（+）；同侧多个淋巴结，对侧或者双侧淋巴结转移，ENE（+）；

M——远处转移

M0 无远处转移

M1 有远处转移

临床分期标准见表4-49-1。

表4-49-1 喉癌临床分期的标准

分期	T	N	M
0	Tis	N0	M0
Ⅰ	T1	N0	M0
Ⅱ	T2	N0	M0
Ⅲ	T3	N0	M0
Ⅲ	T1，T2，T3	N1	M0
ⅣA	T4a	N0，N1	M0
	T1，T2，T3，T4a	N2	M0
ⅣB	任何T	N3	M0
	T4b	任何N	M0
ⅣC	任何T	任何N	M1

（李晓明）

参考文献

[1] 中华耳鼻咽喉头颈外科杂志编辑委员会头颈外科组，中华医学会耳鼻咽喉头颈外科学分会头颈学组. 喉癌外科手术

及综合治疗专家共识[J]. 中华耳鼻咽喉头颈外科杂志,2014,49(8):620-626.
[2] 孙虹,张罗. 耳鼻咽喉头颈外科学[M]. 9版. 北京:人民卫生出版社,2018.
[3] 中华耳鼻咽喉头颈外科杂志编辑委员会头颈外科组,中华医学会耳鼻咽喉头颈外科学分会头颈学组,中国医师协会耳鼻咽喉科医师分会头颈外科学组. 头颈部鳞状细胞癌处理的专家共识[J]. 中华耳鼻咽喉头颈外科杂志,2016,51(1):25-33.
[4] 孙彦,李娜,杨松凯. 耳鼻咽喉头颈外科手术技巧/手术技巧丛书[M]. 上海:科技文献出版社,2006.
[5] 姜泗长,杨伟炎,顾瑞. 手术学全集——耳鼻咽喉-头颈外科手术学[M]. 2版. 北京:人民军医出版社,2005.
[6] James D. Brierley, Mary K. Gospodarowicz, Christian Wittekind. Head and Neck Tumors[M]. American Cancer Society, 2017.
[7] Hermanek P, Sobin L H. TNM Classification of malignant tumours[M]. 8th ed. 2017.
[8] Bray F, Ferlay J, Soerjomataram I, et al. Global cancer statistics 2018: GLOBOCAN estimates of incidence and mortality worldwide for 36 cancers in 185 countries[J]. CA Cancer J Clin, 2018, 68(6):394-424.

第五十章 下咽部良恶性肿瘤

第一节 下 咽 癌

【概述】

下咽癌(hypopharyngeal carcinoma)是原发于下咽部的恶性肿瘤,占全身恶性肿瘤的0.15%~0.24%,占头颈部恶性肿瘤的2%。具有侵袭性强、广泛黏膜下播散、易发生局部淋巴结转移等临床特点。以手术为主的综合治疗是当前下咽癌治疗的主要手段。

【流行病学】

下咽癌并不常见,其发病率在全身恶性肿瘤中占比小于1%,占头颈部恶性肿瘤的2%,占消化道恶性肿瘤发病率的7%,发病人群特征为男性显著高于女性,约为13∶1。发病中位年龄为65岁。具体发病部位的发病特征与地域、种族、饮食习惯等有关。

下咽癌按照其发病的具体解剖部位,可分为梨状窝型、环后型和下咽后壁型3种,其中梨状窝型最为常见,约占所有下咽癌的70%~86%,下咽后壁型次之,约占5%~22%,环后癌较少见,约5%。

【病因及发病机制】

下咽癌的具体病因尚不明确。流行病学调查及病例对照研究显示下咽癌与吸烟、饮酒密切相关,长期酗酒在下咽癌患者的病史中占有重要的地位,而烟酒的协同作用则会使下咽癌患病风险增高3~4倍。

缺铁性贫血及维生素C缺乏也是下咽癌发病的危险因素,罹患Plummer-Vinson综合征(缺铁性贫血伴消化道上皮改变)的患者具有较一般人群更高的下咽癌发生率。

在一定条件下,人乳头状瘤病毒(HPV)可导致咽喉黏膜上皮癌变,近年发展起来的HPV相关序列分析结果似支持这一观点。

此外,石棉、有毒化学溶剂、多环芳香类化合物的长期环境接触也是下咽癌发病的重要促进因素。

【临床表现】

1. 咽喉部表现 咽部异物感及咽部疼痛是下咽癌最常见的临床症状,梨状窝型癌或下咽侧壁癌多为单侧咽痛,疼痛可放射至同侧耳部。

随着肿瘤增长,患者可出现吞咽不畅感、黏滞感,感觉的明显程度与瘤体大小成正相关,如肿瘤侵犯食管入口或伴有食管第二原发灶,还可出现明显的吞咽阻挡感甚至吞咽困难。

当肿瘤推挤或侵犯喉部结构,如喉内肌、环杓关节及喉返神经时,导致单侧或双侧声带运动异常,则可出现声音嘶哑。

声带麻痹、下咽组织水肿或肿瘤阻塞咽腔,唾液或食物易误入气管而引起呛咳,进食时明显。

2. 颈部表现 许多下咽癌患者的首诊症状为颈部包块,单侧较为常见,少数为双侧。肿块多沿颈内静脉排列,位于胸锁乳突肌前缘深面、颈中部或下部,肿块质硬、无痛、活动差。

如肿瘤侵破颈部大血管,可导致严重咯血、出血;晚期发生全身转移的癌肿,可表现黄疸、血尿、呼吸困难等症状,可有贫血、消瘦、衰竭等恶病质表现。

【诊断】

1. **患者一般状态评估** 对患者一般情况的评估包括对其日常行为能力、重要脏器(心、肺、脑、肾、肝)的功能状态、营养状态、精神心理状态等进行综合评价,以评估患者对综合治疗的耐受能力。对患者职业、生活习惯、文化程度、宗教信仰经济条件以及对治理的期望的全面了解和评价也十分重要,尊重患者上述文化生活习惯并制订个性化的治疗方案是治疗成功的关键。

2. **辅助检查**

(1) 纤维喉镜/电子喉镜:下咽癌部位隐蔽,高度皱襞化,纤维喉镜/电子喉镜检查是观察和评价病变范围最直观的方法。检查及评价的内容包括:肿瘤的部位、肿瘤的生长方式以及肿瘤对周围组织结构的侵犯情况(图 4-50-1,彩图见文末彩插)。推荐有条件的医疗单位使用高清内镜结合窄带成像(narrow band imaging,NBI)及自体荧光内镜技术(autofluorescence endoscopy,AFE),可显著提高早期病变的识别和检出率并对肿瘤的具体范围和边界进行更为精确的判断(图 4-50-2,彩图见文末彩插)。

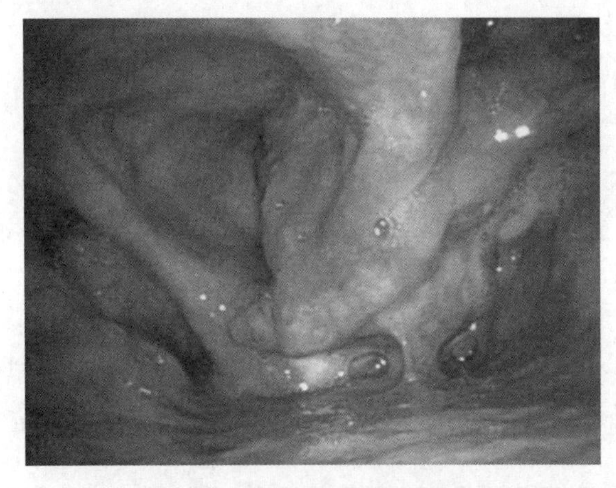

图 4-50-1 下咽癌电子喉镜检查

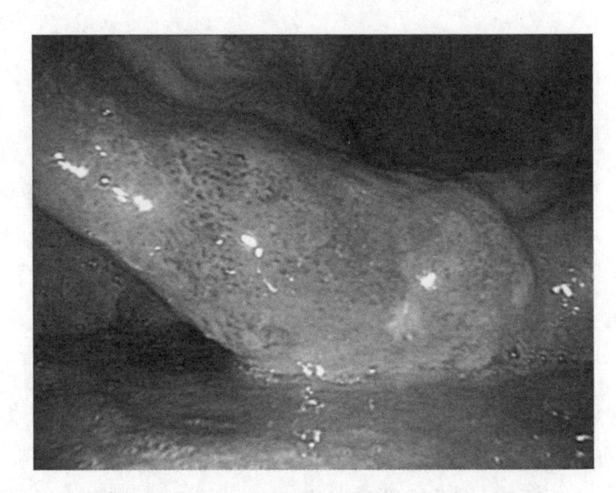

图 4-50-2 下咽癌高清内镜结合窄带成像

(2) 强化 CT 及 MRI:强化 CT 可清晰显示肿瘤浸润的范围、深度、与喉软骨的关系,及转移淋巴结与颈部血管的关系。可以显示咽旁间隙、咽后间隙及上纵隔淋巴结的情况(图 4-50-3)。MRI 的优势在于对肿瘤在颈部软组织中的扩散和侵犯程度较 CT 更加清晰(图 4-50-4)。弥散加权成像有利于对肿瘤性质、放化疗反应和效果进行评价,亦可敏感识别肿瘤复发及颈淋巴结转移。

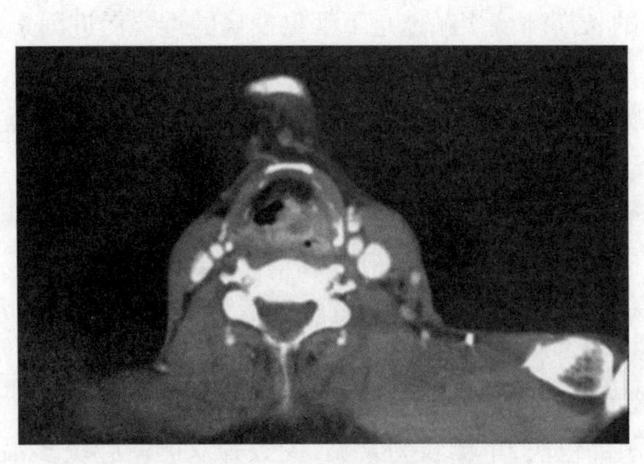

图 4-50-3 下咽癌增强 CT

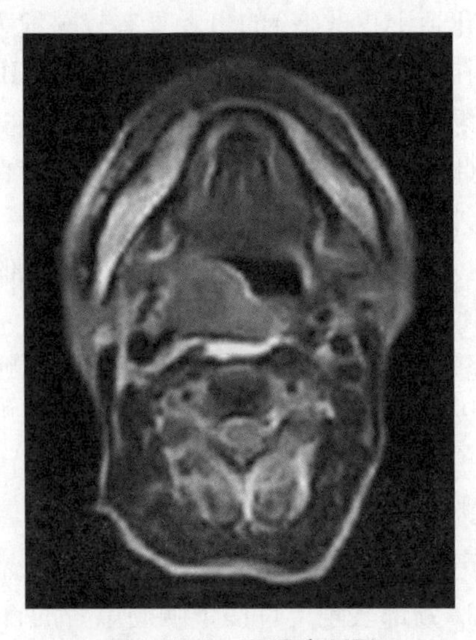

图 4-50-4 下咽癌 MRI

（3）电子胃镜：头颈部鳞状细胞癌具有多原发灶的特点，其中下咽癌合并食管癌的概率最高可达44%，因此术前电子胃镜是下咽癌治疗前评估的重要检查，对肿瘤范围和治疗计划有重要的影响，强烈建议所有下咽癌患者治疗前完善电子胃镜检查。

（4）PET/CT：是解剖影像学和新陈代谢显像的结合，可尽早发现全身转移及复发，有利于治疗方案的合理制订。

（5）颈部彩超：能够判断颈部淋巴结的性质、大小、位置，对以颈部淋巴结肿大首诊的患者可进行超声引导下穿刺活检明确病理性质（图4-50-5）。

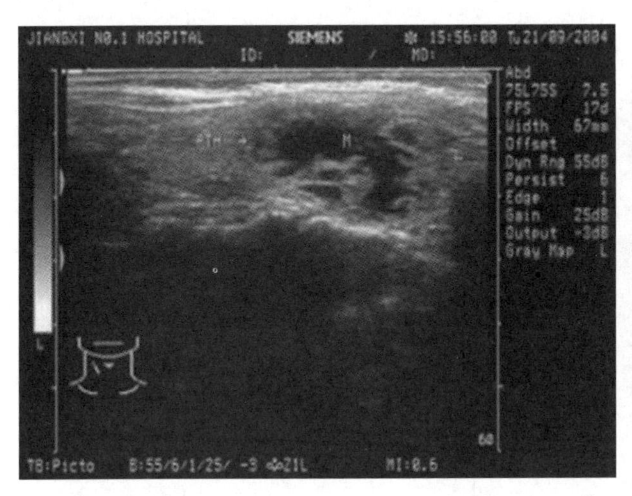

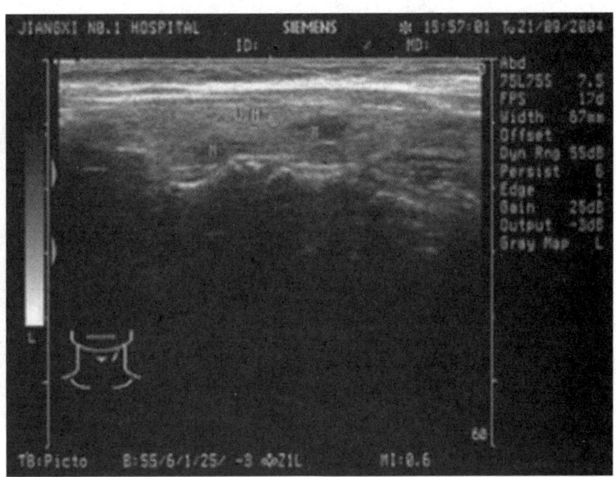

图4-50-5　下咽癌颈部彩超检查

【临床分期】

1. TNM分期（AJCC第8版）见表4-50-1。

表4-50-1　美国癌症联合会（AJCC）分期

T分期	Tx	原发肿瘤无法评估
	T0	无原发肿瘤证据
	Tis	原位癌
	T1	肿瘤局限于下咽的一个解剖亚区并且最大径≤2cm
	T2	肿瘤侵犯超过下咽的一个解剖亚区或邻近解剖区，或最大径>2cm，但≤4cm，无半喉固定
	T3	肿瘤最大径>4cm或半喉固定或延伸至食管黏膜
	T4a	肿瘤侵犯甲状/环状软骨、舌骨、甲状腺、食管或中央区软组织
	T4b	肿瘤侵犯椎前筋膜，包绕颈动脉或累及纵隔结构
N分期	Nx	区域淋巴结无法评估
	N0	无区域淋巴结转移
	N1	同侧单个淋巴结转移，最大径≤3cm且无淋巴结外侵犯（ENE-）
	N2	同侧单个淋巴结转移，最大径≤3cm但有淋巴结外侵犯（ENE+）；同侧单个淋巴结转移，最大径>3cm，但≤6cm，且无淋巴结外侵犯（ENE-）；或同侧多个淋巴结转移，最大径均≤6cm，且无淋巴结外侵犯（ENE-）；或双侧或对侧淋巴结转移，最大径均≤6cm，且无淋巴结外侵犯（ENE-）
	N2a	同侧单个淋巴结转移，最大径≤3cm但有淋巴结外侵犯（ENE+）；同侧单个淋巴结转移，最大径>3cm，但≤6cm，且无淋巴结外侵犯（ENE-）
	N2b	同侧多个淋巴结转移，最大径均≤6cm，且无淋巴结外侵犯（ENE-）

续表

	N2c	双侧或对侧淋巴结转移，最大径均≤6cm，且无淋巴结外侵犯（ENE-）
	N3	转移淋巴结最大径>6cm且无淋巴结外侵犯（ENE-）；或同侧单个转移淋巴结最大径>3cm且有淋巴结外侵犯（ENE+）；或对侧单个淋巴结转移，任何大小有淋巴结外侵犯（ENE+）
	N3a	转移淋巴结最大径>6cm且无淋巴结外侵犯（ENE-）
	N3b	同侧单个转移淋巴结最大径>3cm且有淋巴结外侵犯（ENE+）；或对侧单个淋巴结转移，任何大小有淋巴结外侵犯（ENE+）
M分期	Mx	远处转移无法评估
	M0	无远处转移
	M1	有远处转移

2. AJCC分期见表4-50-2。

表4-50-2 美国癌症联合会（AJCC）0-Ⅳ分期

分期	T分期	N分期	M分期
0	Tis	N0	M0
Ⅰ	T1	N0	M0
Ⅱ	T2	N0	M0
Ⅲ	T3	N0	M0
	T1，T2，T3	N1	M0
ⅣA	T4a	N0，N1	M0
	T1，T2，T3，T4a	N2	M0
ⅣB	任何T	N3	M0
	T4b	任何N	M0
ⅣC	任何T	任何N	M1

【治疗】

1. **手术治疗** 下咽癌手术治疗的原则是：①在保证无瘤生存的前提下进行外科根治；②尽可能保留咽、喉等功能，提高患者术后生活质量；③依据患者病情制订个性化的治疗方案。

（1）经口CO_2激光手术治疗：经口CO_2激光具有创伤小、恢复快、器官功能保全好的优势，适合于经过仔细筛选的早期下咽癌患者，主要适用于治疗梨状窝及下咽后壁T1-T2期病变及局限的高位环后癌，尤其是基底窄、未发现明显深部浸润、经术前充分评估在支撑喉镜下可完全暴露的病变。

术者需具有丰富的下咽癌开放手术经验，能够熟练进行支撑喉镜下激光手术的各项操作，病变经评估可在支撑喉镜下充分暴露，遵循外科手术的原则，保持5mm以上的安全界，进行多点切缘术中快速冰冻病检，确保切缘安全。

应在病变切除的同期进行颈淋巴清扫术；不愿意接受开放手术的患者可应用术后放疗加以控制；部分早期病变，如原发灶范围很小，经仔细评估无临床可疑的转移淋巴结，颈部可进行密切随访。

（2）开放手术治疗：根据保留喉功能与否，开放手术可分为保留喉功能的下咽癌切除术及不保留喉功能的下咽癌切除术。

保留喉功能的下咽癌切除术

①单纯咽部分切除术：T1及T2期病变为最佳适应证。局限的梨状窝尖受累，食管入口黏膜正常且充裕，若术者能熟练应用胸大肌皮瓣等也可考虑行保喉手术；单纯向甲状软骨板外侧突破侵犯的梨状窝外侧壁癌；下咽后壁癌向上或向一侧侵犯，未累及喉，利用胸大肌皮瓣或人工组织瓣等也可行该手术。此外，患者可以耐受短时间的误吸等术后并发症。

②咽部分喉部分切除术：在对侧喉结构活动良好的前提下，当肿瘤侵犯一侧声门旁间隙穿过声带肌达黏膜下时，无论是否有黏膜侵犯，均应根据侵犯范围行喉部分咽部分切除术。部分较高平面的梨状窝内侧壁癌可穿过杓会厌皱襞侵犯声门上区结构，此种情况下也需行一侧的喉水平部分切除术。

③声门旁间隙入路梨状窝癌切除术：甲状软骨板前 1/3 下是声门旁间隙，是传统下咽癌手术不为重视的部位。于前中 1/3 处纵行切开甲状软骨板，将其向外侧牵拉适度松解组织后便可暴露声门旁间隙（图 4-50-6-A，彩图见文末彩插），于该处切开间隙内脂肪至甲杓肌（声带肌），紧贴该肌外侧面向后方推进。对于梨状窝外侧壁癌，可适度推进后立即切开黏膜暴露咽腔，将外侧壁肿瘤连同甲状软骨板向外侧翻开，完成肿瘤的暴露，直视下切除（图 4-50-6-B，彩图见文末彩插）；对于梨状窝内侧癌，可一直沿甲杓肌推进，首先完成肿瘤深部切缘的切除，将声门旁间隙以外的肿瘤切下向外侧牵开。于安全的位置自然进入咽腔，直视下切除。此入路的最佳适应证为 T1-T2 期病变，以黏膜播散型为宜，梨状窝癌对侧喉、会厌正常，声门旁间隙未受累或肿瘤局限累及声门旁而未累及声门下组织的情况下，即便患侧声带固定等也可考虑行该手术。该手术方法的优势在于：a. 可以进一步确保立体安全界限；b. 先游离声门旁间隙使得肿瘤游离更容易切除；c. 切除的过程中可以保留更多的正常黏膜；d. 由于梨状窝黏膜的游离使缝合更加方便，术后不容易因为吞咽动作而发生缝合口裂开发生咽瘘；甲状腺侧叶上提加固咽侧缘能够减少咽瘘的发生。

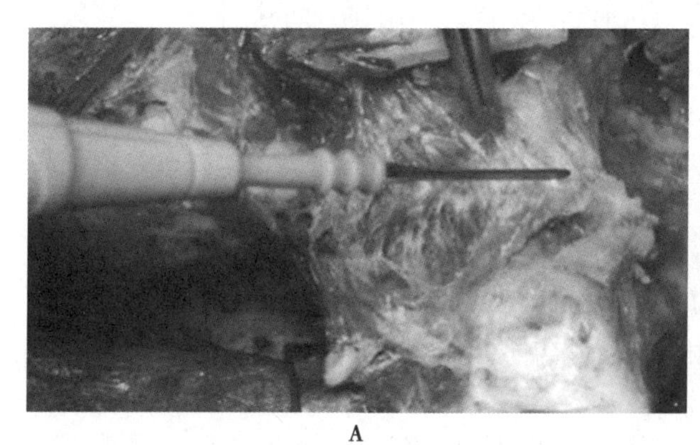
A

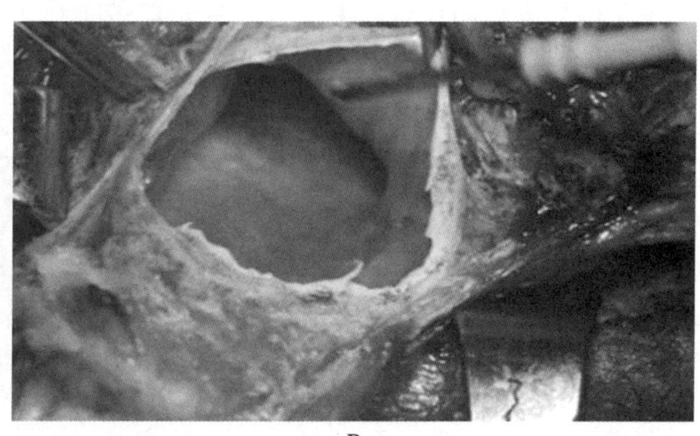
B

图 4-50-6　声门旁间隙入路
A：暴露声门旁间隙；B：暴露肿瘤。

④喉全切咽部分切除术：尽管随着技术手段的进步，越来越多下咽癌患者得以保留喉功能，但喉全切除咽部分切除术仍在下咽癌治疗中占有重要的地位。其适应证包括：T4 期及绝大部分 T3 期下咽癌，肿瘤累及双侧喉腔结构、广泛侵犯黏膜下结构、累及喉软骨支架结构；部分患者因心肺功能较差，无法耐受术后误吸。存在较为完整的喉支架结构和一侧活动完好的环杓关节均可考虑行喉功能保留术式，除此之外不应强行保留喉功能。

⑤咽喉全切伴或不伴食管全切术：适应证为肿瘤侵犯下咽环周 2/3 以上或食管入口下 2cm。食管肿瘤具有跳跃生长的特点，当下咽癌累及食管时，食管切缘要足够，切除范围参照颈段食管。

（3）术后缺损修复：下咽癌功能重建手术的关键在于如何平衡肿瘤根治和功能保留这两大问题。

1）喉全切除术后咽腔重建：对于喉全切除术后下咽全周缺损的患者，可选择的修复方式包括胸大肌肌皮瓣、胃上提咽胃吻合术、锁骨上岛状皮瓣、游离空肠移植术、游离股前外侧皮瓣移植术等带蒂或游离组织瓣。对于下咽部分缺损患者，如残余黏膜最窄处<2cm，可采用邻近皮瓣加宽至 6～8cm 后卷成正常食管管径，以避免狭窄和咽瘘的发生。可供选择的皮瓣有胸大肌肌皮瓣（图 4-50-7，彩图见文末彩插）、锁骨上岛状皮瓣、颏下皮瓣、游离皮瓣等。

2）保留喉功能的咽喉功能重建：

①喉功能重建：喉功能的重建主要考虑防止误吸的问题。喉侧壁的缺损重建需要恢复喉口的对称性，加高杓会厌皱襞，上提喉头，以残余会厌遮盖喉口。如果会厌喉面被肿瘤累及而会厌谷正常，可以将

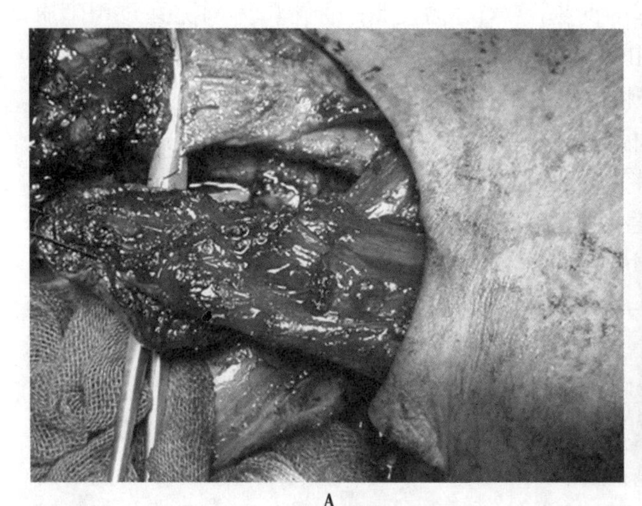
A

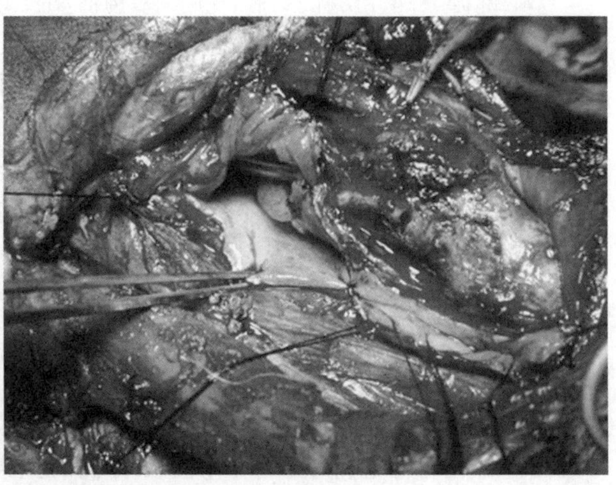
B

图 4-50-7 带蒂胸大肌肌皮瓣修复下咽缺损
A:全喉术中示患者取胸大肌皮瓣;B:胸大肌皮瓣缝合修补术中。

会厌全部切除后制作舌瓣下拉与喉口缝合以此遮盖喉口从而起到会厌的作用,同时重新建立一个宽敞的梨状窝,这是防止术后误吸的重要措施。要重视杓状软骨和环杓关节单元的功能保护,这对术后吞咽保护功能的恢复起着关键的作用。

②咽功能重建:T1、T2 期局限性下咽后壁缺损,如黏膜切缘无法直接缝合,可将残余黏膜缝合于椎前筋膜固定,待其自行上皮化;或应用人工材料修复覆盖咽后壁创面。如缺损较大,涉及双侧梨状窝外侧壁、颈段食管或曾接受放疗,可应用游离皮瓣或锁骨上岛状皮瓣进行修复。

局限的梨状窝黏膜缺损可直接拉拢缝合,如缺损较大,同时伴有口咽部缺损,可选用局部皮瓣如带蒂颌下腺、颏下皮瓣进行修复;一侧梨状窝伴半喉的缺损可应用游离前臂皮瓣进行修复,禁忌证为环后受侵超过中线,或对侧喉受侵,或双侧声带麻痹。

③下咽颈段食管的重建:当肿瘤同时累及下咽及食管两个解剖部位,至少一侧声带活动,气管膜部及环状软骨未受侵犯,肿瘤下界位于胸廓入口上方时,可选用游离空肠部分剖开的方法修复缺损(图 4-50-8,彩图见文末彩插)。

下咽癌术后修复方法很多,具体方法的选择要综合考虑缺损类型、修复材料获取的难易程度、创伤、医疗团队的技术水平以及患者的意愿。

(4) 颈淋巴清扫:下咽癌具有颈淋巴结转移率高、转移早的特点,因此颈淋巴清扫术是下咽癌手术治疗的重要组成部分。梨状窝癌易转移至颈深上、中组淋巴结,下咽下部及颈段食管的肿瘤至气管食管旁淋巴结,咽后壁的肿瘤可转移至咽后淋巴结及颈深上、中淋巴结。总之,下咽癌淋巴结转移主要位于Ⅱ、Ⅲ、Ⅳ区,而Ⅰ区与Ⅴ区转移率低(图 4-50-9,彩图见文末彩插)。规范、彻底的淋巴清扫是下咽癌控制的关键,术后建议加以放疗或同步放化疗。

(5) 术后并发症的预防和处理

1) 咽瘘:咽瘘是下咽癌术后最常见的并发症。术中关闭下咽时,注意将黏膜固定缝合于黏膜下组织或甲状软骨板后缘,使黏膜有依托,黏膜外无无效腔,并能防止咽腔运动时黏膜撕脱形成咽瘘。下咽关闭后,吻合口外侧的组织缺损可用单蒂胸骨舌骨肌筋膜瓣、甲状腺或单蒂胸锁乳突肌肌瓣填补,以尽量减小无效腔,同时,无效腔内放置有效的负压引流,是避免无效腔积液咽瘘形成的最有力措施之一。颈清扫术后,颈动脉容易内移,可用胸锁乳突肌将颈动脉包裹缝合,使之与下咽吻合口隔离。咽瘘出现以后可以通过局部换药,促进愈合,或者再次手术修补,必要时可以用胸大肌肌皮瓣修补。

2) 吞咽呛咳:在喉入口水平,横行缝合黏膜纵切缘以扩大咽腔,使食物能快速通过,避免堆积在喉入

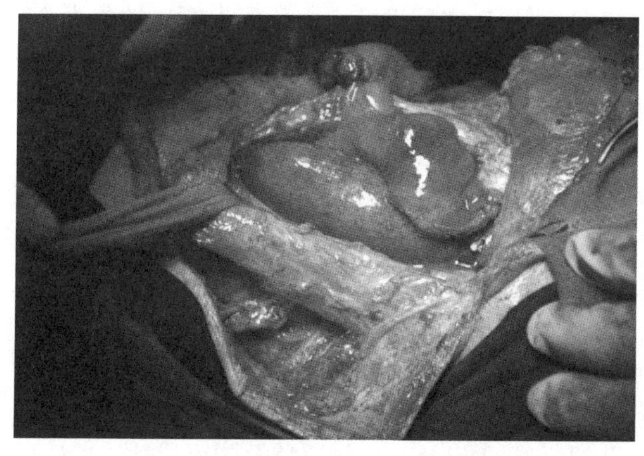

图 4-50-8 游离空肠修复颈段食管缺损

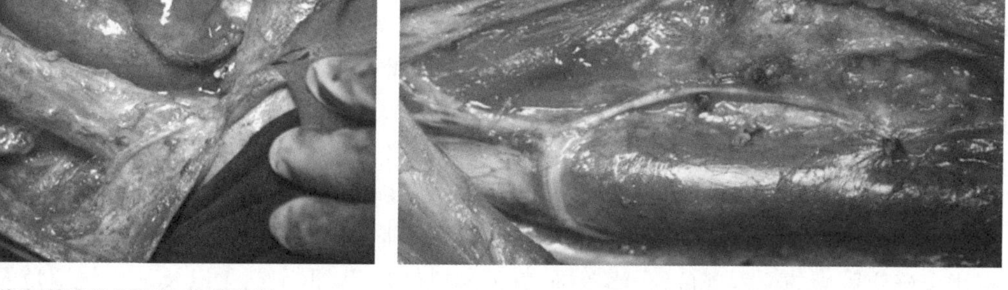

图 4-50-9 颈淋巴清扫术

口处导致误吸；残余的会厌下拉，遮盖声门区，使喉入口向侧方开口，避免正对声门。

2. 放疗、化疗与同步放化疗

（1）放射治疗：单纯放疗的适应证为 T1、T2 期早期病变、低分化癌、未分化癌、因全身合并症或心肺功能无法耐受手术或拒绝手术的患者。推荐采用同期整合补量调强适形放疗（SIM-IMRT）技术，在满足靶区照射剂量同时能最大程度保护周围正常组织。对于 T3、T4 期或 N+的中晚期病变，需应用包含放疗在内的综合治疗手段，可进行术前或术后放疗，如术后病理存在高危因素（T3 期以上病变、切缘阳性、淋巴结转移或包膜外侵犯）建议同期放化疗。

（2）诱导化疗：诱导化疗可以减少晚期下咽癌患者全身转移的概率，但并不作为下咽癌的独立治疗手段。诱导化疗常作为筛选放疗敏感病例的方法，可应用传统的铂类+5-氟尿嘧啶或紫杉醇+顺铂+5-氟尿嘧啶方案。对于中晚期下咽癌患者，一般行 2~3 周期的诱导化疗，治疗后评估，完全缓解（CR）患者可给予根治性放疗；大部分缓解（PR）的患者可选择手术或同步放化疗；没有消退的患者行根治性手术，术后视病理结果辅以放疗或同期放化疗。

（3）同步放化疗：目前没有完全随机的同步放化疗与手术加放疗的对比研究。尽管同步放化疗在 T2、T3 期的病变疗效优于单纯放疗，但其所引起的Ⅲ、Ⅳ期严重局部放疗反应、局部喉功能不良以及肿瘤未控制或复发后挽救性手术后并发症均较严重。

第二节 下咽其他良恶性肿瘤

一、下咽肉瘤

下咽肉瘤罕见，包括纤维肉瘤、脂肪肉瘤、癌肉瘤和滑膜肉瘤等类型。

1. 纤维肉瘤 是来自成纤维细胞的恶性肿瘤，可发生于任何年龄，尤以青壮年多见。发病部位广泛，可发生于有纤维组织的全身各处。深部发生于肌腱膜、肌间纤维组织或骨膜。好发于四肢，其次为躯干和四肢远端，头颈部少见，约占 10%。诊断主要依靠病理学，CT 检查有助于判断肿瘤的大小及累及范围。正确、合理、彻底地手术切除是治疗的第一选择，也是降低术后复发的关键，国内也有关于下咽纤维肉瘤的报道。

2. 下咽脂肪肉瘤 更少见，文献中报道下咽脂肪肉瘤多见于 50~70 岁，男性多见。病史长短不一，有数月，甚至数年之久。临床上常在多次复发后才确诊为脂肪肉瘤。病理类型以低度恶性为主。治疗提倡手术彻底切除，预后好于其他部位，可局部复发，很少转移。

3. 下咽癌肉瘤 亦罕见，男女比例为 10∶1，以过度吸烟饮酒的老年男性居多，有头颈部放射线接触史者好发。下咽癌肉瘤临床表现与常见的下咽恶性肿瘤相似，早期多为咽喉部疼痛或不适感，晚期可出现吞咽困难、憋气、颈部包块或痰中带血等。本病生长速度快、临床进展迅速。由于癌肉瘤恶性程度高，易发生转移，故多数学者主张治疗原则须与低分化鳞状细胞癌一致，主要包括完整切除原发灶、区域淋巴清扫术及必要时行术后放疗。但由于肉瘤样组织对放化疗敏感性均差，所以治疗应首选手术切除。下咽癌肉瘤总体生存率与鳞状细胞癌相似。

4. **滑膜肉瘤** 可发生于任何年龄，好发年龄为20~35岁，男女比为1.2∶1。Amnnay等认为头颈部滑膜肉瘤有少数原发于甲状舌骨膜，向外扩展成为颈部包块，或向内扩展进入梨状窝或喉附近。下咽滑膜肉瘤最常见的临床表现为渐进性吞咽困难，声音嘶哑和呼吸困难，疼痛则少见。滑膜肉瘤的病理学表现为：多呈结节状或分叶状，肿瘤常有假包膜，边界较分明，但也可有不同程度的浸润性。巨大瘤体内常有出血、坏死或囊性变，少数可出现骨化或钙化。滑膜肉瘤应与纤维肉瘤、平滑肌肉瘤、梭形细胞肉瘤、神经鞘膜瘤和腺癌相鉴别。下咽滑膜肉瘤的诊断除根据临床症状和体征外，主要依靠病理学检查。MRI和CT可用于确定肿瘤的原发部位，浸润范围，有无淋巴结病变，识别钙化以及估计气道危及的可能性。MRI可提高软组织的分辨率，若MRI发现肿块出现分隔、出血、囊性、钙化和多腔结构，并在T_1加权像与大脑灰质信号强度相同，T_2加权像与脂肪和腺样组织信号强度一致时，应考虑到滑膜肉瘤的可能。影像学检查仅具有辅助诊断价值，最后确诊仍需依赖病理组织学。下咽滑膜肉瘤的治疗，应采用以手术为主的综合治疗，安全广泛的切除术为有效的治疗选择。放疗的作用还没有被肯定，有报道可降低局部复发率，化疗也被认为对防止远处转移具有一定作用。联合治疗对下咽滑膜肉瘤的价值还需进一步探索。

二、下咽淋巴瘤

淋巴瘤（lymphoma），也称恶性淋巴瘤（malignant lymphoma，ML），是淋巴结和/或结外部位淋巴组织的免疫细胞肿瘤，分为霍奇金病（Hodgkin disease，HD）和非霍奇金淋巴瘤（non-Hodgkin lymphoma，NHL）。在我国常见肿瘤死亡原因中，ML占第10位，而在国外占第7位。头颈部淋巴瘤近年来发病率呈上升趋势，NHL原发于淋巴结外的不多，约占全身NHL的10%~15%，而结外淋巴瘤约1/5~1/4发生于头颈部，其中半数以上累及咽淋巴环，其次为鼻腔、鼻窦、唾液腺、口腔及喉等处。始发于扁桃体者占60%~70%，始发于鼻腔、鼻窦的患者占10%~75%，鼻咽部次之，下咽少见。

NHL的病理分类对疾病预后有极大的影响，比如头颈部T/NK细胞性淋巴瘤，恶性程度高，预后差，对化疗不敏感，临床上多采用放射治疗。原发于头颈部NHL发病部位多变，临床表现多样，无特异性，早期确诊常较困难，临床上很容易发生误诊、漏诊，误诊率为5%~20%，其误诊原因可能为活检组织标本量太少、取材表浅或取材部位不准确，与病理科医师技术水平也有关系。因此鼻咽部淋巴瘤常需多次活检行病理检查加免疫组化才能确诊。

目前NHL的治疗主要采用放疗或化疗或两者联合治疗。近年来，自体造血干细胞移植已成为根治有预后不良因素的NHL的一种新方法。当作出局限型原发性喉及下咽恶性淋巴瘤的诊断时，应认真系统地进行全身检查，以排除全身播散性病变。

三、下咽恶性黑色素瘤

恶性黑色素瘤多见于皮肤，少发生于黏膜，但发生于黏膜的恶性黑色素瘤恶性程度更高。头颈部黏膜的恶性黑色素瘤，一般见于上呼吸道、消化道，多发生于鼻腔、鼻窦和口腔，少见于喉、气管、食管，下咽恶性黑色素瘤罕见。恶性黑色素瘤被认为是一种抗辐射的恶性肿瘤，对放疗不敏感，应以手术治疗为主，一旦确诊，应立即手术，不建议术前取活检，术后辅助或不辅助化疗。恶性黑色素瘤应扩大切除，扩大切除的安全切缘是根据病理报告中的肿瘤浸润深度来决定的，具体如下：病灶厚度≤1mm时，安全切缘为1cm；厚度>1~2mm时，安全切缘为1~2cm；厚度>2mm时，安全切缘为2cm；当厚度>4mm时，有学者认为安全切缘应为3cm，但目前的循证医学证据还是支持安全切缘为2cm就已足够。若已有颈部淋巴结转移，应行改良根治性颈淋巴清扫术。但手术切除不彻底或手术后复发不能再次手术、患者拒绝手术或病变大不能手术者可行姑息性放疗。头颈部恶性黑色素瘤复发率高，Shah等报道的头颈部恶性黑色素瘤复发率为42%，而Goldman等报道的头颈部恶性黑色素瘤复发率高达64%。确诊为本病后，应该密切随访。

四、下咽良性肿瘤

下咽良性肿瘤中以乳头状瘤和血管瘤多见，纤维瘤及脂肪瘤等少见。本节仅介绍下咽乳头状瘤和血管瘤。

1. **下咽乳头状瘤**　乳头状瘤为咽喉部常见的良性肿瘤，复发率较高，目前认为与人乳头状瘤病毒(human papillomavirus，HPV)6 型和 11 型感染密切相关，可发生于任何年龄，易复发，可发生恶变。发生于下咽的乳头状瘤较小时患者多无症状，喉镜检查可发现。较大乳头状瘤可能引起相应部位症状，如吞咽阻挡感、讲话含糊等。

外科治疗是咽喉乳头状瘤的主要治疗手段。临床上多采用手术切除、激光治疗，近年来，低温等离子消融技术也应用于下咽良性肿瘤的治疗。外科治疗的原则是尽可能保持正常组织结构的形态和功能，彻底切除病变。因 CO_2 激光具有精确汽化组织、出血少、损伤小的优点而广泛用于咽喉乳头状瘤的治疗。配合手术显微镜和应用非接触技术使操作更精细，降低了对组织的损伤程度，术后的瘢痕形成也大大减少。咽喉乳头状瘤有复发可能，因为潜在的病毒仍然存在于临近的组织中，这种潜伏的 HPV 感染是复发的根源。

除了外科治疗手段，部分病人需要其他辅助治疗。最常见的辅助治疗是应用 α-干扰素。α-干扰素治疗咽喉乳头状瘤的确切机制还不清楚。它可能是通过增加抑制病毒蛋白合成的蛋白激酶和核酸内切酶的表达来调节宿主的免疫反应，继而达到治疗的目的。

咽喉乳头状瘤浸润性和复发、恶变机制等方面的研究结果不尽相同，有待于进一步研究，其确切致病机制的阐明将为寻找确切有效的治疗方法提供可能。

2. **下咽血管瘤**　是婴幼儿常见的良性肿瘤，约 50%～60% 发生于头颈部。下咽血管瘤也可发生于成人，常为隐匿的咯血来源，严重者可有吞咽及呼吸困难，甚至大出血危及生命。治疗多采用手术切除为主的综合疗法。

【病因与发病机制】

血管瘤的病因与发病机制尚不明确，目前主要认为与“血管新生”(angiogenesis)和“血管生成”(vasculogenesis)密切相关。家族性血管瘤患者基因连锁分析结果显示，染色体 5q31-33 区域存在基因座异质性，此区域包含 3 个涉及血管生成的基因：成纤维细胞生长因子受体 4(FGFR-4)、血小板衍生生长因子受体 b(PDGFR-b)和 Fms 样酪氨酸激酶 4(FLT-4)。散发性血管瘤病例的基因研究显示，染色体 5q 区域存在基因杂合性缺失(loss of heterozygosity，LOH)，提示此区域可能存在血管瘤的抑制基因。基因的杂合性缺失使得对血管瘤内皮细胞增殖的抑制降低，内皮细胞增殖，形成大量新生血管，从而导致血管瘤发生。单发病变可能来源于单个内皮细胞突变；如果内皮祖细胞发生基因突变，分化为多个内皮细胞遍及全身，可以导致全身多个血管瘤形成。VEGFR-1 是一种“陷阱”受体(decoy receptor)，可竞争 VEGFR-2 与 VEGF-A 结合并静默其作用，从而达到对下游信号传导的抑制作用。血管瘤中 VEGFR-1 受体表达降低，使得 VEGF-A 刺激信号通过 VEGFR-2 传导，最终导致内皮细胞增殖和迁移能力增加。部分血管瘤标本中可以检测到染色体 10q25 上的双特异性磷酸酯酶 5(dual-specificity phosphatase-5，Dusp-5)碱基发生 T-C 突变，导致其氨基酸序列中的 147 号色氨酸被脯氨酸代替(S147P)。Dusp-5 是一种血管特异性基因，具有丝裂原活化蛋白激酶的去磷酸化作用，Dusp-5 基因突变可导致内皮细胞增殖活跃。血管瘤消退期促血管生成因子表达降低，同时发现组织基质金属蛋白酶抑制因子 1(TIMP-1)、胎盘生长因子(PIGF)、白介素 12(IL-12)、转化生长因子 β(TGF-β)和干扰素-β(IFN-β)等抑制血管生成的因子表达增加，导致内皮细胞增殖降低，可能是血管瘤消退的原因。在血管瘤消退期可以检测到细胞色素 b、Clusterin、apoJ、Fas、Bax 和 Caspase-3 等凋亡相关蛋白高表达，细胞凋亡率较增殖期增加 5 倍，并且 1/3 以上的凋亡细胞为内皮细胞，提示内皮细胞凋亡是血管数量降低及瘤体发生自发性消退的重要原因。另有观点认为，血管瘤的消退与免疫机制有关。

【临床表现】

血管瘤是婴幼儿常见的良性肿瘤，多发生于头颈部，成人下咽血管瘤较少见。临床上成年患者多因咽异物感就诊。肿瘤增大到一定程度可累及梨状窝和声门区,导致吞咽梗阻感和吸气性呼吸困难,并有出血倾向,出血多因粗糙食物反复刺激所致。下咽血管瘤位置多变,喉镜下肿瘤多呈表面隆起境界较清楚的暗红色或紫红色包块,表面光滑,质地较软而有弹性,大多基底宽,少数可带蒂或呈结节状。若怀疑血管瘤,禁忌活检,以免引起难以控制的大出血。

【实验室检查】

电子喉镜检查可明确血管瘤发病部位及大小等情况。术前完善常规检查,包括血尿常规、肝肾功能、凝血功能、心电图、胸片等,定期复查血常规、凝血功能等,应用彩超、MRI 和 CT 检查了解病变情况,颈部 CT、MRI 等影像学检查虽有助于进一步了解肿瘤的大小、范围,但不必作为常规。

【诊断和鉴别诊断】

1. **诊断依据** 详细询问患者病史及出血情况,电子喉镜检查可明确病变部位及大小等情况,彩超、MRI 和 CT 检查有利于进一步了解病变情况。另外,需评估患者当前循环系统状况,有无出血性休克,同时排查全身性疾患。

2. **鉴别诊断**

(1)咯血:为喉、气管、支气管及肺部出血后,血液经口腔咯出,常见于肺结核、支气管扩张、肺癌、肺脓肿及心脏病导致的肺淤血等。可根据患者既往病史、体征及辅助检查鉴别。

(2)呕血:是上消化道出血的主要表现之一,当大量呕血时,血液可从口腔及鼻腔涌出,常常伴有消化道疾病的其他症状,全身查体可有阳性体征,可予以鉴别。

【病情评估】

估计出血量,评估患者当前循环系统状况,有无出血性休克,必要时尚须相关科室会诊。根据每次出血情况及发作次数、患者的血压、脉搏、一般情况及实验室检查来综合判断出血量。失血量达 500ml 时,可出现头昏、口渴、乏力、面色苍白等症状;失血量达 500~1 000ml 时可出现出汗、血压下降、脉速而无力;若收缩压低于 80mmHg,则提示血容量已损失约 1/4。

【临床处理】

下咽血管瘤治疗方法以手术和激光为主,对于下咽及喉部血管瘤,乔明哲等提倡以手术切除为主的综合治疗,然而手术切除需行咽部或喉部切开,手术创伤大,术中需气管切开、出血多、术后复发及喉功能不同程度地受到影响,限制了手术对下咽及喉部血管瘤的应用。激光治疗包括 CO_2、Nd-YAG、Ho-YAG(钬-YAG)和 KTP 激光等,其他治疗包括放射治疗、冷冻治疗、微波治疗、硬化剂注射、平阳霉素局部注射等。这些方法用于血管瘤的治疗常需反复多次进行,且均难以彻底治疗,硬化剂注射还可能导致局部明显的瘢痕形成,不推荐作为下咽血管瘤的常规治疗手段。黄益灯和沈时岳等研究表明瘤体内注射平阳霉素治疗下咽及喉部血管瘤创伤小、效果满意。

近年来,由于等离子射频技术低温、微创、手术野暴露清楚、即时止血等优点,目前已广泛应用于耳鼻咽喉头颈外科的临床手术,其原理是将射频刀头与组织间的电解液通过导电递质氯化钠在电极周围形成一个高度聚集的等离子体区,使靶组织中的细胞在低温下(40~70℃)打开分子键分解为碳水化合物和氯化物,组织凝固坏死。目前已有低温等离子射频消融术用于下咽血管瘤的报道,对直径 2cm 以内的血管瘤可以达到很好的消融效果。但对于体积更大的血管瘤能否采用低温等离子射频治疗尚需进一步临床探索。

【预防措施】

下咽血管瘤确诊后,应避免进食粗糙食物,否则易引起咽喉出血,甚至大出血。

(潘新良)

参考文献

[1] 中华耳鼻咽喉头颈外科杂志编辑委员会头颈外科组,中华医学会耳鼻咽喉头颈外科学分会头颈外科学组.下咽癌外科手术及综合治疗专家共识[J].中华耳鼻咽喉头颈外科杂志,2017,52(1):16-24.

[2] 王天铎.王天铎头颈外科手术学[M].山东:山东科学技术出版社,2011.

[3] 吕正华,徐伟,洒娜,等.咽后淋巴清扫在下咽癌治疗中的意义[J].中华耳鼻咽喉头颈外科杂志,2018,53(5):359-363.

[4] 徐伟,吕正华,邹纪东,等.下咽颈段食管癌行游离空肠移植重建103例临床分析[J].中华耳鼻咽喉头颈外科杂志,2016,51(12):914-917.

[5] 潘新良.注重以专家共识为指导不断提升我国下咽癌诊治水平[J].中华耳鼻咽喉头颈外科杂志,2018,53(5):321-324.

[6] 潘新良,雷大鹏,刘大昱,等.352例下咽癌综合治疗分析[J].中华耳鼻咽喉头颈外科杂志,2009,44(9):710-715.

[7] 王晓雷,唐平章,屠规益.下咽癌颈淋巴结转移的颈侧清扫探讨[J].中华耳鼻咽喉科杂志,2000(03):16-18.

[8] James B. Snow Jr. P. Ashley Wackym. Ballenger 耳鼻咽喉头颈外科学[M].17版.李大庆,译.北京:人民卫生出版社.2012.

[9] 雷大鹏,潘新良,栾信庸,等.颈段食管癌的手术治疗[J].中华耳鼻咽喉科杂志,2002(02):9-12.

[10] 俞琳琳,刘洋,甄宏韬,等.原发性下咽纤维肉瘤1例[J].临床耳鼻咽喉科杂志,2003,18(1):32.

[11] 雷大鹏,解光.下咽癌肉瘤1例报告[J].山东医科大学学报,1998.

[12] 郭永伟,严文洪,赵霞,等.下咽癌肉瘤临床病理特征的研究[J].临床耳鼻咽喉头颈外科杂志,2013,27(9):484-486.

[13] 瑞珊,林泼水.下咽及喉部血管瘤-附4例报告[J].中国耳鼻咽喉头颈外科,2001,8:222.

[14] 朱超范,肖芒.钬:YAG激光治疗喉咽血管瘤[J].中国耳鼻咽喉颅底外科杂志,2004,10:379-380.

[15] 杨怀安,潘子民,季文樾.咽喉血管瘤KTP和YAG两种激光治疗效果分析[J].中国医科大学学报,2000,29:68-69.

[16] 罗伟,郝虹,张佳,等.低温等离子射频技术治疗杓会厌皱襞血管瘤[J].中国耳鼻咽喉头颈外科,2014,21(8):444-445.

[17] 黄益灯,陈建福,夏思文,等.电子喉镜下平阳霉素注射治疗下咽及喉部巨大血管瘤[J].南方医科大学学报,2006,26:482-494.

[18] 沈时岳,邬腊梅,杨宏宇,等.小剂量平阳霉素早期干预婴幼儿腮腺血管瘤疗效分析[J].中国口腔颌面外科杂志,2013,11(4):340-344.

[19] 乔明哲,陆美萍,邢光前.杓会厌襞血管瘤的手术治疗[J].中国肿瘤外科杂志,2009,1:91-93.

[20] 李树玲.新编头颈肿瘤学[M].北京:科学技术文献出版社,2002.

[21] 邱蔚六,林国础,李士忠,等.口腔颌面部非何杰金氏淋巴瘤[J].中华口腔医学杂志,1998,20(2):78-80.

[22] 吕俊杰,陶秀娟.恶性黑色素瘤的治疗研究进展[J].中国肿瘤,2012,21(8):606-610.

[23] 汪审清,周水洪,鲁裕玉,等.鼻腔、咽部非霍奇金淋巴瘤[J].耳鼻咽喉-头颈外科,2000,7:73-74.

[24] 姜凤娥,常英展,周晓娟,等.头颈部恶性淋巴瘤临床分析[J].临床耳鼻咽喉科杂志,1999,3:130-131.

[25] 李月敏,张伟京.咽淋巴环淋巴瘤临床研究进展[J].白血病.淋巴瘤,2002,11(1):48-50.

[26] 王梅英,滕清晓,姚长有,等.成人喉乳头状瘤恶变17例报道[J].临床耳鼻咽喉科杂志,2004,18(6):353-354.

[27] Stewart MG, Schwartz MR, Alford BR. Atypical and malignant lipomatous lesions of the head and neck[J]. Arch Otolaryngol Head Neck Surg, 1994, 120(10): 1151-1155.

[28] Ianniello F, Ferri E, Armato E, et al. Carcinosarcoma of the larynx: immunohistochemical study, clinical considerations, therapeutic strategies[J]. Acta Otorhinolaryngol Ital, 2001, 21(3): 192-197.

[29] Chew KK, Sethi DS, Stanley RE, et al. View from beneath: Pathology in focus synovial sarcoma of hypopharynx[J]. J Laryngol Otol, 1992, 106: 285.

[30] Enzinger FM, Weiss SW. Soft tissue tumors[M]. St Louis: CV Mosby, 1983, 514-549.

[31] Amnuay C, Prasarn J. Synovial sarcoma of the hypopharynx[J]. J Laryngol Otol, 1985, 99: 205.

[32] Ramamurthy L, Nassar WY, Hasleton PS, et al. Synovial sarcoma of the pharynx[J]. J Laryngol Otol, 1995, 109(12): 1207.

[33] Pai S, Chinoy RF, Pradhan SA. Head and neck synovial sarcoma[J]. J Surg Oncol, 1993, 54: 82.

[34] Hirsch RJ, Yousem DM, Loevner LA, et al. Synovial sarcoma of the head and neck: M R finding s[J]. Am J Roentgenol, 1997, 169(4): 1185.

[35] Hasan Q, Roger BM, Tan ST, et al. Clusterin/ApoJ expression during the development of hemangioma[J]. Hum Path, 2000, 31(6): 691-697.

[36] Takahashi K, Mulliken JB, Kozakewich HP, et al. Cellular markers that distinguish the phases of hemangioma during infancy and childhood[J]. J Clin Invest, 1994, 93(6): 2357-2364.

[37] Walter JW, Blei F, Anderson JL, et al. Genetic mapping of a novel familial form of infantile hemangioma[J]. Am J Med Genet, 1999, 82(1): 77-83.

[38] Derkay CS. Task force on recurrent respiratory papillomas[J]. Arch Otolaryngol Head Neck Surg. 1995, 121: 1386-1391.

[39] Dedo HH, Yu KC Y. CO(2) laser treatment in 244 patients with respiratory papillomas[J]. Laryngoscope. 2001, 111: 1639-1644.

[40] Rihkaren H, Aalt onen LM, Syranen SM. Human papillomavirus in laryngeal papillomas and in adjacent normal epithelium

[J]. Clin Otolaryngol,1993,18:470-474.

[41] Derkay CS. Recurrent respiratory papillomatosis[J]. Laryngoscope,2001,111:57-69.

[42] Pramanik K,Chun CZ,Garnaas MK,et al. Dusp-5 and Snrk-1 coordinately function during vascular development and disease [J]. Blood,2009,113(5):1184-1191.

[43] Goldman J L,Roffman J D,ZAK F G,et al. The presence of melanocytes in the human larynx[J]. Laryngoscope,1972,82: 824-835.

[44] Walter JW,North PE,Waner M,et al. Somatic mutation of vascular endothelial growth factor receptors in juvenile hemangioma [J]. Genes Chromosomes Cancer,2002,33(3):295-303.

[45] Jinnin M,Medici D,Park L,et al. Suppressed NFAT-dependent VEGFR1 expression and constitutive VEGFR2 signaling in infantile hemangioma[J]. Nat Med,2008,14(11):1236-1246.

[46] SHAN J P,HUVOS A G,STRONG E W. Mucosal melanomas of the head and neck[J]. Am J Surg,1977,134:531-535.

[47] Wenig MB. Laryngeal mucosal malignant melanoma[J]. Cancer,1995,75(7):1568-1577.

[48] Tham IW,Lee KM,Yap SP,et al. Outcome of patients with nasal natural killer(NK)/T-cell lymphoma treated with radiotherapy,with or without chemotherapy[J]. Head Neck,2006,28:126-134.

[49] Wycliffe ND,Grover RS,Kim PD. Hypopharyngeal cancer[J]. Topics in Magnetic Resonance Imaging:TMRI,2007,18(4): 243-258.

[50] Ries LAG,Melbert D,Krapcho M,et al. SEER Cancer Statistics Review,1975-2005. Bethesda,MD:National Cancer Institute [EB/OL]. (2008-12-17)[2013-01-15].

[51] Larsson LG,Sandström A,Westling P. Relationship of Plummer-Vinson disease to cancer of the upper alimentary tract in Sweden[J]. Cancer Res,1975,35:3308Y3316.

[52] Joo YH,Lee YS,Cho KJ,et al. Characteristics and prognostic implications of high-risk HPV-associated hypopharyngeal cancers[J]. PloS ONE,2013,8(11):e78718.

[53] Morimoto M,Nishiyama K,Nakamura S,et al. Significance of endoscopic screening and endoscopic resection for esophageal cancer in patients with hypopharyngeal cancer[J]. Jpn J Clin Oncol,2010,40(10):938043.

[54] Takes RP,Strojan P,Silver CE,et al. Current trends in initial management of hypopharyngeal cancer:the declining use of open surgery[J]. Head Neck,2012 34(2):270-281.

[55] Chan JY. Current management strategy of hypopharyngeal carcinoma[J]. Auris Nasus Larynx,2013,40:2-6.

[56] Hinerman RW 1,Amdur RJ,Mendenhall WM,et al. Hypopharyngeal carcinoma[J]. Curr Treat Options Oncol,2002,3(1): 41-49.

第五十一章　甲状腺及甲状旁腺良恶性肿瘤

甲状腺为人体内分泌器官，位于颈部第2~4气管软骨环的两侧，与喉、气管、喉返神经关系密切，甲状腺的主要生理功能是摄取和储存碘，合成和分泌甲状腺素及降钙素，参与人体的新陈代谢及血钙的调节。甲状腺素的分泌受脑垂体分泌的促甲状腺激素(thyroid stimulating hormone，TSH)的调节。

第一节　结节性甲状腺肿

结节性甲状腺肿是甲状腺滤泡内黏液沉积，形成胶冻样物质，引起甲状腺弥漫性肿大。切面可见甲状腺结节大小不一，结节内有多种结构，包括大量的胶冻样物质、黏液变性、出血、钙化等，钙化常呈大片状。

【病因及发病机制】

具体病因不明，可能和缺碘、衰老、家族遗传等因素有关。

结节性甲状腺肿的发病机制未明，可能是碘代谢异常、微量元素代谢异常，造成甲状腺滤泡过度增生、扩大而形成胶体物质积聚的结节。

【临床表现】

1. **症状**　常偶然发现甲状腺肿大，或有咽部异物感、颈部压迫感，巨大的甲状腺肿压迫气管可有呼吸困难；也可合并甲状腺功能低下导致怕冷、淡漠或黏液性水肿。

2. **体格检查**　甲状腺弥漫性肿大，结节状，质地软，随吞咽上下移动，颈部淋巴结无肿大。部分患者肿大的甲状腺可以坠入纵隔形成胸骨后甲状腺肿；可压迫气管，引起气管移位和呼吸困难(图4-51-1，彩图见文末彩插)。

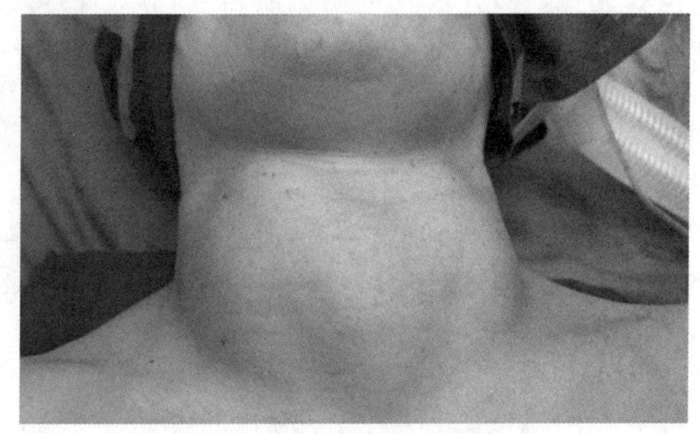

图4-51-1　巨大的结节性甲状腺肿

【检查】

1. **血液甲状腺激素**　可有游离的T3、T4降低，垂体促甲状腺激素(TSH)水平升高。

2. **B超**　甲状腺一侧或双侧腺叶多发性低回声结节，边界清楚，包膜完整。少数可有斑片状或蛋壳状强回声区。

3. CT　甲状腺组织内多发性低密度区，边界清楚，少数可见斑片状或蛋壳状高密度区。气管受压移位或变形，对胸骨后甲状腺肿，CT诊断更有价值，可以了解病变范围(图4-51-2)。

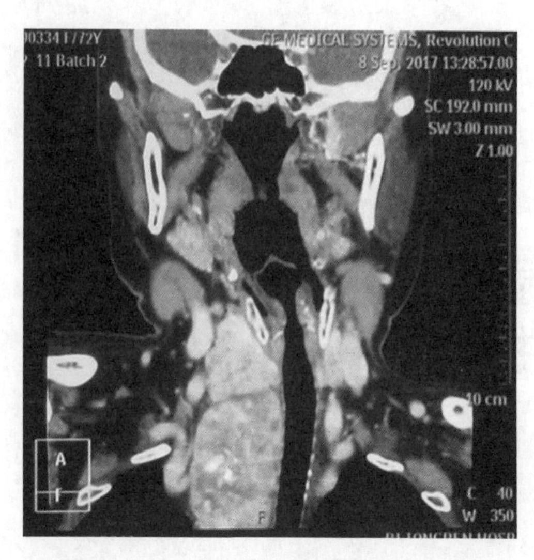

图 4-51-2　坠入后纵隔的胸骨后甲状腺肿（CT 重建图像）

【治疗】

1. **随访观察**　一般没有合并症的结节性甲状腺肿可以随访观察，每 12~24 个月复查超声及甲状腺功能。

2. **外科治疗**　一般不选择手术治疗，手术指征为：①结节直径大于 4cm，有压迫症状；②胸骨后甲状腺肿；③怀疑合并有恶性结节；④合并有甲状腺功能亢进。可行一侧甲状腺腺叶加另一侧部分切除；对坠入胸骨后的甲状腺肿，一般可经颈部切除，但切除中应注意喉返神经和甲状旁腺的保护。对于可疑合并甲状腺癌的，对手术切除甲状腺肿的每一个结节，应仔细检查，遇有实性结节或较硬的结节，应送冰冻病检，证实结节是甲状腺癌时，处理同甲状腺癌（见第二节甲状腺腺瘤）。

3. **内科治疗**　在碘充足地区，甲状腺功能正常的患者，一般不主张口服甲状腺激素，对于甲状腺功能低下者，可以根据功能低下的情况补充甲状腺素。

【预防措施】

注意膳食平衡，适当补碘。

第二节　甲状腺腺瘤

甲状腺腺瘤为甲状腺结节中的常见病变，大约 10% 的甲状腺结节为甲状腺腺瘤，具体病因不详。病理上可分为单纯型腺瘤、乳头状腺瘤及乳头状囊腺瘤、胎儿型腺瘤、胚胎型腺瘤、嗜酸性腺瘤、不典型腺瘤；其中乳头状腺瘤应注意与乳头状腺癌鉴别，嗜酸细胞性腺瘤应与嗜酸性细胞腺癌鉴别。有时分化好的乳头状腺癌、滤泡状腺癌、嗜酸细胞腺癌难以与腺瘤相鉴别，主要看肿瘤包膜的完整性和有无浸润。

【病因及发病机制】

不明。

【临床表现】

甲状腺腺瘤常无明显的自觉症状，或长大到一定程度有气管压迫感，或咽部异物感，或抚摸颈部时偶然发现。查体可见甲状腺结节，质地中等或软，无压痛，可活动，随吞咽上下移动，颈部无明显肿大淋巴结。

【检查】

1. **超声**　甲状腺内中低回声影，边界清楚，包膜完整。部分区域可见血流信号（图 4-51-3）。

2. CT　增强 CT 上表现为甲状腺内的低密度区，边界清楚，肿瘤无明显增强。

3. **穿刺细胞学检查**　怀疑甲状腺腺瘤者，可以术前行细针穿刺细胞学检查，显微镜下可见瘤细胞，无恶性肿瘤细胞。

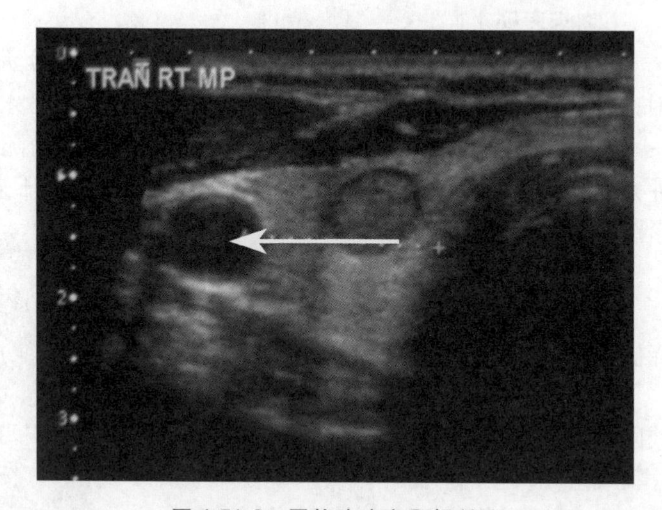

图 4-51-3　甲状腺腺瘤 B 超所见

【治疗】

甲状腺腺瘤有一定的恶变率，以手术治疗为主，手术中应对切除所有结节都做冰冻病检，或术前细针穿刺细胞学诊断。多选择单纯腺叶切除。如怀疑为甲状腺癌，则按甲状腺癌的原则处理。

第三节　分化型甲状腺癌

甲状腺癌的发病率近年有明显增加，据北京市2015年流行病学调查，年发病率在男性为9.20/10万，女性15.45/10万；占女性全身恶性肿瘤的第四位，男性为第九位。

【病因及发病机制】

甲状腺癌的发病因素和癌基因、抑癌基因、家族遗传、电离辐射、女性激素、碘代谢等有关，特别是幼年时有颈部放射线接触史的患者。也可能和碘摄入不平衡有关，或与微量元素如硒缺乏有关。

发病机制不甚清楚，可能是甲状腺滤泡上皮细胞因为某些诱因发生过度的增生癌变，形成癌结节。

【病理】

甲状腺癌可腺体内单结节发生，也可多结节发生，多结节病变者占20%~65%；分化良好者生长较缓慢，但容易发生周围淋巴结转移；癌结节有包膜或包膜不完整，切面暗黄，质地密实，常有钙化故切割时有磨砂感，也可为囊实性肿块，内含棕色或暗褐色液体，囊壁上有乳头样突起。镜下分为四种类型，即乳头状腺癌、滤泡状腺癌、髓样癌（来源于甲状腺的滤泡旁细胞）、未分化癌（包括大细胞癌、小细胞癌、鳞状细胞癌、巨细胞癌、腺样囊性癌、黏液表皮样癌等）。

【病情评估】

1. 临床表现　甲状腺癌好发于中青年女性，早期无明显症状，表现为甲状腺区的无痛性肿块，或在体检时偶然查出，肿块可数月至数十年，质地软硬不一，半数以上的肿块较硬、韧；发生颈淋巴结转移时有颈淋巴结肿大，侵犯喉返神经出现声音嘶哑。侵犯气管内可引起呼吸困难或咯血。甲状腺微小癌临床检查不易查出，常于体检时发现，也可以颈淋巴结肿大为首发症状，可侵犯喉返神经首先表现为声音嘶哑。

2. 辅助检查

（1）超声：B超可以检查出直径大于2~3mm的甲状腺结节。甲状腺癌结节多为实性低回声、边界不清、包膜不完整、结节内有点状强回声、结节血流丰富、弹性评分4级及以上；常伴有气管食管沟淋巴结肿大（图4-51-4）。

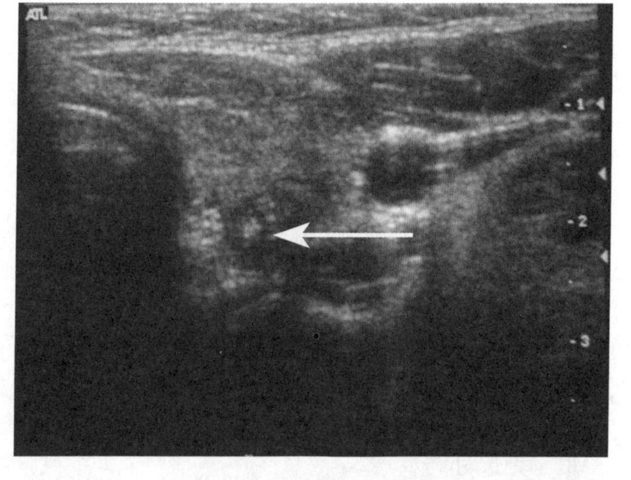

图4-51-4　甲状腺癌B超见包膜不完整的结节内有点状强回声

包膜不完整，约有50%~60%结节内有细小的沙粒状钙化，表现为点状强回声，此为甲状腺乳头状腺癌的特征性改变，肿瘤后方透声衰减，彩色多普勒显示肿瘤内血流丰富。颈淋巴结转移时有颈淋巴结肿大，或淋巴结内有点状强回声，提示淋巴结内有微小钙化，为乳头状腺癌转移的特征性改变。

（2）CT：CT可以发现>3mm的甲状腺结节，表现为甲状腺组织内的低密度区，密度不均，边界欠清晰，肿瘤内常多发有点状密度增高，增强后结节范围变小，晚期者可以有周围淋巴结肿大，和/或侵犯喉和气管。转移的淋巴结可有囊性变，内有乳头状突起，增强后强化明显，或含沙砾状高密度区（图4-51-5）。

（3）核素扫描：一般不作为甲状腺癌诊断的首选方法，甲状腺癌一般为冷结节或凉结节。核素扫描可以确定远处功能结节转移，辅助异位甲状腺癌诊断，也可用于^{131}碘内放射治疗前的诊断试验。

（4）正电子发射断层扫描（PET或PET/CT）：一般不作为甲状腺癌的常规诊断手段，当怀疑肺、骨等远处转移时，为目前准确率最高的无创检查手段。

（5）细针穿刺细胞学（fine needle aspiration biopsy，FNAB）：对甲状腺癌的诊断准确率在90%左右，在超声引导下穿刺，细胞学结果分为1~6级，4级以上怀疑为癌，也可结合基因检测如BRAF或RET、免疫细胞化学、洗脱液Tg检测来提高细胞学诊断的准确性。

（6）血清甲状腺球蛋白（HTg）：甲状腺癌手术前HTg升高，全甲状腺切除手术后降低至正常，甲状腺癌复发及远处转移时升高，全甲状腺手术后动态监测HTg可预测早期复发和转移。

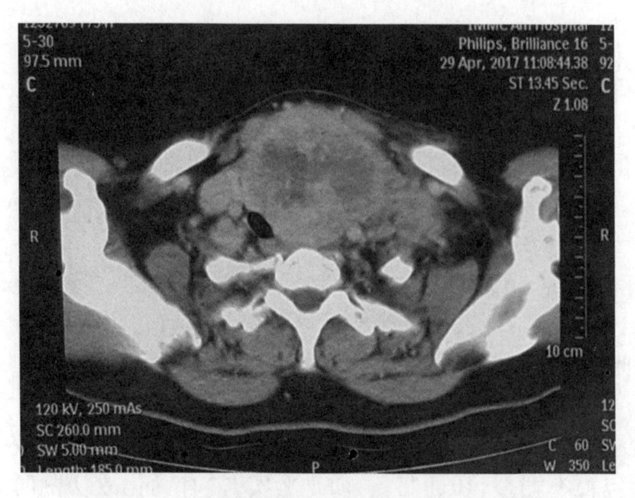

图 4-51-5 甲状腺左叶乳头状癌 CT(增强扫描)
侵出腺叶并左侧淋巴结转移。

注:(-)指未查到肿瘤细胞,(+)查到肿瘤细胞或癌细胞(应该归类于(5)FNAB)。

3. 甲状腺癌的临床分期(AJCC 2017)甲状腺乳头状癌、滤泡状癌、Hurthle 细胞癌、低分化/未分化癌。

T 分期

Tx 无法评估原发肿瘤

T0 无原发肿瘤证据

T1 肿瘤局限于腺体内,最大直径≤2cm

T1a 肿瘤局限于腺体内,最大直径≤1cm

T1b 肿瘤局限于腺体内,最大直径>1cm,≤2cm

T2 肿瘤局限于腺体内,最大直径>2cm,≤4cm

T3 肿瘤局限于腺体内,最大直径>4cm 或明显的腺体外侵犯,累及带状肌

T3a 肿瘤局限于腺体内,最大直径>4cm

T3b 任意大小肿瘤并明显侵犯带状肌(胸骨舌骨肌、胸骨甲状肌、甲状舌骨肌或肩胛舌骨肌)

T4 明显的腺体外侵犯

T4a 任意大小肿瘤并明显腺体外侵犯,累及皮下软组织、喉、气管、食管或喉返神经

T4b 任意大小肿瘤并明显腺体外侵犯,累及椎前筋膜、颈动脉或纵隔大血管

N 分期

Nx 无法评估区域淋巴结情况

N0 无区域淋巴结转移证据

N0a 一个或多个经细胞学或病理学证实的良性淋巴结

N0b 无影像学或临床区域淋巴结转移证据

N1 区域淋巴结转移

N1a 单侧或双侧转移Ⅵ、Ⅶ区淋巴结转移(气管前、气管旁、喉前、上纵隔淋巴结)

N1b 单侧、双侧或对侧颈侧区淋巴结转移(Ⅰ至Ⅴ区)或咽后淋巴结转移

M 分期

M0 无远处转移

M1 有远处转移

临床分期见表 4-51-1。

表 4-51-1 分化型甲状腺癌临床分期

患者年龄/岁	分期	T	N	M
<55	Ⅰ	任何 T	任何 N	M0
	Ⅱ	任何 T	任何 N	M1
≥55	Ⅰ	T1	N0/Nx	M0
		T2	N0/Nx	M0
		T1	N1	M0
	Ⅱ	T2	N1	M0
		T3a/b	任何 N	M0
	Ⅲ	T4a	任何 N	M0
	ⅣA	T4b	任何 N	M0
	ⅣB	任何 T	任何 N	M1

4. **甲状腺癌的危险度评估**　甲状腺的预后危险度评估方法有 AGES、AMES、MACIS 和 MSKCC 法等，与预后有关的主要因素有年龄、性别、肿瘤大小、淋巴结转移、远处转移、甲状腺外侵犯、手术的范围等因素。Hay 等提出 AGES 及 MACIS 评估法。而 Cady 提出 AMES 评分法；Shaha 发表了关于临床危险度三级分组法。综合各种危险度评估方法，一般认为低危组患者包括女性、年龄小于 55 岁、肿瘤小于 4cm、淋巴结 N1a 病变、无颈部放疗史、无甲状腺癌家族史；中危组患者包括男性、年龄大于 55 岁、肿瘤大于 4cm、淋巴结 N1b 病变、有颈部放射史、有甲状腺癌家族史等；高危组患者局部 T4 病变、有远处转移、有不良病理亚型等；掌握危险度分组，术前对患者进行精确评估，可以指导手术方案的设计。术后应该根据病理结果对危险度分组进行修正。

【治疗】

1. **手术治疗**　分化型甲状腺癌手术切除范围指征：

甲状腺腺叶切除指征：①低危组；②局限于一侧腺叶内的单发分化型甲状腺癌（differential thyroid carcinoma，DTC）；③肿瘤原发灶≤4cm；④无童年头颈部放射线接触史；⑤无颈侧区淋巴结转移；⑥无远处转移；⑦对侧腺叶内无结节。

甲状腺全切除的指征：①肿瘤原发灶>4cm；②T4 期病变；③多癌灶，尤其是双侧腺叶的多癌灶；④不良病理亚型；⑤已有远处转移，需行术后 ^{131}I 治疗；⑥伴有颈侧淋巴结转移；⑦伴有腺外侵犯；⑧童年期头颈部放射线照射史。

不属于以上腺叶切除和全切除情况的，属于中危病例，可以腺叶切除，也可以全甲状腺切除，应根据患者的具体情况分析决定。

中央区淋巴清扫：对于肿瘤直径<1cm 的分化型甲状腺癌，术中探查没有明显可疑淋巴结，可以不做患侧中央区清扫，如果能辨认甲状旁腺和喉返神经，也可以同期清扫。

颈侧区淋巴清扫：影像学怀疑颈侧淋巴结转移时，可以进行 2~4 区或 2~5 区淋巴清扫；如果没有明显的影像学可疑，一般不做预防性颈侧淋巴结清扫。

分化型甲状腺癌以手术治疗为主，手术应针对病变范围、淋巴结转移情况做出个体化的手术方案，手术的彻底性与预后及复发率有明显的相关性，但是过大范围的手术也会增加影响患者术后生存质量及并发症的发生率。

肿瘤侵犯气管食管的处理：肿瘤侵犯气管壁，如仅仅是表面侵犯，未侵犯气管软骨，可在气管表面做锐性切除；如肿瘤侵入气管壁，将受侵犯的部分管壁切除，缺损直径不超过 1cm 时，不用修复，手术结束时将周围皮肤缝合于气管造口壁上，做暂时的气管切开，待颈部切口愈合后，对气管套管堵管 48 小时后拔管即可。如气管壁的缺损较大，可取胸锁乳突肌为蒂的锁骨骨膜，修复于缺损处，同时做气管切开；也可以先将缺损处旷置，在颈前做气管造口，带半年后再二期缝合；缺损前后超过气管壁环周的 2/3，而上下长度不超过 2cm 时，可以将气管袖状切除，上下端端吻合，手术结束时做气管切开。如肿瘤侵犯气管膜部，切除后不可拉拢缝合，可用局部皮瓣或肌筋膜瓣修复。肿瘤侵犯食管时，可将受侵部分切除，局部拉拢缝合。侵犯范围较大时，可行颈阔肌肌皮瓣或胸大肌肌皮瓣修复，或游离空肠代替颈段食管（图 4-51-6）。

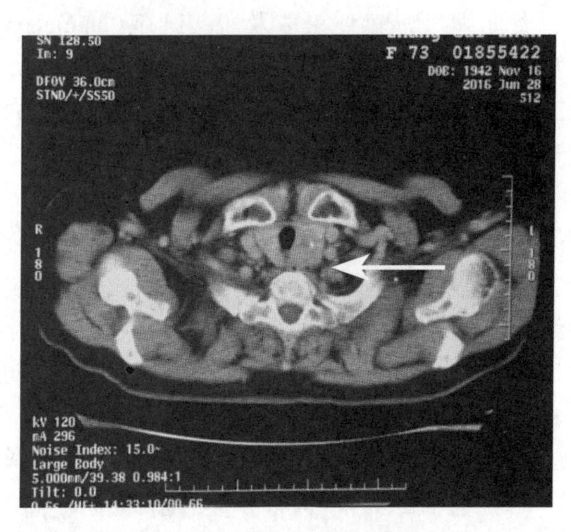

图 4-51-6　甲状腺乳头状腺癌侵犯食管及气管（可局部切除）

2. **甲状腺癌的碘-131 治疗**　甲状腺有吸收和代谢碘功能，利用碘-131 的放射性可以将肿瘤细胞杀死，部分分化型甲状腺癌有吸收和代谢碘的功能，包括这些癌的转移灶也可以吸收碘。甲状腺癌的碘-131 治疗主要针对分化型癌的转移灶，或高危组患者预防复发和远处转移；治疗前应做碘扫描，了解吸碘功能，一般治疗前手术需将甲状腺全切除，然后做治疗。吸碘愈多，疗效愈好，剂量应根据病人的情况，每次 30~

150mCi 不等；碘治疗前应让患者低碘或无碘饮食，停用左甲状腺素 3～4 周，待 TSH 上升到 40 单位以上，尿碘比正常低，才可以治疗。碘治疗可引起涎腺炎症或抑制分泌、骨髓抑制、生殖功能抑制、黏液水肿、放射性肺炎、肺纤维化等。

3. 甲状腺癌内分泌治疗 目前认为内分泌治疗对于分化型的甲状腺癌有一定的疗效，对中高危组的患者远期预后改善有意义。一般用左旋甲状腺素，初始剂量 25μg/日晨起空腹服用，以后每月增加剂量 25μg，并每月复查甲状腺功能，逐渐增加剂量，将高危组 TSH 水平降低至 0.1μIU/ml 以下，中危组降至正常值以下，低危组降至 2.0μIU/ml 以下。育龄期的青年女性，在妊娠期间也不应停药，否则容易导致新生儿呆小症。有心率疾患的患者，可以适当放宽标准，注意心率变化。晨起空腹服用药物后，早餐不能喝牛奶，不能吃豆浆、豆腐、花菜类等高蛋白食物。

4. 甲状腺癌的外放射治疗 分化型的甲状腺癌对放射线不敏感，一般不作为甲状腺癌的常规治疗，甲状腺癌外放射治疗的适应证为：①晚期甲状腺癌，手术姑息切除；②甲状腺癌分化较低，颈淋巴结转移广泛。

5. 甲状腺癌的化学治疗 甲状腺分化型腺癌的化疗是一种姑息治疗，主要用于不能手术切除及晚期的病人，以阿霉素（ADM）及顺铂（CDDP）为主的单一或联合化疗方案。

【随访和预后】

1. 随访 术后前 6 个月，应该每月复查 1 次甲状腺功能，根据 TSH 的水平来调整甲状腺素的用量；当甲状腺功能调整完毕后，每 6 个月复查 1 次甲状腺和颈部淋巴结 B 超、甲状腺免疫球蛋白（全甲状腺切除者）。以后 10 年内可每 6 个月复查 1 次，10 年后可每年复查 1 次，终生随访。

2. 预后 分化型甲状腺癌的预后较好，预后和年龄、性别、肿瘤的临床分期、肿瘤的分化程度、肿瘤治疗方式及彻底性等有关，年轻患者、女性、临床分期早、肿瘤分化程度高、手术彻底根治的患者预后较好；总体 10 年生存率 82%～95%，20 年生存率 76%～85%，高危组患者预后较差，10 年生存率约 60%。

第四节 甲状腺髓样癌

甲状腺髓样癌发病率较低，约占全部甲状腺癌的 3%～5%，男女发病率相近，发病年龄以 40 岁以上的患者较多。临床上甲状腺髓样癌可分为散发性和家族性，散发性较多，家族性与基因遗传有关。

【病因及发病机制】

甲状腺髓样癌的病因未明，家族性者和 RET 基因突变等有关。

【病理】

甲状腺髓样癌起源于甲状腺的滤泡旁细胞，亦即 C 细胞，C 细胞为内分泌细胞，分泌降钙素和产生淀粉样物质，属于胺前体摄取及脱羧细胞（amine precursor uptake and decarboxylation cell），又叫内泌素瘤。散发性的患者肿瘤多单发，家族性多为多发病灶；圆形或椭圆形，实性质硬，切面灰白色，包膜不完整，偶见钙化；镜下癌细胞排列成实性癌巢，滤泡较少；癌细胞圆形或多边形，包浆嗜酸深染，间质有淀粉样物质，可有钙沉积。

【病情评估】

1. 临床表现 甲状腺髓样癌与乳头状癌的临床表现相似，部分家族性髓样癌的患者，可合并有腹泻、面色潮红等内分泌功能紊乱的类癌综合征的症状。分为 MEN-2A 和 MEN-2B 两型；MEN-2A 型常合并嗜铬细胞瘤及甲状旁腺亢进症，也有合并皮肤苔藓淀粉样病变；MEN-2B 为常染色体显性遗传，合并嗜铬细胞瘤和多发性神经节瘤综合征，包括舌及结膜下黏膜神经节瘤、厚唇、马凡氏体型（Marfanoid）、胃肠道多发神经节瘤，儿童期即可出现肠梗阻及腹泻。容易发生颈淋巴结转移，应注意检查患者的颈淋巴结情况。

2. 实验室及辅助检查

（1）血清降钙素：为特异性的指标，明显高于正常。随病情而变化，手术后应逐步降低，如果术后降低，但又逐渐上升，提示肿瘤复发或转移。

（2）癌胚抗原（CEA）：大部分患者的 CEA 升高。

（3）血钙：较正常降低，也有高血钙者。

（4）B 超、CT 等辅助检查分化型甲状腺癌。

依靠病史及临床表现，不难做出诊断。对有家族倾向者，应建议患者的父母、兄弟、姐妹、子女做甲状腺的检查。

（5）基因筛查：家族性可以有 RET 基因突变，BRAF V600E，C-Myc 基因突变等。

3. **TNM 分期** 甲状腺髓样癌临床分期同分化型甲状腺癌，见表 4-51-2。

表 4-51-2 甲状腺髓样癌临床分期

临床分期	T	N	M
Ⅰ期	T1	N0	M0
Ⅱ期	T2	N0	M0
	T3	N0	M0
Ⅲ期	T1-3	N1a	M0
ⅣA 期	T4a	任何 N	M0
	T1-3	N1b	M0
ⅣB 期	T4b	任何 N	M0
ⅣC 期	任何 T	任何 N	M1

【治疗】

1. **手术治疗** 甲状腺髓样癌主要采取外科治疗，和分化型甲状腺癌不同，一般选择甲状腺全切除。淋巴清扫原则同分化型甲状腺癌。家族性的 RET 基因突变者，如果无甲状腺结节，预防性的甲状腺切除有争议。

2. **碘治疗** 一般不选择碘治疗，除非合并有分化型甲状腺癌者。

3. **外放射治疗** 一般切除彻底者不做外放射治疗。有以下情况者可以考虑外放射：①肿瘤侵出腺体；②肿瘤残留；③淋巴结广泛转移。但放疗应权衡利弊。

【预后和随访】

较乳头状癌和滤泡状腺癌生存率低，散发性较好，家族性较差，5 年生存率 87%，10 年生存率 78%。

随访方面，应 3~6 个月复查 1 次降钙素和癌胚抗原，及颈部超声。

第五节 甲状腺未分化癌

甲状腺未分化癌是甲状腺的鳞状细胞癌、梭形细胞癌、巨细胞癌、大细胞癌、小细胞癌、腺样囊性癌、未分化癌等的总称。甲状腺的这类癌虽然病理组织类型不同，但其临床经过、预后大致相同。

【病因和发病机制】

未明。

【病理】

肿瘤较大，边界及包膜不完整，容易侵犯周围结构，切面鱼肉样，镜下细胞大小不一，组织结构可类似淋巴瘤、肉瘤或癌肉瘤，或混合存在，但免疫组织化学可以鉴别来源于甲状腺上皮而非其他组织。

【病情评估】

1. **临床表现** 多见于老年患者，既往可有甲状腺肿块的病史，近期突然增大，可伴有呼吸困难、吞咽困难、声音嘶哑或局部疼痛。

体格检查：甲状腺肿块质地硬，固定或活动度小，边界不清；与气管分界不清。肿瘤晚期可有局部破溃。

2. **辅助检查**

(1) 颈部增强CT:甲状腺区肿块,局部轻度强化,肿瘤中心有液化坏死低密度区,常有气管内和食管侵犯。

(2) 食管钡餐:食管上段外压性改变或不规则充盈缺损。

(3) 粗针穿刺组织学检查:未分化癌一般不容易进行细针穿刺细胞学诊断,对怀疑的患者,可以做粗针穿次组织学检查,以提高准确率。

3. **TNM分期** 所有甲状腺未分化癌,一经病理诊断,均为临床Ⅳ期。

【治疗】

1. **手术治疗** 大多数未分化癌就诊时已失去手术时机,对部分肿瘤局限于腺叶内者,可手术彻底切除肿瘤,手术后给予同步放化疗。

对有呼吸困难就诊的患者,在CT明确病变范围,做好全身麻醉准备,争取全麻插管下,做气管切开,不要轻易在局麻下做气管切开,以免手术中呼吸困难加剧,而肿瘤包绕气管不易切开,出现危险。

2. **放射治疗** 一旦确诊,一般选择同步放化疗。

3. **化疗** 化疗为姑息性治疗,一般很少单独应用。

4. **生物靶向治疗** 可选择广谱的靶向药物。或与放疗、化疗同时应用。

【预后】

甲状腺的未分化癌预后不良,只有5%的患者能有1年以上的生存期,大多在1年内死亡。

第六节 甲状旁腺瘤

甲状旁腺腺瘤占原发性甲状旁腺功能亢进的85%左右;甲状旁腺瘤的病因、发病机制等目前尚未明确。可能与某些癌基因或抑癌基因的表达异常有关。

【病理】

甲状旁腺瘤大体呈红棕色,质地比正常旁腺硬,但比淋巴结软,显微镜下以主细胞、嗜酸细胞和移行嗜酸细胞组成,排列呈巢状,或呈囊状、片状,细胞核可以有异型及核分裂象。腺瘤包膜外常有一层受压的甲状旁腺组织。组织学变异包括嗜酸细胞腺瘤、脂肪腺瘤和水样透明细胞腺瘤等。

【病情评估】

1. **临床表现** 常以腰背酸痛、骨关节疼,或泌尿系结石为首发症状。大的腺瘤在局部可以触及甲状腺下极质地较软的结节。也可有自发性骨折,甚至多次自发性骨折,身材变矮。

2. **辅助检查**

(1) 超声:颈部超声可以发现甲状腺背侧或下极有结节,低回声,边界清楚。肾脏及输尿管超声常可以发现结石。

(2) 血钙:血钙升高,血磷降低。

【治疗】

一旦确诊,一般选择手术切除。对于年老体弱,不能耐受手术者,也可以射频消融治疗。

第七节 甲状旁腺癌

甲状旁腺癌较少见,平均发病年龄45~55岁,男女发病比例大致相等。甲状旁腺癌多累及单个腺体,但多腺体累及也可发生。异位的甲状旁腺(主要在纵隔)也可发生癌,但异位腺体并不增加癌变概率。甲状旁腺癌偶尔可与良性病变共存,但腺瘤很少进展为癌。

【病因及发病机制】

未明。

【病理】

肿瘤形状不规则，质韧或硬，切面呈灰色或白色，偶尔坏死时局灶灰黄质软，明显不同于腺瘤。组织结构上表现为浸润性生长、失去典型的小叶结构，呈现透明变的纤维化区域分割实质呈结节状、实性成片的生长方式；细胞类型上主细胞占大多数，嗜酸性细胞和过渡性嗜酸细胞非常少见；细胞形态表现为核异型及显著的核仁，核分裂象常见，可见凝固性坏死、局灶钙化和囊性变。三联征包括大核仁、核分裂象、散在局灶的凝固性坏死，其与侵袭性生物学行为密切相关。诊断恶性的主要依据是肿瘤侵透包膜侵袭和转移。

【病情评估】

1. 临床表现　早期症状为非特异性，晚期表现较复杂，高钙血症较甲状旁腺瘤严重，可出现甲状旁腺危象、骨及肾脏损害、复发或转移，少数患者可并发胰腺炎、消化性溃疡等。80%的甲状旁腺癌患者存在肾脏受累（肾结石、肾钙盐沉着症和肾功能不全），有90%的患者有骨改变包括纤维囊性骨炎、骨膜下吸收、颅骨“椒盐”征、骨量减少等。严重者可以有多次自发性骨折，俗称“玻璃人”。甲状旁腺癌偶尔可为无功能性，高钙血症和甲状旁腺素血症不明显，而颈部肿块突出，累及喉返神经引起声音嘶哑和饮水呛咳。

2. 辅助检查

（1）血钙：明显升高。

（2）超声：甲状腺周围结节，淋巴结肿大，肾脏结石。

（3）骨扫描：骨骼脱钙，疏松。

（4）细针穿刺：因为有种植的风险，一般不建议细针穿刺。

【治疗】

1. 外科治疗　甲状旁腺癌一般依赖术中快速病理诊断，特别是同侧Ⅵ区淋巴结的转移，作为诊断的主要指标之一。一旦怀疑甲状旁腺癌，应将患侧甲状旁腺及周围淋巴结彻底清除。

2. 内科治疗　抑制破骨细胞药物，用于无法手术或手术后甲状旁腺素持续升高的患者。帕米膦酸二钠具有比较强的抑制破骨细胞骨破坏的作用，并能抑制破骨前体细胞转化为成熟破骨细胞的过程，降低血清钙水平。对于手术后复发，难以切除病变的高钙血症，有一定的作用。

（房居高）

参考文献

[1] Huk DJ, Ashtekar A, Magner A, et al. Deletion of Rap1b, but not Rap1a or Epac1, Reduces Protein Kinase A-Mediated Thyroid Cancer[J]. Thyroid, 2018, 28: 1153-1161.

[2] Klubo-Gwiezdzinska J, Yang L, Merkel R, et al. Results of Screening in Familial Non-Medullary Thyroid Cancer[J]. Thyroid, 2017, 27: 1017-1024.

[3] Kwon H, Chang Y, Cho A, et al. Metabolic Obesity Phenotypes and Thyroid Cancer Risk: A Cohort Study[J]. Thyroid, 2019, 29: 349-358.

[4] Lin JD, Liou MJ, Hsu HL, et al. Circulating Epithelial Cell Characterization and Correlation with Remission and Survival in Patients with Thyroid Cancer[J]. Thyroid, 2018, 28: 1479-1489.

[5] Llamas-Olier AE, Cuellar DI, Buitrago G. Intermediate-Risk Papillary Thyroid Cancer: Risk Factors for Early Recurrence in Patients with Excellent Response to Initial Therapy[J]. Thyroid, 2018, 28: 1311-1317.

[6] Rahman ST, McLeod DSA, Pandeya N, et al. Understanding Pathways to the Diagnosis of Thyroid Cancer: Are There Ways We Can Reduce Over-Diagnosis? [J]. Thyroid, 2019, 29: 341-348.

[7] Randle RW, Bushman NM, Orne J, et al. Papillary Thyroid Cancer: The Good and Bad of the “Good Cancer”[J]. Thyroid, 2017, 27: 902-907.

[8] Schmidt Jensen J, Gronhoj C, Mirian C, et al. Incidence and Survival of Thyroid Cancer in Children, Adolescents, and Young Adults in Denmark: A Nationwide Study from 1980 to 2014[J]. Thyroid, 2018, 28: 1128-1133.

[9] Semrad TJ, Keegan THM, Semrad A, et al. Predictors of Neck Reoperation and Mortality After Initial Total Thyroidectomy for Differentiated Thyroid Cancer[J]. Thyroid, 2018, 28: 1143-1152.

[10] Tam S, Boonsripitayanon M, Amit M, et al. Survival in Differentiated Thyroid Cancer: Comparing the AJCC Cancer Staging Seventh and Eighth Editions[J]. Thyroid, 2018, 28: 1301-1310.

第五十二章 鼻 咽 癌

鼻咽癌是原发于鼻咽黏膜被覆上皮的恶性肿瘤,以中国南部和东南亚地区高发,广东省发病率甚至高达30/10万,男性发病率约为女性的2~3倍,40~50岁为高发年龄段。初治鼻咽癌首选放射治疗,通过放疗大部分患者可以获得良好的治疗效果,5年总生存率可达80%,早期鼻咽癌(T1-T2期)放疗的5年生存率甚至高达90%以上。

【病因及发病机制】

鼻咽癌的病因和发病机制尚未明确,目前认为与遗传因素、病毒因素及环境因素等有关。

1. **遗传因素** 鼻咽癌存在明显地区性、人群易感性和家族聚集现象,反映了遗传背景在鼻咽癌发病过程中起着十分重要的作用。如侨居国外的中国南方人后代保持着较高的鼻咽癌发病率;决定人类白细胞抗原(HLA)的某些遗传因素和鼻咽癌发生发展密切相关。

2. **EB病毒** Old等1966年首先从鼻咽癌病人血清中检测到EB病毒抗体。近年应用分子杂交及聚合酶链反应(PCR)技术检测证实鼻咽癌活检组织中有EBV DNA特异性病毒mRNA或基因产物表达,更证实EB病毒在鼻咽癌发展中的重要作用,目前EB病毒的研究已成为探索鼻咽癌病因学中的重要方向。

3. **环境因素** 我国鼻咽癌高发区居民多有进食咸鱼、腊味等腌制食品习惯,这些食物中亚硝酸盐含量较高,动物诱癌实验发现亚硝胺类化合物可在大鼠诱发出鼻咽癌。鼻咽癌高发区的大米和水中微量元素镍含量较高,鼻咽癌病人头发中镍含量亦较高,动物实验证实镍可以促进亚硝胺诱发鼻咽癌。另外,缺乏维生素和性激素失调可以改变黏膜对致癌物的敏感性。

【病理】

根据2017年WHO第四版鼻咽癌的病理分型,鼻咽癌的病理类型主要包括以下几种:①非角化性鳞状细胞癌(分化型、未分化型);②角化性鳞状细胞癌;③基底样鳞状细胞癌。鼻咽部其他恶性肿瘤包括:鼻咽乳头状腺癌;涎腺来源恶性肿瘤(腺样囊性癌、涎腺原基肿瘤);造血淋巴系统恶性肿瘤。

【临床表现】

由于鼻咽部的解剖位置隐蔽,鼻咽癌早期症状不典型,早期诊断较难,容易漏诊或误诊,应特别警惕。常见症状包括:

1. **鼻部症状** 早期可出现回吸涕中带血,时有时无,多未引起患者重视,瘤体增大可阻塞后鼻孔引起鼻塞,始为单侧,逐渐加重,继而双侧。

2. **耳部症状** 发生于咽隐窝的鼻咽癌,早期可压迫或阻塞咽鼓管咽口,引起耳鸣、耳闷及听力下降,鼓室积液,临床易误诊为分泌性中耳炎。

3. **颈部淋巴结肿大** 颈淋巴结转移者较常见,以颈淋巴结肿大为首发症状者占60%,转移肿大的淋巴结为颈深部上群淋巴结,呈进行性增大,质硬不活动,无压痛,多始为单侧,继之发展为双侧。

4. **脑神经症状** 瘤体经患侧咽隐窝由破裂孔侵入颅内,常先侵犯Ⅴ、Ⅵ脑神经,继而累及Ⅱ、Ⅲ、Ⅳ脑神经而引起头痛、面部麻木、眼球外展受限、上睑下垂等脑神经受累症状；瘤体直接侵犯或由转移淋巴结压迫咽旁间隙，可导致Ⅸ、Ⅹ、Ⅺ、Ⅻ脑神经受损，引起软腭瘫痪、吞咽呛咳、声嘶、耸肩无力、伸舌偏斜等症状。

5. **远处转移** 鼻咽癌晚期常向骨、肺、肝等部位转移。

鼻咽部体征需进行间接鼻咽镜检查及鼻内镜检查：常表现为鼻咽顶后壁或咽隐窝小结节状隆起，表面粗糙不平，易出血，有时表现为黏膜下隆起，表面光滑。早期病变不典型，仅表现为黏膜充血、血管怒张或一侧咽隐窝较饱满，对这些病变要特别重视，以免漏诊。鼻内镜窄带成像技术（NBI）检查有助于发现早期微小病变，并进一步指导活检。

【实验室检查】

1. **EB 病毒血清学检查** EB 病毒血清检查可以作为鼻咽癌诊断的辅助指标，目前已开展的有 EB 病毒壳抗原-免疫球蛋白 A（EB VCA-IgA）及 EB 病毒核抗原-免疫球蛋白 A（EA-IgA），EB 病毒 DNA 拷贝数（EBV-DNA）等。对于下述情况之一者，可认为是鼻咽癌的高危对象：①VCA-IgA 抗体滴度≥1∶80；②在 VCA-IgA、EA-IgA 和 EBV-DNA 三项指标中任何两项异常升高者；③上述三项指标中，任何一项持续上升者。

2. **影像学检查**

（1）MRI：鼻咽肿瘤在 T_1WI 呈中等、较低信号，T_2WI 呈相对高信号；增强扫描后病灶实质部分强化。颅底骨质受累表现为正常高信号的骨髓脂肪在 T_1WI 为中、低信号的肿瘤所取代。肿瘤咽旁侵犯表现为咽旁间隙正常高信号的脂肪变窄、消失，低信号的肌肉为较高信号的肿瘤取代。

（2）CT 扫描：CT 扫描能显示鼻咽部结构及咽隐窝深度改变，并能清晰显示鼻咽癌向咽旁间隙及颅底骨质的浸润情况。如患者无 MRI 检查禁忌，优先推荐患者进行鼻咽及颈部 MRI 检查。

【诊断和鉴别诊断】

1. **诊断依据** 详细询问病史非常重要。若病人出现不明原因的回吸性涕中带血、单侧鼻塞、耳鸣、耳闷、听力下降、头痛、复视或颈上深部淋巴结肿大等症状，应警惕鼻咽癌可能，需进行间接鼻咽镜、鼻内镜检查（有条件加做窄带成像内镜）、EB 病毒血清学、影像学等各项检查，对可疑病人立即行鼻咽部活检以明确诊断。由于鼻咽癌早期即可出现颈淋巴结转移，易被误诊为淋巴结核、非霍奇金病等。

2. **鼻咽癌的 TNM 分期** 美国癌症联合委员会（AJCC）（2017）第八版的方案如下：

原发肿瘤（T）

Tx 原发肿瘤不能评估；

T0 无原发肿瘤证据，但有 EBV 阳性且有颈转移淋巴结；

T1 肿瘤局限在鼻咽，或肿瘤侵犯口咽和/或鼻腔但不伴有咽旁间隙侵犯；

T2 肿瘤侵犯咽旁间隙，和/或临近软组织受累（翼内肌、翼外肌、椎前肌）；

T3 肿瘤侵犯颅底骨质结构、颈椎、翼状结构和/或鼻窦；

T4 肿瘤侵犯至颅内，有脑神经、下咽、眼眶、腮腺受累，和/或有超过翼外肌的外侧缘受侵的广泛软组织侵犯；

区域淋巴结（N）

Nx 区域淋巴结不能评估；

N0 无区域淋巴结转移；

N1 咽后淋巴结转移（无论单双侧），和/或单侧颈部淋巴结转移，最大径≤6cm，转移淋巴结位于环状软骨下缘以上；

N2 双侧颈部淋巴结转移，最大径≤6cm，转移淋巴结于环状软骨下缘以上；

N3 转移淋巴结直径>6cm，和/或转移淋巴结位于环状软骨下缘以下；

远处转移（M）

M0 无远处转移；

M1 有远处转移；

临床分期

0 期	Tis	N0	M0
Ⅰ期	T1	N0	M0
Ⅱ期	T2	N0	M0
	T1-2	N1	M0
Ⅲ期	T1-3	N2	M0
	T3	N0-2	M0
ⅣA 期	T4	任何 N	M0
	任何 T	N3	M0
ⅣB 期	任何 T	任何 N	M1

3. 鉴别诊断

（1）鼻咽增生性病变：腺样体正常情况下不难辨认，但并发感染致使局部不平或有溃疡、出血时则难以鉴别，需活检做病理学检查。

（2）鼻咽纤维血管瘤：以青年男性多见。鼻咽镜下可见肿物表面光滑，黏膜色泽近似于正常组织，有时可见表面有扩张的血管，触之质韧实。无颈淋巴结转移。怀疑此病时，切忌轻易取活检而造成严重出血。

（3）颈部转移癌：耳鼻咽喉与口腔的恶性肿瘤常可发生颈淋巴结转移，一般质地较硬，并可发生粘连、浸润、固定现象。其部位大多在颈深上淋巴结，应注意检查以上部位原发病灶。如锁骨上窝有转移的淋巴结肿大时，则应首先考虑来自甲状腺、胸腔、腹腔和盆腔的恶性肿瘤。

【病情评估】

当鼻咽部活检病理确诊鼻咽癌时，需评估肿瘤的大小、范围及有无侵犯重要器官，同时需评估肿瘤有无颈部转移及远处转移。鼻咽部及颈部增强 MRI 扫描、PET/CT 有助于评估肿瘤的 TNM 分期，如患者存在 MRI 检查禁忌，则推荐鼻咽及颈部 CT 检查。

【临床处理】

鼻咽癌大多属低分化或未分化癌，对放射治疗敏感，因此，放射治疗为首选方案，其次为化疗或手术治疗。

1. 放射治疗 目前适形调强放射治疗已是鼻咽癌主流放射治疗模式。相对于既往二维放射治疗，无论是在长期生存率，还是在晚期放疗副作用方面，适形调强放疗均具有明显的优势。放疗靶区：

（1）大体肿瘤靶区（GTV）

1）鼻咽原发灶大体肿瘤靶区（GTVnx）：临床检查发现及影像学检查显示的鼻咽原发肿瘤及其侵犯范围。

2）颈部大体肿瘤靶区（GTVnd）：临床触及和/或影像学观察到的颈部转移淋巴结（影像学诊断标准：①短径≥1cm；②中央见坏死灶；③有包膜外侵犯；④成簇或成串短径≥0.8cm）。

（2）临床靶区（CTV）

1）鼻咽部临床靶体积Ⅰ（CTV_1，即鼻咽部高危区域）：GTVnx 向前、上、下、双侧各外扩 0.5~1.0cm，向后外扩 0.2~0.3cm 的范围（根据邻近的组织结构特性决定外扩距离）；该区域还应包括鼻咽的全部黏膜层及其下方 0.5cm。

2）临床靶体积Ⅱ（CTV_2，即鼻咽部低危区域+颈部转移淋巴结区域+颈部需预防照射区域）：CTV_1 向前、上、下、双侧各外扩 0.5~1.0cm，向后外扩 0.2~0.3cm（根据邻近的组织结构特性决定外扩距离）和 GTVnd 所在淋巴引流区并扩展至需预防照射的阴性淋巴结引流区（表 4-52-1）。

（3）计划靶区（PTVs）

PTVnx、PTVnd、PTV_1 和 PTV_2 分别为 GTVnx、GTVnd、CTV_1、CTV_2 外扩一定距离，一般为向前、上、下、左和右方向各扩 0.3cm，向后扩 0.1~0.2cm。

表 4-52-1 颈部预防照射区域

颈部淋巴结转移区域	需预防照射的颈部淋巴结区域(CTV2 颈部)
N0	双侧Ⅱ、Ⅲ、Ⅴa
Ⅱ	同侧Ⅱ、Ⅲ、Ⅳ、Ⅴa、Ⅴb
Ⅲ	同侧Ⅱ、Ⅲ、Ⅳ、Ⅴa、Ⅴb
Ⅴa	同侧Ⅱ、Ⅲ、Ⅳ、Ⅴa、Ⅴb
Ⅳ	同侧Ⅱ、Ⅲ、Ⅳ、Ⅴa、Ⅴb、锁上区
Ⅴb	同侧Ⅱ、Ⅲ、Ⅳ、Ⅴa、Ⅴb、锁上区
单侧颈部	对侧Ⅱ、Ⅲ、Ⅴa 区

注:Ⅰb 区包括在 CTV_2 内的指征:①Ⅱa 区转移淋巴结≥3cm;②Ⅱa 区转移淋巴结包膜外侵犯;③Ⅱa 区转移淋巴结推压颌下腺或与颌下腺分界不清;④同侧全颈多个区域(≥4 个区域)淋巴结转移。

(4) 放疗分割方式及放疗剂量

PTVnx:68~70Gy/30~32f

PTVnd:62~68Gy/30~32f

PTV_1:60Gy/30~32f

PTV_2:54Gy/30~32f

(5) 鼻咽癌患者适形调强放射治疗中正常组织限制剂量

鼻咽癌患者适形调强放射治疗时,危及器官的限制剂量评价标准见表 4-52-2。

表 4-52-2 鼻咽癌患者适形调强放射治疗的正常组织限制剂量

主要危及器官	限制剂量/Gy	高于限剂量的体积/%	计划评价要求(肿瘤直接侵犯除外)
脑干 PRV	50~54	≤5%	超过 60Gy 的体积≤1%
脊髓 PRV	30~45	≤3cc	超过 50Gy 的体积≤1cc
视神经 PRV	50~54	≤5%	超过 60Gy 的体积≤1%
视交叉 PRV	50~54	≤5%	超过 60Gy 的体积≤1%
颞叶	50~60	≤5%	超过 65Gy 的体积≤1%
中/内耳	40~50	≤33%	平均剂量≤50,或超过 55Gy 的体积≤5%
垂体	40~50	≤33%	超过 60Gy 的体积≤1%
晶状体	3~5	≤50%	尽可能低
下颌骨	50~60	≤10%	超过 70Gy 的体积≤1cc
颞颌关节	50~60	≤10%	超过 70Gy 的体积≤1cc
腮腺	30~36	≤50%	平均剂量≤26,或低于 20Gy 的双侧腮腺体积相加≥20cc,或至少一侧腮腺≤30Gy 的体积≥50%
喉	30~40	≤33%	超过 50Gy 的体积≤10%,或平均剂量≤45Gy
口腔	40~50	≤33%	超过 60Gy 的体积≤1%,或平均剂量≤45Gy

2. **手术** 放疗后残留或局部复发灶,挽救性手术仍为一有效手段。手术治疗不但直接切除了射线不敏感的病灶,而且没有放射性损伤,治疗相关后遗症较二程放疗轻,可以提高患者的治疗效果与生活质量,是鼻咽癌放疗失败后一种有效的挽救疗法。其适应证:①根治性放疗后 3 个月鼻咽部原发灶残留,病变局限;②根治性放疗后,颈淋巴结残留或局部复发。近年来,内镜手术治疗局部残留和复发性鼻咽癌表现出极大的优势,该技术缩短了手术径路,减少了对非手术区域结构的破坏,具有操作简便、照明好、视野

灵活的优势,既能对鼻咽肿瘤及其足够的安全边缘进行连续、整块切除,又能将副损伤减到最小,术后恢复加快,展示出良好的应用前景。

3. **化疗** 鼻咽癌对化学治疗相对敏感,在局部区域晚期鼻咽癌治疗中,化疗占据一定的地位。依据化疗的作用,可分为诱导化疗、同期化疗、辅助化疗、姑息性化疗。含铂方案的同期放化疗目前常用于局部区域晚期鼻咽癌的标准治疗模式。在同期放化疗的基础上,可以辅助适当的诱导化疗或辅助放疗。目前常用的诱导化疗及姑息性化疗方案有 PF 方案、TPF 方案、GP 方案、TP 方案等。

【预防措施】

目前尚无明确的预防措施,建议减少进食咸鱼、腊味等含有亚硝酸盐的腌制食品。

(文卫平)

参考文献

[1] Challapalli SD,Simpson MC,Adjei Boakye E,et al. Survival differences in nasopharyngeal carcinoma among racial and ethnic minority groups in the United States:A retrospective cohort study[J]. Clinical Otolaryngology,2019,44:14-20.

[2] Chen J,Li HL,Li BB,et al. Serum- and glucocorticoid-inducible kinase 3 is a potential oncogene in nasopharyngeal carcinoma [J]. Brazilian Journal of Otorhinolaryngology,2019,85:705-715.

[3] Ouyang Y,Jin YB,Chen XP,et al. STIL is upregulated in nasopharyngeal carcinoma tissues and promotes nasopharyngeal carcinoma proliferation,migration and invasion[J]. Neoplasma,2020,67:37-45.

[4] Hu W,Xu W,Shi Y,et al. lncRNA HOTAIR upregulates COX-2 expression to promote invasion and migration of nasopharyngeal carcinoma by interacting with miR-101[J]. Biochemical and Biophysical Research Communications,2018,505:1090-1096.

[5] Jiang C,Chen J,Xie S,et al. Evaluation of circulating EBV microRNA BART2-5p in facilitating early detection and screening of nasopharyngeal carcinoma[J]. International Journal of Cancer,2018,143:3209-3217.

[6] Lan GP,Weng JJ,Si YF,et al. Observation on clinical efficacy and prognosis analysis of endoscopic surgery treatment for rT1-rT2 recurrent nasopharyngeal carcinoma[J]. Journal of Clinical Otorhinolaryngology,Head and Neck Surgery,2019,33:337-341.

[7] Liang SB,Zhang N,Chen DM,et al. Prognostic value of gross tumor regression and plasma Epstein Barr Virus DNA levels at the end of intensity-modulated radiation therapy in patients with nasopharyngeal carcinoma[J]. Radiotherapy and Oncology,2019,132:223-229.

[8] Peng L,Yang Y,Guo R,et al. Relationship between pretreatment concentration of plasma Epstein-Barr virus DNA and tumor burden in nasopharyngeal carcinoma:An updated interpretation[J]. Cancer Medicine,2018,7:5988-5998.

[9] Ruuskanen M,Leivo I,Minn H,et al. Expression of toll-like receptors in non-endemic nasopharyngeal carcinoma[J]. BMC Cancer,2019,19:624.

[10] Sun XS,Liang YJ,Liu SL,et al. Subdivision of Nasopharyngeal Carcinoma Patients with Bone-Only Metastasis at Diagnosis for Prediction of Survival and Treatment Guidance[J]. Cancer Res Treat,2019,51:1259-1268.

第五十三章　腮腺良恶性肿瘤

涎腺包括腮腺、颌下腺、舌下腺；涎腺常见良性肿瘤有多形性腺瘤、沃辛瘤（淋巴瘤性乳头状囊腺瘤）、肌上皮瘤、腺泡细胞腺瘤、基底细胞腺瘤、嗜酸性腺瘤等，恶性肿瘤有多形性腺瘤恶变、黏液表皮样癌、肌上皮癌、腺泡细胞腺癌、基底细胞癌、腺样囊性癌、腺癌、未分化癌等。

第一节　涎腺良性肿瘤

涎腺良性肿瘤多见，以腮腺良性肿瘤为多见。发生于颌下腺和舌下腺的肿瘤较少。最常见的良性肿瘤是多形性腺瘤，其次是沃辛瘤。多形性腺瘤有恶变倾向。多形性腺瘤又称混合瘤，发病年龄以 40 岁左右居多。

【病因及发病机制】

未明。

【病理】

1. **涎腺多形性腺瘤**　好发于腮腺浅叶，组织可来源于多种起源，有上皮组织，也有间叶组织的软骨或黏液细胞，常包膜不完整，有时在肿瘤周围有卫星病灶。肿瘤可呈实性、囊实性或囊性。

2. **沃辛瘤**（Warthin tumor）　一般好发于腮腺下极，可以双侧同时发生。肿瘤呈囊性或囊实性，含有上皮组织和淋巴组织。

3. **基底细胞腺瘤**　为形态较一致的上皮组织，无黏液或软骨成分；好发于腮腺，发生于小涎腺较少。

4. **乳头状囊腺瘤**　类圆形或不规整，有时包膜不完整；肿瘤内腺腔扩张形成囊腔，内衬柱状上皮，腔内有乳头状结构。

【临床表现】

涎腺良性肿瘤多发生在腮腺，颌下腺与舌下腺少见；表现为局部无痛性包块，常在洗脸、剃须时偶然发现，质地中等，或较软，边界清晰。腮腺的多形性腺瘤有时质地较硬，可以呈生姜样结节。腮腺的良性肿瘤一般不引起面神经麻痹。

【辅助检查】

1. **超声**　多形性腺瘤超声表现多样，分为实质型、囊肿型、混合型 3 种类型，病理以上皮成分为主的表现为实质型，呈实性中等回声或低回声，肿块形状规则、边界清楚，多有或厚或薄的包膜。腮腺 Warthin 瘤呈圆形或椭圆形，表面光滑，活动，超声图像上显示为边界清晰的肿物，肿瘤多为圆形或类圆形，且回声均匀。肿瘤内可以为无回声的囊性结构为主，肿瘤后方回声增强。

2. **CT**　腺体内肿瘤实性、囊实性或囊性，边缘清晰，且无邻近组织浸润和淋巴结转移，增强后边缘轻度增强。

3. MR　表现类似 CT。

4. **细针穿刺细胞学**　涎腺肿瘤类型繁多,细针穿刺难以确定病理类型,可以初步判断良恶性倾向,确诊有赖于术中冰冻病理或术后免疫组化。应注意与起源于面神经的腮腺内神经鞘瘤鉴别诊断。

【治疗】

涎腺良性肿瘤的治疗以手术为主。腮腺的良性肿瘤可以做腮腺部分切除,尽量保留面神经不受影响。颌下腺和舌下腺的良性肿瘤,则以腺体切除为主。

【预后】

多形性腺瘤如果切除后有残留,或手术中肿瘤破碎造成瘤细胞种植,容易复发。发病久者,恶变风险高。应注意随访观察。

第二节　涎腺恶性肿瘤

一、混合瘤恶变

混合瘤恶变较多见,是涎腺恶性肿瘤中最常见的类型。可以发生在腮腺、颌下腺、舌下腺等大涎腺,也可以发生于鼻腔、咽部的小涎腺。发生在腮腺的混合瘤恶变,可能会有长期腮腺肿块的病史,突然长大,或出现面瘫。

【病因及发病机制】

未明。

【病理】

肿瘤大体标本呈不规则,包膜不完整,切面质地不一,可以有部分区域的液化。典型的光镜下既可见良性成分,又可见恶性肿瘤成分,可见大量嗜伊红均质状玻璃样变物以及残留其中的良性导管上皮细胞;肿瘤周围可见完整包膜或部分区域包膜不完整;最常见的类型为肌上皮癌和腺癌,高度恶性类型以腺癌和导管癌为主。根据侵袭性的不同将其分为 3 种亚类:①非侵袭性癌:肿瘤的恶性成分局限在包膜内;②微侵袭性癌:肿瘤的恶性成分少许超出包膜;③侵袭性癌:肿瘤的恶性成分明显超出包膜。

【临床表现】

混合瘤恶变常表现为腮腺和颌下腺区肿块,生长突然加快,出现面瘫或周围淋巴结转移。晚期肿瘤可以累及皮肤,或溃破感染出血。查体见肿块质地较硬,边界呈结节状。也可以有局部疼痛、张口受限等,肿瘤与周围组织固定,可有引流区的淋巴结肿大。

【辅助检查】

1. **超声**　典型腮腺癌,超声表现为肿块形态不规则,内部回声不均匀,边界不清,肿瘤内部或周边可检测到较丰富的高速高阻动脉血流信号。腮腺下极和颈深上区淋巴结肿大。

2. CT　增强 CT 表现为腮腺区的肿块,密度不均匀,边界不清,中心可以有液化的低密度区,注射造影剂后呈中等程度的增强。常伴周围淋巴结肿大。

3. MR　增强的 MR 扫描,对于判定肿瘤的软组织侵犯范围更清楚。

4. **细针穿刺细胞学检查**　常见恶性肿瘤细胞,但病理类型难以确定。

【治疗】

1. **手术治疗**　混合瘤恶变对于放化疗不敏感,以手术治疗为主,尽量将肿瘤彻底切除。腮腺的混合性恶变,如果没有侵犯面神经,可以予以保留;若肿瘤侵犯面神经,可以切除后,同期进行修复重建,在神经修复重建的同时,可以进行面肌悬吊,以改善外形。受累区域的淋巴结应予以清除,常做腮腺下极、颈部Ⅰ~Ⅲ区及ⅤA 区的淋巴清扫。

2. **放射治疗**　对于肿瘤局部晚期,切除安全切缘不足或有淋巴结转移者,术后给予放射治疗。

3. **化学治疗与生物靶向治疗**　化疗对于混合瘤恶变作用不大,可以作为姑息治疗手段。生物靶向治疗的数据不多,可以试用于晚期不可手术切除的病例。

【预后及随访】

混合瘤恶变的预后和临床分期相关,早中期者预后较好,晚期者预后较差。

患者术后应定期随访,术后3年以内,一般3个月1次门诊复查,6个月1次CT或MR检查。3年以后5年以内,可以4~5个月1次复查,6~8个月1次CT或MR检查。5年以后可以6~8个月1次复查,1年1次CT或MR检查。

所有患者都应终生随访和复查。

二、黏液表皮样癌

黏液表皮样癌是常见的涎腺恶性肿瘤,约占全部涎腺恶性肿瘤的30%;既可以发生于大涎腺,也可以发生于口腔、咽腔的小涎腺。好发于腮腺,女性略多于男性。

【病因及发病机制】

至今未明。可能和烟酒过度、基因突变有关。

【病理】

一般是来源于涎腺的导管上皮细胞,大体检查瘤体无包膜,切面灰白或棕褐色,可伴囊性变。组织学上肿瘤多数有不同程度的浸润周边组织,排列成实性/分叶状、微囊、管状、乳头-囊状或筛状,可见坏死,瘤细胞大,核仁显著,异型性明显。特殊染色,细胞外分泌物质黏液卡红染色、阿辛蓝染色、过碘酸-雪夫(PAS)染色可阳性。恶性程度上可以分为低度、中度和高度。

【临床表现】

涎腺黏液表皮样癌发生在大涎腺时,与其他涎腺恶性肿瘤无明显区别。以无痛性肿块为主,发展到一定程度,可以有神经侵犯而面瘫。中高度恶性者,可见肿块生长迅速,伴疼痛,早期即可以有淋巴结转移。表现为耳下或颌下淋巴结肿大。

【辅助检查】

同恶性混合瘤。

【治疗】

1. **外科治疗** 黏液表皮样癌以手术治疗为主,一般行原发灶扩大切除和区域淋巴清扫。如果肿瘤没有侵犯面神经,手术中可以保留神经。

2. **放射治疗** 中晚期病变,一般给予术后放射治疗。

3. **化学治疗** 高度恶性者,或晚期病变不能手术彻底切除者,可以给予化疗。

【预后和随访】

黏液表皮样癌的预后和肿瘤的分化程度、手术切除的彻底程度、临床分期等有关。低度恶性者预后较好,高度恶性者预后较差,10年生存率小于50%。

术后应定期随访,一般3~4个月1次临床检查,6个月1次影像检查。低度恶性者可以适当延长随访间期。

三、腺样囊性癌

腺样囊性癌(adenoid cystic carcinoma)也是较常见的涎腺恶性肿瘤,肿瘤生长较缓慢,但局部侵袭性较强,可以沿神经血管及局部的组织间隙向周围蔓延很长的距离,呈螃蟹足样改变。肿瘤较少发生淋巴结转移,但中期病变治疗后5~7年以及晚期病变容易发生肺转移。

【病因及发病机制】

未明。

【临床表现】

好发于小涎腺,腭部多见。也可发生于颌下腺、舌下腺;为生长缓慢的无痛性肿块,类圆形或结节状,质地硬,晚期可有疼痛或神经麻痹。

【检查】

影像学改变类似于恶性混合瘤。

【治疗】

1. **外科治疗**　本病以手术治疗为主,应该有较大的切缘,尤其是肿瘤累及的神经、血管,应该追踪长距离切除,至切缘阴性为止。发生于腮腺者,常不能保留面神经。

2. **放射治疗**　一般术后给予放射治疗。

【预后及随访】

5 年生存率在 70% 左右,但 10 年生存率较低,一般 15% ~30% 。术后应 3~4 个月复查 1 次,6~7 个月 1 次影像检查。术后 5 年以后,应密切关注肺部情况。

(房居高)

参考文献

[1] Koochek Dezfuli M,Seyedmajidi M,Nafarzadeh S,et al. Angiogenesis and Lymphangiogenesis in Salivary Gland Adenoid Cystic Carcinoma and Mucoepidermoid Carcinoma[J]. Asian Pacific Journal of Cancer Prevention,2019,20:3547-3553.

[2] Lee DH,Kim JH,Lee JK et al. Sclerosing mucoepidermoid carcinoma of the sublingual gland[J]. European Annals of Otorhinolaryngology,Head and Neck Diseases,2017,134:355-356.

[3] Liu L,Wang H,Cui J et al. Inhibition of Protein Phosphatase 2A Sensitizes Mucoepidermoid Carcinoma to Chemotherapy via the PI3K-AKT Pathway in Response to Insulin Stimulus[J]. Cellular Physiology and Biochemistry,2018,50(1):317-331.

[4] Merna C,Kita A,Wester J et al. Intraosseous mucoepidermoid carcinoma:Outcome review[J]. The Laryngoscope,2018,128:1083-1092.

[5] Okumura Y, Murase T, Saida K et al. Postoperative radiotherapy for T1/2N0M0 mucoepidermoid carcinoma positive for CRTC1/3-MAML2 fusions[J]. Head & Neck,2018,40:2565-2573.

[6] Saluja K,Butler RT,Pytynia KB et al. Mucoepidermoid carcinoma post-radioactive iodine treatment of papillary thyroid carcinoma:unique presentation and putative etiologic association[J]. Human Pathology,2017,68:189-192.

[7] Singh H,Yadav AK,Chand S et al. Central mucoepidermoid carcinoma:Case report with review of literature[J]. National Journal of Maxillofacial Surgery,2019,10:109-113.

[8] Spellman J,Calzada G. Mucoepidermoid Carcinoma:A 23-Year Experience with Emphasis on Low-Grade Tumors with Close/Positive Margins[J]. Otolaryngology—Head and Neck Surgery,2018,158:889-895.

第五十四章 颈部肿块

颈部肿块在临床很常见，其病因主要包括先天性疾病、炎症性疾病和肿瘤性疾病。因为导致颈部肿块的疾病很多，因此，对颈部肿块的诊断、鉴别诊断和处理是头颈外科的临床难题。掌握头颈区域的胚胎学、解剖学，详细了解病史和遵循系统的检查原则，是头颈肿块诊断和鉴别诊断的基础。

【分区】

1. 颈部的解剖分区 颈部以胸锁乳突肌为标志划分为颈前区、胸锁乳突肌区和颈外侧区。颈前区位于胸锁乳突肌区前缘，故又名颈前三角。颈前区又可分为四个小（三角）区，即下颌下三角；颏下三角；肩胛舌骨肌气管三角（由胸锁乳突肌前缘、颈前正中线和肩胛舌骨肌上腹围成），内有甲状腺和气管等；颈动脉三角（由胸锁乳突肌前缘、肩胛舌骨肌上腹和二腹肌后腹围成），内有颈总动脉、颈内动脉、颈外动脉及其分支。颈外侧区的前后界是胸锁乳突肌后缘、斜方肌前缘，又名颈外侧三角。

2. 颈部的淋巴结分区 颈部各淋巴组织间没有解剖和生理的间隔，但是按照淋巴引流的规律，颈部淋巴结被细分为6区。Ⅰ区包括颏下及颌下淋巴结，Ⅰa区为颏下区淋巴结，Ⅰb区为颌下淋巴结。Ⅱ区包括颈内静脉上组淋巴结，下界为舌骨或颈动脉分叉水平，副神经从该区穿过，将其分为两个亚区，副神经前下方为Ⅱa区，后上方为Ⅱb区。Ⅲ区包括颈内静脉中组淋巴结，上以舌骨体下缘为界，下以肩胛舌骨肌与颈内静脉交叉处为界。Ⅳ区包括颈静脉下组淋巴结，上界为肩胛舌骨肌与颈内静脉交叉处。Ⅴ区包括颈外侧三角淋巴结群。Ⅵ区包括喉前、气管前和气管旁淋巴结及甲状腺周围淋巴结。

【诊断】

1. 病史 病史采集包括病人的年龄、发病情况、症状持续的时间，以及肿块的生长速度，是否伴有疼痛、出血、声嘶、吞咽困难等。此外，还应询问全身症状和动物接触史。病史资料可提供重要的诊断线索，如颈部包块出现的时间，对儿童病变的诊断和鉴别诊断非常重要。先天性的肿块多出现在出生或出生后不久。如单一肿大淋巴结，无疼痛，固定或活动度差，持续时间超过6周，提示恶性肿瘤转移的可能。如果颈部肿块长时期无变化或生长缓慢，提示肿块为良性病变的可能。

2. 查体 对颈部包块患者的查体应系统和规范。首先，应系统检查颈部每一个淋巴结引流区域，了解包块的部位、大小，有无压痛、搏动，判断活动度，以及与表面皮肤和周围组织有无粘连。对颈部淋巴结肿大的描述应使用规范术语。因为，明确淋巴结的位置，对判断肿瘤和炎症性肿块的原发部位，有重要的提示作用。全面检查鼻腔、口腔、咽部、喉部、甲状腺、腮腺，甚至头皮，并检查脑神经的功能。因为，一旦神经受到肿瘤侵犯，提示预后极差。如果上述检查不能找到对诊断有帮助的线索，胸部、腹部，甚至腹股沟、外阴和生殖器的检查均不能忽视。

正确的查体结果，有助初步判定颈部包块的来源或性质，并个性化制订下一步检查方案。如质硬的、不对称的无痛性包块，尤其与表明皮肤和深部组织粘连固定的包块，常常为恶性。锁骨上的包块，应仔细检查肺部、上消化道等，排除头颈部以外恶性肿瘤转移的可能。

3. **特殊检查**

（1）内镜检查：必不可少，尤其是需排除恶性肿瘤。纤维或电子内镜视野好，可极好暴露鼻咽部、前连合、会厌、梨状窝、喉室和舌根外侧等，且病人耐受好，价格不高，使用方便。如果检查时发现可疑病变，可立即直视下取组织送病理检查。因此，软性内镜是内镜检查的首选方法。

（2）影像学检查

1）CT：在头颈部运用很广泛，具有速度快、价格相对低廉和空间分辨率好的优势，能很好区分脂肪和肌肉，并可获得清晰的骨显像。虽然它对肌肉和肿瘤的分辨没有 MRI 好，但淋巴结周围脂肪可影响 MRI 对结构的判断。因此，CT 判断颈淋巴结转移的准确度并不低于 MRI，特别是 CT 增强，通过显示淋巴结的形状、大小，尤其是强化后发现淋巴结中心坏死。CT 可检查头颈肿瘤的颈淋巴结受侵，Brekel（1990）提出，颈部 CT 增强有以下一种情形即视为 cN+（clinically node positive）：①淋巴结轴位短径>10mm；②常见引流区域内 2 个以上的临界淋巴结（轴位短径>8mm）；③淋巴结周边环形强化；④淋巴结边界不清。后两项的假阳性更低，因此，术前影像学判断不宜过度依赖大小，而应综合进行。

2）MRI：与 CT 比较，MRI 最大的优势是对软组织的分辨率高，能够很好辨别肿块和周围组织的界限。因此，要辨别颈部肿块和血管的关系，颅底肿瘤要了解对神经的浸润，均宜选用 MRI。CT 和 MRI 可提供颈部肿块的准确位置和毗邻关系等重要信息，为诊断和治疗方案中不可缺少的检查手段，两种检查方法可相互补充。

由于淋巴结分区的一些解剖结构如副神经、肩胛舌骨肌等，在 CT、MRI 上很难辨认，Som 1999 年提出了以临床分区为基础、适应影像分析的颈淋巴结分区法。新分区法以 CT 或 MRI 的横断位为标准，将颈淋巴结分成 9 区，包括Ⅰ～Ⅶ区和锁骨上区、咽后区，并在Ⅰ、Ⅱ和Ⅴ区中继续分成 A、B 亚区。将 CT、MRI 上难以辨认的外科标记用其他解剖结构替代，如外科定义颈Ⅱ区上界为颅底，影像分区为颈Ⅰ椎体下缘；外科定义脊副神经为Ⅱa 和Ⅱb 区淋巴结的分界，影像分区以颈内静脉后缘为Ⅱa 和Ⅱb 区的分界；外科定义肩胛舌骨肌穿过颈内静脉处为颈Ⅲ区下界，影像分区为环状软骨下缘。此外，影像学扩展了颈部淋巴结分区，如咽后淋巴结，常规触诊不能检查，颈淋巴清扫未涉及，CT 和 MRI 均能很好显示。

3）PET/CT：PET 即为正电子发射断层成像（positron emission tomography，PET），PET/CT 的工作原理是将放射性同位素成像和 CT 相结合，由 PET 提供病灶的功能与代谢等分子信息，而 CT 提供病灶的精确解剖定位，具有灵敏、准确、特异及定位精确等特点。其检查结果比单独的 PET 或 CT 有更高的准确性，特别是显著提高了对小病灶的诊断能力。常常用于寻找隐匿性肿瘤原发灶和评估肿瘤治疗后的复发，有助晚期肿瘤的分期和制订治疗方案。但是，PET/CT 有价格昂贵，使用不方便和空间分辨率不高等不足，影响其广泛运用。

4）超声诊断：超声技术能很好分辨囊性、实体和血管性病变，具有方便、价廉、无侵袭性的优势，广泛用于炎症、血管和良恶性肿瘤的检查，以及术前和术后的评估。尤其是小儿，超声检查常先于其他有创检查。超声引导下细针穿刺活检提高了诊断的准确性。超声对于甲状腺疾病的定性、定位诊断均有独到的优势，是疾病诊断的重要依据。美国放射学会（American College of Radiology，ACR）发布的甲状腺影像学报告与数据系统（thyroid imaging reporting and data system，TI-RADS），根据内部结构、回声、形状、边缘、强回声灶 5 个征象对甲状腺进行危险分层，已成为临床诊断的重要依据。

5）血管造影：高度怀疑颈部肿块累及血管或来源于血管，仅用常规的影像学检查是不够的，如颈动脉体瘤。血管造影的结果，对诊断、制订治疗方案和判断切除的可能性，均有非常重要作用。CT 血管造影（CT angiography，CTA）和磁共振血管造影（magnetic resonance angiography，MRA）诊断准确率与数字减影血管造影（digital subtraction angiography，DSA）相当，但克服了 DSA 的缺点。

（3）病理检查：没有积极寻找可能的原发灶，为了明确诊断，切取部分和完整切除颈部包块是错误的。因为开放活检有癌细胞种植的风险，除非在其他方法检查后不能确立诊断，通常不主张切取部分或整个淋巴结活检。细针穿刺活检（fine needle aspiration biopsy，FNAB）由 Hayes Martin 于 20 世纪 30 年代率先用，以后，粗针针吸活检（core needle biopsy，CNB）也逐渐在临床推广。迄今，两种方法已广泛运用在甲状腺、颅底、唾液腺、脊旁和颈部肿块的诊断中，成为获取颈部包块病理组织的首选方法。FNAB 价廉、快速，不论恶性或良性组织、浅表或深部病变，它的准确性和安全性均较高。正确使用FNAB，其癌细胞种植、神经损伤和唾液腺瘘等并发症完全可以避免。其缺点为取材较少、只能观察细胞学形态，对于以组织结构改变为主的病变，如恶性淋巴瘤等的诊断特异性较差。CNB可获得较大的组织样本、观察组织结构改变，并用免疫组化检测系列抗原，正确分出亚型和分级。超声引导下的自动粗针穿刺活检（ultrasound-guided automatic core needle biopsy，USG-ACNB）是指在超声引导下，用自动活组织检查装置（automatic biopsy device，ABD）进行粗针穿刺，不仅能达到取得更多数量组织的目的，并且还可以减少临床并发症的发生。理论上讲，FNAB和CNB均有肿瘤种植的可能性，且CNB的种植风险高于FNAB。Shah KS（2016）报道头颈肿瘤的种植风险比较低，不应成为选择的决定因素。

【鉴别诊断】

1. 先天性 先天性颈部肿块在出生时即可发现，但是，一些先天性肿块，尤其是囊性的颈部肿块，出生时不明显，随年龄的增长，囊内分泌物的增多或囊肿继发感染，到童年时期才发现颈部肿块。

（1）甲状舌管囊肿：甲状舌管囊肿是颈部最常见的先天性囊肿，是胚胎发育过程中甲状舌管退化不全，遗留形成的囊肿。它可位于舌盲孔至甲状腺锥体叶间的任何部位。囊肿与舌骨关系密切，可位于舌骨前或舌骨后，大多数穿过舌骨。典型的囊肿位于颈前正中线，随吞咽或伸舌上下移动。偶尔，囊肿位于颈侧或旁正中线。

（2）鳃裂囊肿：胚胎发育时鳃器残留，其中有液体滞留，在出生后表现为鳃裂囊肿。分为Ⅰ至Ⅳ型，最常见为Ⅱ型鳃裂囊肿。患者随囊腔内囊液的增多发现包块，初诊时间常常在10岁。成人多因感染后，囊肿变大和出现疼痛就诊。Ⅱ型鳃裂囊肿位于胸锁乳突肌深面，如形成瘘管，外口多位于肌肉下端的前缘。

（3）淋巴管瘤（囊状水瘤）：病因是胚胎时期颈囊发育成淋巴系统的过程中，部分淋巴组织发生迷走，形成颈部的包块。多数出生后即出现，90%发生在2岁以前。根据囊腔的大小，分为大囊型和微囊型。多位于颈后三角区囊性肿块，穿刺即可获诊。一般在2岁以后手术，大囊型的淋巴管瘤对硬化剂更敏感。

（4）血管疾病：Mulliken and Glowacki将血管疾病分为血管瘤和血管畸形。血管瘤出生时发现，出生后第一年快速生长，以后缓慢消退。血管畸形出生时不明显，随年龄增长，逐渐长大。60%血管病变位于头颈部，绝大多数不需处理，而能自行消退。有40%~50%的患者残留毛细血管扩张、瘢痕和皮肤萎缩，需要治疗。如果气道、视力、听力和吞咽受到影响，治疗是必须的。治疗方法包括激素、冷冻、栓塞、硬化剂、激光和手术等。

2. 感染性

（1）结核：多见于青少年，早期为颈外侧区或胸锁乳突肌区无痛性包块，活动，质硬。如淋巴结相互粘连、融合，形成难以推动的巨大颈部肿块。一旦脓肿溃破，流出豆渣样或稀薄的脓液，形成不易愈合的慢性窦道。对怀疑为颈淋巴结结核的患者，应及时做皮肤PPD试验、胸片、CT和痰液涂片检查，对诊断和鉴别诊断有极大帮助。颈淋巴结结核不一定伴有肺结核，合并糖尿病等影响免疫功能的疾病，PPD试验可为阴性。FNAB有时可获得明确的诊断结果。

（2）猫抓病：猫抓病的病因是汉塞巴尔通体引起的一种感染，它是一种多形性的革兰氏阴性杆菌。随宠物数量的增加，由本病引起的成年和儿童颈淋巴结肿大有增多趋势。通常在接触病猫3~10天后，患者皮肤有小丘疹，接着出现淋巴结肿大。检查血清巴尔通氏体特异性IgG或IgM抗体，或巴尔通氏体DNA可确立诊断。猫抓病的治疗以支持治疗为主，有疼痛和淋巴结脓肿可给予抗生素。

3. 良性肿瘤

（1）甲状腺肿块：为颈部最常见的肿瘤，表现为颈前正中肿块，随吞咽活动，早期无症状，当肿瘤增大压迫周围组织，可出现呼吸困难、吞咽困难、声音嘶哑等症状。B超为甲状腺肿瘤常用的检查方法。

1）甲状腺腺瘤：甲状腺腺瘤多见于40岁以下女性。起病隐匿，以颈部包块为主诉，多无症状。查体发现颈前区结节，多为单发，呈圆形或椭圆形，常局限于一侧腺体，质地中等，表面光滑，无压痛，随吞咽上下移动。如伴有囊性变或出血，则结节大多因张力高而“质硬”，可有压痛，超声检查可见特异性表现。

2）结节性甲状腺肿：结节性甲状腺肿的原因可能是由饮食中缺碘或甲状腺激素合成的酶缺乏所致。

病史较长，体检时偶然发现颈前正中多个结节性包块，少数为单个结节。

3）亚急性甲状腺炎：常继发于上呼吸道感染，起病较急，有发热、咽痛及甲状腺区疼痛和压痛等。常有体温升高、血沉增快。喉镜可见同侧的梨状窝黏膜肿胀。甲状腺区扪及质地常较硬肿块，有明显压痛。

（2）神经鞘瘤：起源于神经鞘膜施万细胞的肿瘤，原发神经可能为交感神经、迷走神经、臂丛神经或者舌下神经，颈部是最常发生的部位，约占颅外全部神经鞘瘤的25%～45%。多见于青壮年，生长缓慢，长期无任何症状，唯一的临床表现是以颈外侧区，特别是以下颌角为中心的颈部包块，呈圆形或椭圆形，表面光滑，边界清楚，质硬，无压痛。部分患者的包块与深部附着紧，活动受限。CT、B超检查，肿瘤表现为类圆形肿物，边缘清晰，密度欠均匀。

（3）脂肪瘤：脂肪瘤为孤立的颈部肿块，可以出现很多年而没有明显变化。治疗为手术切除，脂肪瘤复发很少见。

（4）颈动脉体瘤：颈动脉体瘤是起源于动脉壁化学感受器的良性肿瘤。其典型表现是颈部下颌角下方缓慢生长的无痛性肿块，不能上下移动，可以前后移动。触摸有血管搏动，并可闻及杂音。血管造影、CT和MRI显示，颈动脉分叉处杯样增宽，颈内、颈外动脉间密度增高的软组织影，呈多血管病变。

（5）腮腺混合瘤：多见于20～40岁，生长缓慢。在耳垂和下颌骨之间出现不规则的圆形、结节状或块状肿块，质中等，活动，无压痛，边界清楚，与皮肤无粘连。

4. 恶性肿瘤

（1）颈部转移癌：原发灶可发生在咽、喉和口腔，90%是上皮来源。颈淋巴结转移的基本规律如下：Ⅰ区口底前份、唇、舌前2/3、牙龈、颊黏膜；Ⅱ区鼻咽、口腔、口咽、下咽和喉；Ⅲ区鼻咽、口腔、口咽、下咽、喉和甲状腺；Ⅳ区甲状腺、梨状窝、颈段食管、锁骨下；Ⅴ区鼻咽、口腔、口咽、下咽、甲状腺和头皮的后份；Ⅵ区甲状腺、下咽和喉。胸腹腔恶性肿瘤可在颈下部、锁骨上凹出现转移灶。颈部转移癌的特点是早期出现单个活动的淋巴结，以后迅速长大，质硬，固定无压痛，表面皮肤正常。

（2）腮腺癌：多由腮腺混合瘤恶变而来，原发少见，常见于50岁以上的老人。腮腺区肿瘤与皮肤和周围组织粘连，面瘫，颈淋巴结转移，要高度警惕恶性的可能。

（3）甲状腺癌：早期病人无任何症状，无意中自己发现，或体检、B超等发现甲状腺区无痛性肿块。晚期，可有声嘶、吞咽困难和呼吸困难等症状。肿块多质硬，可随吞咽上下活动，若已侵犯气管或邻近组织，则较为固定。B超发现甲状腺实质内出现微小钙化或砂砾样钙化，周边血供多丰富，对诊断甲状腺癌有很大帮助。在B超定位下的细针穿刺细胞学检查可进一步明确肿块的性质。CT和MRI可判断肿瘤对喉气管框架的破坏和食管的侵犯程度及颈淋巴结转移情况。

（4）淋巴瘤：霍奇金病多以淋巴结内的病变为首发，约75%有颈淋巴结肿大，而非霍奇金淋巴瘤以结外病变首发多见，约30%～40%有颈淋巴结肿大。在儿童，淋巴瘤最常见，约占恶性肿瘤的10%。霍奇金淋巴瘤常见于5～30岁，而非霍奇金淋巴瘤发病年龄较晚。表现为颈部单侧或双侧，单个或多个淋巴结肿大，呈分叶或融合包块，质地韧，固定，无压痛。多数患者伴有全身淋巴结肿大。确诊依赖开放性活检。

5. 原发灶不明的颈部转移癌　是指颈部淋巴结转移确诊是恶性，但经过就诊时的全面检查包括查体、内镜、影像学和活检等系统检查，仍找不到原发灶。发病率占头颈恶性肿瘤的3%至10%。大多数肿瘤起源上呼吸消化道，但也有可能来源于肺、腹部、皮肤和泌尿道。通常，Ⅱ、Ⅲ区的转移癌，提示原发肿瘤可能来源头颈部。锁骨上的孤立转移癌，可能原发灶在肺或胃肠道。文献报道，随着时间的推移，最终有10%～40%的患者发现肿瘤原发部位，其最常见部位是扁桃体、舌根、肺和鼻咽部。

（胡国华）

参考文献

[1] Suen JY, Goepfert H. Standardization of neck dissection nomenclature[J]. Head Neck Surg. 1987, 10:75-77.

[2] Lee J, Fernandes R. Neck Masses: Evaluation and Diagnostic Approach[J]. Oral Maxillofacial Surg Clin N Am, 2008, 20(3): 321-337.

[3] Van den Brekel MW, Stel HV, Castelijns JA, et al. Cervical lymph node metastasis: assessment of radiologic criteria[J]. Radi-

ology,1990,177(2):379-384.

[4] Hohenstein NA,Chan JW,Wu SY,et al. Diagnosis,Staging,Radiation Treatment Response Assessment,and Outcome Prognostication of Head and Neck Cancers Using PET Imaging[J]. PET Clin,2020,15(1):65-75.

[5] Guidoccio F,Grosso M,Orsini F,et al. Thyroid Ultrasound and Other Imaging Procedures in the Pediatric Age[J]. Curr Pediatr Rev,2016,12(4):253-264.

[6] Wagner JM,Monfore N,McCullough AJ,et al. Ultrasound-Guided Fine-Needle Aspiration With Optional Core Needle Biopsy of Head and Neck Lymph Nodes and Masses:Comparison of Diagnostic Performance in Treated Squamous Cell Cancer Versus All Other Lesions[J]. Journal of Ultrasound in Medicine,2019,38(9):2275-2284.

[7] Low DW. Hemangiomas and vascular malformations[J]. Semin Pediatr Surg,1994,3(2):40-61.

[8] Kennel T,Garrel R,Costes V,et al. Head and neck carcinoma of unknown primary[J]. Eur Ann Otorhinolaryngol Head Neck Dis,2019,136(3):185-192.

第五十五章　咽旁间隙肿瘤

咽旁间隙肿瘤的发生率约占头颈肿瘤的0.5%~1.5%，其中以良性居多，约占80%。最常见的良性肿瘤为多形性腺瘤，占30%~50%，其次为神经鞘膜瘤，占20%~30%，第三位常见的是副神经节瘤或化学感受器瘤，其他的良性肿瘤还有：血管性肿瘤、神经纤维瘤、神经节细胞瘤、脂肪瘤、鳃裂囊肿、纤维瘤、平滑肌瘤、淋巴管瘤、脑膜瘤、畸胎瘤和表皮囊肿等。

发生于咽旁间隙的恶性肿瘤，最常见的为来源于涎腺的肿瘤，包括恶性多形性腺瘤、腺样囊性癌、黏液表皮样癌、腺泡细胞癌等，也可见其他来源的肿瘤，如神经肉瘤、淋巴瘤或淋巴结转移癌、鳞癌、未分化癌、血管肉瘤、脂肪肉瘤、平滑肌肉瘤、纤维肉瘤等。另外，鼻咽癌也可累及此间隙。

【分类】

咽旁间隙的毗邻及内容物较多，故好发于咽旁间隙的良恶性肿瘤的种类较多。按其良恶性分为良性和恶性肿瘤；按其发生分为原发性肿瘤和继发性肿瘤；但目前多按其来源分类，这一分类有利于治疗方案的制订，该分类如下：

1. **源于涎腺**　可来源于腮腺、舌下腺、下颌下腺及其他小的唾液腺，其中以腮腺深叶或尾部的多形性腺瘤（混合瘤）最多见。

2. **神经源肿瘤**　可来自颈交感神经链或周围神经，其次来自后组脑神经的颅外段或膈神经。

3. **其他来源肿瘤**　如脂肪瘤、骨脂肪瘤、淋巴瘤、骨化纤维瘤、滑膜肉瘤、血管平滑肌肉瘤、血管外皮细胞瘤、软骨瘤、软骨肉瘤、平滑肌瘤、脑膜瘤及脊索瘤等。

【临床表现】

咽旁间隙肿瘤按其部位、肿瘤来源、生长速度、侵袭特性及病人的年龄等出现不同的症状和体征，由于咽旁间隙肿瘤多为良性肿瘤，生长缓慢，位置潜在，故早期多无明显症状，随着病情的发展主要表现为颈部肿物及邻近器官结构受累的症状。

1. 无痛性颈部肿物或肿胀多为无意中或查体时发现颈部的无痛性肿物。

2. **器官受累的表现**

（1）鼻咽部-阻塞咽鼓管咽口可引起耳鸣、听力减退及中耳积液等，肿块过大可引起鼻塞及打鼾等；口咽部生长可引起呼吸及吞咽困难；压迫喉咽部出现声音的改变及呼吸困难。

（2）肿瘤向翼腭窝内生长或位于下颌升支与颈椎横突之间将引起张口受限，甚至颈部活动障碍。

（3）神经受累及原发于神经的肿瘤，将出现神经痛如颈痛、咽痛或一侧耳痛；颈交感神经累及出现特有的Horner综合征；迷走神经受累出现同侧声带麻痹-声嘶；舌下神经受累出现同侧舌瘫；较少见的舌咽副神经受累出现相应的神经麻痹症状。

【诊断】

咽旁间隙涉及多学科领域，该区域发生的肿瘤临床表现多样，且早期不易被察觉。咽旁间隙肿瘤主要通过双手合诊、影像学检查、细针穿刺细胞学、经口或经颈活检等综合方法协助诊断。

1. **双手合诊** 为检查咽旁间隙肿瘤较为直观的方法,可通过此法探查肿瘤大小、位置、质地、移动度等。如为良性肿瘤,则在咽侧壁、颈侧,或在以上两处可见局部膨隆,有时下颌下三角区域或腮腺部位也可见隆起。表面光滑,稍可移动,偶有触痛,但无炎症表现。神经鞘瘤多在咽旁后间隙,常把颈动脉推向外侧,如颈上部肿块表面触及颈动脉搏动则神经鞘瘤的可能性大。颈动脉体瘤有一定伸缩性或搏动感,可在前后位或左右位移动,多不能上下移动。

2. **影像学检查** 由于解剖结构的隐蔽性,一般体检很难准确估计肿瘤的真实部位及范围。CT 及 MRI 可提供肿瘤的位置、大小、范围、肿瘤边缘是否光滑及继发改变等重要信息;增强 MRI 可提高肿瘤诊断的准确性,是诊断咽旁间隙恶性肿瘤的关键,有助于提高诊断的准确率;MRA 或 DSA 可以更直观地揭示肿瘤与颈部血管的关系,对进一步制订手术方案具有重要参考价值。

(1) 影像解剖学特征:通常以病变与腮腺之间是否具有脂肪层,来鉴别腮腺深叶肿瘤与咽旁间隙原发肿瘤。来源于腮腺深叶的肿瘤与咽缩肌之间可见低密度脂肪间隙,而肿瘤与腮腺之间无脂肪间隙带存在。来源于小涎腺的肿瘤,脂肪间隙带位于肿瘤与腮腺深叶之间,而肿瘤与咽缩肌之间无脂肪间隙存在。但对于两间隙交界面处的恶性肿瘤,肿瘤邻近的脂肪层已受到浸润,上述标准无法准确判断。这时确切观察分析病灶邻近结构(如二腹肌)移位,将有助于确定肿瘤的起源。腮腺间隙的肿瘤多位于二腹肌后腹的浅面,较大的肿瘤还伴有二腹肌后腹内移;咽旁间隙的肿瘤位于二腹肌后腹的深面,有时伴有二腹肌的外推。此外,神经鞘瘤多有颈动脉鞘前、内侧移位,涎腺源性肿瘤有颈动脉鞘后、内侧移位,颈动脉体瘤多有颈鞘外侧移位。

(2) 神经源性肿瘤:多发生于茎突后间隙,大多数为神经鞘瘤,少数为神经纤维瘤。神经鞘瘤为卵圆形,两缘光滑、锐利的梭形肿物。其影像学特点为:①二腹肌向前外推移或肿物与腮腺之间有脂肪结构相隔;②CT 显示肿物呈等或略低密度,注入造影剂后呈均匀增强,无流空效应;③MRI 检查,在 T_1WI 为混杂信号,在 T_2WI 为高于肌肉的稍高信号;④咽旁间隙的神经鞘瘤通常来源于迷走神经或颈交感干。迷走神经鞘瘤一般在颈内动、静脉之间生长,使得颈内动、静脉间距增宽;而颈交感干神经鞘瘤通常将颈内动脉、静脉一起推向一边而两者不存在分离现象。头颈部的副神经节瘤多为颈动脉体瘤及颈静脉球瘤。颈动脉体瘤的影像学特点:①常位于颈动脉鞘间隙及茎突后咽旁间隙颈动脉分叉平面,呈境界清楚的类圆形软组织肿块;②颈动、静脉受压移位,颈内、外动脉分叉角度增大,两动脉之间距离增大;③CT 平扫呈中等或略低密度影,增强后呈均匀或不均匀强化,常接近动脉血管的密度;④MRI 检查,T_1WI 显示为接近肌肉的低信号,T_2WI 显示为中高等信号。它们在 T_1 序列和 T_2 序列上会有条索状或点状信号流空现象,对比剂强化后,副神经节瘤呈快速、明显强化;⑤CTA/MRA 颈动脉三维重建图像上,可见颈总动脉分叉处上方颈内、外动脉之间距离呈杯状扩大的特征。神经源性恶性肿瘤 CT 多表现为形态不规则、密度不均匀的肿块,边界尚清晰;MRI 表现为 T_2WI 偏高信号,肿瘤内可见小片状高信号影及线状偏低信号影,密度不均匀,增强扫描肿瘤多呈现不均匀轻度强化。DSA 检查可明确肿瘤与颈内、外动脉的关系,由于肿瘤的压迫,颈内动脉可向前、外移位。

(3) 涎腺源性肿瘤:多形性腺瘤的影像学特点:①肿瘤多位于茎突前间隙,部分与腮腺相连不易区分;②咽旁间隙受压变窄,向内移位,呈裂隙状或消失;③CT 平扫呈与肌肉等密度或略低密度,增强扫描后呈轻度强化,若肿瘤边界不清、中央液化坏死明显,则提示恶变可能;④MRI 显示 T_1WI 为比肌肉略低信号,T_2WI 为高或较高信号。黏液表皮样癌的影像学特点:①CT 表现与腮腺混合瘤十分相似,边界清楚,偶尔也有弥漫性浸润,可以是分叶状。高度恶性的黏液表皮样癌破坏腺体组织,增强扫描表现不均匀强化,一般没有钙化,这是与慢性炎症的一个重要鉴别点;②MRI 信号多不均匀,表现为 T_1WI 低或高信号,T_2WI 低或更高混杂信号,部分可表现为 T_1WI 等信号、T_2WI 等或稍高信号。

3. **细针穿刺细胞学** 细针穿刺抽吸细胞学检查可获得较高诊断率,此法安全、快捷。假如咽旁间隙肿瘤比较明显,可以通过经口径路或颈侧径路行穿刺活检。此法对淋巴瘤等恶性肿瘤及转移性肿瘤的进一步诊断和治疗具有重要意义。

4. **经口或经颈组织切取检查** 一般不予采用,因需切开肿瘤包膜,可能引起肿瘤扩散或粘连,为进一步根治手术造成困难。血管性肿瘤(如副神经节瘤)的切开活检是禁忌的,尤其是经口切开活检,因大量出血可能会导致误吸、甚至窒息死亡。咽旁间隙肿瘤经颈切开活检虽可获取较高诊断率,但因肿瘤深在,创伤大,患者不易接受,可在术中先行冰冻病理学检查。

【治疗】

咽旁间隙肿瘤的治疗以手术切除为主。根据术前诊断和患者的个体情况,治疗方案或手术径路的选择应根据肿瘤的性质、大小、范围以及患者的身体情况和手术意愿等综合因素来设计。

1. 手术治疗 手术入路有经口入路、经颈侧入路、经颈-腮腺入路、联合入路、经颞下窝入路、经颈-侧颅底入路。手术原则是:在最大限度暴露肿瘤并完整切除肿瘤的基础上,尽量保留功能及外形美观。手术径路的选择需要根据肿瘤的位置、大小、性质、侵犯范围及与周围血管神经的关系来决定。

(1) 经口入路:经口入路适用于易进入的内上型的咽旁间隙良性肿瘤,可具体分为经口咽侧壁入路和经口腔软腭入路。该术式的优点是:操作简单、损伤小,早期可经口进食、无颈部瘢痕和较短的住院时间等。但其缺点更为突出:术野小、暴露困难、手术风险大、剥离瘤体时易导致瘤体残留、术中瘤体溃破引起种植复发、误伤大血管难以止血、术腔污染而导致感染、肿瘤较大位置较高者难以完整切除肿瘤等。现在一般已很少应用此径路。

(2) 经颈侧入路:经颈入路是公认的咽旁间隙肿瘤手术首选和安全有效的术式,该术式能有效地暴露血管、神经,视野清晰、操作安全。常规手术后,如肿瘤破碎残留,可在内镜引导下,将残留肿瘤组织彻底切除。内镜优质的照明系统、全方位视野、清晰的放大图像、双极电凝技术等是内镜辅助咽旁间隙肿瘤手术的优势。

(3) 经颈-腮腺入路:经颈-腮腺入路适用于与腮腺深叶关系密切的肿瘤。此术式术野广,暴露充分,但有面神经受损的可能。当腮腺实质解剖暴露后,术者需要识别和保护面神经主干,沿着肿瘤与腮腺边界,完整切除肿瘤和部分腮腺实质,以避免肿瘤破溃和面神经的意外损伤。

(4) 联合入路:联合入路包括经颈侧入路、经颈-腮腺入路伴下颌骨裂开或上颌骨手术,适用于体积大、位置深的肿瘤。为避免传统下颌骨裂开术带来的术后鼻饲时间长、面部瘢痕大的影响,且充分暴露术野,对经颈侧进路难以充分暴露的巨大咽旁间隙肿瘤可采用经皮下颌骨切开进路,而对于位置更高的肿瘤,可采取经口入路联合柯陆式入路,凿开上颌窦前壁,再凿开上颌窦后外壁骨质,扩大后外壁骨创缘,避免了术后面部瘢痕。联合入路创伤大,主要适用于单纯径路不能充分暴露和完整切除肿瘤的患者。

(5) 经颞下窝入路:颞下窝入路适用于肿瘤位置高,侵犯颞下窝、中颅窝的巨大咽旁间隙肿瘤。尽管该入路能较满意地暴露术野,但手术创伤大,存在损伤面神经的风险,因此在选择时应当慎重。由外向内入路手术中,翼内肌是最重要的解剖标志;而鼻内镜辅助由内向外的入路中,咽鼓管是最重要的解剖标志。

(6) 经颈-侧颅底入路:也称耳后颅颈联合入路,适用于颈静脉孔区、侵犯侧颅底和颅内的咽旁间隙肿瘤,该径路需要颅底外科医生或神经外科医生于术前仔细评估和讨论。颈侧-耳后"C"形延长切口可以充分暴露肿瘤在侧颅底颞骨内及咽旁间隙的各部分。

2. 辅助治疗 对于咽旁间隙良性肿瘤,无需行特殊的辅助治疗。对于恶性肿瘤,应根据病理学类型,给予术后放疗或化疗。多数学者认为,对于涎腺恶性肿瘤、肉瘤以及侵犯颅底周围组织的咽旁间隙恶性肿瘤术后追加放、化疗是有益的。高度恶性肿瘤术后辅助放、化疗,有助于减少肿瘤局部复发及远处转移的机会。肿瘤切除过程中对冰冻病理切缘阳性者及分块切除者均应术后辅助放疗或化疗,亦可术中即刻进行术区放射粒子或化学粒子植入,但要注意严格把握相应的适应证及禁忌证。对于脊索瘤及软骨肉瘤,属于低度恶性肿瘤,但有高度侵袭性的特点,很难获得完全切除,术后放疗可显著提高局部控制率。

(刘 鸣)

参考文献

[1] 屠规益,徐国镇.头颈恶性肿瘤的规范性治疗[M].北京:人民卫生出版社,2003.
[2] 胡娟娟,洪育明.咽旁间隙肿瘤的诊断和治疗[J].山东大学耳鼻喉眼学报,2014,28(5):85-90.

[3] 石小玲，陶磊. 咽旁间隙肿瘤手术入路的研究进展[J]. 中国眼耳鼻喉科杂志，2016，16(2)：135-137+140.

[4] Saito DM, Glastonbury CM, Elsayed IH, et al. Parapharyngeal space schwannomas: preoperative imaging determination of the nerve of origin[J]. Archives of otolaryngology-head & neck surgery, 2007, 133(7): 662.

[5] Oliai BR, Sheth S, Burroughs FH, et al. "Parapharyngeal space" tumors: A cytopathological study of 24 cases on fine-needle aspiration[J]. Diagnostic Cytopathology, 2005, 32(1): 11-15.

[6] Ducic Y, Oxford L, Pontius AT. Transoral Approach to the Superomedial Parapharyngeal Space[J]. Otolaryngology-Head and Neck Surgery, 2006, 134(3): 466-470.

[7] Chang S S, Goldenberg D, Koch W M. Transcervical Approach to Benign Parapharyngeal Space Tumors[J]. Annals of Otology, Rhinology & Laryngology, 2012, 121(9): 620-624.

[8] Teng MS, Genden EM, Buchbinder D, et al. Subcutaneous mandibulotomy: A new surgical access for large tumors of the parapharyngeal Space[J]. Laryngoscope, 2003, 113(11): 1893-1897.

[9] Ganly I, Patel SG, Singh B, et al. Craniofacial resection for malignant tumors involving the skull base in the elderly: An international collaborative study[J]. Cancer, 2011, 117(3): 563-571.

[10] Maio SD, Ramamanathan D, Temkin N, et al. Current Comprehensive Management of Cranial Base Chordomas: 10-Year Meta-Analysis of Observational Studies[J]. J Neurosurg, 2011, 115(6): 1094-1105.

第五十六章　气管支气管异物

气管支气管异物(foreign body in tracheobronchial)是小儿耳鼻咽喉科常见的急症之一，该病起病急、病情重，治疗不及时可发生窒息及心肺并发症而危及生命。尽早诊断和取出异物是减少并发症和降低病死率的关键。

【流行病学】

1. **发病率及好发年龄**　约80%的患儿好发年龄在1~3岁。异物的发生具有明显性别、城乡和季节分布特征，男性多于女性，农村远高于城市，冬春季节多于夏秋季节。

2. **异物种类**

(1) 按异物的来源：绝大多数为外源性异物，占99%，内源性异物仅占1%。

(2) 按异物的性质：植物性异物最常见，约占90%，以可食性异物为主，其中花生米、瓜子和豆类等坚果类约占80%；动物性异物约占3%，以骨头最常见，其次为肉类；其他异物约占2%，弹簧和金属丝、塑料笔帽、纸片和口哨等异物亦可出现。

(3) 异物位置：异物的大小决定了异物的位置，右侧支气管异物约占45%，左侧支气管异物约占36%，双侧支气管异物约占1%。

【病因】

气管支气管异物的病因与儿童生理心理发育、家庭看护、医源性等多种因素有关。

1. 3岁以下儿童磨牙未萌出、咀嚼功能不完善、吞咽协调功能和喉的保护功能不健全。

2. 学龄期儿童喜欢将一些小玩具、笔帽、哨等含于口中，当其哭笑、惊恐而深吸气时，极易将异物吸入气管。

3. 看护不当、昏迷患儿误吸等也是本病的病因。

4. 内生性异物，如塑形支气管炎、肉芽等。

【病理生理】

异物的性质、大小和形状、气管各部的解剖特征、吸入时动力学机制，异物吸入时患者的体位等可产生不同的病理生理变化。

1. **异物的性质**　植物性异物如花生、豆类因含有游离脂肪酸，对气管支气管刺激性大，常引起弥漫性炎症反应，黏膜充血、肿胀、分泌物增多等；金属异物可引起肉芽增生；化学异物如口香糖可引起肿瘤。

2. **异物的大小和形态**　尖锐异物对支气管壁有损伤者，还可能引起纵隔气肿和气胸。

3. **异物存留时间**　长期停留者甚至导致支气管扩张、肺脓肿。

4. 合并感染如肺气肿、肺不张、支气管肺炎、气管支气管肺炎、哮喘。

5. Jacksone(1936年)就将支气管异物因机械性阻塞而引起的支气管肺病病理生理变化分为四型：

(1) 能部分进出的阻塞型：空气可部分进出于异物所在部位的狭窄区，为支气管的部分阻塞。

(2) 只进不出的活瓣性阻塞型:异物刚好处于这样的一种位置,以致吸气时由于支气管腔扩大,异物与管壁之间出现空隙,或原有的少许空隙明显增宽,气流可以进入;而呼气时,由于支气管腔缩小,异物被呼出气流冲击而将支气管腔封闭,阻止了气流的呼出,因而形成异物所在支气管远端的肺气肿。

(3) 只出不进的活瓣性阻塞型:气流只能出而不能进,因而形成异物所在支气管远端的肺不张,还可引起邻近肺叶或对侧肺的代偿性肺过度充气。

(4) 既不能进也不能出的全阻塞型:引起阻塞性肺不张。

【临床表现】

1. 症状

(1) 气管异物:异物进入期,症状剧烈,突然发生剧烈呛咳、憋气、作呕、呼吸困难甚至窒息;特征性症状有撞击声、拍击感、哮鸣音。常有持续性或阵发性咳嗽。

(2) 支气管异物:症状变化较大,有的异物在支气管内数年可无症状,但若堵塞双侧支气管,可短时间内出现窒息死亡。

按病程可分为四期:①异物进入期:患儿有呛咳、喉喘鸣、憋气、作呕和痉挛性呼吸困难等症状;②无症状期:时间长短不一,与异物性质、感染程度有关,此时由于症状不典型易漏诊、误诊;③症状再发期:异物刺激和感染引起炎性反应,分泌物增多,咳嗽加重,出现呼吸道炎性反应或高热症状;④并发症期:表现为肺炎、肺不张、哮喘、支气管扩张、肺脓肿等并发症。

2. 体征

(1) 气管异物:活动性异物于颈部气管可听到异物拍击音和喘鸣音;肺部听诊双侧呼吸音对称、减弱,可闻及干湿啰音及哮鸣音;颈部触诊,可有异物碰撞振动感。

(2) 支气管异物:患侧胸部视诊可有呼吸动度减低,单侧肺不张者可有胸廓塌陷;触诊语颤减低;有阻塞性肺气肿者,叩诊呈鼓音;有肺不张者,叩诊呈浊音;听诊一侧肺部呼吸音减弱,闻及啰音或哮鸣音。

【辅助检查】

1. 胸部透视 胸部透视可动态观察肺部情况。X线透视下可观察到纵隔摆动和心影反常大小。

2. 胸部X线片 直接征象:可对于不透X线的异物本身进行显影,多见于金属、鱼刺、骨块等异物。间接征象:透X线的异物可通过间接征象来确定:如阻塞性肺气肿(图5-56-1)、肺不张、肺部片状影等。

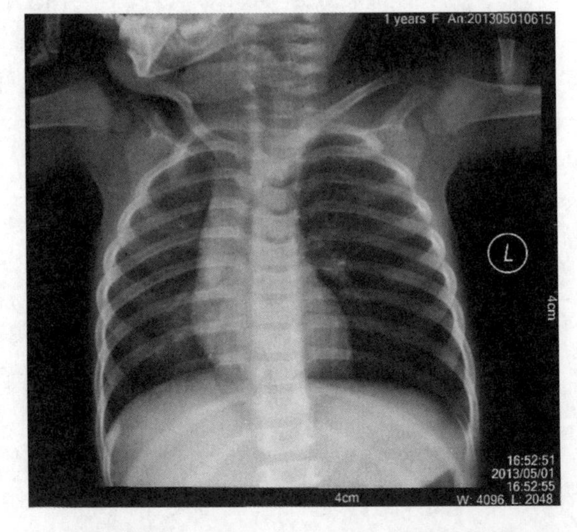

图5-56-1 胸部正位片-左侧阻塞性肺气肿

3. CT扫描 CT检查见气管内异物影、高密度影、肺气肿、肺不张等则认为是阳性结果。三维重建能显示支气管树的连贯性,异物所在位置表现为连续性中断。CT仿真模拟成像可显示异物轮廓、大小、部位,也可以显示与支气管黏膜、支气管周围组织的关系。多层螺旋CT(multi-slice CT,MSCT)对气管支气管异物诊断的准确率较高。

4. 电子/纤维支气管镜检查 电子/纤维支气管镜检查可直接诊断气管支气管异物,并了解异物大小、形态、性状及其所处部位(图5-56-2,彩图见文末彩插)。

【诊断和鉴别诊断】

1. 诊断依据

(1) 详细询问病史:明确的异物吸入史是诊断呼吸道异物最重要的依据。但当出现突发咳嗽或慢性咳嗽,经治疗无效或治疗有效但病情反复时,以及同一部位的反复肺炎或肺脓肿也需注意异物吸入的可能。

(2) 体格检查(见临床表现部分)。

(3) 辅助检查:包括胸透、胸部X线检查、CT、可弯曲支气管镜检查等。

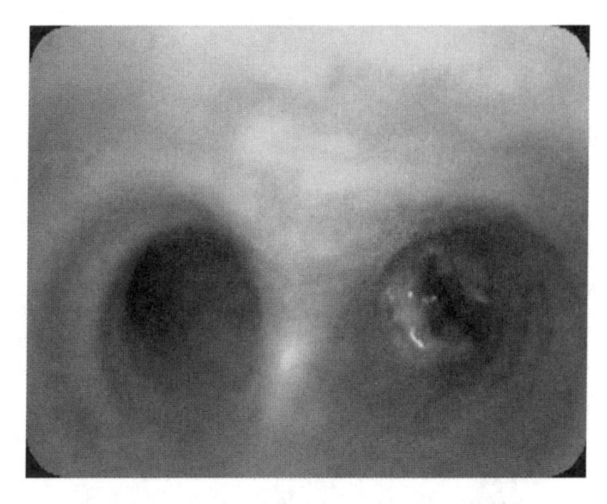

图 5-56-2　电子气管镜下右侧支气管异物

2. **鉴别诊断**

（1）呼吸道感染性疾病：常见呼吸道感染性疾病如急性喉炎、肺炎等，有咳嗽、气促、声嘶、喉鸣甚至呼吸困难等表现，需与气管支气管异物鉴别，但此类疾病多有呼吸道感染病史，无明显异物吸入史，积极抗感染治疗多可获得满意疗效，通过胸部影像学检查（如CT）、支气管镜检查有助于鉴别。

（2）喘息性疾病：喘息性疾病常以反复发作的喘息、咳嗽为主要临床表现，肺部查体可闻及哮鸣音、呼吸音减低，需注意喘息诱因，若经平喘治疗有效，可以进行鉴别。

（3）呼吸道占位性病变：如喉乳头状瘤、气管及支气管肿瘤，呼吸道占位性病变可引起声音嘶哑、喉鸣、气促、吸气性呼吸困难等临床表现，进行鉴别时需注意有无明确异物吸入病史、是否症状逐渐加重。通过纤维支气管镜和胸部CT等影像学检查可鉴别。

（4）喉部、气管及支气管结构性畸形：喉蹼、气管及支气管狭窄等先天性畸形、喉、气管支气管继发瘢痕狭窄，可导致患儿出现声音嘶哑、喉鸣、气促、呼吸困难等，需与气管支气管异物进行鉴别，相应的病史是鉴别要点之一，喉镜、支气管镜及影像学检查可助鉴别。

【病情评估】

气管支气管异物治疗前应进行恰当准确的术前评估，制订治疗方案，选择手术时机，减少并发症。主要进行生命体征、呼吸状态、并发症和麻醉前评估。

1. **危症病例**　气管或双侧支气管异物、手术前已有呼吸困难Ⅲ度和Ⅳ度的为危重病例。应进行紧急处理。

2. **重症病例**　手术前已出现高热、皮下气肿、胸膜炎、气胸、纵隔气肿、肺炎、肺不张、胸腔积液、心功能不全等并发症但未出现明显呼吸困难的为重症病例。针对并发症先予以控制性治疗，病情平稳后实施手术，在此过程中应密切观察患者病情变化并随时做好手术准备，一旦加重，应紧急手术。

3. **一般病例**　尚未出现明显并发症的为一般病例。准备手术时需注意异物变位的发生，应完善术前检查后及时实施手术。

【临床处理】

1. **紧急处理**

（1）呼吸困难Ⅲ度和Ⅳ度的患儿，应立即给予镇静、吸氧、心电监护（必要时气管插管辅助机械通气），开放静脉通路，建立绿色通道，急诊手术。

（2）支气管异物出现异物活动变位引起呼吸困难的患儿，应立即将患儿头位向上竖抱扣背，促使异物落于一侧支气管，立即准备急诊手术。

（3）已有皮下气肿、纵隔气肿或气胸等并发症的患儿，且麻醉术前评估影响麻醉安全，需先治疗气肿或气胸，实施胸腔闭式引流或皮下穿刺排气，待积气消失或明显缓解后，再行异物取出术；如果气肿继续加重且患儿出现呼吸衰竭，应在矫正呼吸、循环衰竭的同时，立即实施手术取出异物。

（4）伴发高热、脱水、酸中毒或处于衰竭状态的患儿，评估异物未引起阻塞性呼吸困难者，应先改善全身情况，待病情好转后再实施手术。

（5）对意识丧失、呼吸心搏骤停患儿，应立即就地实施心肺复苏，开放静脉通路，复苏成功后立即行异物取出术。

2. **手术方法**

（1）直接喉镜下异物取出：操作方法：取仰卧位，使口腔、喉、气管成一直线。左手持镜，暴露声门，用异物钳直视下取出异物。如果嵌顿无法取出，应行气管切开，保证气道通畅，再分次经直接喉镜和气管切开口，上下联合取出异物。取出异物后，常规行支气管镜检查，以防异物残留。

（2）硬质支气管镜下异物取出

1）体位：患者取仰卧垫肩位，保持口腔、喉、声门、气管在同一直线上，便于支气管镜的进入，减少气管支气管黏膜的摩擦及损伤可能。也可以助手抱头的方式来达到并稳定适宜体位。

2）置镜方法：气管镜选择见表5-56-1。①直接喉镜技术协助置入：用喉镜暴露声门，将硬质支气管镜远端斜面朝向任意一侧声带，当硬质支气管镜通过声门后，即将喉镜撤出，然后缓慢置入气管再将硬质支气管镜推进更深的部位。该方法对头部固定的要求不高，有利于声门区的保护。但因患儿口中需同时放置喉镜和支气管镜，在麻醉深度不够或年龄过小开口较小的患儿，可能会损伤其牙齿或口腔黏膜；②硬质支气管镜直接置入：右手持硬质支气管镜及可视接头部分，左手大拇指放在患者的唇/牙龈处稳定硬质支气管镜远端插入口咽部，推进抵达舌根部，用硬质支气管镜前端斜面挑起会厌的前部，将声带暴露出来，此后与直接喉镜技术协助插入法相同。该方法视野较小，需要头部更好地固定或头位的辅助变动，操作相对困难，但对患儿开口程度要求较小。

表5-56-1 年龄与支气管镜适用规格

年龄[a]	支气管镜内径与长度
≤3个月	3.0mm×200~250mm
4~6个月	3.0~3.5mm×250mm
7个月~2岁	4.0~5.0mm×300mm
3~5岁	5.0~6.0mm×300mm
6~12岁	6.0~7.0mm×300mm
13~17岁	7.0~8.0mm×300mm

注：[a] 患儿年龄以整月或整岁计。

（3）异物的钳取：异物钳的选用及手术策略如下。①选用合适的异物钳：抱钳适用于类圆形及硬度不高或较脆的异物，如花生、黄豆等；抓钳对片状方便着力的异物或硬度较高、嵌顿的异物较为适用，如瓜子、塑料片、笔帽等；杯状钳对于肉芽组织或其他异常组织的钳取比较适用；②采取合适的手术策略：对较大、易碎，又易滑脱而发生窒息危险的异物，可采用“化整为零”分次取出的方法；不能通过支气管镜管腔的异物，夹稳异物取出时，需将异物牵引至镜口端，将内镜及异物钳、连同异物一并取出，若通过声门有阻力需适当旋转，谨防滑脱或嵌顿于声门发生窒息；对于无法取出的，联合纤维支气管镜、气管切开或开胸取出异物。异物取出后，常规再行支气管镜检查，避免异物残留。

如经气管镜取出异物困难，应选择经气管切开或转开胸取出异物。

【并发症】

1. 喉水肿 喉水肿是常见并发症，围手术期均可出现。高危因素包括声门异物直接刺激、手术时间长、操作粗暴、支气管镜反复进出等。

2. 喉、支气管痉挛 异物刺激、反复气道操作、缺氧和CO_2潴留等均可导致喉、支气管痉挛。保持自主呼吸的麻醉方式的痉挛发生率相对较高。需立即解除病因，加深麻醉，托起下颌，经面罩或气管插管行正压通气缓解呼吸困难。

3. 气胸、纵隔气肿和皮下气肿 气胸、纵隔气肿是危险并发症，若不影响手术安全，应尽快取出异物。若出现呼吸困难、心力衰竭，气胸时立即锁骨中线第2肋间穿刺，同时请胸外科会诊，及时行胸腔闭式引流。纵隔气肿、皮下气肿时可行皮下穿刺或纵隔切开引流。

4. 急性肺水肿和心衰 气管异物致机体缺氧，长时间低氧血症可导致肺水肿发生；肺毛细血管内皮损伤，通透性增加，血液可渗入肺泡，肺水肿发生，最后可导致右心衰竭。

5. 肺炎 气管支气管异物可导致肺炎发生：一是异物本身刺激引起局部炎性反应；二是异物堵塞气道使分泌物无法排出而导致支气管肺炎发生

6. 肺气肿 当异物进入支气管造成不完全性阻塞时，可出现肺气肿。表现为咳嗽、呼吸困难，呼吸音降低等，X线胸片提示肺透亮度增高。

7. 肺不张 异物阻塞支气管，可导致不同程度的肺不张，表现为胸闷、气促、呼吸困难等，一侧肺不张可有患侧肋间隙变窄，气管及心脏向患侧移位。X线胸片提示肺实变。需要及时行支气管镜检取出异物，多数肺不张可自行缓解。对于缓慢形成或存在时间较久的肺不张，引起频繁感染和咯血者，考虑手术切除不张的肺叶或肺段。

8. 支气管扩张 异物导致的支气管扩张的主要症状有慢性咳嗽、咳脓痰和反复咯血，高分辨率CT扫描是主要的诊断方法。

9. **脓胸**　支气管异物所致脓胸的治疗首先要及时清除异物，控制感染、引流脓液、促使肺复张。

10. **气管食管瘘**　呼吸道异物出现气管食管瘘并发症比较罕见，需注意术后出现的并发症。主要表现为反复咳嗽、咳痰，进饮食后咳嗽加剧、发绀或哽气，瘘口较大可咳出食物残渣；常并发支气管炎、肺炎。但瘘口很小或不通畅时，可无症状或数年后出现症状；行支气管或食管造影、纤维/电子支气管镜或食管镜检查、胸部CT可了解瘘口的部位、大小及与周围组织的关系。

11. **支气管出血**　支气管出血是最常见的并发症。少量出血可局部以肾上腺素棉片或硬质支气管镜唇局部压迫止血；如果无效可采用氩等离子体凝固（APC）方法。

12. **窒息或心脏骤停**　窒息、心脏骤停是最危险的并发症，是造成死亡的主要原因，需争分夺秒立即抢救，维持气道畅通，进行心肺复苏。

【预后】

此病非常危险，当异物嵌顿于声门或气管而致完全性梗阻时，可突然死亡。若诊断不及时，拖延了治疗时间，可致支气管炎、支气管扩张、肺气肿、肺不张、肺炎、肺脓肿，也可发生自发性气胸、纵隔、皮下气肿等严重并发症。若能早期诊断，及时取出异物，则气管与肺部病变很快恢复。

【患者教育】

1. **家庭教育**　教育儿童不要养成口内含物的习惯；当口含食物时，不要引逗儿童哭笑；发生呕吐时，应把头偏向一侧，避免误吸；咽部有异物时设法诱导其吐出，不可用手指挖取；小于3岁儿童应尽量少吃干果、豆类。

2. **家庭物品的安全摆放**　小件物品应放在儿童拿不到的地方，年幼儿童需在监护下玩耍。

3. 危重及昏迷患儿进食时，应特别注意，以防误吸。

经气管镜气管异物取出术

【适应证】

硬质支气管镜可提供良好的气道通道保障，维持足够的视野，对于大型、嵌顿、特殊异物的暴露及钳取更具有优势。适用于气管、支气管及段支气管异物。

【禁忌证】

段支气管以下的异物，以及存在气管、支气管、段支气管狭窄的患儿，该方法取出异物相对困难。

【操作前准备】

1. **术前术者准备**

（1）术前评估：术者应该对患者有充分全面的评估，严格掌握硬质支气管镜手术的指征。并对手术中可能发生的意外和相应处理措施有心理和技术上的准备，才能减少和避免手术中的意外。

（2）手术设备和器械：

1）可视硬质支气管镜：可分3部分：不锈钢管及其配件、光导系统和电视系统。

2）各类异物钳：抱钳、肉芽钳、反张钳等，以及不同长度的异物钳。

3）直达喉镜：术中引导气管镜导入或应急紧急气管插管使用。

2. **全麻患者准备**

（1）完善术前检查，排除手术禁忌证。

（2）术前患者禁食、水4~6小时，适当应用促排雾化治疗。

（3）紧急手术时，关注气道管理。

3. **麻醉的选择**　应视患者年龄，异物的种类、位置，病史的长短，有无并发症，而选择不同的麻醉方法。

（1）保留自主呼吸静脉复合麻醉：保持患儿的自主呼吸以及各种反射，适用于异物位置特殊、预估取出困难、有呼吸窘迫表现病症的救治。

（2）不保留自主呼吸静脉复合麻醉：全程保证有效的通气，在充分肌松的情况下，维持机械通气，特别是当置入气管镜和钳夹住异物共同出声门时应给予短效肌松剂,以便减少咳嗽反射。

【操作步骤】

1. **导入支气管镜** 分为经直接喉镜送入法和直接送入法。幼儿多选用前者。以直接喉镜挑起会厌,暴露声门。支气管镜通过声门时,将远端斜面开口对准左侧声带。支气管镜越过声门裂送入气管。

2. **依次检查各级支气管** 对于气管支气管异物患儿,通常先检查患侧支气管,然后检查健侧支气管。如果事先不知有无病变,则先检查右侧支气管,后检查左侧。检查时,支气管镜应与气管、支气管保持在同一直线上,先检查上叶开口逐步深入直至下叶各分支开口。检查过程中,须用吸引器随时吸出痰液等分泌物。若支气管黏膜肿胀出血,可以1∶10 000肾上腺素止血后再仔细观察。

3. **取出异物** 发现异物后,注意观察异物的种类、形状以及周围黏膜情况,以决定异物钳开口方向。当支气管镜接近异物时,将异物钳两叶导入异物的间隙,关闭钳口,若异物被夹住,将关闭的异物钳稍退出支气管镜,在支气管镜的掩护下缓慢退出。若退出时有阻力,并且异物钳随呼吸前后移动,说明可疑钳住了支气管内黏膜,应松开钳子重新夹取。如果异物较大,不能通过支气管镜时,应将支气管镜、异物钳及异物相对固定并一同退出。当异物退至声门裂有阻力时,不可盲目用力向后拉,应将支气管镜及钳住的异物旋转后试退,无阻力时方可拔出。

【注意事项】

1. 术后密切观察病情,注意有无气胸、纵隔皮下气肿等并发症出现。

2. 酌情使用抗生素及激素,以防并发症。

3. 术后3~5天可行电子/纤维支气管镜查,以了解支气管内情况。

4. 异物未取尽或疑似残留的患儿,应择期再次行硬质支气管手术或纤维支气管镜检查术。

5. 对于复杂气管支气管异物,经多种方法多次试取仍无法取出者,或者长期滞留异物,引起支气管扩张、肺脓肿等严重并发症者,应请胸外科协助诊治,行开胸手术。异物巨大无法通过声门时,可经气管切开下取出异物。

(张 杰)

参考文献

[1] 中华医学会耳鼻咽喉头颈外科学分会小儿学组.中国儿童气管支气管异物诊断与治疗专家共识[J].中华耳鼻咽喉头颈外科杂志,2018,(5):325-338.

[2] 倪鑫,张天宇.实用儿童耳鼻咽喉头颈科学[M].2版.北京:人民卫生出版社,2021.

[3] 黄选兆,汪吉宝,孔维佳.实用耳鼻咽喉科学[M].2版.北京:人民卫生出版社,2008.

第五十七章　食管异物

食管异物(foreign body in esophagus)是指各种原因导致的异物(常见异物包括鱼刺、骨片或假牙等)嵌顿于食管所引起的伤病,是耳鼻咽喉科常见急症之一。可发生于任何年龄,老年人、儿童、酗酒者、罪犯、智力障碍、精神患者及食管梗阻患者均为易发人群,尤其是儿童和老年患者居多。最常见的位置位于食管入口处,食管中段也较为常见,食管下段者较少见。

【食管的解剖及生理】

1. **食管的解剖**　食管为黏膜衬里的肌性管道,分为黏膜层、黏膜下层、肌肉层和纤维层,食管上 1/3 肌肉层为横纹肌,下 1/3 为平滑肌,中部 1/3 包含上述两种肌纤维。食管上起环咽肌下缘,下至贲门,食管入口平第 6 颈椎,贲门平第 11 胸椎。成人食管平均长度约为 25cm,上切牙至贲门距离约为 40cm。食管入口处由咽下缩肌最下部分构成环咽肌,该肌肉附着于环状软骨板两侧,并在上下方各形成一三角间隙。上为环咽肌上三角(Killian 三角),位于喉咽部。下为环咽肌下三角(Laimer 三角),位于食管入口下方,该处为食管入口处后壁最柔软和最易损伤的部位。

食管可分为四部分,即颈部食管、胸部食管、横膈部食管及腹部食管。颈部食管由入口处至第一胸椎下缘平面的一段食管,胸部食管由第一胸椎至横膈平面的一段食管,横膈部食管为食管穿过横膈裂孔、长约 2~2.5cm 的一段食管,腹部食管即为穿过横膈孔后至贲门的一段食管。由于脊柱和膈的影响,食管走形不完全居于正中线,上端位于脊柱和气管之间,居正中位;下行到胸上段食管稍偏左后,继向下行至第四胸椎处,移行至中线;下行至第 7 胸椎处又再向左前方偏斜,至第 10 胸椎处穿过横膈孔入胃。

食管内腔自上而下有四个狭窄部位:①第一狭窄处为食管入口,为环咽部狭窄,由环咽肌收缩将环状软骨拉向颈椎所致,是食管最狭窄的部位,也是食管异物最好发的部位,同时前有环状软骨,后有颈椎椎体,是食管镜检查最难通过的一个部位,极易发生食管穿孔;②第二狭窄处相当于第四胸椎平面,是由主动脉弓压迫食管前壁所产生;③第三狭窄处为支气管狭窄,是由左侧主支气管横越食管前壁压迫食管所致,相当于第五胸椎平面;④第四狭窄处是食管穿过横隔裂孔处,为隔脚压迫所致。因第三、四狭窄距离甚近,且第三狭窄常不明显,故临床上亦将第二、三狭窄合称为第二狭窄,第四狭窄处临床上称为第三狭窄。

食管的血供包括甲状腺下动脉、胸主动脉及腹主动脉等的分支,上段处静脉经由甲状腺下静脉汇入上腔静脉,下段处汇入门静脉系统。食管的交感神经、副交感神经纤维主要来自上、下颈交感神经节和迷走神经。

2. **食管的生理**　食管虽然为消化道一部分,但不吸收食物,只是食物的通道。在非进食期,食管上括约肌处于关闭状态,咽腔的空气不能进入食管。当食物进入下咽部时,环咽肌反射性、一过性的松弛,致使口腔、下咽的内压升高,有助食物通过食管入口下行。食团进入食管刺激食管壁引起食管蠕动,不断将食团向下推进。食管与胃之间无括约肌,贲门以上食管有一段长约 4~6cm 的高压区,其内压力比胃高出

5~10mmHg,是正常情况下防止食物反流的屏障。

【病因】

食管异物的发生与年龄、性别、饮食习惯、进食方式、食管病变、精神及神志状态等因素有关。但最常见的原因为进食时注意力不集中、进食匆忙、食物未经仔细咀嚼而咽下。以下为常见的病因:

1. 儿童常见的病因

(1) 生活自理能力差,食用带有骨、刺等食物,不慎咽下异物;

(2) 咀嚼功能不全,食物未经很好地咀嚼即咽下;

(3) 儿童喜动,进食时跑动、哭闹等,不慎将异物咽下;

(4) 家长照顾不周,将大块无法接受的食物进行喂食,或幼儿自行吞入玩具等异物。

2. 成人常见的病因

(1) 饮食过急、进食匆忙;

(2) 饮食习惯,如南方喜食带刺、壳食物等;

(3) 义齿脱落随食物咽入或睡眠时脱落误咽入食管;

(4) 食管疾病,如狭窄、肿瘤等;

(5) 不良的劳动习惯,如工作时将针、钉含于嘴内,不慎吞入异物;

(6) 麻醉、昏迷或神志不清;

(7) 老年人咽反射及感觉迟钝。

【发病机制】

食管入口为最狭窄部位,该处神经、血管、肌肉集群,各种组织排列较紧密,故临床上最易发生食管异物嵌顿,大约60%~70%的食管异物好发于食管入口处。第二狭窄处因为无肌肉和其他纤维组织的收缩及挤压的影响,所以异物不易停留于该部位,约有20%~30%的异物发生率,较小的骨片及鱼刺易嵌顿于该部位。第三狭窄发生异物极为少见,不到10%。

【临床表现】

1. 症状 与异物的性质、大小、形状及停留时间、部位、有无继发感染等有关。

(1) 吞咽困难:与异物所造成的食管梗阻程度有关,异物较大者吞咽困难明显,在吞咽后立即出现恶心、呕吐,甚至完全不能吞咽;异物较小时患者仅能进流质或半流质饮食。因吞咽困难、异物刺激使分泌物增加,患者常出现涎液增多的情况。

(2) 异物梗阻感:异物进入食管时,患者一般均有梗阻的感觉,如异物进入颈部食管时则症状更为明显,患者通常可指出异物位于胸骨上窝或颈下部两侧。异物进入胸部食管时梗阻感位于胸骨后,但常不明显。

(3) 疼痛症状:吞咽疼痛是常见症状,如为尖锐异物,疼痛和吞咽痛更为明显。异物停留于上段食管时患者疼痛最显著,位于颈根部中央,吞咽时疼痛加重甚至不能转颈;异物停留在中段食管时疼痛可在胸骨后,也可放射到背后;异物停留在下段食管时疼痛较轻,可引起上腹部不适或隐痛。

(4) 呼吸道症状:食管异物有时可发生呼吸道症状,如咳嗽、呼吸困难等。异物位于食管上段可以压迫气管后壁出现呼吸困难症状,严重者可出现窒息死亡,此类情况儿童患者更容易发生。

(5) 全身症状:颈部食管异物经数日若仍无取出,则可并发周围炎症,引起颈部肌肉痉挛致使颈部强直、头颈转动困难,并可伴有肿胀、高热和上纵隔炎症等症状。同时,颈部食管较狭窄,异物损伤食管的机会更大,可造成恶心、呕吐等症状,如发生食管糜烂,则可发生呕血等症状。异物若阻塞或继发感染,可出现全身中毒症状,如高热、脱水、水电解质紊乱、消化道出血,甚至休克、死亡。胸部食管因周围组织较为疏松,可向周围伸展,故异物所引发的食管周围炎症出现时间较晚、症状较轻。

2. 查体

(1) 间接喉镜检查:存在吞咽困难患者,间接喉镜下可发现梨状窝积液。

(2) 喝水诊断法:尖锐异物位于颈部食管者,在吞咽时可有特殊痛苦表情,检查时可嘱患者饮水,观察其吞咽困难及面部痛苦表情,作出诊断。对于已经并发颈部炎症肿胀者,则不应该使用该检查。

（3）颈部检查：在胸锁乳突肌前缘向食管侧方压迫时有刺痛，压迫和移动气管亦有疼痛或疼痛加重，这些现象对诊断颈部食管异物，尤其是尖形刺激性异物有非常重要的诊断价值。

【辅助检查】

1. 影像学检查

（1）X线检查：是诊断食管异物的重要检查方法之一。可显影的食管异物（金属异物）应行颈胸部正、侧位片检查，可确诊异物的大小、形态及部位；不能显影的异物（非金属异物）可行食管钡餐检查，以明确异物是否存在及所在部位情况，但该类检查假阴性率较高，还有加重食管感染与损伤的可能。

（2）CT检查：可直接显示异物的形态、大小、位置、异物与大血管等重要结构之间关系、并发症情况等，异物检出率较高。

2. 食管镜检查 有明确异物史，或者有明显吞咽困难及吞咽疼痛症状，但影像学检查未发现，临床高度怀疑存在异物者，应考虑行食管镜检查，既可明确诊断，又可取出异物。

【诊断和鉴别诊断】

食管异物史，症状，结合上述辅助检查即能作出诊断。通过颈胸部X片、CT检查，结合食管镜检查，能够对食管异物嵌顿位置、异物种类、与周围组织关系及有无并发症发生等作出判断，充分评估病情，提高手术的准确性，减少术中对食管的损伤。

【病情评估】

食管异物一旦发生并发症后果严重，甚至可能威胁患者生命，一定要对患者进行充分的评估和判断，并发症发生的相关危险因素主要包括年龄、异物形状、就诊时间及嵌顿部位。

1. 食管穿孔、周围炎及颈部纵隔气肿 食管穿孔为食管异物最常见的并发症之一，多见于尖锐或粗糙异物存留时间过长，随吞咽上下活动导致食管壁黏膜破损、穿孔。穿孔后潴留食物及唾液致细菌繁殖使食管壁发生感染、坏死等，形成食管周围炎症。穿孔后空气经穿孔外溢，形成颈部皮下气肿或纵隔气肿。

2. 颈部脓肿及纵隔脓肿 损伤性食管感染可向深部扩散，形成下颈深部蜂窝组织炎和脓肿，并可沿颈部筋膜间隙扩散至纵隔、咽后或咽侧形成脓肿。诊断主要依靠CT、颈侧位及胸正侧位片，有液平就可确诊，或穿刺抽得脓液可确诊。

3. 大血管破溃 食管异物较尖锐可穿破食管损伤主动脉弓或锁骨下动脉等大血管，引起致命性大出血。此种病例死亡率极高，国内外文献已有多次报道，以穿破主动脉弓最多，其他有左侧锁骨下动脉、颈总动脉、降主动脉及心包等。

4. 气管食管瘘及食管狭窄 较少见，食管横径大于前后径，尖锐骨刺大多卡在横径上损伤食管侧壁，但若刺破前壁并穿过气管食管间隙及气管后壁进入气管，可造成气管食管瘘。碘油造影可明确诊断。

【临床处理】

1. 治疗原则 若诊断为食管异物，应尽早手术取出异物，以免局部的反应和炎症加重，妨碍异物的取出。如就诊时患者全身情况差，继发感染重，则应短时间内进行支持抗炎治疗，控制炎症后再行异物取出。对发生食管穿孔、尚无脓肿形成的食管异物，可先采用广谱抗生素及支持疗法，感染控制后取出异物，食管穿孔在异物取出后可先行保守治疗，若无效可考虑手术修补。发生食管脓肿、纵隔脓肿并发症时应尽快手术，取出异物并切开引流。怀疑异物引起大出血的患者应及时手术探查止血。

2. 异物取出

（1）食管镜下异物取出：绝大多数食管异物均可于表面麻醉或全身麻醉下经硬质食管镜顺利取出，部分食管异物也可经纤维食管镜或纤维胃镜取出。食管镜或者胃镜取出异物过程中应根据异物的形状、大小、与周围的组织关系等采取最适合的方法，尽量避免出现食管壁损伤。如对于幼儿，倘若是圆形异物在经口取出出现困难的时候，可以采取向下推入胃内的方法，然后密切观察，此时异物大多可以经过大便向外排出。

食管异物发生24小时以内经内镜取出，食管无显著的炎性反应及并发症的患者，可观察24~48小时后回家休息，进流质或半流1~2天后恢复正常饮食。异物发生超过24小时，食管局部炎症明显，怀疑有食管黏膜损伤的患者，应鼻饲、输液、抗炎对症治疗，密切观察病情。

（2）外科手术异物取出：对于经多次食管镜检查不能取出的较大或不规则异物，或CT等相关检查提示异物进入颈部软组织内及合并颈部脓肿，应行颈侧切开术。若发现异物刺入大血管的情况，应请胸外科医生及血管外科医生会诊处理。

2. 抗感染以及支持治疗 食管异物病人，多不能进食，应于术前、术后进行补液治疗，纠正水电解质平衡。对于异物停留时间较长、体质虚弱、存在局部感染者首先需抗炎、输液支持治疗，等到病情有所好转，再施行手术。

3. 并发症处理

（1）食管穿孔：对于异物已取出，脓液经腔壁瘘口引流的食管周围脓肿患者，一般鼻饲7~10天，然后X线摄片和食管镜检查，了解食管外炎症和瘘口愈合情况，以决定是否取消禁食；如穿孔大，保守治疗无效的情况下，可行食管穿孔修补术，穿孔的食管以可吸收线对位缝合；如穿孔面积大或食管壁薄脆不能缝合，则经每日换药感染完全控制后二次缝合。

（2）颈部脓肿及纵隔脓肿：手术采取颈部切开，并于脓腔内认真寻找异物，如脓腔内未见异物，术中应行食管镜或纤维食管镜检查排除食管内异物。颈部脓肿切开后，术腔不缝合，注意及时换药；术后留置胃管，鼻饲加强营养。

（3）大血管破溃：发生率极低，但其预后极为险恶。李舜农（1992）报道17例食管异物并发主动脉食管瘘，11例保守治疗全部死亡；6例手术治疗，5例死亡，1例治愈。因此应尽量予以修补，如不能缝合，可以考虑支血管腔内支架植入。

（4）气管食管瘘：发生率较低，一旦发生应给予禁食、留置胃管，并尽早食管内支架置入术，如不能置入支架，且患者能够耐受可考虑外科手术治疗。

【预防措施】

食管异物预防应注意以下几点：

1. 进食勿匆忙，应细嚼慢咽，切勿用带刺、骨的鱼汤、鸡汤与米、面混合食用。
2. 佩戴假牙者进食时要留心脱落，睡眠前应将其取出，假牙松动时要及时修复。
3. 教育儿童不要将各类物体放入口中玩耍。
4. 异物一旦误入食管，需及时就医，切忌用饭团、食物等强行下咽。

经食管镜食管异物取出术

【原理】

通过食管镜方法取出食管异物，达到治疗的目的。

【适应证】

临床上确诊或疑似食管异物者，均可行食管镜检查和取出。

【禁忌证】

食管腐蚀伤急性期、重度食管静脉曲张者，有严重的全身疾病者，尤以心脏病、主动脉动脉瘤、失水、全身衰竭或兼有呼吸困难等，如非绝对必要，不宜施行食管镜检查。异物不规则取出困难或食管穿孔者必要时可考虑开放手术，异物停留时间较长引起食管黏膜局部肿胀明显的患者先进行抗炎消肿治疗后再进行手术操作。

【操作前准备】

1. 准备所需要的物品 各种型号的硬管食管镜、光源光缆线及各种食管异物钳等。

2. 术前谈话，向患者或其家属告知术前评估的情况、此次手术的目的以及可能存在的风险和手术并发症。

3. 全身麻醉插管、外科洗手、消毒铺巾。

【操作步骤】

需调整患者头位，食管镜与食管纵轴一致。食管上段检查时，体位与支气管镜检查时相同。进入中段后应将头位慢慢放低。食管下段检查时,头位需要低于手术台 2~5cm。食管镜可通过梨状窝及环后两种进路进入食管。

梨状窝导入方法:一手持食管镜柄,另一手扶住镜管沿一侧舌根进入喉咽。挑起会厌后转向一侧梨状窝,随后将食管镜远端逐渐靠向中线,提起食管镜后即可见呈放射状收缩的食管入口,顺势导入食管镜。

中线导入法:将食管镜从舌根正中导入,辨认悬雍垂和咽后壁,挑起会厌后注意保持食管镜与鼻尖、喉结中点与胸骨上切迹中点的连线同在一直线上,不经梨状窝而直接从环后方送下,即可到达食管入口。

检查时应注意将食管镜置于食管之中央,使食管各壁充分暴露。仔细观察异物位置,根据异物的形状、大小、质地选择合适的异物钳和异物取出方法。一般成人的食管入口约位于距上切牙 16cm 处。于食管中段距上切牙约 23cm 处,可见主动脉搏动。呈放射状的贲门腔隙可于距上切牙约 40cm 处窥见。

【注意事项】

1. 由于环咽肌收缩后将环状软骨拉向颈椎,食管入口经常呈闭合状,检查时不能盲目推进食管镜,必须看清食管入口后,方可插入食管镜,以减少组织损伤,避免并发食管穿孔。

2. 体位不当、麻醉不充分、局部组织肿胀、食管镜过粗等因素均可导致食管镜不易进入食管入口,术中应认真分析原因,予以纠正。

3. 取异物时避免硬拽硬拉,防止食管黏膜撕裂和破损,若食管镜下取出困难的患者必要时可以改开放手术。术后应留置胃管,并行抗炎、消肿、对症治疗。

(郑宏良)

参 考 文 献

[1] 黄选兆,汪吉宝,孔维佳. 实用耳鼻咽喉科学[M]. 2 版. 北京:人民卫生出版社,2008.

[2] 邹艺辉,汪绪武,李为民,等. 食管异物引发食管穿孔的处理[J]. 临床耳鼻咽喉头颈外科杂志,2011,25(19):871-875.

[3] 董锦锦,田秀芬. 664 例食管异物患者临床诊治分析[J]. 临床耳鼻咽喉头颈外科杂志,2017,8:639-640.

[4] 王利利,龚巍,冯永. 食管异物严重并发症临床分析[J]. 中华耳鼻咽喉头颈外科杂志,2015,6:507-510.

[5] Zhang X, Jiang Y, Fu T. Esophageal foreign bodies in adults with different durations of time from ingestion to effective treatment[J]. J Int Med Res, 2017, 45(4):1386-1393.

[6] Woo SH, Kim KH. Proposal for methods of diagnosis of fish bone foreign body in the Esophagus[J]. Laryngoscope, 2015, 125(11):2472-2475.

[7] Ahn D, Heo SJ, Park JH, et al. Tracheoesophageal fistula with tracheal stenosis resulting from retained esophageal foreign body[J]. Auris Nasus Larynx, 2011, 38(6):753-756.

第五十八章 食 管 炎

食管炎是耳鼻咽喉科常见病之一。外伤后感染引起黏膜损伤，各种理化刺激引起无菌性炎症，上呼吸道急性炎症等为常见原因。急性食管炎食管黏膜呈弥漫性血管扩张，多形核白细胞浸润；慢性食管炎黏膜表现为鳞状上皮细胞增生，或有角化，黏膜下有炎性细胞浸润。急性者的典型症状为局部疼痛与吞咽障碍；慢性者表现有胸骨后闷痛、胸骨后灼热感与食管内食物通过缓慢、受阻等，本章主要讲解急性、慢性食管炎的病因、病理、临床表现，诊断与治疗措施等。

第一节 急性食管炎

【病因】

食管炎(esophagitis)可因外伤后感染而引起，如机械性损伤、食管镜检查、探子扩张、胃管留置等所引起的黏膜损伤，或误咽异物及粗糙食物等发生黏膜损伤继发感染；各种物理与化学刺激，如烈性酒、过烫热的食物及其他有刺激性饮料、食物等引起的无菌性炎症；上呼吸道急性炎症或急性传染病如伤寒、白喉、猩红热与痢疾等；放射治疗引起的放射性食管损伤等，均可并发本病。

【病理】

食管黏膜呈弥漫性血管扩张，有多形核白细胞浸润，黏膜肿胀，黏膜上皮层变脆弱，致剥脱形成浅糜烂面，并有假膜形成。少数病例可出现沿食管长轴的浅溃疡，重者可深达肌层。

【临床表现】

典型的症状为局部疼痛与吞咽障碍。

1. **疼痛** 一般出现于胸骨后方或背部左侧肩胛骨下方，呈钝痛或刺痛，自发或进干食、粗食或热食时出现并加剧，或有摩擦感，进流食或半流食时疼痛缓解甚至消失。深呼吸、咳嗽或增加腹压时，疼痛加剧。

2. **吞咽障碍** 早期因吞咽疼痛时可发生食管痉挛，后期因瘢痕收缩，均可发生吞咽困难，但早期有发作性吞咽困难症状，后期则表现为持续性吞咽困难。患者进食时感到食物向下缓缓通过。

【诊断】

根据病史及临床表现即可作出诊断，但需与食管外伤与食管异物等鉴别。食管钡剂造影可无变化，因轻微黏膜肿胀很难由一瞬而过之钡剂所显示，有时可见钡剂通过缓慢；若炎症区有激惹，钡剂通过反而加快。内镜检查发现食管黏膜发生局限性或弥漫性红肿，易出血，或出现上皮剥脱的糜烂面。有时可见假膜、溃疡、黏膜上皮剥脱。还可见到食管管腔狭窄，可累及贲门部。

【临床处理】

1. 适当禁食或进温性流质饮食，进食要缓慢，禁用有刺激性食物。

2. 以次碳酸铋 1.0g 吞服，或用磺胺嘧啶 1.0g 加次碳酸铋 1.0g 吞服。服药前先进食，然后将药粉调成糊状徐徐咽下,使其附着于炎症部位,吞服后要禁食。每4小时吞服1次。

3. 疼痛剧烈,应给予镇静剂如安定等药物,并卧床休息。

第二节　慢性食管炎

【病因】

1. 急性食管炎治疗不及时或治疗不当,转为慢性。

2. 上消化道与上呼吸道慢性化脓性病灶,如牙齿、鼻、鼻窦与扁桃体等部位慢性炎症病变。这些病灶经常排出细菌进入食管内,引起慢性感染。阑尾炎、胆囊炎等也可因病灶感染而发生食管慢性炎症。

3. 食物停留后发酵引起食管黏膜慢性炎症。常见于食管狭窄、肿瘤或贲门痉挛等,使食物不能迅速通过,发酵分解物引起刺激,或继发感染。

4. 维生素及其他营养素缺乏,造成局部易感因素。如维生素A可防止食管上皮组织的角化,并能诱发表层细胞转变为分泌黏液的细胞;当机体缺乏维生素A时,可使食管上皮增生与角化,失去柔润性,易因外力作用而破损,导致感染发生。

5. 胸、腹腔脏器如心、肺、肝与脾等慢性病变引起的食管静脉淤血。

6. 嗜好烈性酒与辛辣调味品,进食时狼吞虎咽,均易造成食管的慢性炎症。

【病理】

食管黏膜呈现慢性炎症变化,表现为鳞状上皮细胞增生,或有角化,黏膜下有炎性细胞浸润。若病变持续时间较长,黏膜下层、肌层也被波及。晚期则出现瘢痕,引起食管内腔狭窄,狭窄部上方有扩张现象。

【临床表现】

胸骨后闷痛,也可表现为上腹部、背部左侧肩胛骨下方或胸腔深处的闷痛,进食较热或粗糙、干燥食物时疼痛明显加剧。患者常因闷痛而致情绪忧郁低落。

很少有吞咽困难,可表现为胸骨后灼热感与食管内食物通过缓慢、受阻,或深重、压迫、牵曳、膨胀等感觉。有部分病人有反刍现象,即在进食后不久,有食物吐出,但无酸味。如进食后感上腹部胀满,表示食管内已有瘢痕性狭窄。

【诊断】

根据症状,食管造影与食管镜检查,一般不难诊断。闷痛局限于胸背部,与吞咽食物或涎液时有关,发生反刍时无酸味,食管钡剂造影多数无异常发现,部分病例显示上段食管蠕动增快;并可查出瘢痕性狭窄,其上部有食管扩张。在食管镜下根据黏膜损伤情况可以分为4级。

1级:食管黏膜面局限性充血水肿,黏膜下血管纹理模糊,是慢性食管炎最常见和最早的表现。

2级:食管黏膜糜烂、粗糙或出现白色斑块,或有水肿及分泌物增多等,且易出血。

3级:黏膜隆起肥厚即颗粒样改变。

4级:食管黏膜出现小而浅的溃疡。必要时可施行活检,以与肿瘤区别。

【治疗】

1. **病因治疗**　改正不良饮食习惯,如禁食有刺激性食物、禁饮烈性酒,养成细嚼慢咽良好习惯;根治身体各部位的病灶,如拔除龋齿、摘除扁桃体、根治慢性鼻炎鼻窦炎,对阑尾炎、胆囊炎等病给予及时有效的治疗。

2. **药物治疗**　可给予多巴胺拮抗剂、促胃动力药物、拟胆碱能药等,如甲氧氯普胺、多潘立酮、西沙必利、乌拉胆碱、次碳酸铋粉剂等。促进食管、胃的蠕动和排空,从而减轻胃食管反流等。另外可少量服用橄榄油、麻油或蜂蜜水等。同时口服维生素A及B_2等。

参考文献

[1] Alkaddour A,McGaw C,Hritani R,et al. African American ethnicity is not associated with development of Barrett′s oesophagus after erosive oesophagitis[J]. Dig Liver Dis,2015,47:853-856.

[2] Demir D, Doganavsargil B, Sarsik B, et al. Is it possible to diagnose infectious oesophagitis without seeing the causative organism? A histopathological study[J]. Turk J Gastroenterol, 2014, 25: 481-487.

[3] Filiberti RA, Fontana V, De Ceglie A, et al. Alcohol consumption pattern and risk of Barrett's oesophagus and erosive oesophagitis: an Italian case-control study[J]. Br J Nutr, 2017, 117: 1151-1161.

[4] Hassall E, Shepherd R, Koletzko S, et al. Long-term maintenance treatment with omeprazole in children with healed erosive oesophagitis: a prospective study[J]. Aliment Pharmacol Ther, 2012, 35: 368-379.

[5] Karabulut YY, Savas B, Kansu A, et al. Diagnosing oesophagitis in children: how discriminative is histology? [J]. Acta Gastroenterol Belg, 2013, 76: 300-305.

[6] Nam SY, Kim YW, Park BJ et al. Effect of abdominal visceral fat on the development of new erosive oesophagitis: a prospective cohort study[J]. Eur J Gastroenterol Hepatol, 2017, 29: 388-395.

[7] NguyenAD, Dunbar KB. How to Approach Lymphocytic Esophagitis[J]. Curr Gastroenterol Rep, 2017, 19: 24.

[8] O'Rourke A. Infective oesophagitis: epidemiology, cause, diagnosis and treatment options[J]. Curr Opin Otolaryngol Head Neck Surg, 2015, 23: 459-463.

[9] Patel DM, Patel MV, Rajput SL, et al. Pinpoint Localized Odynophagia (PLO) as a Specific Symptom of Pill-induced Oesophagitis (PIO) in the Evaluation of Acute Retrosternal Chest Pain[J]. Curr Drug Saf, 2018, 13: 171-175.

[10] Peterson KA, Yoshigi M, Hazel MW, et al. RNA sequencing confirms similarities between PPI-responsive oesophageal eosinophilia and eosinophilic oesophagitis[J]. Aliment Pharmacol Ther, 2018, 48: 219-225.

附录一　高级卫生专业技术资格考试大纲

（耳鼻咽喉头颈外科学专业　副高级）

一、专业知识

（一）本专业知识

熟练掌握耳鼻咽喉-头颈外科专业的基础理论，掌握耳、鼻、咽、喉、气管、食管、颅底及颈部的解剖、生理及病理学，耳鼻咽喉-头颈外科诊断学与治疗学。

（二）相关专业知识

1. 掌握与本专业密切相关的分子生物学、免疫学、医用统计学、临床药理学。

2. 掌握与本专业密切相关的影像学、肿瘤学、临床检验学。

3. 对与本专业有关的学科有一定了解，如急诊医学、眼科学、颌面外科学、神经内外科学、儿科学、内科学、胸外科学、麻醉科学、病理科学。

二、学科新进展

1. 熟悉本专业国内外现状及发展趋势，广泛阅读国内外专业期刊，了解本专业常见病、多发病的国内外研究进展，不断吸取新理论、新知识、新技术，并尽可能应用于医疗实践及科学研究。

2. 了解相关学科的最新发展动态。

三、专业实践能力

1. 熟练掌握本专业常见病、多发病的病因、发病机制、诊断、鉴别诊断及治疗方法。对本专业少见病有所了解并能进行诊断、鉴别诊断和治疗；对其他学科相关疾病有所了解，并能进行鉴别诊断。

2. 掌握本专业危重病人的抢救和处理，如严重呼吸困难，气管、食管异物及其并发症，顽固性鼻出血；严重的颅颌面、喉外伤；鼻源性及耳源性颅内并发症等处理。

3. 熟悉本专业疑难病的诊断和处理，如喉气管狭窄，颅底肿瘤，咽旁隙恶性肿瘤，颈动脉球体瘤，颈静脉球体瘤，广泛性鼻咽纤维血管瘤，晚期下咽癌和眩晕、面瘫、脑脊液鼻漏以及颈部淋巴结肿大等的诊断和处理。

4. 掌握本专业的常规检查，如纯音测听、声阻抗、听觉脑干诱发电位、耳声发射、纤维喉镜、硬性气管食管镜、鼻内镜等检查，并能对其检查结果作出正确分析。

5. 熟练掌握本专业的治疗技术，如气管切开术，上颌窦穿刺，鼓膜穿刺、切开、置管，内镜下活检、止血，前后鼻孔填塞等。

6. 能独立完成本专业简单手术及中等难度手术操作，手术并发症少，效果满意；能在上级医生指导下完成较复杂手术操作；能熟练掌握各种手术并发症的处理。

7. 能熟练阅读本专业有关的影像学资料。

附本专业病种

1. 变应性鼻炎
2. 鼻中隔偏曲
3. 鼻息肉
4. 慢性鼻窦炎
5. 鼻腔鼻窦良恶性肿瘤
6. 脑脊液耳、鼻漏
7. 鼻出血
8. 鼻外伤
9. 垂体瘤
10. 急慢性咽炎
11. 急慢性扁桃体炎

12. 腺样体肥大
13. 咽后脓肿
14. 咽异感症
15. 鼻咽纤维血管瘤
16. 鼻咽癌
17. 扁桃体良恶性肿瘤
18. 下咽部良恶性肿瘤
19. 阻塞性睡眠呼吸暂停低通气综合征
20. 咽部异物
21. 腮腺良恶性肿瘤
22. 甲状腺良恶性肿瘤
23. 先天性甲状舌骨囊肿及瘘管
24. 鳃源性囊肿及瘘管
25. 闭合性喉外伤
26. 急性会厌炎
27. 急慢性喉炎
28. 声带息肉及小结
29. 喉运动神经性疾病
30. 喉狭窄
31. 喉乳头状瘤
32. 喉癌
33. 颈部肿块
34. 咽旁肿瘤
35. 气管异物
36. 食管异物
37. 急慢性化脓性中耳炎
38. 中耳癌
39. 颈静脉球体瘤
40. 梅尼埃病
41. 突聋
42. 周围性面瘫
43. 耳外伤
44. 感音神经性聋
45. 耳硬化症
46. 听神经病
47. 良性阵发性位置性眩晕
48. 大前庭水管综合征
49. 耳鸣
50. 分泌性中耳炎
51. 外中耳畸形
52. 听神经瘤
53. 其他

附录二　高级卫生专业技术资格考试大纲

（耳鼻咽喉头颈外科学专业　正高级）

一、专业知识

（一）本专业知识

熟练掌握耳鼻咽喉-头颈外科专业的基础理论，掌握耳、鼻、咽、喉、气管、食管、颅底及颈部的解剖、生理及病理学，耳鼻咽喉-头颈外科诊断学与治疗学。

（二）相关专业知识

1. 掌握与本专业密切相关的分子生物学、免疫学、医用统计学、临床药理学。

2. 掌握与本专业密切相关的影像学、肿瘤学、临床检验学。

3. 对与本专业有关的学科有一定了解，如急诊医学、眼科学、颌面外科学、神经内外科学、儿科学、内科学、胸外科学、麻醉科学、病理科学。

二、学科新进展

1. 熟悉本专业国内外现状及发展趋势，广泛阅读国内外专业期刊，了解本专业常见病、多发病的国内外研究进展，不断吸取新理论、新知识、新技术，并尽可能应用于医疗实践及科学研究。

2. 了解相关学科的最新发展动态。

三、专业实践能力

1. 熟练掌握本专业常见病、多发病的病因、发病机制、诊断、鉴别诊断及治疗方法。对本专业少见病有所了解并能进行诊断、鉴别诊断和治疗；对其他学科相关疾病有所了解，并能进行鉴别诊断。

2. 熟练掌握本专业危重病人的抢救和处理，如严重呼吸困难，气管、食管异物及其并发症，顽固性鼻出血；严重的颅颌面、喉外伤；鼻源性及耳源性颅内并发症等处理。

3. 掌握本专业疑难病的诊断和处理，如喉气管狭窄，颅底肿瘤，咽旁隙恶性肿瘤，颈动脉球体瘤，颈静脉球体瘤，广泛性鼻咽纤维血管瘤，晚期下咽癌和眩晕、面瘫、脑脊液鼻漏以及颈部淋巴结肿大等的诊断和处理。

4. 熟练掌握本专业的常规检查，如纯音测听、声阻抗、听觉脑干诱发电位、耳声发射、纤维喉镜、硬性气管食管镜、鼻内镜等检查，并能对其检查结果作出正确分析。

5. 熟练掌握本专业的治疗技术，如气管切开术，上颌窦穿刺，鼓膜穿刺、切开、置管，内镜下活检、止血，前后鼻孔填塞等。

6. 能独立完成本专业简单手术及中等难度手术操作，手术并发症少，效果满意；能在上级医生指导下完成复杂手术操作；能熟练掌握各种手术并发症的处理。

7. 能熟练阅读本专业有关的影像学资料。

附本专业病种

1. 变应性鼻炎
2. 鼻中隔偏曲
3. 鼻息肉
4. 慢性鼻窦炎
5. 鼻腔鼻窦良恶性肿瘤
6. 脑脊液耳、鼻漏
7. 鼻出血
8. 鼻外伤
9. 垂体瘤
10. 急慢性咽炎
11. 急慢性扁桃体炎

12. 腺样体肥大
13. 咽后脓肿
14. 咽异感症
15. 鼻咽纤维血管瘤
16. 鼻咽癌
17. 扁桃体良恶性肿瘤
18. 下咽部良恶性肿瘤
19. 阻塞性睡眠呼吸暂停低通气综合征
20. 咽部异物
21. 腮腺良恶性肿瘤
22. 甲状腺良恶性肿瘤
23. 先天性甲状舌骨囊肿及瘘管
24. 鳃源性囊肿及瘘管
25. 闭合性喉外伤
26. 急性会厌炎
27. 急慢性喉炎
28. 声带息肉及小结
29. 喉运动神经性疾病
30. 喉狭窄
31. 喉乳头状瘤
32. 喉癌
33. 颈部肿块
34. 咽旁肿瘤
35. 气管异物
36. 食管异物
37. 急慢性化脓性中耳炎
38. 中耳癌
39. 颈静脉球体瘤
40. 梅尼埃病
41. 突聋
42. 周围性面瘫
43. 耳外伤
44. 感音神经性聋
45. 耳硬化症
46. 听神经病
47. 良性阵发性位置性眩晕
48. 大前庭水管综合征
49. 耳鸣
50. 分泌性中耳炎
51. 外中耳畸形
52. 听神经瘤
53. 其他

中英文名词对照索引

G

H

J

K

L

M

N

Z

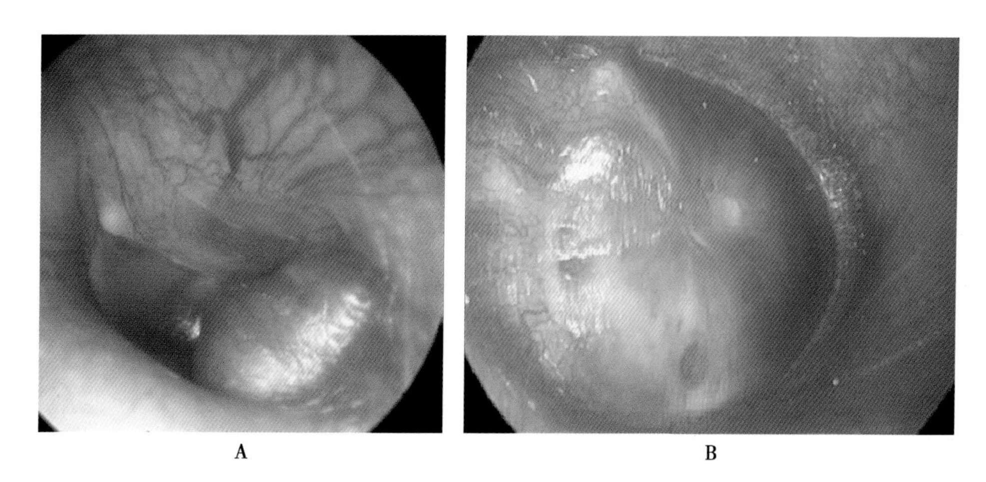

图 1-5-1　颈静脉球体瘤典型耳内镜表现

A：鼓膜后红色肿物，来源于下鼓室；B：鼓膜膨隆，暗红色肿物充满整个中耳腔。

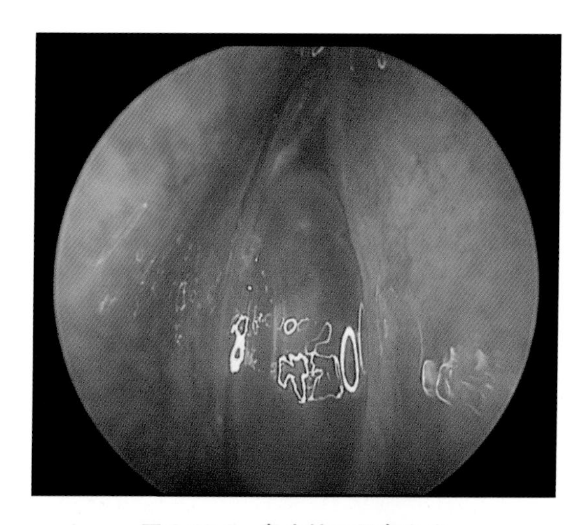

图 2-18-2　鼻内镜下见鼻息肉

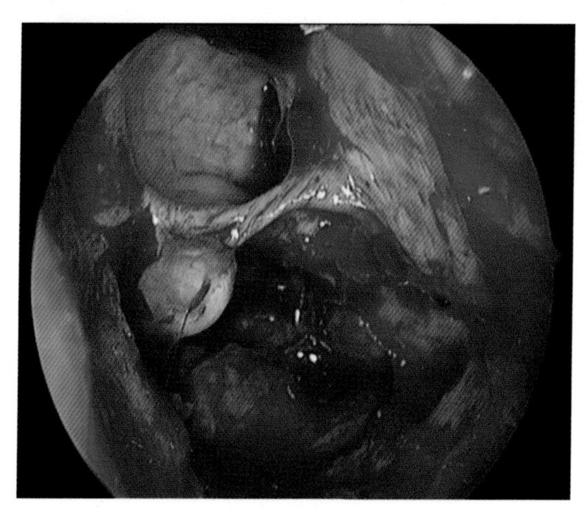

图 2-24-4　脑脊液鼻漏鼻内镜表现

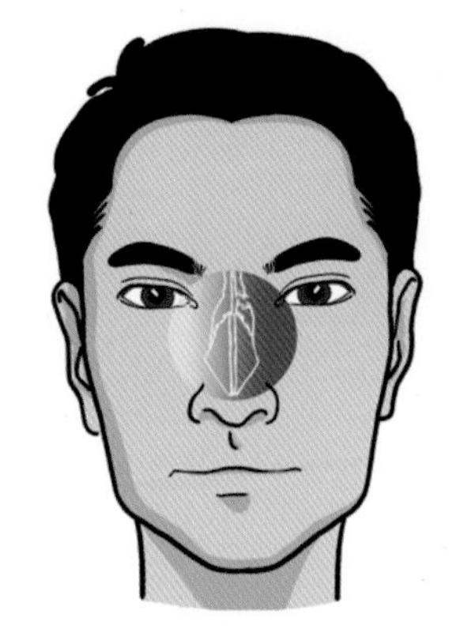
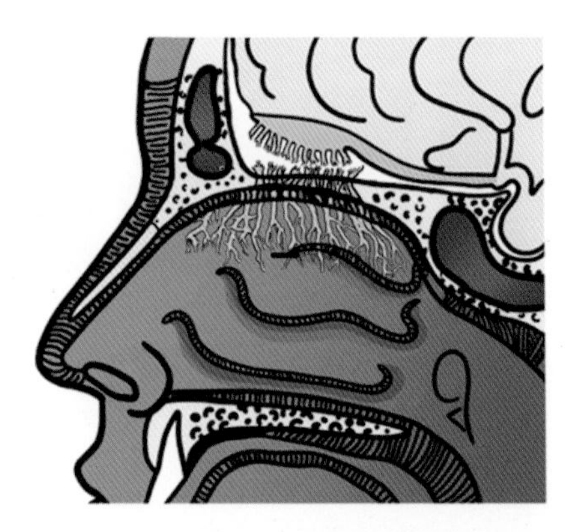
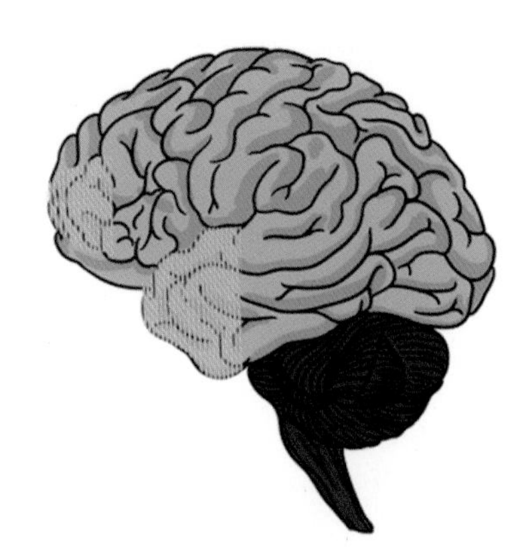

图 2-25-1 外伤性嗅觉障碍发病机制

左:鼻传导通路阻塞;中:嗅觉神经损伤;右:嗅觉高级中枢损伤。

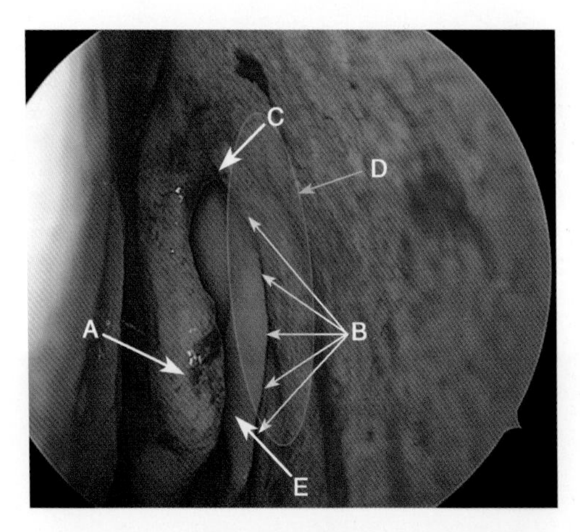

图 2-29-2 泪囊区域的鼻腔外侧壁投影解剖

A:中鼻甲;B:上颌线;C:中鼻甲腋;D:泪囊对应区域;E:钩突垂直部。

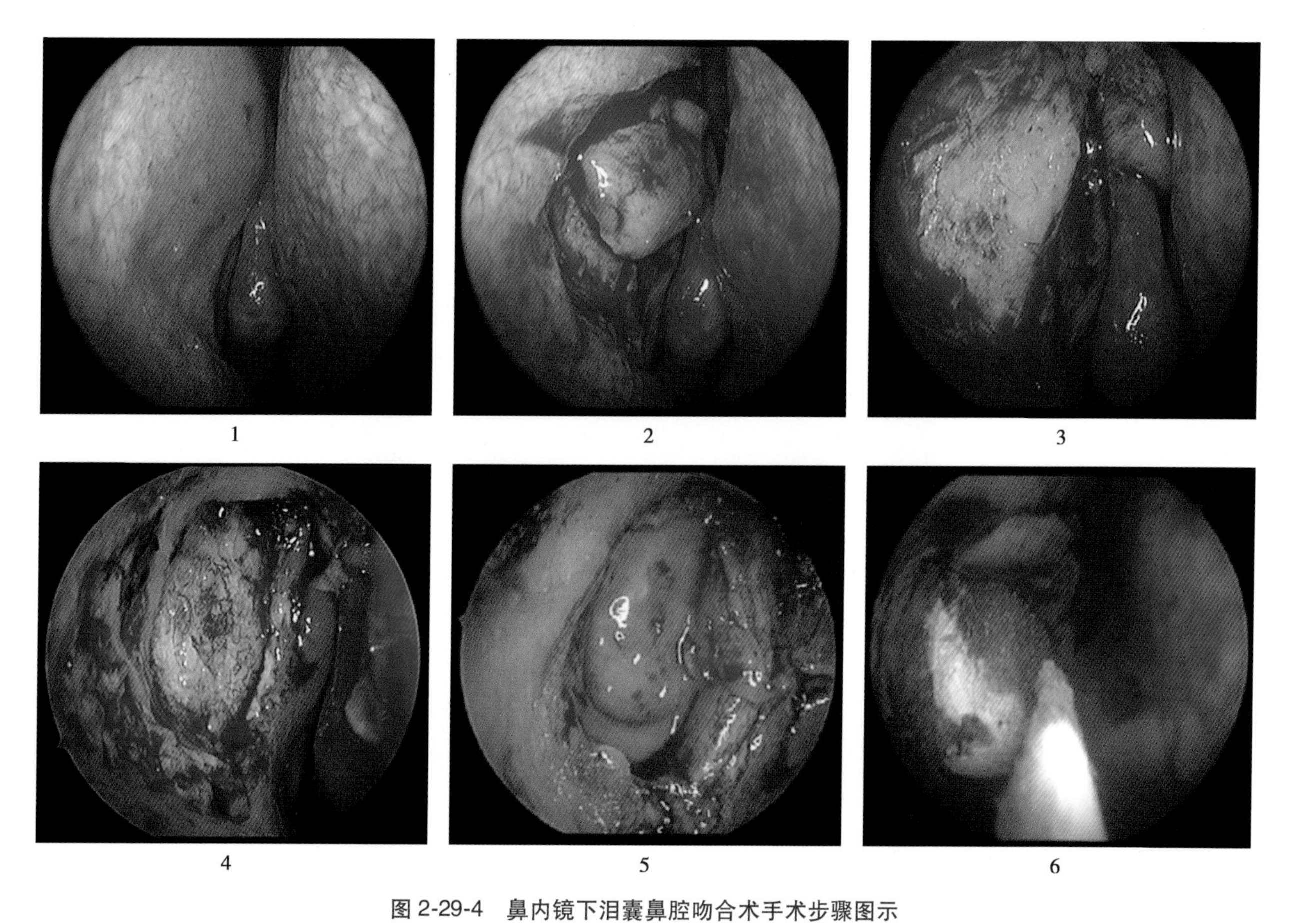

图 2-29-4　鼻内镜下泪囊鼻腔吻合术手术步骤图示

1:暴露上颌骨额突,泪道投影区域;2:切开分离黏膜瓣;3:暴露上颌骨额突,泪囊投影区骨面;4:咬除磨除骨质暴露泪囊内侧壁;5:切开泪囊内侧壁;6:膨胀海绵扩张泪囊,修剪复位黏膜瓣。

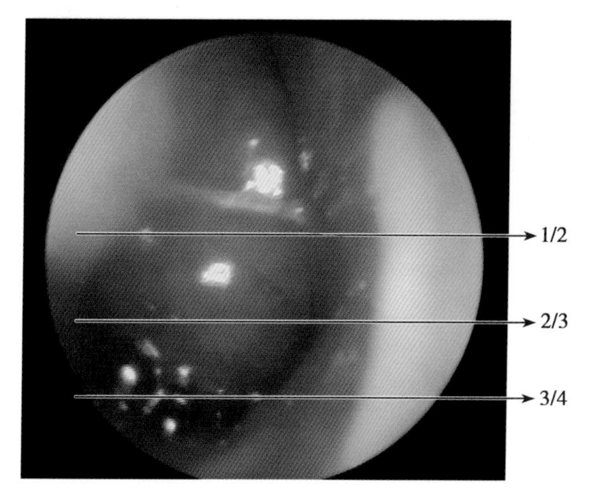

图 3-34-1　腺样体肥大程度

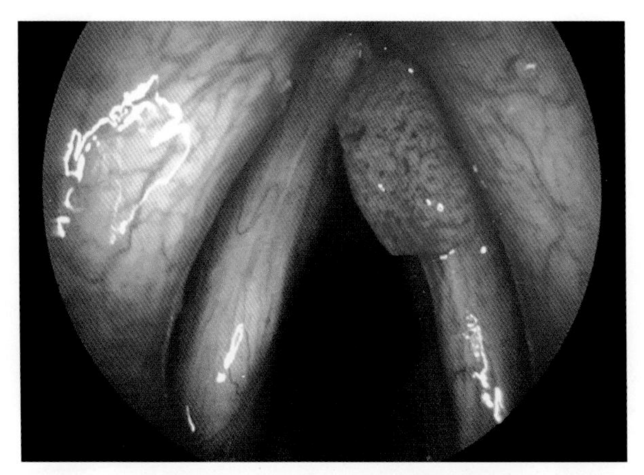

图 3-47-1 喉乳头状瘤喉镜下表现

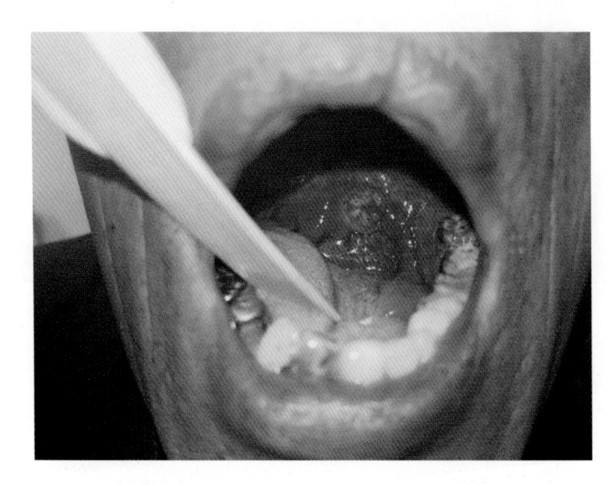

图 4-48-1 左侧扁桃体鳞状细胞癌

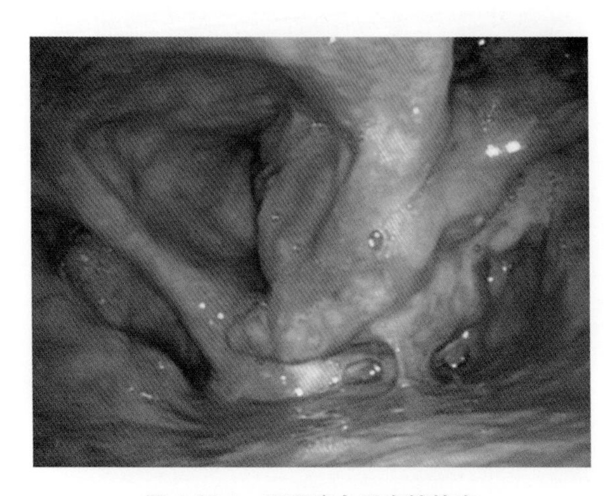

图 4-50-1 下咽癌电子喉镜检查

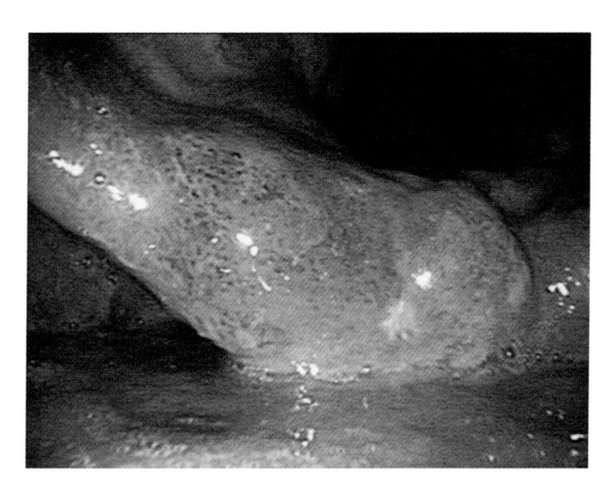

图 4-50-2　下咽癌高清内镜结合窄带成像

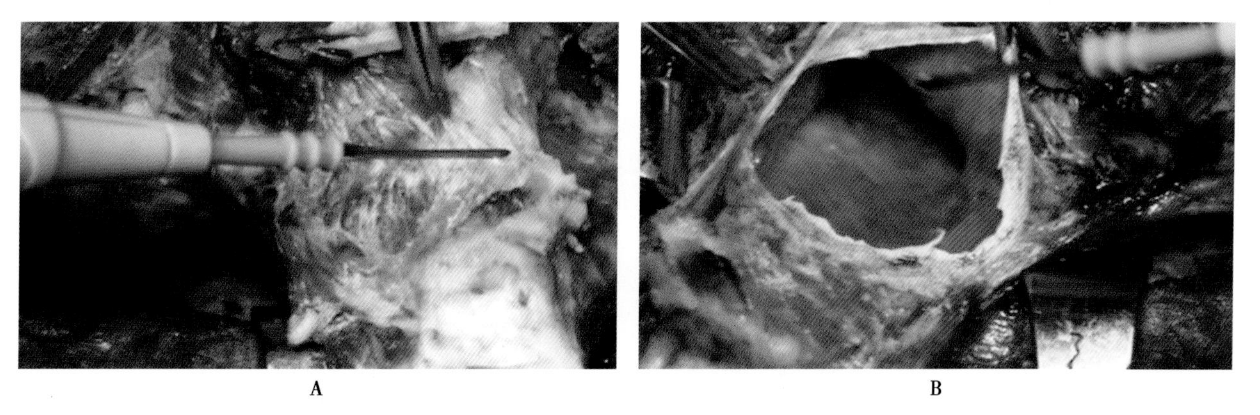

A　　B

图 4-50-6　声门旁间隙入路
A:暴露声门旁间隙;B:暴露肿瘤。

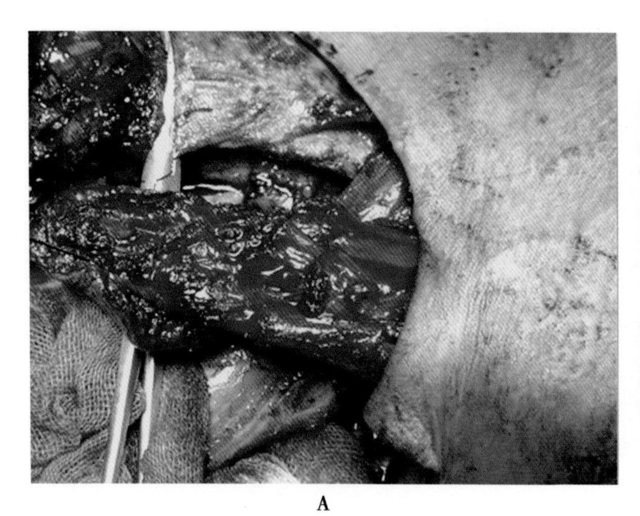

A

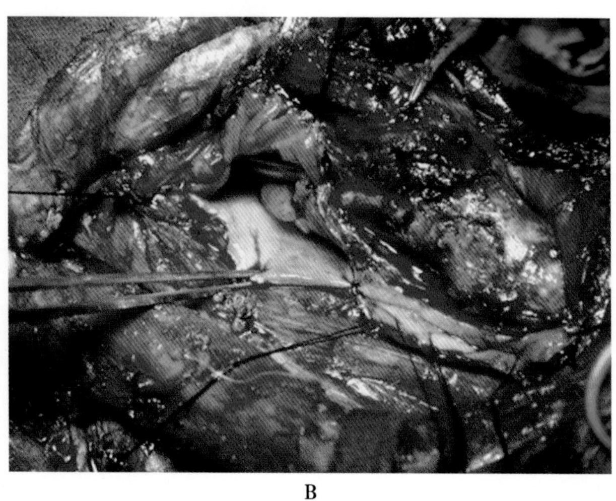

B

图 4-50-7 带蒂胸大肌肌皮瓣修复下咽缺损
A：全喉术中示患者取胸大肌皮瓣；B：胸大肌皮瓣缝合修补术中。

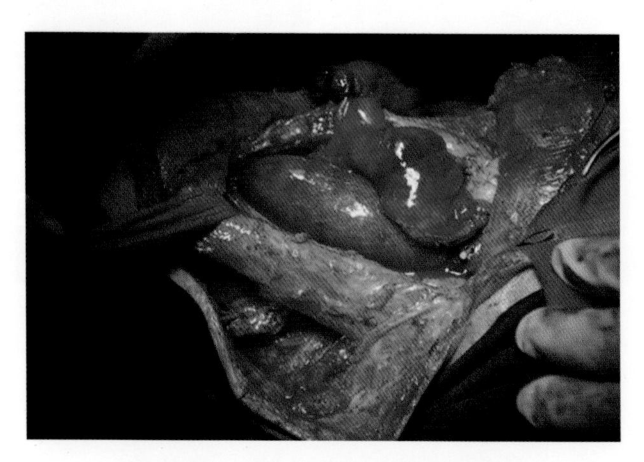

图 4-50-8 游离空肠修复颈段食管缺损

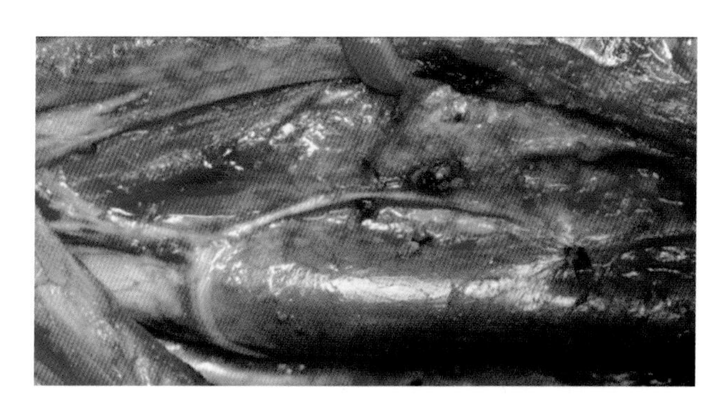

图 4-50-9　颈淋巴清扫术

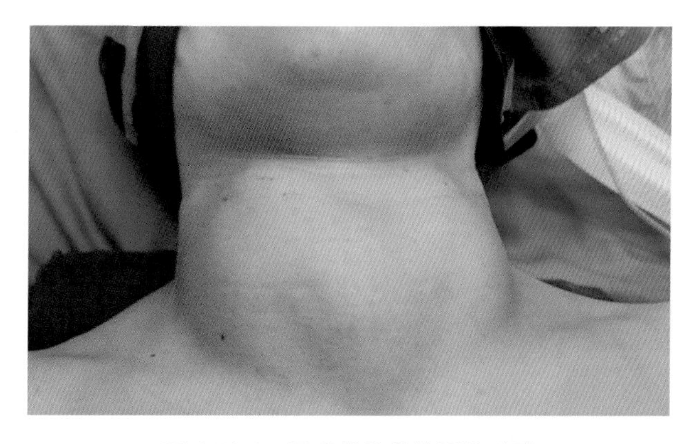

图 4-51-1　巨大的结节性甲状腺肿

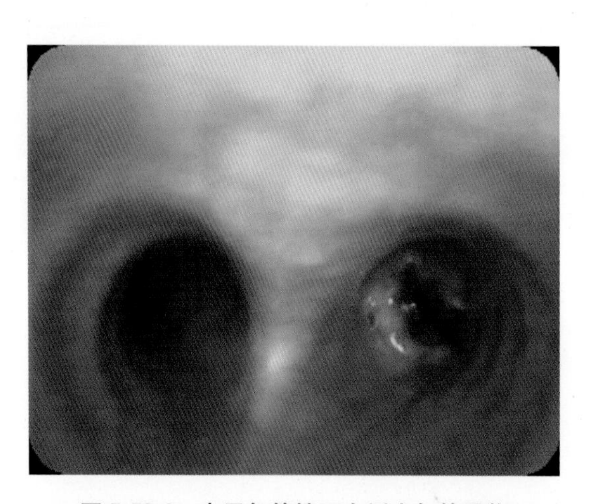

图 5-56-2 电子气管镜下右侧支气管异物